产科、新生儿科临床诊疗案例分析

主 编 田秀英 陈 叙 郑 军 常 颖 宋淑荣

天津出版传媒集团

天津科学技术出版社

共同交流探讨　提升专业能力

扫描本书二维码，获取以下正版专属资源

 ☆ **交流社群** >>>>>>>>>>>>>>
加入本书专属读者社群，交流探讨专业话题

 ☆ **推荐书单** >>>>>>>>>>>>>>
获取医学专业参考书单，精进你的专业能力

扫码添加智能阅读向导
助你实现高效阅读

操作步骤指南　① 微信扫描左侧二维码，选取所需资源。
② 如需重复使用，可再次扫码或将其添加到微信的"⊕收藏"。

图书在版编目（CIP）数据

产科、新生儿科临床诊疗案例分析 / 田秀英等主编
. -- 天津：天津科学技术出版社，2023.6（2025.3 重印）
（临床诊疗案例分析丛书）
ISBN 978-7-5742-0745-5

Ⅰ.①产… Ⅱ.①田… Ⅲ.①妇产科病－病案－分析
②小儿疾病－病案－分析 Ⅳ.① R71 ② R72

中国版本图书馆 CIP 数据核字 (2022) 第 257297 号

产科、新生儿科临床诊疗案例分析
CHANKE XINSHENG ERKE LINCHUANG ZHENLIAO ANLI FENXI
责任编辑：张　跃　杜宇琪

出　　版：	天津出版传媒集团
	天津科学技术出版社
地　　址：	天津市西康路 35 号
邮　　编：	300051
电　　话：	（022）23332399
网　　址：	www.tjkjcbs.com.cn
发　　行：	新华书店经销
印　　刷：	天津午阳印刷股份有限公司

开本 787×1092　1/16　印张 19　插页 11　字数 370 000
2025 年 3 月第 1 版第 3 次印刷
定价：70.00 元

编者名单

主　　编　田秀英　陈　叙　郑　军　常　颖　宋淑荣

编　　委　（按姓氏笔画为序）

丁方睿　于卫卫　于文红　于　芳　马云霞　马春蕾　马俊苓　王少华
王　茜　王俊娟　王　娜　王晓鹏　王　琳　王　越　王　静　王慧娟
尤　鑫　牛　岩　石武娟　申明琪　田秀芳　田　颖　史启霞　冯　洁
兰淑海　毕道濯　华绍芳　刘玉兰　刘　印　刘红玉　刘侠君　刘　洋
刘　莹　刘雪静　刘　鸽　齐骁金　安崇佑　孙夫强　孙鹏超　苏　婧
李月琴　李玉红　李　昕　李艳艳　李　娟　李雅娟　李　晶　李　楠
李　嘉　李霄霖　李　攀　杨素艳　肖　凡　肖宪玲　吴玉霞　吴盼盼
吴　璠　何国芳　宋　立　宋佳丽　张丁宁　张平平　张亚娟　张金芝
张金艳　张俊农　张俊萍　张　艳　张　莹　张晓宇　张晓红　张婉娴
张　颖　张　蕾　陈俊华　陈　倩　陈瑞芳　陈　静　武振霖　范卓然
国　心　易俊杰　罗天侠　周信英　周　斌　郑安洁　郑　珊　赵月霞
赵　丹　赵采云　赵晓敏　赵　颖　赵　澎　郝丽红　郝　晶　胡　博
段　洋　侯自红　姜长丽　姜　雪　姚印霞　姚立英　姚　玲　贾丽影
高凤霞　高　琦　高雅茹　郭玉玲　郭立艳　黄婷婷　菅旭禾　盛红娜
梁　茜　梁艳苹　韩秀慧　韩　妮　程俊丽　楚冬梅　阚生顺　蔡文雅
廖玲玲　翟谦宇　薛文静　魏　青

序

《临床诊疗案例分析》系列丛书的问世，是天津市医学会精心组织、辛勤努力的结果，我首先祝贺这套丛书的成功出版。

天津的临床医学有着悠久的历史和深厚的文化底蕴，从医疗资源到医疗人才、医疗设施等各个方面在全国都有举足轻重的地位。为了把临床医师们多年来积累的宝贵经验传承下去，发扬光大，天津市医学会自 2021 年开始，组织所属的 88 个专科分会中经验丰富的临床医师，将自己多年来的临床案例分析撰写成文，由医学会总其成，编辑为《临床诊疗案例分析》丛书，将其奉献给读者。这不仅可以促进临床医师之间经验共享，从而更好地提高临床诊疗技术，促进相关学科发展，同时也可以将临床医师的宝贵经验保存下来，传承下去。

临床医生既要具备扎实的理论知识，也要拥有足够的实践经验。系列丛书对临床医生和青年学者是一个不可多得的知识宝库。丛书内容实用，贴近临床，全书以病例讨论的形式呈现，所有案例均来自于临床真实病例，涵盖各学科的常见病、多发病、疑难病等，临床思维成熟，诊疗思路清晰，处理规范。丛书严谨生动，可读性强，通过典型临床案例的分享，引导青年医师在诊疗过程中及诊疗结束后总结思考，培养青年医师横向思维、发散思维能力，提高青年医师临床诊疗水平。

万千砂砾寻明珠，大浪淘沙始出金。《临床诊疗案例分析》系列丛书是我市临床医学多年来实践工作的优秀成果，出版后将使更多的临床医生受益，对普通读者而言，也可以从中获得医学知识的普及。愿这套丛书能在早日实现健康中国的目标中发挥助力作用。

国医大师　中国工程院院士　姜成中

2022 年 12 月

前　言

我国改革开放以来,随着社会经济的飞速发展,围产医学和新生儿医学也得以快速进步。天津市医学会围产医学分会以及天津市医学会早产与早产儿医学分会的历届委员们,为降低天津市及周边地区孕产妇和新生儿死亡率,改善危重新生儿远期预后方面做出了重要贡献。加强多学科协作,从产前产时到产后无缝连接,护佑危重新生儿和超早产儿的生命和健康;建立并逐步完善了"基于5G的危重新生儿转运体系",大大提高了新生儿复苏的成功率,改善了危重新生儿的生存结局;通过多次产后出血和新生儿复苏的操作培训,切实提高了我市产科、新生儿科、麻醉科等各相关学科的应急处置能力和专业水平。通过几代产儿同道的共同努力,我市孕产妇和新生儿死亡率均维持在较低水平,超早产儿生命极限不断突破,危重新生儿预后持续改善,我市的妇幼健康水平不断迈向新的高度。

天津市医学会自2021年10月起组织各专委会编写《临床诊疗案例分析》系列丛书,由各专科分会整理、编辑历年来临床诊疗中有借鉴意义的病例,旨在通过深入挖掘分析临床案例,促进临床医师之间经验共享,从而更好地改善临床诊疗技术,促进学科发展,助力我国医疗卫生事业发展;同时通过典型临床案例的分享,引导青年医师在诊疗过程中及诊疗结束后总结思考,培养青年医师横向思维、发散思维能力,提高青年医师临床诊疗水平。

天津市医学会第七届围产医学分会和第二届早产与早产儿医学分会积极响应医学会号召,在我市各医院范围内征集产科、新生儿科的典型案例,经过精心筛选,共纳入85个案例,内容涵盖了产科、新生儿科和围产医学的各方面内容,还收录了新生儿外科、眼科、皮肤科等涉及相关学科的病例,展现了多学科密切合作对孕产妇和新生儿救治的重要作用。这些病例中既有对典型产儿科常见病的深刻剖析,也有对罕见疾病诊疗思路的完美诠释,充分展现了天津市产儿科的风采,相信能让读者从这些病例中吸取经验和教训,在未来的临床工作中不断提高诊疗能力,为孕产妇和新生儿的生命和健康保驾护航。

田秀英

2023 年 5 月

目　　录

第一章　产科学

第一节　脐带脱垂

病例1　脐带脱垂救治成功一例

【背景知识】

脐带先露又称为隐性脐带脱垂,指胎膜未破时脐带位于胎先露部前方或一侧。脐带脱垂指胎膜破裂脐带脱出于宫颈口外,降至阴道内甚至露于外阴部[1]。脐带是胎儿与母体进行物质交换的重要通道,若脐血循环阻断超过 7~8 分钟,则胎死宫内。胎先露与骨盆入口不能密切衔接时,均有可能发生脐带脱垂,脐带脱垂的发生率约为 0.1%~1.8%,围产儿死亡率可达 20%~30%[2]。脐带先露发生后如不加干预,常可发展为脐带脱垂,可使胎儿在分娩过程中脐带受到挤压,影响胎儿与母体进行气体交换,导致胎儿缺氧、窒息甚至死亡,一旦发生,应立即采取措施,尽早娩出胎儿。对该病需引起极大的重视,需警惕的是对高危因素的识别,并注意强化管理,以及发生后正确的处理,降低围生儿死亡率。近年,随着产前保健意识增强,新生儿抢救及护理水平提高,以及紧急剖宫产和应急能力的培训,脐带脱垂造成分娩前后胎儿死亡率明显降低。

【病例简述】

患者女性, 30 岁,主因孕 39+4 周,阴道流液 1+ 小时入院。末次月经 2019.1.18, G3P1,曾于 2015.4.19 顺娩一足月男活婴,体重 2700 g,曾人工流产 1 次。5 年前查体 HBsAg 阳性,肝功能正常。患者孕期平顺, 75 g 糖筛高于正常,孕期口服替诺福韦 300 mg,每日 1 次,阻断乙肝病毒母婴垂直传播治疗。因阴道流液 1+ 小时入院于 2019.10. 22 22:08,无腹痛及阴道见红,阴道流出液清亮。入院查体:体温 36.5°C,脉搏 88 次 /min,呼吸 22 次 /min,血压 130/80mmHg。发育正常,营养中等,全身皮肤黏膜无黄染,心肺未闻及异常,足月妊娠腹型,肝脾触诊不满意,肛门及外生殖器无异常,双下肢水肿(-)。产科情况:宫高 32 cm,腹围 109 cm,胎位 LOA,先露头,浮,胎心 150 次 /min,宫缩无,胎膜破,羊水清,估计胎儿大小 3400 g。肛查:颈管消 90%,软,宫口未开,居中,先露棘上 3 cm,骶骨岬稍突,中下段浅弧形,两侧坐骨棘不突,坐骨棘间径约 10 cm,坐骨切迹约 6 cm,尾骨关节活动可。骨盆外测量:髂前上棘间径 24 cm、髂峰间径 28 cm、骶耻外径 20 cm、坐骨结节间径 8 cm、耻骨弓角度 >90度。实验室检查:本院(2019.3.7)HBsAg、HBeAg 定量: 5174.94COI、3.82COI。(2019.8.15)高敏 HBVDNA 定量 <20IU/ML。肝功能正常。(2019.6.28)腹部彩超:肝硬化、轻度脂肪肝、右肾结石。(2019.10.10)产科彩超: BPD93 mm, FL73 mm,胎盘二级,羊水最深 50 mm,脐带绕颈一周, S/D 2.27。初步诊断:①孕 3 产 1 孕 39+4 周先兆临产;② LOA;③胎膜早破;④妊

娠期糖尿病;⑤妊娠合并脂肪肝;⑥妊娠合并右肾结石;⑦妊娠合并乙肝后肝硬化。入院后骨盆内外测量未见明显异常,此为第二胎,估计胎儿中等大小,胎心监护反应型,予阴道试产。患者于 2019.10.23 4:00 临产,于 5:20 查胎心率 130 次 /min,肛查宫口开大 5 cm、先露棘上 1 cm,考虑胎头位置偏高,行阴道检查宫口开大 4 cm、先露棘上 1 cm,阴道右侧可触及长约 10 cm 脐带脱出于宫颈外口,胎头左枕横位,胎儿左侧可及胎手,持续胎心监护,胎心逐渐下降至胎心率 100 次 /min,考虑存在脐带脱垂、脐带受压,为争取黄金"7 分钟"紧急情况下决定行脐带脱垂还纳术,患者即刻取头低臀高膀胱截石位,医生右手拇指及食指上推胎头,其余三手指将脱出的脐带握于手中,进行顺时针旋转,顺利将脐带还纳于宫腔,胎心率逐渐回升至 137 次 /min,予持续吸氧,医生右手于患者宫颈内持续托举胎头及脐带避免脐带再次脱出及受压引起胎心异常,立即联系手术室及征求家属意见,决定即刻急症行剖宫产术抢救胎儿,积极术前准备,持续监测胎心率及脐带搏动情况均在正常范围。于 5:40 推入手术室,手术台上取头低臀高位,常规消毒、铺巾展单,期间医师始终半蹲或半跪在平车及手术床前、右手于患者宫颈内持续托举胎头及脐带避免脐带再次脱出及受压。在局麻 + 全麻下于 6:15 开始手术,在手术室护士、麻醉医师及产科医生共同努力协作下于 6:20 以 LOA 位剖宫产娩出一男活婴,新生儿阿氏评分 10 分、脐带有一真结节,胎盘胎膜完整娩出后,术者更换无菌手套,安尔碘棉球分别擦拭子宫切口及宫腔,手术过程较顺利,出血约 450mL,术中见盆腔炎,术后静点头孢唑林钠 1 g,每 8 h 1 次,1 天,预防手术部位感染及治疗盆腔炎,予补充营养、改善微循环、促子宫复旧等治疗。患者术后恢复好,化验检查未见明显异常,于术后 7 天正常出院。新生儿出生后一般情况好,吃奶好,面色红润,哭声响亮,大小便正常,化验乙肝五项及 HBVDNA 定量未提示感染乙肝病毒,随母一同出院。日后门诊定期复查母婴均无异常。

【病例分析和思考】

该病例经改变体位、还纳脐带成功、持续上推胎头、给氧处理、改善血循环并及时行剖宫产术,脐带脱垂抢救成功。发现及时,诊断明确,处理迅速,团队协作,是抢救成功的关键。术前持续托举胎头及避免脐带再次脱出及受压引起胎心异常,保护了胎儿,为手术争取了准备时间。术中胎儿娩出后术者更换手套、消毒子宫切口及宫腔,避免了手术切口污染。术后预防感染、营养补充帮助了患者恢复。以及加强手卫生,防治院内感染,时时监测产妇及胎儿出生后情况,保障母儿安全。脐带因素造成的胎儿窘迫及新生儿窒息占相当大的比例,其中只有脐带脱垂是可以预防、尽量避免的。对于有脐带脱垂高危因素的孕妇,应当警惕并及时发现隐性脐带脱垂,隐性脐带脱垂具有隐匿性,一般需在剖宫产术中才能明确诊断[3]。尽量避免发展为脐带脱垂,可从以下几方面着手[4]:①妊娠晚期减少和积极治疗阴道感染,减少或避免性生活。②早期预防,重视围产期保健,定期进行产检,尽早发现胎位异常、胎儿过大过小、脐带过长、胎盘位置过低等可能导致脐带先露或脱垂的危险因素,及时进行干预并提高孕妇的警惕性。使脐带脱垂高危者较早转送至有条件医院分娩,以保证更高程度的母婴安全。③孕晚期超声检查应多注意观察胎先露周围是否存在脐带,尽早发现脐带先露,及时处理,避免进一步发展为脐带脱垂。④对于临产后胎头还没有进入骨盆或胎位异常的产妇,应尽量避免阴道检查或肛查,避免胎膜破裂,以免发生脐带脱垂。⑤在产前或临产后进行胎儿电子监护时认真分析,胎膜未破于胎动或宫缩后胎心突然变慢,改变体位,上推胎先露部及抬高臀部后迅速恢复者,应考虑隐性脐带脱垂可能,采取正确的处理方式,避免胎死宫内或发展为脐带脱垂,降低新生儿窒息率及围生儿死亡率。⑥需人工破膜者先检查胎先露位置,注意有无隐性脐带脱垂,尤其是胎头高浮,羊水过多时,尽可能排除隐性脐带脱垂后再破膜,对胎头高浮者应高位破膜,在宫缩间隙期在手指引导下,用无菌针头在高位刺破羊膜囊,同时手指留在阴道内,让羊水缓慢流出,防止脐带随羊水冲下,羊水流尽,感觉胎头贴羊膜时,再扩大破膜口,查清胎先露及是否隐性脐带脱垂,以判断产程进展并排除脐带脱垂的可能,破膜前后必须听胎心。⑦尽量减少人工破膜、外倒转术、羊膜腔灌注术等产干预措施。⑧强化医务人员的培训和指导,加强应急抢救机制建设[5]。

　　处理脐带脱垂应根据胎儿是否成活,胎膜是否破裂,胎心率情况决定分娩方式。我们认为:①胎膜未破发现隐性脐带脱垂时,产妇应卧床休息,取臀高头低位(侧卧或仰卧),密切观察胎心率,由于重力作用,先露退出盆腔,减轻脐带受压,且改变体位后,脐带有退回的可能,如为头先露,宫缩良好,先露入盆而胎心率正常,宫口进行性扩张,可经阴道分娩,否则以剖宫产较为安全。②破膜后发现脐带脱垂时,应争分夺秒地进行抢救,据宫口扩张程度及胎儿情况进行处理:ⓐ宫口开全、胎心存在、应在数分钟内娩出胎儿。头盆相称者,立即行产钳或吸引器助产,臀位则行臀牵引;肩先露可行内倒转及臀牵引术协助分娩,后两者有困难者,应立即剖宫产。ⓑ宫口尚未开大、估计短期内胎儿不能娩出者,应从速剖宫产。在准备手术时,必须抬高产妇的臀部,以防脐带进一步脱出,阴道检查者的手可在的阴道内将胎儿先露部上推,并分开手指置于先露与盆壁之间,使脐带由指缝通过而避免受压,根据触摸脐带搏动监测胎儿情况以指导抢救,直至胎儿娩出为止。脐带则应消毒后回纳宫腔内。ⓒ脐带已脱出阴道外或仍在阴道内,而宫口仅部分扩张胎心音尚好者,可勿作干扰,因虽脱垂而血运能维持。但应迅速采取剖宫产术,在手术准备期间仍要严密监护,如脐带搏动缓慢或停止,说明脐带受压,血运有受阻情况,除取臀高位外,应立即行脐带还纳术。

　　脐带脱垂的胎儿常因脐血管受压、痉挛死亡,故一发现脐带脱垂,应立即娩出胎儿,紧急剖宫产术是解决脐带脱垂的最佳选择[6]。最好不搬动产妇,迅速于产房在局麻下行剖宫产术,提示产房具备紧急剖宫产器械和条件是抢救脐带脱垂患者胎儿成功的关键[7]。多家报道分析脐带脱垂剖宫产分娩的产妇分娩后发生组织损伤、出血、血肿、产褥感染等并发症明显低于阴道助产,围产儿死伤率低于阴道助产[8]。所以,剖宫产分娩方式较阴道助产更适合脐带脱垂产妇的分娩,具有广泛推广价值[9]。

天津市第二人民医院　陈静

【参考文献】

[1]　谢幸,孔北华,段涛.妇产科学.第九版[M].北京:人民卫生出版社,2018.

[2]　钟丽红,吴妙琴,文爱娣,等.50例脐带脱垂的临床分析[J].现代医院,2012(8)

[3]　曹泽毅.中华妇产科学.第三版[M].北京:人民卫生出版社,2014.

[4]　王霞.隐形脐带脱垂的早期诊治及对围生儿影响的分析[J].中国伤残医学,2013,21(6)

[5] 张海敏.头先露脐带脱垂诊治分析—附 5 例病例报告 [J]. 中外妇儿健康,2011,19(7)

[6] 李睿.剖宫产处理脐带脱垂临床效果观察 [J]. 山西卫生健康职业学院学报,2021,31(4)

[7] 李忠秀.头位脐带脱垂的诊治体会 [J]. 中国医药指南,2013,11(4)

[8] 王丽红,康艳芳.阴道助产与剖宫产处理脐带脱垂的临床效果观察 [J]. 实用妇科内分泌电子杂志,2017,4(16)

[9] 蒋海燕.剖宫产与阴道助产用于胎儿脐带脱垂的临床分析 [J]. 临床合理用药杂志,2015（ 16 ）

病例 2　脐带脱垂治疗体会

【背景知识】

脐带脱垂是指破膜后脐带在先露之前滑出宫口降至阴道,脱垂的脐带常被先露部挤压造成胎儿宫内窘迫,脐带脱垂是一种不常见但严重威胁围生儿生命的产科并发症,其发生率为 0.4%~10%[1]。一旦发生脐带脱垂,则剖宫产率、围生儿病死率均明显升高,致死率达 20%~30%[2]。引起脐带脱垂的病因包括胎位异常、多胎分娩、胎膜早破、羊水过多、头盆不称或入盆困难、脐带过长、产科干预等多种因素。本文通过临床上一例救治成功的脐带脱垂病例来探讨脐带脱垂的高危因素、诊断方法、治疗方案及预防措施,希望以此来提高临床医师对脐带脱垂的认识。

【病例简述】

患者 34 岁,G2P1,此次主因孕 37 周臀位、瘢痕子宫、见红 1 日、阴道流液 2 小时伴规律腹痛 1 小时于 2017 年 12 月 7 日就诊,孕期规律产检,行 OGTT 化验提示妊娠期糖尿病,血糖控制可,孕期 B 超提示臀位,余无异常, 2 小时前出现阴道流液,后伴规律腹痛,经 120 急诊平卧就诊于我院急诊,入院后查体:体温:36.5 ℃,脉搏:80 次 /min,呼吸:18 次 /min,血压:120/80mmHg,心肺听诊无异常。行产科检查:宫高 36 cm,腹围 125 cm,臀先露,胎心 160 次 /min,宫缩 20″/2-3′,阴道检查:胎膜破,羊水清,宫颈管全消,宫口近全,阴道内可触及单只胎足,脐带位于其一侧,可触及脐带搏动,搏动频率与胎心一致,入院诊断:孕 2 产 1 孕 37 周临产、臀位(足先露)、脐带脱垂、胎膜早破、妊娠期糖尿病、瘢痕子宫,因考虑脐带脱垂,检查者立即上推胎先露部,减轻脐带压迫,避免胎儿血流中断,检查者一只手保持在阴道内上推胎先露部,另一只手固定胎心筒持续监测胎心,嘱患者抬高臀部,呼叫在岗医护人员组织抢救,另一名医生向患者家属交代病情,患者目前臀位、脐带脱垂、宫口近全,情况危急,如经阴道试产有后出头困难、短时间胎儿不能经阴道分娩导致胎儿宫内窘迫、胎死宫内可能,建议即刻行剖宫产术终止妊娠,患者家属商议后同意行剖宫产术,与此同时助产士已完善术前准备,紧急联系手术室开通抢救通道,同时通知新生儿科医师做好新生儿复苏抢救准备,在局麻下行紧急剖宫产术娩一活女婴, Apgar 评分 1′-9 分(肌张力减 1 分), Apgar 评分 5′-10 分,体重 3470 g,手术顺利,经过医护多人的团结协作,在与时间赛跑的抢救行动中,终于保证了母女平安。术后给予抗炎及促进子宫收缩治疗,产妇恢复好,切口甲级愈合出院。

【病例分析和思考】

通过此次脐带脱垂的成功抢救,我们对抢救的过程进行了细致的剖析和总结,进一步系统的对脐带脱垂的高危因素、处理方案及预防措施进行学习,以便日后更有针对性的应对脐带脱垂的处理,降低新生儿窒息及围生儿的病死率。

1. 脐带脱垂的高危因素　凡胎先露不能完全与骨盆入口衔接,留有空隙时易发生脐带脱垂。主要高危因素:①胎先露入盆困难:如骨盆狭窄,头盆不称,经产或多产妇胎头高浮,腹壁松弛,临产前宫口较松或已扩张。②胎位异常:多见于横位、臀位(尤其足先露时)、复合先露等。③胎儿生长受限、早产等胎儿偏小,双胎或多胎,羊水过多,羊膜腔压力较大,自然破膜时脐带随羊水冲出。④胎盘位置异常:如球拍状胎盘,低置胎盘,胎盘面积过大。⑤脐带过长(>100 cm)或脐带附着于宫颈内口处。⑥医源性因素:非高位破膜,徒手转动胎头和(或)转动胎头后手过早退出阴道。经产妇、胎位异常、多胎、早产、胎膜早破、胎儿低体重等均为脐带脱垂的相关高危因素[3]。

本病例中臀位足先露伴胎膜早破是脐带脱垂的主要高危因素。临床上接诊病人时应该重视相关危险因素的存在,进行积极有效的预防。

2. 脐带脱垂的处理方案　严密观察产程,胎动和宫缩后胎心减慢或者不规律,改变体位可迅速恢复,特别是破膜后胎心率突然减慢或羊水性状改变,宫缩过后胎心率仍慢且不规则,应首先考虑脐带脱垂,立即行阴道检查。阴道检查或者肛门检查可在胎先露前方触及有搏动或无搏动的条索状物,B 型超声及彩色多普勒超声检查有助于明确诊断。若发现脐带先露,嘱产妇卧床休息,取头低臀高位或对侧侧卧位,由于重力作用,先露可退出盆腔,减轻脐带受压,且改变体位后,脐带有退回的可能,密切观察胎心率,以产钳或剖宫产结束分娩。脐带脱垂应积极抢救,脐带血循环阻断超过 7~8 min,可导致胎死宫内[4]。迅速解除脐带受压、恢复脐带血循环是抢救脐带脱垂成功的关键[5]。一旦确诊采取吸氧、头低臀高位、同时上推胎先露迅速解除脐带受压。据宫口扩张程度及胎心情况决定分娩方式:若胎心存在,胎儿存活的前提下,宫口开全或近开全,先露部达坐骨棘水平下,有阴道分娩的条件,无头盆不称,估计能在数分钟内娩出胎儿,立即行产钳,胎吸术或臀牵引术阴道助娩。宫口部分开大或虽已开全,但先露位置较高、无经阴道分娩条件时,在取臀高位、阴道检查者应分开手指置于骨盆壁与先露之间,上推胎先露部至骨盆入口以上,并使手保持在阴道内,积极术前准备,必要时即刻在产床上实施剖宫产,避免移动时加重脐带受压,迅速娩出胎儿,同时做好抢救新生儿的准备工作[6]。脐带还纳法目前多不主张,因常边送边滑脱成功率低,且脐血管受到刺激易强烈收缩,加重胎儿缺氧,常延误时机,在还纳过程中脐带搏动消失,胎儿病死率高。若脐带搏动消失、胎心音消失,确定胎儿已死亡,则应告知家属,等待自然分娩,必要时毁胎。同时仔细操作,避免会阴裂伤,减少对母体的创伤,减少医疗纠纷。总的原则是保证产妇安全,尽快娩出胎儿。另外,在配合抢救的同时,耐心细致地安慰产妇,解除其焦虑、恐惧心理,使其积极配合处理[7]。

在本例脐带脱垂抢救处理过程中,根据患者宫高及腹围评估胎儿体重 3500 g,患者虽宫口近全,但阴道内触及单只胎足,为不完全臀先露,且患者为瘢痕子宫,阴道分娩有损伤胎儿、后出头困难、短时间内不能经阴道分娩、子宫破裂可能,所以在分娩方式的选择上权衡利弊及与家属充分沟通情况下建议剖宫产迅速终止妊娠,患者及家属商议后同意行剖宫产术。其次,本例脐带脱垂抢救过程中检查者手始终保持在阴道内上推胎先露姿势直至胎儿顺利娩出,保证了胎儿脐带血流的供应,为抢救赢得了宝贵的时间。此外,脐带脱垂为产科急症,产科医护、麻醉医生、新生儿科医生的团结协作、默契配合也是抢救成功的关键。

3. 脐带脱垂的预防　脐带脱垂致脐带受压,部分或全部阻断脐带血流,胎儿急性缺氧、胎窘,新生儿窒息或死胎、死产,一旦发生,成功抢救难度大,故早期发现和预防尤为重要。应针对病因进行预防,减少和避免发病因素,尤其是医源性的。应在以下方面引起注意:①重视孕产期保健,定期产前检查和胎儿监护。开办孕妇学习班,将妊娠期宣教工作做好[8],向患者告知如果发生胎膜破裂,臀部要抬高,并且置于平卧位体位,立即就诊[9]。②加强对经产妇的产程管理,胎位不正者适时纠正胎位,不能纠正者、先露未固定的存在脐带脱垂高危因素的产妇应提前入院待产,择期剖宫终止妊娠。③积极治疗产科合并症及并发症,防止早产儿和低体重儿出生。④应用彩色 B 型超声、胎儿监护仪等孕前辅助检查手段,加强孕期胎儿监护,若产前超声提示胎儿颈部有脐带压迹或脐带绕颈,脐带先露等,应加强警惕。⑤胎膜早破者应立即平卧、取臀高头低,先露高已破膜者临产后,严禁下床,左侧卧位,严密监测胎心变化。⑥严格执行医疗操作规程,减少不必要的肛查与阴道检查。避免不恰当的产科干预,产程中对需要行人工破膜者,检查胎先露前有无条索状物及搏动,应在宫缩间隙时进行,同时手指留在阴道内使羊水缓慢流出[10],待胎头贴紧胎膜时再扩大胎膜口,破膜后持续胎心监护,若出现胎心突然减慢、不规则,应立即阴道检查。胎方位异常徒手转胎头时要请有经验的高年资医师进行。

综上所述,脐带脱垂是产科的急症,主要造成胎儿的急性缺血缺氧,严重威胁胎儿生命,抢救不及时可致胎儿窘迫或死亡,同时还增加手术产率,母体损伤及感染机会。因此,应重视脐带脱垂的高危因素,积极加强预防、争取早期发现并正确处理是抢救脐带脱垂的关键,胎儿在脐带脱垂发生 20 min 内娩出预后良好。因此,尽早娩出胎儿能提高新生儿评分,显著降低围生儿死亡率。

天津市第五中心医院　田秀芳　张俊萍

【参考文献】

[1] 杜娟,王永霞. 脐带脱垂的常见原因与防范对策 [J]. 求医问药,2012,10(9):164-165.

[2] 颖丽,关美芹,齐月. 产妇体位与隐性脐带脱垂关系的临床观察 [J]. 黑龙江医药, 2019, 3:95-96.

[3] 鲍晨怡,蒋晨昱,刘兴会. 最新未足月胎膜早破临床指南解读 [J]. 实用妇产科杂志, 2019,07:498-501.

[4] 黎品庄. 脐带脱垂对于新生儿预后的影响因素分析 [J]. 齐齐哈尔医学院学报,2015, 36 (13):1938-1939.

[5] 袁雨,漆洪波. 英国皇家妇产科医师学会《脐带脱垂指南》2014 版要点解读 [J].

[6] 汪菊林. 绿色通道途径脐带脱垂剖宫产术的手术护理配合 [J]. 特别健康, 2018,(17):

134.DOI：10.3969/j.issn.2095-6851.2018.17.204.

[7]　乐杰.妇产科学.第七版.北京：人民卫生出版社,2008：[J].212.

[8]　张瑞芳.160例剖宫产后再次妊娠分娩方式的临床探讨建议[J]临床医药文献电子杂志,2020,7（10）：67,69.

[9]　中华医学会妇产科学分会产科学组.胎膜早破的诊断与处理指南（2015）[J].中华妇产科杂志,2015,50（1）：3-8.DOI：10.3760/cma.j.issn.0529-567x.2015.01.002.

[10]　李文波.产科处理脐带脱垂的几个重要环节.中国伤残医学,2009,17（4）：88.

第二节　妊娠高血压综合征

病例3　子痫前期——子痫

【背景知识】

妊娠期高血压疾病是产科最常见的并发症,严重威胁母儿健康和安全,是全球孕产妇和围产儿死亡的主要原因之一。特别是子痫前期-子痫是导致孕产妇及围生儿病死率升高的重要原因之一,终止妊娠是其唯一有效的治疗手段。妊娠期高血压疾病的孕妇发病背景复杂,《妊娠期高血压疾病诊治指南（2020）》[1]提出,子痫前期-子痫存在多因素、多机制、多通路的致病机制,病理生理改变包括慢性子宫胎盘缺血、免疫不耐受、脂蛋白毒性、遗传印迹、滋养细胞凋亡增多、母体对耐受滋养细胞炎性反应过度等;并明确指出,临床普遍存在的问题是因未能及早识别和发现,而使疾病被发现时已经成为危重症。尽早筛查疾病的高危因素、做好预防和预警、及早诊断和干预,这是诊治妊娠期高血压疾病的重要临床措施。

【病例简述】

患者女,37岁,主诉：孕2产1孕相当于28周,抽搐6[+]小时,发现妊娠5[+]小时。现病史：患者平素月经规律,3~5/30天,量中等,痛经（-）,LMP：不详,孕期未行产检。患者入院前6[+]小时于家中突发抽搐,伴意识不清、肢体扑动,就诊于当地医院急诊神经内科,行腹部超声检查时发现为妊娠状态,转至妇产科急诊。入院前5[+]h于急诊再次发生抽搐,予安定镇静、硫酸镁约5g解痉,甘露醇约100mL降颅压等治疗。查血常规：WBC 18.45×10^9/L,HGB 156 g/L,PLT：35×10^9/L。肝功能：ALT 499.5U/L,AST 923.0U/L,LDH 1888.0U/L,白蛋白25.1 g/L,总胆红素 106.2μmol/L。肾功能正常。心脏超声：左室射血分数38%,提示左室壁节段性运动异常,二尖瓣轻度反流,主动脉瓣轻度反流,三尖瓣轻度反流,左室舒张功能减低。腹部超声：重度脂肪肝。产科超声：宫内孕、单活胎（超声相当于孕27[+4]周天）,脐带绕颈一周。遂收入当地医院重症监护病房,予速尿40 mg、地塞米松10 mg、甲泼尼龙10 mg、冬眠合剂及甘露醇等对症治疗。由于患者病情危重由120转入我院急诊,转运途中血压最高 210/160mmHg,予乌拉地尔 16mL/h 持续泵入降压治疗。患者于我院急诊查血压180~230/90~140mmHg,HR 90 次/min,SpO$_2$ 96%,半坐位,意识模糊,躁动,有时可应答,不完全切题。急诊查心脏超声：左室射血分数35%,左心扩大,室间隔与左室壁对称性增厚,左室壁弥漫性运动障碍,心包积液(微量),左室收缩、舒张功能减低。腹部超声:轻度脂肪肝,胆囊壁水肿,双肾体积增大,腹腔积液(少量),胰腺未见明显异常。产科超声:宫内孕单活胎,臀位,超声相当于孕28周。头CT不考虑出血及梗死。患者病情危重,收入我院重症医学科。

既往史:患者平素健康状况良好,否认高血压、糖尿病、冠心病病史;否认传染病病史;按规定预防接种;无外伤手术史;无输血史;无食物药物过敏史。个人史:出生于天津,久居天津。否认吸烟饮酒史;无疫区接触史;无毒物接触史。婚育史:已婚,已育,孕2产1,2013年足月顺产1男活婴,体重2900g,现体健,孕期及产时产后无血压升高病史,无产后出血史。月经史:平素月经规律,3~5/30天,LMP不详,量中等,痛经(-)。家族史:否认家族遗传病史。

查体:T 36.5℃,P 86次/min,R 18次/min,BP 215/132mmHg(无创血压),H 165cm,W 100kg,BMI 36.7kg/m²。半坐位,神志恍惚,可有应答,不能准确回答,全身皮肤黏膜稍黄染,未见明显出血点,心肺听诊未闻及明显异常,妊娠腹,腹部无压痛,肝脾肋下未及,四肢活动可,双下肢水肿(+++)。专科情况:宫高28cm,腹围123cm,RSA,先露臀,浮,FHR 145次/min,宫缩未及,胎膜未破。

辅助检查:①心脏超声:左室射血分数35%,左心扩大,室间隔与左室壁对称性增厚,左室壁弥漫性运动障碍,心包积液(微量),左室收缩、舒张功能减低;②腹部超声:轻度脂肪肝,胆囊壁水肿,双肾体积增大,腹腔积液(少量),胰腺未见明显异常;③产科超声:宫内孕单活胎,臀位,超声相当于孕28周。头CT不考虑出血及梗死。

入院诊断:①子痫;②妊娠状态(孕2产1孕相当于28周,RSA);③HELLP综合征;④心力衰竭;⑤心功能Ⅳ级;⑥妊娠合并肥胖症。

治疗经过:患者入院后,完善相关化验检查,化验回报:PLT 15×10⁹/L,HGB 103g/L,白蛋白27g/L,ALT 400U/L,AST 856U/L,LDH 2627U/L,总胆红素193.0μmol/L,B型钠尿肽(博适)(BNP)781.0pg/mL,凝血功能正常,尿白蛋白3+,血气分析:pH 7.439,PCO₂ 28.6mmHg,PO₂ 85.90mmHg。急请多学科会诊:心内科会诊考虑患者目前心脏超声表现为高血压所致,射血分数极低与血压过高,左心后负荷过重有关,应积极控制血压,尽快终止妊娠。麻醉科会诊考虑患者血小板低,不宜椎管内麻醉,局麻镇痛效果欠佳,可能引起血压进一步升高以及再次抽搐,评估全麻可能,但心功能差,全麻需警惕术中心衰以及严重心律失常甚至心源性死亡的发生。重症医学科会诊考虑患者病情危重,建议予以降压、解痉等治疗,尽快终止妊娠。综合考虑各科会诊意见,结合超声考虑患者孕周27~28周,血压高、抽搐,血小板减少,肝酶升高,可用子痫、HELLP综合征解释,病情重,尽快在控制血压解痉同时剖宫产终止妊娠,应用激素减少血小板破坏,联系血浆/血小板减少术中出血,应用地塞米松促胎肺和硫酸镁解痉及胎儿脑神经保护。入手术室后,予有创动脉血压波动于280~250/160~120mmHg,在全麻下行剖宫产术,术中以RSA位剖娩一活婴,Apgar评分7-8-9分,出生体重2200g,羊水黄绿色,量400mL,胎盘胎膜娩出完整,子宫收缩佳,切口无明显活动性出血,因血小板过低,放置盆腔引流管。术中出血400mL,输注血浆300mL,晶体液 1200mL，术后 HR 112 次 /min，动脉 BP 240/121mmHg，R 15 次 /min，SPO$_2$ 95%，术后带气管插管转往重症医学科。

术后当天，呼吸机辅助呼吸，HR 136 次 /min，BP 229/140mmHg，R 14 次 /min，SPO$_2$ 92%，阴道出血 780mL，术中及术后共出血 1200mL，盆腔引流淡血性 460mL。化验：HGB 61 g/L，PLT 47×10^9/L，白蛋白 23 g/L，ALT 257U/L，AST 534U/L，LDH 1987U/L，总胆红素 152.4μmol/L。予硝普钠降压、硫酸镁解痉、缩宫素及欣母沛促宫缩、甲泼尼龙抗炎、呋塞米利尿等治疗，输注血浆 400mL，悬浮红细胞 2u，血小板 1 治疗量，白蛋白 20 g。患者肝损害及胆红素升高，行双重血浆分子吸附系统（DPMAS）人工肝治疗。静脉入量 6169mL，尿量 5050mL。术后 1 日，呼吸机辅助呼吸，监护示：HR 82 次 /min，BP 143/83mmHg，R 15 次 /min，SpO$_2$ 98%。复查超声心动示：左房增大，左室壁对称性增厚，EF 57%。化验：HGB 72 g/L，PLT 72×10^9/L，白蛋白 23 g/L，ALT 165U/L，AST 160U/L，LDH 577U/L，总胆红素 22.3μmol/L。继续予以降压、解痉、促宫缩、抗感染、甲泼尼龙抗感染治疗，输注血浆 400mL，悬浮红细胞 2u，白蛋白 20 g。因患者对利尿药物不敏感，自主尿量约 200mL，加用床旁血液净化治疗，超滤尿量 4250mL。术后 2 日，呼吸机辅助呼吸，监护示：HR 78 次 /min，BP 148/85mmHg，SpO$_2$ 97%。化验：HGB 75 g/L，PLT 74×10^9/L，白蛋白 27 g/L，ALT 146U/L，AST108U/L，LDH 488U/L，总胆红素 45μmol/L。继续输血、降压抗炎、解痉治疗，加强利尿，低分子肝素 0.4mL 抗凝，术后 68 h 拔除气管插管，面罩吸氧。静脉入量 2418mL，尿量 5450mL。术后 5 日患者生命体征平稳，BP 130~145/78~89mmHg，化验：HGB 89 g/L，PLT 251×10^9/L，白蛋白 30 g/L，ALT 93U/L，AST 76U/L，LDH 319U/L。患者病情平稳，由重症医学科转回产科病房，继续予低分子肝素抗凝、口服降压治疗，拔除盆腔引流。术后 9 日，患者 BP145/78mmHg，化验：HGB 88 g/L，PLT 347×10^9/L，白蛋白 31 g/L，ALT 71U/L，AST 54U/L，LDH 222U/L，总胆红素 23μmol/L。好转出院。

出院诊断：①子痫；②经急症剖宫产分娩（孕 2 产 2 孕相当于 28 周已娩）；③单胎活产；④ HELLP 综合征；⑤心力衰竭；⑥心功能Ⅳ级；⑦产后出血；⑧医源性早产；⑨低蛋白血症；⑩ 产后贫血（中度）；⑪ 妊娠合并肥胖症。

【病例分析和思考】

1. 妊娠期高血压疾病的分类   妊娠期高血压疾病为多因素发病，在妊娠期间病情可呈进展性变化，也可迅速恶化。目前，将妊娠相关高血压疾病概括为 4 类 [1]，包括妊娠期高血压（gestational hypertension）、子痫前期 - 子痫（pre-eclampsia-eclampsia）、妊娠合并慢性高血压（chronic hypertension）、慢性高血压伴发子痫前期（chronic hypertension with superimposed pre-eclampsia）。

2. 子痫前期 - 子痫   子痫前期（pre-eclampsia，PE）是妊娠期特有的疾病，定义为妊娠 20 周后新发的高血压合并蛋白尿（>300 mg/d）或存在其他器官功能障碍的表现，如肝肾功能异常，神经系统及血液系统并发症，胎盘功能障碍或胎儿生长受限等。子痫前期的发病率在 2%~5%，每年约 76000 名孕产妇死亡与子痫前期有关，占的孕产妇死亡原因的 26%[2]。同时，子痫前期还可增加孕产妇远期发生并发症的发生，如高血压、肾病等 [3]。在子痫前期基础上发生不能用其他原因解释的强直性抽搐称之为子痫,可以发生在产前、产时或产后,也可以发生在无临床子痫前期表现时。孕妇存在的基础内科疾病及病理状况,包括子痫前期病史、高血压病史、肾脏疾病、孕前糖尿病、肥胖、高龄、多胎妊娠、自身免疫性疾病如系统性红斑狼疮、抗磷脂综合征等均为子痫前期发病的高危因素[4]。

子痫前期可导致全身多脏器功能损害,包括心脏(心力衰竭、主动脉夹层),脑(脑出血、脑梗死、脑水肿、脑神经损害等),肾脏(肾功能损伤、衰竭等)和肝脏(肝功能损害、肝包膜下出血等)。同时,还易造成胎儿生长受限、胎儿宫内窘迫、早产,甚至胎死宫内。子痫前期的治疗目标是防止子痫的发生及重要脏器的损伤,降低母儿并发症的发生及母儿死亡率,改善围产结局[1],根据病情进行个体化治疗。及时终止妊娠是治疗子痫前期-子痫的有效手段。

3. 子痫前期的孕期管理

(1)降压治疗:对子痫前期孕妇进行降压治疗的目的是预防心脑血管意外和胎盘早剥等严重的母儿并发症。国内外高血压指南均推荐:当孕妇出现重度高血压 [即收缩压 ≥ 160 mmHg 和(或)舒张压 ≥ 110mmHg] 的情况,均需进行降压治疗;《妊娠期高血压疾病诊治指南(2020)》[1] 建议,当收缩压 ≥ 140 mmHg 和(或)舒张压 ≥ 90 mmHg 时,建议使用降压药物控制血压,并监控病情变化。对子痫前期孕妇行降压治疗时避免过度降压造成胎盘血流灌注不足,影响胎儿供氧及发育。当子痫前期孕妇未并发脏器功能损伤,酌情将收缩压控制在 130~155 mmHg,舒张压控制在 80~105 mmHg;当子痫前期孕妇并发脏器功能损伤,则收缩压应控制在 130~139 mmHg,舒张压应控制在 80~89 mmHg;血压不可低于 130/80 mmHg,以保证子宫胎盘的血流灌注[1]。

降压药物的选择及使用剂量的调整是以血压目标值为中心。常用的口服降压药有肾上腺素能受体阻滞剂、钙离子通道阻滞剂及中枢性肾上腺素能神经阻滞剂等,如拉贝洛尔、硝苯地平、硝苯地平缓释片等,口服降压药使用后,需定期监测血压,降压不满意时可重复给药,如果效果仍欠佳,或出现持续重度高血压,则应改用静脉给药,拉贝洛尔、尼卡地平、乌拉地尔、酚妥拉明是可选用的静脉降压药[1]。降压达标后,仍需严密监测血压变化,防止血压再次升高或波动较大,导致妊娠不良事件发生。对于重度高血压急性发作的患者,药物控制仅能延缓病情进展,若器官功能障碍加重,需积极考虑终止妊娠。

(2)硫酸镁防治子痫:硫酸镁是预防子痫发生、治疗子痫和预防子痫复发的一线用药,同时也是早产儿的神经保护剂。《妊娠期高血压疾病诊治指南(2020)》[1] 指出,对于非重度子痫前期的孕妇也可酌情考虑使用硫酸镁。如孕妇同时合并肾功能障碍、心功能不全或心肌病、重症肌无力等,或体重较轻者,硫酸镁应慎用或减量使用。用药期间应每天评估病情变化,每日总量不超过 25~30 g,若孕妇病情稳定,应在使用 5~7 d 后停用硫酸镁。在重度子痫前期的期待治疗中,必要时可重复用药,产后可继续使用 24~48 h,注意再评估病情。2019 年欧洲新生儿呼吸窘迫综合征指南[6] 推荐使用硫酸镁作为神经保护剂。目前多数建议在孕 32 周之前使用硫酸镁,越小孕周使用,硫酸镁的中枢神经系统保护作用越明显[7]。

血清镁离子的有效治疗浓度为 1.8~3.0mmoL/L, >3.5mmoL/L 即可出现中毒症状。使用硫酸镁的必备条件为,①膝腱反射存在;②呼吸 ≥ 16 次 /min;③尿量 ≥ 25mL/h(即

≥ 600mL/d）；④备有 10% 葡萄糖酸钙。镁离子中毒时停用硫酸镁并缓慢（5~10 min）静脉推注 10% 葡萄糖酸钙 10 mL。条件许可，用药期间可监测孕妇的血清镁离子浓度。

（3）促胎肺成熟：妊娠 <34 周并可能在 1 周内分娩的子痫前期孕妇，均应接受糖皮质激素促胎肺成熟治疗。如果在初次促胎肺成熟后，又经过 2 周左右保守治疗，但终止妊娠时的孕周仍 <34 周时，可以考虑再次给予促胎肺成熟治疗。但不要为了完成促胎肺成熟治疗而延误了终止妊娠的时机。

（4）终止妊娠时机与方式：《妊娠期高血压疾病诊治指南（2020）》[1] 建议：子痫前期孕妇经积极治疗，病情无明显改善或病情加重，或者达到一定孕周，应考虑终止妊娠。终止妊娠的时机，应考虑的因素包括孕周、孕妇病情及胎儿情况等。

与孕周相关的终止妊娠时机：①妊娠期高血压、病情未达到重度子痫前期的孕妇可期待至妊娠 37 周终止妊娠。②重度妊娠期高血压及重度子痫前期且妊娠不足 26 周的孕妇经积极治疗，病情危重者建议终止妊娠。③妊娠 26 周至不满 28 周的孕妇根据母儿情况及当地医院母儿诊治能力决定是否期待治疗。④妊娠 28~34 周，如病情不稳定，经积极治疗后病情仍加重，应及时终止妊娠；如病情稳定，可考虑期待治疗，并建议转至具备早产儿救治能力的医疗机构。⑤妊娠 >34 周的孕妇，存在严重并发症者，应考虑终止妊娠。⑥妊娠 >34 周的孕妇，存在胎儿生长受限并伴有脐血流异常及羊水过少者考虑终止妊娠；仅表现为胎儿生长受限而无胎盘脐血流改变也无羊水过少者，需要在严密监测母儿的情况下考虑期待治疗。⑦妊娠 >34 周的孕妇，如仅尿蛋白 >2 g/24 h，而无其他重度子痫前期临床表现，可以在严密监测下的期待治疗，尿蛋白 >2 g/24 h 不是单纯决定终止妊娠的指标。⑧子痫：控制病情后即可终止妊娠。

与病情相关的终止妊娠指征，主要是进行病情程度的分析和个体化的评估，既要争取促胎肺成熟的时间又不失终止妊娠的时机。孕妇因素和胎盘 - 胎儿因素的整体评估是终止妊娠的决定性因素，需个体化处理。

终止妊娠的方式应注意个体化。子痫前期孕妇若病情加重，可放宽剖宫产术的指征。对已经出现严重的母儿并发症的孕妇，剖宫产术是迅速终止妊娠的手段。

4. 子痫的处理　子痫前期 - 子痫在临床上可以跳跃性发展，子痫可以发生在子痫前期的基础上，也可以发生在未发现高血压和蛋白尿时。子痫可以发生在产前、产时或产后，甚至可发生在产后 48~72 h 或更晚，也可发生在使用硫酸镁时。硫酸镁是治疗子痫及预防子痫复发的首选药物。子痫孕妇抽搐控制后即可考虑终止妊娠。

5. 子痫前期 - 子痫的预防　对存在子痫前期发生高危因素者，推荐在妊娠早中期（妊娠 12~16 周）开始每天服用低剂量阿司匹林（50~150 mg），依据个体因素决定用药时间及用量，预防性应用可维持到妊娠 26~28 周 [1]。低剂量阿司匹林是目前研究最全面的预防子痫前期的药物。低剂量阿司匹林能有效降低围产儿死亡率、早产率以及妊娠期高血压疾病的发生率，且对产前、产后出血、新生儿出血没有影响 [8]。

6. HELLP 综合征　HELLP 综合征以溶血、转氨酶水平升高及血小板减少为特点，是妊娠期高血压疾病的严重并发症。HELLP 综合征可发生在妊娠期及产后数日 [9]。临床表现为上腹疼痛、体重骤增、脉压差增大、恶心、呕吐等,高血压、蛋白尿的表现可不典型,确诊主要依靠实验室检查。LDH 水平升高是微血管内溶血的敏感指标,常在血清间接胆红素水平升高和血红蛋白降低前出现 [1]。

　　HELLP 综合征的治疗是在治疗重度子痫前期的基础上,需有指征地输注血小板和使用肾上腺皮质激素,对于难治性或合并多器官功能障碍的 HELLP 综合征需进行血浆置换或血液透析 [1]。HELLP 综合征的治疗关键是全面评估孕妇病情和病因鉴别,给予合理的对症治疗和多学科管理。终止妊娠是 HELLP 综合征最有效的治疗方法, HELLP 综合征的孕妇应在积极治疗后终止妊娠 [9]。

　　7. 该病例分析与思考　　该病例的患者为高龄、肥胖,既往无子痫前期病史,存在子痫前期发病的高危因素。该患者因未发现妊娠孕期无产检,未监测血压及化验,以子痫为首发症状,同时伴有重度高血压(180~230/90~140mmHg)、心力衰竭(左室射血分数 35%、BNP 781.0pg/mL)、肝功能损害(ALT 400U/L, AST 856U/L)等子痫前期严重并发症,根据化验血小板严重减少(15×10^9/L)、LDH 升高(2627U/L)、血红蛋白下降、凝血功能正常、肾功能症状,初步为考虑 HELLP 综合征。同时,该病例还应与病毒性肝炎、妊娠急性脂肪肝(acute fatty liver of pregnancy,AFLP)、血栓性血小板减少性紫癜(thrombotic thrombocytopenic pur-pura,TTP)、溶血性尿毒症综合征(hemolytic uremic syndrome,HUS)等疾病鉴别。AFLP 常发生在妊娠中晚期,以上腹不适、恶心呕吐为临床表现,通常无高血压和蛋白尿,化验常见白细胞计数升高、肝功能异常、凝血功能异常 [10]。TTP 及 HUS 均属血栓性微血管病(throm-botic microangiopathy,TMA),临床上主要表现为血小板减少、溶血性贫血和微循环中血小板血栓造成的器官受累,其临床表现与 TMA 累及不同器官造成的功能障碍有关。TTP 主要表现为微血管病性溶血性贫血、血小板减少、神经精神症状三联征 [11];HUS 主要临床表现包括血小板减少、微血管病性溶血性贫血以及急性肾功能衰竭三联征 [12]。该患者病情危重,超声提示孕 28 周,首诊医院及我院均予以积极静脉降压、硫酸镁治疗子痫和预防抽搐复发,以及糖皮质激素促胎肺成熟治疗。患者收住我院重症医学科,抽搐已控制,经多学科会诊后,考虑患者子痫、重度高血压伴多脏器功能障碍及 HELLP 综合征,病情不稳定,应在积极控制血压、防止抽搐复发等同时行剖宫产终止妊娠。患者血小板 <50×10^9/L 且呈迅速下降趋势,应用肾上腺皮质激素减少血小板破坏,积极备血联系血浆及血小板,应用地塞米松促胎肺和硫酸镁解痉脑保护,新生儿早产,娩出后积极复苏抢救。患者术后继续使用硫酸镁 24~48 h 及静脉降压治疗,预防产后抽搐复发及预防心脑血管意外发生及加重。该患者产后仍存在肝损害、LDH 及胆红素升高,行人工肝治疗,同时继续应用肾上腺皮质激素及输注血小板治疗。患者经过对症治疗和多学科管理,治疗效果明显,血压控制平稳,血小板减少、肝损害及溶血得到缓解。

　　综上,子痫 - 子痫前期是一种严重妊娠并发症,涉及全身多系统,起病急骤、病情凶险、进展迅速、危害极大。因此,我们必须不断加强对子痫 - 子痫前期的认识,做到早筛查、早识别、早预防、早诊断、早治疗及适时终止妊娠,从而降低母儿不良结局发生率,改善母儿预后。

天津医科大学总医院　　苏婧　韩姹

【参考文献】

[1] 中华医学会妇产科学分会妊娠期高血压疾病学组. 妊娠期高血压疾病诊治指南（2020）[J]. 中华妇产科杂志,2020,55（4）:227-238.

[2] POON LC, SHENNAN A, HYETT JA, et al. The International Federation of Gynecology and Obstetrics（FIGO）initiative on pre-eclampsia: A pragmatic guide for first-trimester screening and prevention.Int J Gynaecol Obstet.2019 May; 145 Suppl 1（Suppl 1）:1-33.

[3] 黄琳,陈敦金,陈兢思. 子痫前期的预防新进展 [J]. 中国医师杂志,2020, 22（7）: 972-976.

[4] 中华医学会妇产科学分会妊娠期高血压疾病学组. 妊娠期血压管理中国专家共识（2021）[J]. 中华妇产科杂志,2021,56（11）:737-745.

[5] 中华医学会心血管病学分会女性心脏健康学组,中华医学会心血管病学分会高血压学组. 妊娠期高血压疾病血压管理专家共识（2019）[J]. 中华心血管病杂志,2020,48（3）:195-204.

[6] SWEET DG, CARNIELLI V, GREISEN G, et al. European Consensus Guidelines on the Management of Respiratory Distress Syndrome-2019 Update[J].Neonatology.2019; 115（4）:432-450.

[7] 连岩,王谢桐. 常用宫缩抑制药物对胎儿的影响 [J]. 中国实用妇科与产科杂志,2017,33（11）:1144-1148.

[8] 黄琳,陈敦金,陈兢思. 子痫前期的预防新进展 [J]. 中国医师杂志,2020, 22（7）: 972-976.

[9] 杨柳,邹丽.HELLP 综合征诊治的最新认识 [J]. 中华产科急救电子杂志,2021, 10（3）10.3877/cma.j.issn.2095-3259.2021.03.004.

[10] 中华医学会妇产科学分会产科学组. 妊娠期急性脂肪肝临床管理指南（2022）[J]. 中华妇产科杂志,2022,57（1）:13-24.

[11] 中华医学会血液学分会血栓与止血学组. 血栓性血小板减少性紫癜诊断与治疗中国指南（2022 年版）[J]. 中华血液学杂志,2022,43（1）:7-12.

[12] 王晨虹. 产后溶血性尿毒症综合征 [J]. 中华产科急救电子杂志.2014,（3）.190-192.

病例 4　早发型子痫前期 - 并发子痫

【背景知识】

娠期高血压疾病是全世界孕产妇和围产儿死亡的主要原因之一。其中子痫前期危害严重,常伴有严重的母婴并发症,导致不良的妊娠结局。子痫前期发病愈早,病情愈重,则母婴并发症愈多、近期和远期预后愈差。早发型子痫前期一旦出现首发症状,需要对患者的病情进行密切监测和评估,了解病情轻重和进展情况,及时合理干预,早防早治,避免不良妊娠结局的发生。

【病例简述】

患者 22 岁,因"孕 26+1 周,腹痛 1 周,抽搐 2 次"于 2020-11-29 03:20 于我院急诊就诊。

患者末次月经不清,8.14 于当地医院查彩超提示约孕 11+6 周,孕 24+5 周于外院产检,测血压 139/109mmHg,尿蛋白阴性,口服药物降压治疗(具体不详),建议上级医院治疗,患者未遵医嘱。5 天前因腹痛再次就诊于同一医院,查体血压 170/90mmHg,彩超提示中期妊娠(相当于孕 25 周),再次建议上级医院治疗,仍未转诊。今日孕 26+1 周,家属诉患者自 4 小时前自觉烦躁,意识不清,伴抽搐 2 次,就诊于外院,考虑妊娠期高血压疾病,给予安定 10 mg 镇定治疗后 120 自行转诊,至我院急诊。孕期产检 5 次。身高 150 cm,体重 85 kg,BMI37.8。

患者就诊时神志不清,呼之不能应答,查体不能合作,上衣有血渍,在急诊就诊过程中再次子痫发作,测血压:200/170mmHg,血氧 97%,心率 114 次/min,呼吸 28 次/min。给予置入开口器、带眼罩避光、避免声光刺激,硫酸镁 5 g 冲击量静脉输液,子痫持续 2 分钟后缓解,患者嗜睡伴间断躁动,平车推入病房,给予冬眠合剂半量肌肉注射,半量入 0.9% 生理盐水 100mL 缓慢泵入。硫酸镁 7.5 g+0.9% 生理盐水 100mL 以 1~2 g/h 持续泵入,持续氧气吸入、心电、血压、血氧及呼吸监护,监测血压:188/131mmHg,血氧 98%,心率 117 次/min,呼吸 24 次/min,胎心 154 次/min。乌拉地尔 25 mg 缓慢静推,持续乌拉地尔泵入。

化验回报:D-二聚体 9.74 mg/L,丙氨酸氨基转移酶 149U/L,天门冬氨酸氨基转移酶 91U/L,肌酸激酶 225U/L,a-羟丁酸脱氢酶 395U/L;乳酸脱氢酶 548U/L;尿常规:蛋白质 2+;比重≥1.030;血小板计数 113.00×10⁹/L;给予地塞米松 10 mg bid,血压稳定后完善腹部超声、超声心动及头颅 CT 检查。因患者清醒后血压不稳定,肝肾功能损害,血小板进行性下降,子痫反复发作,11.30 考虑患者诊断:孕 1 产 0 孕 26+2 周、子痫、HELLP? 肥胖。病情危重,母胎风险高,建议终止妊娠。因胎儿尚远离足月,家属签字放弃胎儿,与家属协商后 2020-11-30 于全麻下行剖宫取胎术,术中出血 300mL,术后血氧饱和度低,最低 87%,无法脱机,遂转入 MICU,继续给予解痉、镇静、降压、抗炎、抗凝治疗。

术后气管插管撤机后,因声带水肿行气管切开,接有创呼吸机辅助通气,术后 7 日自主呼吸模式并撤机。生命体征平稳,血压波动于 120/80mmHg ~140/90mmHg 之间,化验:pct:0.19ng/mL,尿常规:蛋白质 1+,潜血 1+,尿比重 1.025。血浆纤维蛋白原:5.92 g/L。白蛋白:37.8 g/L,尿素:9.26nmol/L,肌酐:71μmol/L,尿酸:201μmol/L,ALT:26U/L,AST:16U/L,总胆红素:6.4μmol/L,血红蛋白浓度:132 g/L,中性粒细胞百分比:77.4%,血小板计数:254×10⁹/L,红细胞计数:4.37×10¹²/l,白细胞计数:13.46×10⁹/L。腹部伤口愈合良好,无红肿,子宫收缩好,阴道出血少,双下肢水肿(-)。12.08 纤维喉镜提示:咽喉炎,声门下局部隆起,建议继续抗炎、甲泼尼龙消肿、雾化治疗。乳酸脱氢酶 246U/L,白蛋白 37.2 g/L,血浆纤维蛋白原 5.03 g/L。12.09 血培养无细菌生长,白细胞较前好转,ALT 52U/L,尿酸 134μmol/L,血气:pH:7.41,二氧化碳分压 33.4mmHg,氧分压 124.5mmHg,氧饱和度 98.6%。腹部及泌尿系统彩超:未见异常。2-10 血气:碱剩余 -4.2mmol/L 实际碳酸氢根 20.1mmol/L,标准碳酸氢根 21mmol/L,呼吸指数 94%,二氧化碳总量 21.1mmol/L,氧分压 113.7mmHg,肺泡 - 动脉氧分压差 102.7mmHg,动脉血氧比例 0.51%,床旁胸片提示:双肺纹理增多,较前(2020-12-7)无著变。患者生命体征平稳,转回产科进一步治疗。2-11 转回产科病房,患者低钾血症,补钾治疗,2-14 白蛋白 37.9 g/L,ALT61U/L,AST36U/L,K+3.39mmol/L,PLT422×10⁹/L,WBC11.37×10⁹/L,CRP<0.5 mg/L,尿蛋白阴性。血气:pH:7.405,二氧化碳分压 38.1mmHg,氧分压 95.8mmHg。术后 15 日拔除气管套管,术后 17 日一般情况可,体温正常,神清合作,腹部切口愈合好,子宫收缩好,阴道出血不多,四肢活动自如,血压 140/90~150/100mmHg,好转出院(图 1-2-1~1-2-4)。

胎盘病理提示:(胎盘)胎膜、脐带未见明显异常;胎儿面血管扩张、充血,绒毛间血管扩张、充血。

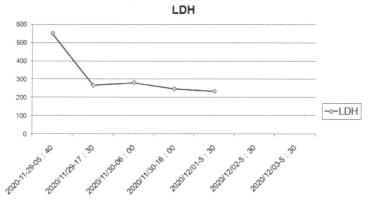

图 1-2-1 患者乳酸脱氢酶变化情况

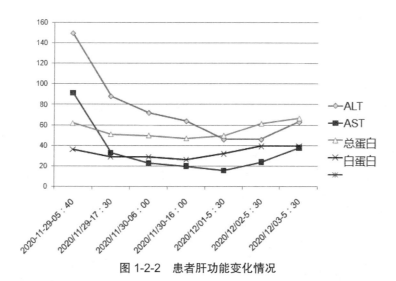

图 1-2-2 患者肝功能变化情况

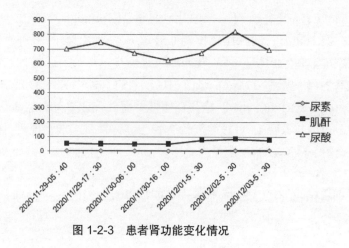

图 1-2-3   患者肾功能变化情况

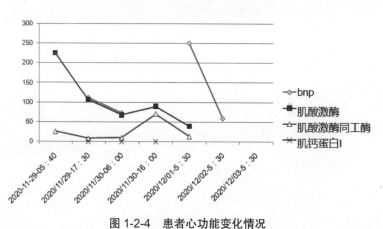

图 1-2-4   患者心功能变化情况

【病例分析和思考】

妊娠期高血压疾病是全世界孕产妇和围产儿死亡的主要原因之一。其中子痫前期危害严重,常伴有严重的母婴并发症,导致不良的妊娠结局。子痫前期根据病情轻重可分为轻度和重度两类,根据发病时间的早晚分为早发型和晚发型两种。子痫前期发病愈早,病情愈重,则母婴并发症愈多、近期和远期预后愈差。早发型重度子痫前期(early onset severe pre-eclampsia)易发生低蛋白血症、肝、肾功能损害、HELLP 综合征、肺水肿、心衰、胎盘早剥等;围生儿结局差。FGR、新生儿重度窒息和病死率明显高于晚发型;下次妊娠时再发风险高;孕周较小,临床处理较为棘手。如何最大限度地降低孕产妇并发症和围生儿病死率具有重要的社会意义。鉴于妊娠期高血压疾病对母婴健康安全的危害以早发型重度子痫前期最为严重明显,为了降低围生期病率和死亡率,宁可将早发型重度子痫前期的界定范围扩大,以便更多的早发型重度子痫前期患者能够得到及时的重点监护和治疗。所以,目前认为以孕34 周为界划分早发型和晚发型重度子痫前期更为合理[1]。患者 24+ 周即陆续出现血压升高、腹痛及神经系统症状,可界定为早发型子痫前期。对于早发型子痫前期,既往的处理不考虑孕周大小均提倡立即终止妊娠,但过早终止妊娠,围产儿预后差,结果导致了胎儿不成熟所致的围产儿死亡率的增加。近年来,伴随产科重症监护的加强及新生儿重症监护中心的发展,大多数学者对其采取期待治疗,其目的是在保证母亲安全的前提下,尽量延长胎儿孕周,为胎儿肺成熟及生长赢得时间,以减少围产儿病死率。但期待治疗是个危险的过程,在此期间母亲随时可能发生严重的并发症,包括子痫、心衰、肺水肿、凝血功能障碍、肾功能损害、高血压脑病、脑血管意外、肝功能损害或伴发 HELLP 综合征、胎盘早剥、DIC 和胎死宫内等不良事件。在选择期待疗法时,首先要考虑病例选择问题,分析病情严重的程度,并严格选择合适的病例。可以采取期待保守处理的病例包括:①血压可以控制者;不论尿蛋白多少但病情稳定者,24 h 尿蛋白 5 g 并非终止妊娠指征;②入院前发生子痫但得到有效控制并且病情稳定者;③伴有 HELLP 综合征、不伴有消化道症状和右上腹压痛且病情稳定者;④超声监测显示胎儿继续生长和正相脐动脉舒张末期血流;⑤具有可靠的胎心监护结果;⑥对于孕 32 周的重度子痫前期伴有胎儿生长受限(FGR)者,胎心监护显示状态较好可以期待至期望孕周。研究认为孕 28 周前患者虽经积极治疗,但胎儿及新生儿死亡率仍高达88%。该患者妊娠仅 26 周,经急诊抢救及规范治疗,仍发生反复子痫发作,病情危重、进展迅速、药物治疗效果欠佳,且家庭经济承担能力有限,经与家属充分沟通后,认为不符合期待治疗条件,选择剖宫取胎术终止妊娠。处理恰当及时,避免了孕妇出现严重的、不可逆转的器官功能及神经系统损伤。

该患者此次因发生子痫就诊,急诊就诊时神志不清,呼之不能应答,代表神经系统症状严重;查体不能合作,于急诊抢救前即可见上衣及被褥上有血迹,考虑有咬伤及外伤可能,并提前做好防护。在急诊接诊过程中再次子痫发作,加强护理,避免损伤加重。急诊给予硫酸镁 5 g 冲击量静脉缓慢注射,子痫持续 2 分钟后缓解,平车推入病房,继续给予硫酸镁 15 g,以 1~2 g/h 持续泵入解痉治疗,预防子痫再次发作。硫酸镁是治疗子痫和预防抽搐复发的一线药物(Ⅰ-A),也是对于重度子痫前期预防子痫发作的用药[2、3];硫酸镁控制子痫再次发作的效果优于地西泮、苯巴比妥和冬眠合剂等镇静药物[4]。用法:①子痫抽搐:静脉用药负荷剂量为 4~6 g,溶于 10% 葡萄糖溶液 20 mL 静脉推注 15~20 min,或溶于 5% 葡萄糖溶液 100 mL 快速静脉滴注,继而 1~2 g/h 静脉滴注维持。或者夜间睡眠前停用静脉给药,改用肌内注射。②预防子痫发作:适用于重度子痫前期和子痫发作后,负荷剂量 2.5~5.0 g,维持剂量与控制子痫处理相同。用药时间根据病情需要调整,一般每天静脉滴注 6~12 h,24 h 总量不超过 25 g。③子痫复发抽搐:可以追加静脉负荷剂量用药 2~4 g,静脉推注 2~3 min,继而1~2 g/h 静脉滴注维持。④若为产后新发现高血压合并头痛或视力模糊,建议启用硫酸镁预防产后子痫前期 - 子痫。⑤控制子痫抽搐 24 h 后需要再评估病情,病情不稳定者需要继续使用硫酸镁预防复发抽搐。引产和产时可以持续使用硫酸镁,尤其对于重度子痫前期;若剖宫产术中应用,要注意孕产妇的心脏功能;产后继续使用 24~48 h,再评估病情。

患者嗜睡伴间断躁动,冬眠合剂镇静治疗,血压 188/131~200/170mmHg,为严重高血压,予乌拉地尔静脉降压。血压一度趋于稳定,完善血尿常规、肝肾功能、血脂、凝血功能、血脂、血糖、凝血功能、电解质、心电图、头颅 CT、各脏器超声;并完成多学科会诊。提示无明显颅内损伤,但肝肾功能损害,血小板进行性下降,患者清醒后血压不稳定,子痫反复发作。子痫是产科危急重症,全部产科医护人员应熟练掌握子痫抢救流程,并保证抢救过程规范、实效。

    重度子痫前期及子痫应以预防为主,当孕妇具有以下三种情况之一时,应视为高危[4]:①具有子痫前期危险因素,包括子痫前期病史、慢性高血压病史、孕前糖尿病史、慢性肾炎病史、超重或肥胖、高龄、抗磷脂抗体综合征、系统性红斑狼疮、易栓症、辅助生殖技术受孕和阻塞性睡眠呼吸暂停综合征;②在妊娠期动态评估由正常变为高危;③妊娠期间出现正常高值血压、白大衣高血压、隐匿性高血压、一过性高血压。建议对于此类具有发展为子痫前期倾向的高危孕妇,应详细了解和掌握孕前基础血压,在妊娠早、中、晚期各进行一次 ABPM,尽早(妊娠 16 前)开始服用小剂量阿司匹林(50~150 mg/d)直至分娩前;鼓励进行 HBPM、增加产前检查次数、了解和掌握血压的变化轨迹。该患者孕前身高 150 cm,体重 80 kg,肥胖,存在子痫重度子痫前期高危因素,孕早期高危筛查及孕中期检查时应引起格外关注,尤其 24+ 周就陆续出现血压升高、腹痛及神经系统症状,为早发型子痫,往往引发母婴严重并发症。首诊医院发现首发症状(血压达到 140/90mmHg)时,虽给予口服药物降压治疗,并建议上一级医院治疗,但患者首次发现血压增高时,因无自觉症状,未予重视,依从性差。待陆续出现腹痛及神经系统症状时,病情进展迅速,继而发生反复子痫,并发生多脏器功能损害,不得不以剖宫取胎终止妊娠。故而对高危患者的风险因素评估、健康宣教显得尤为重要,一旦发现首发症状,应完善常规检查,如:血尿常规、肝肾功能、血脂、凝血功能、心电图、超声检查等。注意血脂、血糖水平,甲状腺功能、凝血功能等的检查或复查,注意动态血压监测,注意眼底改变或超声心动图检查。及时与患者及家属充分沟通,反复交代风险,转往具备抢救能力的三甲医院严格管理,如已发生严重并发症或子痫发作,应 120 转诊并跟随医生,以保障转诊过程的安全性。

    总之,妊娠期高血压疾病的病情复杂、变化快,妊娠期各类高血压疾病的诊断之间存在转换性和进展性[1],分娩和产后的生理变化及各种不良刺激等均可导致病情加重。早发型子痫前期则风险性更高,一旦出现首发症状,需要对患者的病情进行密切监测和评估十分重要,目的在于了解病情轻重和进展情况,及时合理干预,早防早治,避免不良妊娠结局的发生。

天津市人民医院   于芳

【参考文献】

[1] 中华医学会妇产科学分会妊娠期高血压疾病学组. 妊娠期高血压疾病诊治指南(2020)[J]. 中华妇产科杂志, 2020, 55(4): 227-238.

[2] 谢幸, 孔北华, 段涛. 妇产科学第九版, 2018, 9(2): 83-89.

[3] DULEY L, GÜLMEZOGLU AM, CHOU D. Magnesium sulphateversus lytic cocktail for eclampsia[J]. Cochrane Database SystRev, 2010, (9): CD002960.

[4] 中华医学会妇产科学分会. 妊娠期血压管理中国专家共识(2021). 中华妇产科杂志, 2021, 56(11): 737-745.

病例5　产后HELLP综合征病例分享

【背景知识】

HELLP综合征是妊娠期高血压疾病的严重并发症,以溶血、肝酶升高及血小板减少为特点,HELLP综合征在妊娠中的发生率为0.5%~0.9%,可发生于妊娠期(70%)至产后数日(30%)的任何时间,于妊娠27~37周之间最常见,少数病例(10%)发生在妊娠27周之前[1],HEILP综合征常可引起多种严重的并发症,如胎盘早剥、DIC、急性肾功能衰竭、肺水肿和肝被膜下出血等,也常引起胎儿生长受限和早产及相关并发症,严常危及母婴生命。HELLP综合征的发病率不高,临床表现多变、无特异性且常被妊娠期高血压疾病症状所掩盖,容易导致误诊。由于HELLP综合征延误诊断或治疗会对母婴的预后产生严重影响,因此对其诊断与处理已日益受到重视。在此分享一例典型产后HELLP综合征病例。

【病例简述】

患者女,29岁,孕1产0,主因"孕34+3周,发现血压升高1+月,血压明显升高伴头晕1天。"于2021-5-08入院。孕2+月因阴道少量出血,予"地屈孕酮"等治疗后好转。孕检OGTT正常,无创DNA检查提示低风险。孕30周始产检血压升最高达147/79mmHg,无头晕眼花等不适,自行监测血压,未行药物治疗,孕32周开始出现双下肢水肿(++),休息后不能缓解,入院前一日夜休息不佳,入院当日晨起出现头晕不适,遂来我科门诊查血压200/102mmHg,无心慌憋气等不适,无头痛、视物不清、恶心、呕吐等自觉症状,查尿蛋白(3+),下肢水肿(+++),门诊收入院。

入院查体:T36.1℃,P82次/min,R21次/min,BP187/127mmHg,发育正常,营养良好。神志清晰,自主体位。妊娠服型,肝脾肋下未及,上腹部无压痛。

实验室检查:血常规:WBC 8.68×10⁹/L、Hb 136 g/L、PLT 140×10⁹/L,凝血功能:PT 11.3 s、TT 17.1 s、APTT 33.8 s、FIB 4.13 g/L,D-二聚体检测0.71 mg/L,血生化:总蛋白60.7 g/L,白蛋白37.8 g/L,丙氨酸氨基转移酶15U/L,天门冬氨酸氨基转移酶32U/L,碱性磷酸酶135U/L,总胆红素7.7μmol/L,结合胆红素0.7μmol/L,游离胆红素11.5μmol/L,总胆汁酸7.7μmol/L,肌酐70μmol/L,乳酸脱氢酶339U/L,尿常规:尿蛋白3+,随机尿蛋白肌酐比值8424.46 mg/g,24小时尿蛋白5.3 g。B超(2021-05-08,我院):BPD7.9 cm,FL5.7 cm,羊水8.3 cm,胎盘部分II级晚。B超:肝、胰、脾未见明显异常,心脏彩超大致正常;心电图无明显异常。

诊治经过:患者病情危重,入院后给予静脉乌拉地尔及口服拜新同降压、硫酸镁解痉、地塞米松促肺等对症处理,考虑重度子痫前期,血压控制不理想,且波动较大反复血压超过200/100mmHg,水肿加重,胎儿生长受限(约30周,体重1500 g),且出现血小板下降(入院PLT 140×10⁹/L降至PLT 95×10⁹/L),肝酶轻度升高(入院AST 15U/L升至50U/L,入院ALT 32U/L升至70U/L),不除外HELLP综合征,充分与家属交代病情并评估母胎情况均衡利弊,决定完成促胎肺成熟治疗后立即行剖宫产终止妊娠。于2021-5-10剖娩一女婴,1680 g,评9分。术中见少量腹水,羊水清亮、约500mL。手术顺利,术中产妇生命体征量平稳,出血约 310mL。术后 1 天复查血细胞分析:血小板 $52 \times 10^9/L \rightarrow 31 \times 10^9/L$,血小板明显下降,血浆纤维蛋白原含量测定 3.37 g/L,D-D 二聚体 1.97 mg/L,丙氨酸氨基转移酶 70U/L,天门冬氨酸氨基转移酶 80U/L,碱性磷酸酶 91U/L,乳酸脱氢酶 899U/L,考虑 HELLP 综合征,转入 ICU 进一步治疗,给予以生命体征监测,予经鼻高流量吸氧、无创呼吸机支持,患者剖宫产术后,予抗感染治疗,动态监测体温及感染指标波动,指导抗感染治疗,同时予以积极化痰、平喘、抑酸、营养支持、降压、解痉等对症支持治疗,给予激素治疗及血浆置换 3 次治疗,肝功能、血小板、LDH 呈好转趋势,外周未见破碎红细胞,复查:血浆凝血酶原活动度:103%,血浆纤维蛋白原含量测定:1.70 g/L,丙氨酸氨基转移酶:28U/L,天门冬氨酸氨基转移酶:30U/L,碱性磷酸酶:58U/L,血小板:$144 \times 10^9/L$,考虑病情已控制,较稳定,转入我科。患者病情平稳,血压控制良好于术后 10 天于我科出院(图 1-2-5、1-2-6)。

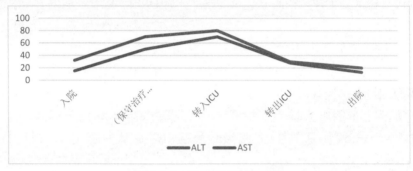

图 1-2-5　患者肝酶变化趋势

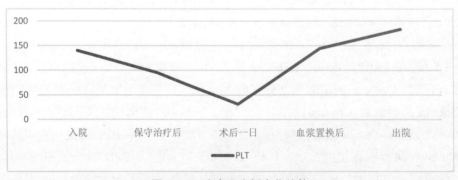

图 1-2-6　患者血小板变化趋势

【病例分析和思考】

HELLP 综合征的病因和发病机理目前尚不十分明确,主要病理改变为血管痉挛、血管内皮损伤和血小板聚集消耗,纤维蛋白沉积和终末器官缺血与妊娠期高血压病理相似。有学者认为,HELLP 综合征与血栓形成性血小板减少性紫癜、溶血性尿毒症、妊娠期急性脂肪肝和急性肾功能衰竭等类似,均为同一疾病过程中的某一特定表现,具有相同的病理改变。主要假说包括胎儿 - 母体免疫平衡异常、血小板聚集、内皮功能受损、脂肪酸氧化代谢的先天异常等。最新的研究表明,HELLP 综合征是一种多基因病,相关基因包括 Fas 670G、瘦素基因、PAPP-A2 基因等 [2]。

HELLP 综合征临床表现多为非特异性症状，其典型症状是右上腹痛或上腹痛、恶心、呕吐，患者在发病前多有全身不适、乏力，部分患者具备神经系统和眼部症状。30%～60% 的患者有头痛，20% 有视物模糊。HELLP 综合征的症状往往夜间加重，白天缓解 [3]。约 15% 的病例无高血压或蛋白尿 [4]。因其临床表现多为非特异性，确诊主要依靠实验室检查。目前 HELLP 综合征诊断主要参照 Tennessee 分类和 Mississippi 分类，Tennessee 分类：①微血管内溶血：外周血涂片见破碎红细胞、球形红细胞等异形细胞，乳酸脱氢酶（lactate dehydrogenase，LDH）>600 U/L，总胆红素 ≥ 20.5 μmol/L；②转氨酶升高：天门冬氨酸氨基转移酶（aspartate transaminase，AST）或丙氨酸转氨酶（alanine aminotransferase，ALT）≥ 70 U/L；③血小板减少：血小板计数 <100 × 10^9/L。根据上述标准还可将 HELLP 综合征分为完全性（即上述 3 项指标全部符合）和部分性（即上述指标有 1 项或 2 项符合）。其中完全性 HELLP 综合征患者预后更差，部分性 HELLP 综合征有进展为完全性的可能。Mississippi 分类：根据血小板计数分为 3 型。① Ⅰ 型：血小板 ≤ 50 × 10^9/L；② Ⅱ 型：50 × 10^9/L< 血小板 ≤ 100 × 10^9/L；③ Ⅲ 型：100 × 10^9/L < 血小板 ≤ 150 × 10^9/L[5]。Mississippi 分类强调依据血小板下降程度分类，更有利于评估孕产妇发生严重并发症的风险，对疾病严重程度进行分层并动态监测病情变化，给予积极的处理，避免疾病向严重方向发展。需注意虽然目前较普遍采用血小板计数 <100 × 10^9/L 的诊断标准，但应强调动态监测实验室指标，密切关注血小板下降趋势，对存在血小板计数下降趋势明显且血小板 < 150 × 10^9/L 孕妇应进行严密观察。

HELLP 综合征治疗的关键在于早期诊断和早期治疗，及时终止妊娠。对于妊娠 ≥ 34 周以上的孕妇，病情不稳者 [如出现肝包膜下血肿自发破裂、弥散性血管内凝血（DIC）、胎儿窘迫、肾衰竭等] 应立即终止妊娠；对于妊娠 <34 周的 HELLP 综合征的终止妊娠时机目前尚未达成相应共识，应根据病情个体化处理。阴道分娩和剖宫产前应选择性输注血小板。糖皮质激素并不能治愈 HELLP 综合征，其使用存在争议，支持者认为对 HELLP 综合征患者应用大量糖皮质激素有利于短期内改变母体的血小板和肝功能等实验室指标，使尿量增加，平均动脉压下降，可以在母体条件发生恶化前为治疗提供一个窗口期，使母体达到最佳状态时分娩以减少母儿并发症。使循环中抗血管生成因子（sFlt-1 和可溶性内皮糖蛋白）和炎症介质（白细胞介素 -6）的水平降低，并可增加区域麻醉和阴道分娩机会，认为这可能与激素减轻血管内皮损伤、抑制自身免疫系统、减少炎症因子产生等机制相关 [6]。有研究表明使用地塞米松治疗的 HELLP 综合征女性平均血小板计数恢复时间较短，住院时间也较短 [7]。反对者认为，有大型前瞻性随机对照试验显示，糖皮质激素并不能改善 HELLP 综合征孕产妇的发病率和死亡率，唯一明显的效果是改善血小板计数。目前指南推荐在血小板 < 50 × 10^9/L 时可考虑糖皮质激素治疗，可能改善血小板计数、乳酸脱氢酶、肝功能等各项指标，使尿量增加，平均动脉压下降，并可促进胎儿肺成熟。妊娠期每 12 h 静脉滴注地塞米松 10 mg 直至分娩，产后继续应用 3 次，以免出现血小板再次降低、肝功能恶化、少尿 [8]。分娩方式应根据产科指征而定，综合考虑孕妇病情、胎儿宫内状况、生育史、宫颈成熟程度等。

HELLP 综合征不是剖宫产指征,但可酌情放宽剖宫产指征,若为严重的完全型 HELLP 综合征建议剖宫产终止妊娠相对安全,但需注意术后切口血肿及感染等风险,麻醉方式选择:由于 HELLP 综合征孕妇多存在血小板减少,故剖宫产者多建议采用全身麻醉。血浆置换能有效去除毒素、免疫复合物、血小板聚集抑制因子的危害,降低血液黏稠度,补充缺乏的血浆因子等。尤其是对于难治性或合并多器官功能障碍的 HELLP 综合征,血浆置换能明显缓解其临床症状、改善各项实验室指标、降低死亡率。研究表明 HELLP 综合征患者应用血浆置换疗法后能使病情进一步缓解,其治疗效果明显优于常规治疗,并能够明显改善患者的肝肾功能,同时缩短患者住院的时间及各项异常指标恢复时间。但对于血浆置换时机的选择目前尚无统一标准。对于 PLT ≤ 50 × 10^9/L 的患者,在产后 24 h 内及时进行血浆置换能显著降低患者的死亡率。故对于常规治疗无效的产后 HELLP 综合征患者可以考虑尽早应用血浆置换术进行治疗 [9]。

综上所述:HELLP 综合征是子痫前期发展的严重阶段,此疾病母儿预后极差,严重危害母婴健康,是围产期母婴死亡的重要原因之一。虽然近几年国内外产科学者对 HELLP 综合征认识的不断加深,但是由于此病病情进展较快、症状隐匿,仍然有较高的漏诊率。及时、准确地识别、处理是诊治 HELLP 综合征和降低母婴死亡率的关键。

天津市第三中心医院　刘洋　李嘉　宋淑荣

【参考文献】

[1] DUSSE LM，ALPOIM PN，SILVA JT，et al. R evisiting HELLP syndrome[J]. Clin Chim Acta,2015,451(Pt B): 117-120.

[2] 李永梅,汪云. HELLP 综合征发病机理的相关概述. 中国妇幼保健,2019,34:2900-2903.

[3] BERNARDES TP，ZWERTBROEK EF，BROEKHUIJSEN K，et al.Share delivery orexpectant management for prevention of adverse maternal and neonatal outcomes in hypertensive disorders of pregnancy: an individual participant data Meta-analysis[J]. Ultrasound Obstet Gynecol,2019,53(4):443 − 453.

[4] Gestational Hypertension and Preeclampsia: ACOG Practice Bulletin, Number 222 [J]. Obstet Gynecol,2020,135 (6):e237-e260.

[5] RIMAITIS K,GRAUSLYTE L,ZAVACKIENE A,et al. Diagnosis of HELLP Syndrome: A 10-Year Survey in a Perinatology Centre[J]. Int J Environ R es Public Health, 2019, 16 (1):109.

[6] Wallace K，Harris S，Addison A，et al. HELLP Syndrome: Pathophysiology and Current Therapies [J]. Curr Pharm Biotechnol,2018,19(10): 816-826.

[7] TAKAHASHI A，KITA N，TANAKA Y，et al. Effects of high-dose dexamethasone in postpartum women with class 1 haemolysis，elevated liver enzymes and low platelets(HELLP) syndrome[J].J Obstet Gynaecol,2019,39(3): 335-339.

[8] 中华医学会妇产科学分会妊娠期高血压疾病学组. 妊娠期高血压疾病诊治指南(2020)[J]. 中华妇产科杂志,2020,50(10): 721-728.

[9] TRAVNIKOVA M，CUMULEC J，KORISTEK Z，et al. HEllP syndrome requiring thera-peutic plasma exchangedue to progression to multipleorgan dysunction syndrome with pre-dominant encephalopathy，siratory and renal insufficiency[J]. Ceska Cynekol，2017，82：202-205.

第三节 胎盘疾病

病例6 胎盘早剥救治成功一例

【背景知识】

胎盘早剥是病情危急的妊娠晚期出血原因之一,病情严重时可危及母儿生命。因此早期诊断和正确处理胎盘早剥具有重要的临床意义。目前国内外对胎盘早剥的诊治措施存在一些差别,我国对胎盘早剥的诊断与处理缺乏完善的循证医学证据,与国际上的诊疗方案有一定差异。为此,根据国外胎盘早剥的诊疗指南以及最新的循证医学证据结合国内临床工作的实际中华医学会妇产科学分会产科学组组织国内有关专家制订了《胎盘早剥的临床诊断与处理规范(第1版)》,旨在规范和指导妇产科医师对胎盘早剥的诊疗做出合理的临床决策,在针对具体患者时,临床医师可在参考本规范的基础上全面评估患者的病情,制定出针对不同患者合理的个体化诊治方案。随着相关研究结果和循证医学证据的完善本规范将不断进行更新与完善。

【病例简述】

患者女,23岁,主因"妊娠37+1周,阴道出血4小时"第1次入院。

病历特点:①流行病学情况:患者青年女性,查体发现HBsAg阳性1年,肝功能正常,父母亲未查HBsAg,孕1产0。②现病史摘要:患者平素月经规律,闭经40+天查尿HCG阳性明确早孕,早孕反应稍明显,孕早期无阴道出血及保胎史,孕4个月自觉胎动,孕期检查妊娠四毒阴性,唐氏筛查低风险,75g糖筛正常,孕晚期无头痛、头晕及高血压史,孕24周来院口服替比夫定600mg,每日次至今以阻断乙肝病毒垂直传播治疗,4h前患者自诉阴道出血少于月经量,就诊于外院查彩超未见明显异常,胎心监护无反应型,基线140次/min,阴道出血多于月经量,进一步治疗入院。③查体:T36.7C、P80次/min、R20次/min、BP110/80mmHg。发育正常,营养中等,神清查体合作。皮肤未见皮疹、黄染及蜘蛛痣,全身表浅淋巴结均未及肿大,五官端正,颈软,胸廓无畸形,双乳未见异常,双肺呼吸音清,未闻及干湿啰音,叩诊心界正常,心率80次/min,律齐,各瓣膜听诊区未闻及病理性杂音,足月妊娠板状腹,宫高无明显上升,肝脾触诊不满意,外阴及肛门无异常,四肢及脊柱无畸形,未见肝掌,双下肢水肿(-)。生理反射存在,病理反射未引出。产科情况:宫高32cm,腹围96cm,LOA,先露头、浮,胎心未闻及,宫缩20"/2-3,胎膜存,估计胎儿大小3000g。肛查:颈管消、软,宫口未开,居中,先露棘上3cm,骶骨上段无前倾,骶骨岬不突,中下段浅弧型,两侧坐骨棘不突,坐骨棘间径约10cm,坐骨切迹约6cm,尾骨关节活动可。骨盆外测量:髂前上棘间径 24 cm、髂嵴间径 28 cm、骶耻外径 20 cm、坐骨结节间径 8 cm、耻骨弓角度 >90 度。④化验及辅助检查：HBsAg、HBeAg 定量 35914.23IU/mL，1701.86IU/mL。HBV-DNA 1.87×10^8 拷贝 /mL。病毒分型：HBsAg 阳性，余均阴性。抗 HIV 阴性。梅毒确诊试验：阴性。肝功能正常。彩超：肝胆胰脾肾未见明显异常。（外院 2018.5.18）产科彩超：BPD 92 mm，FL 71 mm，胎盘二级，子宫后壁，羊水量 52 mm，胎儿颈部可见 U 型压迹，胎心胎动有，S/D2.0。胎心监护：无反应型。基线 140 次 /min。初步诊断：①产前出血原因待查：胎盘早剥；②孕 1 产 0 孕 37+1 周；③ LOA；④胎死宫内；⑤妊娠合并乙肝病毒携带者。

诊疗经过：患者入院后积极完善相关化验及检查，联系超声检查，考虑产前出血原因待查胎盘早剥，胎死宫内，积极联系手术室、麻醉科，完善术前准备，即刻行剖宫产术。术中见：羊水三度，量约 800mL，以 LOA 位娩一男死胎，脐带绕颈一周，清出约 800mL 凝血块，胎盘胎膜完整娩出，检查胎盘剥离面超过 1/2，胎盘后积血约 1200mL，子宫收缩欠佳，予按摩子宫、子宫局部及静脉应用缩宫素、湿热盐水纱布垫湿热敷子宫后子宫收缩好转，常规缝合子宫，术毕。术后积极输血、补液、抗感染、收缩子宫等治疗，恢复良好，正常出院。

【病例分析和思考】

此病例根据胎盘早剥的分级 [1] 考虑是 Ⅱ 级。分级：胎盘早剥的病理为胎盘后出血，进而出现临床症状，随着剥离面增大病情逐级加重，危及胎儿及孕妇生命。在临床上推荐使用胎盘早剥分级标准：0 级，胎盘后有小凝血块，但无临床症状；Ⅰ 级，阴道出血，可有子宫压痛和子宫强直性收缩，产妇无休克发生，无胎儿窘迫发生；Ⅱ 级，可能有阴道出血产妇无休克，有胎儿窘迫发生；Ⅲ 级，可能有外出血，子宫强直性收缩明显，触诊呈板状，持续性腹痛，产妇发生失血性休克，胎儿死亡，30% 的产妇有凝血功能指标异常。

此病例不存在其他的诊断依据：①高危因素：胎盘早剥的高危因素包括产妇有血管病变、机械因素子宫静脉压升高 [2]、高龄多产、外伤及接受辅助生育技术助孕等 [3-6]。②早期表现：常常是胎心率首先发生变化，宫缩后子宫弛缓欠佳。触诊时子宫张力增大，宫底增高，严重时子宫呈板状，压痛明显，胎位触及不清；胎心率改变或消失，胎盘早剥患者病情凶险，可迅速发生休克，凝血功能障碍甚至多器官功能损害。主要是依据临床表现，胎盘早剥的典型症状是阴道出血，出血特征为不凝血，往往胎盘早剥的严重程度与阴道出血量不相符。后壁胎盘的隐性剥离多表现为腰背部疼痛，子宫压痛可不明显。部分胎盘早剥伴有宫缩但宫缩频率高、幅度低、间歇期也不能完全放松 [7]。

一般还可以依据辅助检查：①超声检查：超声检查不是诊断胎盘早剥的敏感手段，准确率在 25% 左右 [8]。超声检查无异常发现也不能排除胎盘早剥，但可用于前置胎盘的鉴别诊断及保守治疗的病情监测。②胎心监护：胎心监护用于判断胎儿的宫内状况，胎盘早剥时可出现胎心监护的基线变异、消失、变异减速、晚期减速、正弦波形及胎心率缓慢等 [9]。③实验检查：主要监测产妇的贫血程度、凝血功能、肝肾功能及电解质等。进行凝血功能检测和纤溶系统确诊试验，以便及时发现 DIC。此病例的胎心未闻及，实验室检测正常。

胎盘早剥的治疗应根据孕周、早剥的严重程度、有无并发症、宫口开大情况、胎儿宫内状况等决定。因孕 32 周以上胎儿存活.胎盘早剥 Ⅱ 级以上建议尽快果断进行宫产术以降低围产儿死亡率。阴道分过程中如出现胎儿窘迫征象或破膜后产程无进展者应尽快行剖宫产术。近足月的轻度胎盘早剥者病情可能随时加重,应考虑终止妊娠并建议剖宫产术分娩为宜[10]。此病例孕 37+1 周,宫口未开,即刻行剖宫产术分娩,虽新生儿死亡,但避免了危及产妇的生命。

总之,胎盘早剥是病情危急的妊娠晚期出血原因之一,病情严重时可危及母儿生命。因此早期预防,早期诊断和正确处理胎盘早剥具有重要的临床意义。定期进行产前检查,做好孕期保健,及时发现和治疗妊高征等妊娠并发症,消除或缓解胎盘早剥的高危因素。妊娠中、晚期,出现腹痛和阴道出血时,应及时就诊,有胎盘早剥的高危因素者更应及时就诊,千万不能贻误就诊时间,以免酿成严重后果。

胎盘早剥的临床特征差异较大,症状不典型时常可导致漏诊或误诊,尤其位于子宫后壁的胎盘早剥因腹部压痛不明显易被忽略,更易发生漏诊情况。因此凡在妊娠 20 周以后无论有无阴道出血,只要有原因不明的子宫张力增高,即使胎心正常,也应考虑附着于子宫后壁的胎盘早期剥离的可能性。不能单凭 B 超报告无胎盘后血肿而排除胎盘早剥的诊断。胎盘早剥一旦确诊应及时终止妊娠,母儿预后与处理是否及时有很大关系。本例在外院做产科彩超未提示胎盘早剥,病情进展快,病情危重,造成胎死宫内的严重并发症,值得重视。

天津市第二人民医院 国心

【参考文献】

[1] HLADKYKYANKOWITZJHANSEN WF.Placental abruption[J]. Obstet Gynecol Surv, 2002,57:299-305.

[2] JAMES DKSTEER PJ, WEINER CP, et al. 高危妊娠 [M]. 段涛,杨慧霞译第 3 版. 北京: 人民卫生出版社,2008:1127-1129.

[3] ROBBINS RA, ESTRARA T, RUSSELL C. Supine hypotensive syndrome and abruptio placentae. A case report[J]. Am JObstet Gynecol,196080:1207-1208.

[4] OYELESE Y,ANANTH CV.Placental abruption[J]. Obstet Gynecol, 2006108:1005-1016.

[5] MATSUDA Y, HAYASHI K, SHIOZAKI A, et al. Comparison of risk factors for placental abruption and placenta previa:case-cohort study[J].JObstet Gynaecol Res, 2011, 37:538-546.

[6] TIKKANEN M.Placenta! Abruption:epidemiology, risk factors and consequences[J]. Acta Obstet Gynecol Scand2011,90:140-149.

[7] HALL DR. Abruptio placentae and disseminated intravascular coagulopathy[J].Semin Perinatol,2009,33:189-195.

[8] KADASNE AR,MIRGHANI HM. The role of ultrasound in life-threatening situations in pregnancy[J].J Emerg Trauma Shock,2011,4:508-510.

[9] SPONG CY. Obstetrical hemorrhage//Cunningham FG, Leveno KJBloom SL.et al.Williams Obstetrics.23rd ed. New York:McGraw-Hill Professional,2010:757-803.

[10] GARDBERG M,LEONOVAY,LAAKKONEN E. Malpresentations:impact on mode of de-

livery[J]. Acta Obstet Gynecol Scand,2011,90:540-542.

病例7　胎盘早剥

【背景知识】

胎盘早剥(placental abruption):指妊娠 20 周后正常位置的胎盘在胎儿娩出前部分或全部从子宫壁剥离,发病率约为 1%[1]。其发病机制与血管病变、机械性因素、宫腔内压力骤减和其他因素如高龄多产、有胎盘早剥史等因素有关。典型临床表现是阴道出血、腹痛,可伴有子宫张力增高和子宫压痛,尤以胎盘剥离处最明显。根据出血去向分显性、隐形剥离。临床上推荐按照胎盘早剥的 Page 分级标准评估病情的严重程度。超声显像是能够提示诊断的辅助检查方法。电子胎心监护协助判断胎儿的宫内状况。实验室检查对凝血功能障碍有诊断意义。治疗原则是早期识别、积极处理休克、及时终止妊娠、控制 DIC、减少并发症。

【病例简述】

患者女,22 岁,主因"孕 36(+3)周,下腹痛 4 h,见红 2 h"于 2021-07-17 12:51 入院。入院后查体:P 78 次 /min,BP 130/80mmHg,双肺呼吸音清,未闻及干湿啰音、心音有力,心率 78 次 /min,律齐,心脏各瓣膜听诊区未闻及病理性杂音。腹部膨隆如孕周,腹软,全腹无压痛及反跳痛。完善相关检查,胎心监护:反应型。2021-07-17 14:28 患者诉阴道流血伴间断下腹痛,立即查体听胎心 142 次 /min,可触及不规律宫缩,间歇不明显,子宫张力较大,宫底压痛明显。查 PV:外阴有血迹,纸垫可见出血约 30mL,未见血块,宫颈消 50%,宫口未开。15:00 完善床旁产科彩超:宫内孕,单胎,头位(超声相当于 33 周 +1 天),子宫右侧壁片状中等回声①考虑胎盘组织 ;②血块? 羊水偏少;胎儿小于孕周。目前考虑诊断:①孕 1 产 0 孕 36(+3)周;② LOA;③先兆早产;④产前出血原因待查 ⓐ胎盘早剥? ⓑ胎盘边缘血窦破裂;⑤胎儿生长受限? 为母婴安全,建议手术终止妊娠,患者同意。于 2021-07-17 15:30 因产前出血原因待查进手术室行子宫下段横切剖宫产术,术中娩一男活婴,1 min Apgar6 分,体重 2035.0 g,羊水血性,量约 500mL,查胎盘早剥约 1/2,胎盘后有积血及血块约 500mL,胎膜娩出顺利。因胎盘早剥,子宫胎盘卒中,给予卡前列素氨丁三醇注射液 250vg 宫壁注射,存在高危产后出血因素,术中予双侧子宫动脉上行支结扎术,手术顺利。术后予缩宫素 10U 肌注与米索前列醇 0.1 mg 置肛间隔 6 h 交替应用,抗炎补液治疗。术后追问患者病史,自诉 2021-07-07 孕检查尿蛋白(3+),血压正常,2021-07-10 家中自测血压 160/110mmHg(未提供孕检本),术后患者复测血压 160/117mmHg,急查尿分析提示:蛋白质(3+),结合术后两次血压及尿蛋白结果考虑重度子痫前期。监测血压 4/d,记出入量,补充钙剂及维生素 C 片,口服拉贝洛尔降压治疗,予乌拉地尔泵入,术后 6 h 硫酸镁解痉治疗 2 d。术后 24 h 低分子肝素钙皮下注射预防血栓,术后 4 d 恢复良好患者出院。新生儿因高危儿,术前请新生儿科医生协助治疗,早产儿生后立即给予保暖,清理呼吸道,刺激,患儿自主呼吸微弱,肌张力低下,反应欠佳,立即予 T-piece 复苏器加压给氧,生后 1 min Apgar 评 6 分(呼吸、肌张力、反射、肤色各减一分),生后 5 min Apgar 评 7 分(肌张力、反射、肤色各减一分),转儿科治疗后恢复良好。

【病例分析和思考】

胎盘早剥对母胎影响极大。由于胎盘早剥出血引起胎儿急性缺氧,新生儿窒息率、早产率、胎儿宫内死亡率明显升高。围产儿死亡率约为 11.9%,是无胎盘早剥者 25 倍[2]。为避免延误诊治,取得良好预后。首先根据病史、体征、辅助检查必须诊断明确。其次,及时果断手术并准确判断出血量,出血量应根据显性出血、隐性出血 - 胎盘后血肿、休克指数及生命体征判断。此外,应根据病情发展及时行辅助检查,特别是凝血功能,准确判断病情发展的程度。治疗方案可以个体化:①相对安全时,短时间能分娩,可监护下阴道分娩。②重型胎盘早剥,立即终止妊娠。纠正休克,防治并发症,短时间不能阴道分娩、但病情危重者,均应剖宫产。③做好防止并发症的准备,如遇急性肾衰竭,DIC 伴有大出血、羊水栓塞等严重并发症,必须争分夺秒地抢救,降低母婴危害,尤其是在 Ⅱ 度以上的胎盘早剥患者。首先建立静脉通路,补充血容量,预防或纠正休克,并尽快安排手术或引产。④为预防产后大出血,于产后均应及时给予缩宫素,适当输血、给予止血药物。在子宫卒中情况下,可予以温盐水热敷并按摩子宫,多数子宫可恢复收缩能力,从而保留子宫。如遇子宫收缩困难,应果断采取子宫切除术。最后,发挥团队精神,及时向科主任、医务科汇报病情,取得支持,组织抢救小组,开通绿色通道。

本例患者以先兆早产收入院,入院后症状初期并不明显,入院后 1+ 小时出现显性出血,虽然出血量不多,仍需重视,急请床旁彩超协助诊断,等待床旁彩超的过程中给予床旁胎心监护,虽然胎心率在正常范围但可见胎心率基线变异已消失,宫腔压力多在 50~80mmHg,提示子宫张力大,胎儿宫内有缺氧可能,查体宫口未开,短时间内不能自然分娩,结合床旁彩超结果,为母婴安全紧急手术。术中发现胎盘早剥约 1/2,子宫胎盘卒中,给予保留子宫,需要关注凝血功能变化,预防 DIC 发生,降低剖宫产后大出血发生率。同时发挥团队精神,产儿科密切合作,因手术及时,新生儿虽有轻度窒息,但经治疗后恢复良好,如果产前不能准确诊断,一旦延误,很容易宫内死胎,造成医疗纠纷。另外此例患者发生胎盘早剥的病因,术后分析推测是重度子痫前期,但产前对此并没有诊断,是术后确诊,也提示产检医生应加强孕妇妊娠期管理,对血压正常的妊娠期蛋白尿患者给予足够的重视。除了在医生指导下严格控制并发症情况外,医院还可以加强疾病知识的宣传普及工作,增加孕妇对自身疾病的了解,共同为孕妇和胎儿保驾护航。

天津市宁河区医院　姜长丽

【参考文献】

[1] 谢幸,孔北华,段涛. 妇产科学 [M]. 北京: 人民卫生出版社,2018.150-153.

[2] 谢幸,苟文丽. 妇产科学 [M]. 北京: 人民卫生出版社,2013.132.

病例 8　典型胎盘早剥救治成功病例分享

【背景知识】

胎盘早剥(placental abruption)是产科危重急症,它是指妊娠 20 周后或分娩期,正常位置的胎盘在胎儿娩出前,部分或全部从子宫壁剥离。胎盘早剥的发病率为 0.4% ~1.0%[1],

是妊娠期严重并发症,也是产前出血的常见原因。由于剥离位置和面积大小不同,可分为0-Ⅲ级[2-3],早期诊断对改善母儿预后有重要作用。胎盘早剥的诊断需结合高危因素、症状、体征及辅助检查(如超声检查、磁共振成像ＭＲＩ检查[4]等)做出。而胎盘早剥的症状和体征受胎盘位置、剥离面积大小、剥离位置的影响,临床表现千变万化,病情发展或快或慢,难以控制,使早期诊断困难,严重影响母亲与胎儿的安全,可导致新生儿重度窒息、胎死宫内,母亲可发生休克、弥散性血管内凝血(disseminated intravascularcoagulation,DIC)、产后出血、急性肾功能衰竭等。故在诊断不明情况下,动态监测母儿生命体征十分重要[5-6]。

【病例简述】

患者,女,36岁,因"查梅毒抗体阳性10年,妊娠37+4周,腹痛、见红6小时"2021-2-27 5:27入院。患者10前查体发现梅毒抗体阳性,RPR1:32,曾行驱梅治疗(具体治疗情况不详),复查RPR结果不详。平素月经规则,周期28~30天,经期7天,无痛经,LMP 2020-6-9,EDC 2021-3-16。停经40余天在当地医院行B超示:宫内早孕,单活胎。早孕反应不明显,孕4月余自觉胎动至今。孕期查致畸四毒阴性、无创DNA均低风险,75g糖筛正常。2021-1-16至2021-1-25因梅毒抗体阳性入院静点头孢曲松钠2gqd治疗梅毒一疗程,定期产检,近1个月查血压偏高,最高131/78mmHg,无头晕、头痛、眼花视物模糊,无心慌、胸闷呼吸困难。今因孕足月,阵发性腹痛、伴少量阴道见红6h入院待产,入院时患者神志清楚,精神佳,无阴道流液,孕期体重增加适度。

入院查体:T 36.6°C、P 72次/min、R 18次/min、BP 130/82mmHg,正常面容,神志清楚,精神佳,查体合作,皮肤无皮疹,心肺(-),腹隆,与妊娠月份相符,腹部柔软,宫体无压痛,肛周可见外痔脱出,质软,余无特殊。专科检查:宫高32cm,腹围97cm,胎位LOA,先露头浮,胎心128次/min,宫缩不规律,胎膜存,PV:阴道内有少量血性分泌物,颈管消90%,宫口未开,先露-3,胎膜存,骨盆未及明显异常。辅助检查:(2021.1.14)TPPA阳性。RPR阴性。(2021.1.17)腹部彩超:肝脏弥漫性病变;胆囊息肉。心电图:窦性心律不齐,PR间期缩短,怀疑轻微ST-T异常,异常心电图。心脏彩超:三尖瓣反流(少量),心包积液(微量)。(2021.2.18)产科彩超:胎儿BPD 9.1cm,HC 31.8cm,AC 32.1cm,FL7.1cm,胎盘二级,羊水最深5.2cm,脐绕颈一周,头位,S/D2.6。

入院诊断:①孕1产0孕37+4周先兆临产、LOA;②高龄初产;③妊娠合并梅毒;④妊娠合并心电图异常;⑤妊娠合并胆囊息肉;⑥妊娠合并痔疮。

入院后20余分钟出现持续腹痛,无阴道出血及流液,查宫缩强,无明显间歇,子宫轮廓清晰,宫体质硬,有轻压痛,胎心不规律100~180次/min。追问患者入院前无腹部碰撞史及性生活史。考虑诊断胎盘早剥?胎儿窘迫。向患者及家属交代病情后,即刻行剖宫产术。术中情况:腹腔内血性腹水200mL,子宫表面无明显异常,羊水量少黏稠三度粪染,约100mL,以LOA娩出一男活婴,Apgar评分4分(经急救后评分8分转至天津市第一中心医院新生儿科),胎盘位于子宫底,人工剥离胎盘后有大量暗红色血液涌出,约500mL,凝血块约200g,术中宫体注射缩宫素20U及卡前列素氨丁三醇500μg,并5%葡萄糖500mL加缩宫素20U,静滴维持宫缩。查胎盘1/6面积有新鲜凝血块压痕,双侧宫角后壁为紫蓝色,右侧输卵管伞端有新鲜凝血块封堵,考虑子宫胎盘卒中,快速常规缝合子宫切口各层,用加热生理盐水纱布垫热敷双侧宫角后壁紫蓝色区域,并同时按摩子宫,出血约1500mL,积极抗休克补液治疗,给予输注悬浮红细胞2U及新鲜血浆200mL,经热敷后,两侧宫角紫蓝色减消,基本回复子宫颜色。常规关腹。评估术中术后出血约2500mL,再次输入悬浮红细4U及新鲜血浆200mL。

术后处理和转归:①据患者孕晚期血压较前升高、术前症状、体征及入院化验提示LDH(480U/L)明显升高、总胆红素(36.7μmol/L)及间接胆红素(36.2μmol/L)升高及血小板(84×10⁹/L)明显减少,考虑诊断HELLP综合征,术后监测血压等生命体征,据化验结果给予补充血容量(术中术后共输入悬浮红细胞10u、鲜血浆730mL、血小板1U)、补充纤维蛋白原1.5g及白蛋白20g、保肝、保护心肌、抗感染等对症治疗。②并发症的处理:@产后出血:胎儿娩出后立即给予促进子宫收缩药物(缩宫素、卡前列素氨丁三醇)治疗,同时按摩子宫,缓解子宫胎盘卒中,术中、术后出血宫2500mL,给予纠正休克、补充血容量、输注血浆、血小板等。⑥凝血功能障碍:据术中术后化验凝血七项:PT 14.5 s,APTT 44.9 s,Fgb0.533 g/L,TT 29.2 s,纤维蛋白降解产物339μg/mL,D-二聚体80 mg/L;PLT 52×10⁹/L等情况。及时、足量补充悬浮红细胞10μ、鲜血浆730mL、血小板1U及纤维蛋白原1.5 g。©急性肾衰:入院、术后肌酐明显升高,术后尿量减少,在补充血容量充足基础上,予呋塞米注射液40 mg静推利尿治疗,维持电解质及酸碱平衡,尿量渐正常,肾功能逐渐好转。③术后恢复较好,血压正常,顺利出院。

【病例分析和思考】

该病例分析:①临床表现较典型:腹痛、无阴道流血、子宫张力高、胎心不规律存在胎儿窘迫;术中发现胎盘隐性剥离,并导致子宫胎盘卒中;术中、术后出现休克、凝血功能障碍及急性肾衰的临床表现,胎盘早剥分级属Ⅱ-Ⅲ级。②胎盘早剥的原因:子痫前期(尤其存在HELLP综合征)为胎盘早剥的高危因素。由于子痫前期的病理变化,胎盘反复慢性出血,在胎盘与子宫壁之间形成血肿,导致胎盘早剥。据患者孕晚期血压较前升高、有腹痛、子宫张力高、胎心不规律及入院化验提示LDH明显升高、总胆红素及间接胆红素水平升高、血小板明显减少、尿蛋白1+,考虑诊断HELLP综合征,但孕晚期血压<140/90mmHg,应注意与妊娠期急性脂肪肝相鉴别,妊娠期急性脂肪肝会出现胆酶分离、低血糖、高血氨等,而此病人无明显氮质血症的表现。《妊娠期高血压疾病诊治指南(2020)》[7]指出,要重视白大衣高血压、短暂性或一过性高血压,这些都处于高血压的数值范围内,这类孕妇存在着血压调节和基础病理状况问题。临床需要尽早识别,尽早发现,尽量避免疾病被发现时已经发展为重症。患者入院当日血压正常,术后血压波动在140/90 mmHg左右,LDH明显升高,血小板明显下降,间接胆红素升高,诊断HELLP综合征是非常明确的。3、胎盘早剥的治疗:本病例入院时母胎情况尚可,病情进展迅速,胎心监护出现胎儿不规律,发生胎儿窘迫,胎盘早剥分级达到Ⅱ-Ⅲ级,初产妇未临产短时间内不能结束分娩,此时应果断行剖宫产,以提高新生儿的存活率。对于胎盘早剥并发症的处理应及时有效,改善产妇预后。

对该病例的思考:①许多分娩期并发症不是像课本上描述的那么典型,对于入院正常状态的产妇待产期间出现的异常变化要及时修正诊断,积极处理。②因胎盘早剥早期症状的不典型,可造成漏诊,故减少漏诊,提高诊断率,是母儿预后的关键:到目前为止,胎盘早剥的诊断仍然是结合患者的临床症状、体征及影像学资料的临床诊断。胎盘早剥的症状和体征受胎盘位置、剥离面积大小、剥离位置的影响,临床表现多样,而胎盘早剥早期的症状体征均不典型,使临床诊断存在困难。故不典型早剥是漏诊的主要原因。漏诊者多无明显症状或体征,少量病例有少许阴道流血或持续少量阴道出血,极易与先兆临产相混淆。附着于后壁的胎盘早剥因剥离面积小,出血不多腹部体征不明显,再加上宫缩的掩盖和个体痛阈的差异,也易发生漏诊。后壁胎盘剥离面积虽小,但剥离部位恰恰在脐带根部或附近直接影响或阻断脐带血流,导致脐血流频谱和胎心电子监测异常。文献报道胎盘早剥新生儿不良结局与异常的胎心监护图相关,因此强调加强母胎监护,对于胎盘早剥的诊断非常重要,不明原因的脐血流频谱或胎儿监护异常也应考虑胎盘早剥[8]。③提高产前诊断率应注意以下几个方面:仔细询问病史,如外伤、孕晚期性生活史或妊娠期高血压疾病,长期仰卧患者;仔细观察宫缩、子宫张力、子宫高度以及孕妇神色的变化;孕晚期,对持续性少量阴道流血的先兆早产或临产患者应重视脐血流频谱和胎心电子监护,一旦发现不明原因的异常脐血流频谱,胎心电子监护异常,或一过性胎心变化者应首先考虑为不典型胎盘早剥。④胎盘早剥的救治,强调多学科联合治疗,对于专科医院或基层助产机构,胎盘早剥的转诊救治就成了主要问题。而何时转诊及如何转诊是专科医院或基层助产机构面临的比较棘手的问题。因胎盘早剥孕产妇及新生儿的预后与临床处理是否及时有密切关系,早剥发生时间越长,胎盘剥离面积越大,病情越严重,出现并发症的危险性也越大。发现胎盘早剥的首发临床征象至处理时限是胎盘早剥轻重程度的独立影响因素,在临床工作中应及早识别胎盘早剥并及时处理,尽量缩短首发临床征象至处理的时间,可减少母儿不良预后的发生率[9]。因此,胎盘早剥一经诊断,原则上应就地处理,尤其当胎儿存活时,更应就地及时终止妊娠,做好新生儿的转运,而不是转运孕妇。避免在转诊过程中胎死宫内及母亲发生严重并发症。如已发生休克、DIC 等严重并发症,可在终止妊娠后的有效止血(宫腔填纱等)、积极抗休克、输血及凝血因子的条件下及时转诊。

天津市第二人民医院　郝晶

【参考文献】

[1]　TIKKANEN M. Placental abruption: epidemiology, risk factors and consequences[J]. Acta Obstet Gynecol Scand,2011,90(2):140-149.

[2]　James DK, Steer PJ, Weiner CP, et a1. 高危妊娠 [M]. 段涛,杨慧霞,译. 第 3 版. 北京:人民卫生出版社,2008:1127-1129.

[3]　邹丽,杨慧霞,贺晶,等. 胎盘早剥的临床诊断与处理规范 [J]. 中华妇产科杂志,2012,47(12):957-958.

[4]　MASSELLI G, BRUNELLI R, DI TOLA M, et al. M R imaging in the evaluation of placental abruption: correlation with sonographic findings[J]. R adiology,2011,259(1):222-230.

[5]　TAKANO Y, FURUKAWA S, OHASHI M, et al. Fetal heart rate patterns related to neonatal

brain damage and neonatal death in placental abruption[J]. J Obstet Gynaecol，2013，39（1）:61-66.

[6]　黄振宇,刘国莉,王山米.胎盘早剥的早期临床诊断 [J]. 中国妇产科临床杂志，2008，9（6）:428-430.

[7]　中华医学会妇产科学分会妊娠期高血压疾病学组,杨孜,张为远. 妊娠期高血压疾病诊治指南（2020)[J]. 中华妇产科杂志,2020,55（4）:227-238.

[8]　张晓红,王山米.胎盘早剥诊断及处理中的几个问题 [J]. 中华产科急救电子杂志，2013，2(1):24-26.

[9]　余美佳,李俊男,王琳,等.119 例胎盘早剥的临床分析 [J]. 实用妇产科杂志，2011，27（2）:146-148.

病例 9　孕中期胎盘早剥综合救治病例分享

【背景知识】

胎盘早剥(placental abruption)指妊娠 20 周后位置正常的胎盘在胎儿娩出前,部分或全部从子宫壁剥离,属妊娠中晚期严重并发症之一,具有起病急、进展快、病情危重的特点,发生率约为 1%[1]。其典型症状为突发持续性腹痛,伴或不伴阴道流血,严重胎盘早剥者,若处理不及时,可出现休克、DIC 等危及生命情况,故胎盘早剥时,更强调早期识别及处理 [2]。胎盘早剥者,及时终止妊娠,控制 DIC,减少并发症,强调多学科团队合作,是治疗成功的关键。

【病例简述】

患者女性, 32 岁,主因"血压升高 3 年,停经 21+3 周,下腹痛伴阴道流血 13 h"入院。患者孕前血压最高 180/110mmHg,不规律应用降压药物,未系统监测血压。此次妊娠早期测血压 150/100mmHg,口服拉贝洛尔 100 mg bid 降压治疗,血压控制于 150~168/100-118mmHg,产检尿蛋白阴性。于入院前 13 h,出现持续性下腹痛,阵发性加重,伴阴道少量流血,如月经量。孕 3 产 1 , 11 年前剖宫产娩 1 子;早孕人工流产 1 次。无糖尿病史及血栓性疾病史。入院查体:神志清楚,急性面容。体温: 36.8 ℃,脉搏: 84 次 /min,呼吸: 20 次 /min,血压: 150/100mmHg。心肺未闻及异常,宫底脐上 2 横指,腹围 100 cm,子宫张力大,无缓解期,多普勒听诊未闻及胎心。阴道检查:阴道内见暗红色血液,如月经量,无血块。急查床旁彩超提示:①胎死宫内;②胎盘增厚伴回声不均匀(最厚处 9.1 cm,累及长度约 14.0 cm,考虑胎盘早剥);③羊膜腔内密集低回声区(积血?)。初步诊断:①孕 3 产 1 孕 21+3 周;②胎盘早剥 III 级;③慢性高血压并发重度子痫前期;④妊娠合并子宫瘢痕;⑤死胎。入院后立即抢救:建立静脉通道、吸氧;完善相关检查;积极术前准备;备血;联系手术室急症行剖宫取胎术。术中所见:子宫表面见大片紫色瘀斑,膀胱子宫反折腹膜被暗红色血液浸润,与子宫壁分离,取子宫下段横切口,见陈旧性血块、血液涌出,共计约 1000mL,胎盘完全剥离,血性羊水,剖娩一死女婴。此时术前化验回报:血红蛋白 106 g/L;血小板计数 101 × 10⁹/L;纤维蛋白原 0.42 g/L;凝血酶时间 27.8 s;D- 二聚体 >80 mg/L FEU;尿常规:蛋白质 3+。输注纤维蛋白原 4 g、新鲜冰冻血浆 800mL 纠正 DIC,悬浮红细胞 4μ 纠正贫血。术中复查血红蛋白

55 g/L；纤维蛋白原 0.96 g/L；血小板 39×10^9/L。缝合子宫，宫缩好，子宫表面见紫黑色斑点，两侧宫角处见红色瘀斑。腹腔内持续可见不凝血渗出，腹壁切口处广泛渗血，持续缝扎止血。再次输入新鲜冰冻血浆 400mL、纤维蛋白原 2 g 改善凝血功能。腹腔内渗血逐渐减少，留置腹腔引流管关腹。胎盘后积血及积血块共约 1000mL，术中再次出血约 2500mL，总失血量约 3500mL。术中血压波动于 125~170/80-105mmHg，引流清亮尿液 800mL。共输新鲜冰冻血浆 1200mL，悬浮红细胞 4μ，纤维蛋白原 6 g，晶体液 2000mL。术后转入 ICU 进一步治疗。转科时诊断：①孕 $_3$ 产 $_1$ 孕 21^{+3} 周剖宫取胎；②胎盘早剥 III 级；③慢性高血压并发重度子痫前期；④妊娠合并子宫瘢痕；⑤死胎；⑥ DIC；⑦产后出血。转科后患者全麻未清醒，心率 84 次 /min，血压 181/105mmHg，气管插管辅助呼吸，血氧饱和度正常；予输入血小板 1 治疗量提升血小板计数，继续多次输入悬浮红细胞（共 10u）纠正贫血，新鲜冰冻血浆 600mL 纠正凝血功能障碍，硫酸镁静点解痉；辅以抑酸、化痰、降压、预防感染、回乳等治疗。监测凝血功能逐渐恢复正常，血小板恢复正常，贫血好转，血压控制平稳。ICU 治疗期间患者先后出现高热、白细胞升高（危急值）、肾功能恶化等一系列病情变化。总结如下。

术后 1 日患者出现发热，37.5 ℃，伴白细胞升高，17.7×10^9/L，予头孢米诺抗感染，体温逐渐上升，最高达 40 ℃，白细胞最高达 36.2×10^9/L，行血培养查找病原菌，并予抗生素升级为美罗培南联合利奈唑胺抗感染，胸部 CT 示双下肺不张，术后 7 日，体温逐渐降至正常，白细胞数目下降，血培养回报屎肠球菌（白细胞及体温变化见图 1-3-1）。

术前查肾功能回报：尿素 8.03mmol/L；肌酐 100.7μmol/L，存在肾损害。肝功能正常。尿量正常。乳酸脱氢酶 232U/L，术后 2 日复查肾功能：尿素 24.25mmol/L；肌酐 599.5μmol/L，肾功能进一步恶化，彩超提示双肾实质回声增强，予血液净化治疗，于术后 6 日时肾功能达最高值：尿素 42.38mmol/L；肌酐 740.6μmol/L，共间断血液净化治疗（CRRT）3 次（术后第 2、3、6 日），尿素及肌酐回落（血肌酐变化见图 1-3-2）。

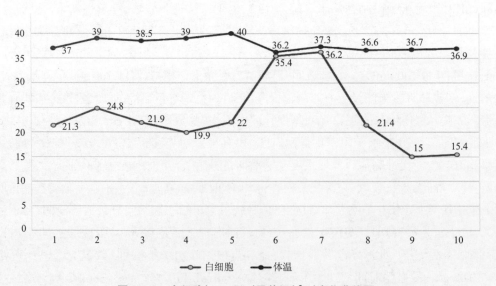

图 1-3-1　白细胞（ $\times 10^9$/L ）及体温（ ℃ ）变化曲线图

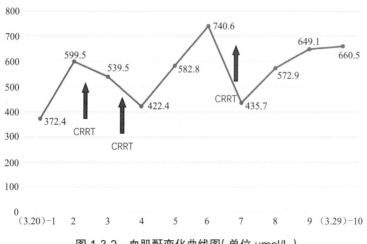

图 1-3-2　血肌酐变化曲线图（单位 μmol/L）

术后 10 d 患者一般情况好,转回产科:继续降压、抗感染、保肾治疗。术后 17 d,患者血压平稳,无发热,复查肾脏彩超正常,胸片正常。乳酸脱氢酶正常。复查血常规:白细胞数目 5.5×10^9/L;血红蛋白 98 g/L;血小板计数 224×10^9/L;肾功能:尿素 19.76mmol/L;尿酸 248.5μmol/L;肌酐 212.8μmol/L。办理出院。出院诊断:①孕₃产₁孕 21⁺³ 周剖宫取胎;②胎盘早剥 III 级;③慢性高血压并发重度子痫前期;④妊娠合并子宫瘢痕;⑤死胎;⑥ DIC;⑦产后出血;⑧失血性贫血;⑨急性肾衰竭;⑩肺感染;⑪ 菌血症。出院后 10 d 随访:患者无不适,无发热,血压平稳,血常规及肾功能均恢复正常。

【病例分析和思考】

本患者孕 21⁺³ 周,中期妊娠,慢性高血压病史,因下腹痛伴阴道流血入院,结合查体及床旁彩超辅助检查,胎盘早剥不难确诊。但此患者发病孕周早,且胎盘完全剥离,并发 DIC 及急性肾功能衰竭,临床较少见。总结其救治成功的经验主要有以下三方面:①早期识别,并对病情严重程度有正确的预判;②多学科协同合作及科室内医生和护士间的团队配合;③对于疾病并发症的预防有预见性,病情变化时能正确的调整治疗方案。

胎盘早剥作为产科危急重症,强调早期识别及处理,是治疗成功的关键。本患者为中期妊娠,胎盘早剥发病率低,但慢性高血压孕妇主诉下腹痛伴阴道流血,应首先警惕胎盘早剥可能。结合典型体征及床旁彩超的及时检查,胎盘早剥诊断明确。依据胎盘早剥 Page 分级标准,属 III 级,病情危重,诊断明确后,积极选择行剖宫取胎术,为防止病情恶化赢得时间。本患者发病时间长,胎盘剥离面积大,入院时高度可疑存在凝血功能障碍,甚至 DIC,术前准备时即积极合血及血浆,联系药房准备纤维蛋白原等,血制品到位后术中及时输注,以防止凝血功能进一步恶化。故治疗过程中,早期对病情做出及时准确的判断尤其重要。

产科危重患者的成功救治,绝不是靠某一个人能做到的,需要科室内医生和护士的团队配合及科室间的协同合作。本例患者入院后医护配合组织抢救,积极建立静脉通路、完善化验、术前准备、联系合血备血,在较短的时间内即进入手术室剖宫取胎,阻断了病情进一步恶化。术中与麻醉科配合为手术保驾护航,输血科及时供给悬浮红细胞及冰冻血浆,药房准备纤维蛋白原及各种抢救药品,检验科开通绿色通道快速化验,术后病情危重,及时转入 ICU 生命支持,患者的抢救成功离不开多学科协同合作。

除此之外,抢救成功的另一个关键因素是对胎盘早剥的并发症有良好的预见性。胎盘早剥的常见并发症包括产后出血、凝血功能障碍及肾衰竭。此例患者术中积极应用促宫缩药物止血,积极输血纠正贫血、输入冰冻血浆及纤维蛋白原改善凝血功能,为有效的控制子宫出血、保留子宫奠定了基础,保证了手术的安全性。患者术前化验已存在肾功能受损,术后出现急性肾功能衰竭,在补充血容量、降压、纠正 DIC、利尿基础上,肾功能仍进一步恶化,ICU 期间及时行血液透析治疗,是肾功能恢复的关键 [3]。患者手术时间长,病情重,合并贫血、DIC,术后抵抗力低,且气管插管时间长,均为感染形成的高危因素,转至 ICU 后已积极抗生素预防感染,但仍出现高热、白细胞危急值,立即予抗生素升级,并留取血培养,治疗及时,感染控制,病情逐渐平稳。

总之,胎盘早剥的救治成功依赖于早期识别与处理,并积极预防、治疗并发症,除此之外,本例患者发病后未及时就诊,致病情危重,给予广大产科医务工作者以警醒。对于有高危因素孕妇,胎盘早剥的预防尤为重要。对妊娠期高血压疾病、慢性高血压、肾脏疾病孕妇,应加强孕期管理并积极治疗,孕期加强血压监测,及时发现突发或进展迅速的重度子痫前期,预防因原发病导致胎盘早剥及并发症的发生 [4]。

天津市宝坻区人民医院　兰淑海　韩秀慧

【参考文献】

[1] 谢幸,孔北华,段涛.胎盘早剥妇产科学 [M].第 9 版.北京:人民卫生出版社,2018:150-153.

[2] LI Y, TIAN Y, LIU N, CHEN Y, WU F. Analysis of 62 placental abruption cases: Risk factors and clinical outcomes. Taiwan J Obstet Gynecol. 2019 Mar; 58（2）: 223-226. doi: 10.1016/j.tjog.2019.01.010. PMID: 30910143.

[3] 田宁,范玲.胎盘早剥的诊断和处理策略 [J].中国实用妇科与产科杂志,2016,32（12）:1167-1171.

[4] 张慧丽,孙雯,朱泳锖,等.高龄孕妇子痫前期并发胎盘早剥妊娠结局分析 [J].中华产科急救电子杂志,2021,10（03）:160-164.

病例 10　胎盘早剥并发 DIC 病例分析

【背景知识】

胎盘早剥是指妊娠 20 周后或分娩期,正常位置的太怕在胎儿娩出前,部分或全部从子宫壁剥离。是情况危急的妊娠晚期出血原因之一,其起病急、发展迅猛,对母胎影响较大,若处理不及时,则易发生胎死宫内、DIC、产后出血、MODS 等并发症,严重危及母儿生命。胎盘早剥典型临床表现是阴道流血、腹痛,可伴有子宫张力增高和子宫压痛,尤以胎盘早剥处最明显。出现胎死宫内的患者胎盘剥离面积常超过 50%,接近 30% 的胎盘早剥会出现凝血功能障碍。[1]

【病例简述】

患者女,25 岁,主因闭经 36 周,持续性腹痛 2 h,胎动消失 1 h 急诊入院。平素月经规律,周期 30 天,末次月经 2018-06-15,停经 40 d 尿妊娠试验阳性,孕期较平顺,血压不高,B超检查 8 次,以及四维检查均未见异常。2+ 年前孕足月行剖宫产术娩一女活婴,体健。人工流产一次,否认早产及引产史。否认产后出血及感染史。入院时体温:36.8 ℃ 脉搏:72 次/min 呼吸:22 次 /min 血压:100/60mmHg 神志清楚,查体合作。面色苍白,全身皮肤黏膜无黄染、出血点、瘀点及瘀斑。睑结膜苍白,双侧瞳孔等大等圆,对光反,甲状腺不大。胸廓对称无畸形,双肺呼吸音清,未闻及干、湿性罗音。心前区无隆起,未触及震颤,心界不大,心音有力,心率 72 次 /min,心律齐,心脏各瓣膜听诊区未闻及病理性杂音。妊娠腹,肝脾肋下未及,及门无水肿及静脉曲张。

专科情况:宫高 36 cm,腹围 110 cm,胎位 LOA,先露头,浅入盆,胎心未闻及,宫缩持续无缓解,宫底明显升高,胎膜存,估计胎儿大小 3000 g。骨盆外测量:24-29-19-8.5 cm PV:宫颈展平,质中、居中,宫口容 1 指尖,先露 S-3。双侧坐骨棘突,骶骨下段平直,骶尾关节活动,耻骨弓低。阴道未见血液流出。

辅助检查:B 超(静海县医院,2019-02-11):双顶径 8.0 cm,股骨长 6.2 cm,羊水指数 11.7 cm,胎盘 Ⅱ 级。血常规(2019-02-25 06:39):WBC13.2×10⁹/L,RBC3.73×10¹²/L,血红蛋白 114 g/L,HCT34.5%,血小板 104×10⁹/L。

入院诊断:①孕 3 产 1 孕 36 周;② LOA;③前次剖宫产史;④胎死宫内;⑤胎盘早剥;⑥失血性休克。

患者入院后因病情危重,立即准备急诊手术,同时完善相关辅助检查,向家属告知病情,同意立即手术,联系输血科、化验室、麻醉科、手术室,因胎盘早剥、前次剖宫产史、胎死宫内、失血性休克于 2019-02-25(入院后开通绿色通道,立即)在局麻十全麻下行剖宫产术,娩一死婴,共出血约 2500mL,术中发现手术切口广泛渗血,凝血功能回报提示凝血功能障碍,凝血功能(2019-02-25 07:46):D-Dimer>35.20 mg/L, APTT 34.6 sec,纤维蛋白原 0.934 g/L,PT 及 PT-INR 正常。考虑 DIC,予补液、输血,纠正 DIC 等对症治疗,并予结扎子宫动脉上行支,术程顺利,术后放置盆腔引流管,转入 ICU 进一步治疗。

入重症监护室后予监测生命体征;予止血、输血、预防感染、补液、维持内环境稳定等对症治疗。术后查肝功能(02-25　09:26):ALT、AST 正常,ALP 162U/L,TP 60.6 g/L,ALB 36.5 g/L。复查血常规:WBC12.76×10⁹/L,RBC1.81×10¹²/L,,血红蛋白 56 g/L,HCT 17.10%,血小板 48×10⁹/L。凝血三项:APTT:55.9 sec,PT:17.4 sec,PT-INR:1.53 sec,此时患者血红蛋白明显下降,凝血时间延长,表明仍有活动性出血,故严密观察盆腔引流情况,并继续输血,术日下午因盆腔引流液持续增加,共约 300mL,故予行经导管左右髂内动脉造影 +双侧子宫动脉造影 + 子宫动脉栓塞术,栓塞术后 4 h 盆腔引流液体 250mL。复查血常规:WBC16.12×10⁹/L,RBC2.65×10¹²/L,血红蛋白 81 g/L,HCT 23.3%,血小板 68×10⁹/L。心肌酶:LDH297.85U/L。凝血功能:APTT:29.8 sec,PT:10.9 sec,PT-INR:0.95sec,Fbg 1.42 g/L。患者目前病情较前好转,继续输血等对症治疗。查腹部彩超提示:右肾积液、腹腔积液

（肝肾间 1.0 cm、左髂窝 1.1 cm、右髂窝 1.5 cm），左侧胸腔积液（范围约 6.9×3.1 cm），继续观察，再次复查彩超示脾周宽约 2.9 cm，腹腔积液（肝肾间 2.4 cm、左髂窝 5.3 cm、右髂窝 7.0 cm），继续当前治疗，当盆腔引流 600mL 时，复查腹部彩超检查示积液较前减少（肝肾间 1.0 cm、脾周 1.8 cm、左髂窝 4.2 cm、右髂窝 6.3 cm），术后 1 天，监测 B 超提示腹腔积液增多，血红蛋白值（60 g/L-69 g/L-73 g/L）下降，凝血功能：APTT：24.9 sec，PT：9.6sec，PT-INR：0.83sec，Fbg 3.074 g/L，盆腔引流共计 1610mL，色红，患者进入 ICU 后总入量 11310mL，出量 9060mL（尿量 4900mL、术中出血 2500mL、盆腔引流 1610mL、胃液 50mL）。患者共输血浆 1680mL，悬浮红细胞 13U

患者术后 25 h 盆腔引流达 1610mL，色红，黏稠，故全院会诊，寻求治疗方案，会诊结论：①在我院开腹探查腹腔出血情况。②留院继续抗凝治疗，观察病情进展情况。③转津治疗。向家属告知病情后继续输血，纠正 DIC。于术后第二日病情开始好转，引流液减少，预后良好。

【病例分析和思考】

胎盘早剥的分级包括以下几级：0 级，胎盘后有小凝血块，无临床症状。1 级，阴道出血；可有子宫压痛和子宫强直性收缩；产妇无休克发生；胎儿无窘迫发生；2 级，可能有阴道出血，产妇无休克；有胎儿窘迫发生。3 级，可能有外出血；子宫强直性收缩明显，触诊呈板状，持续性腹痛，产妇发生出血性休克，胎儿死亡；30% 产妇有凝血功能指标异常。

此病例没有明显诱因（如：孕妇血管病变、高血压、外伤或脐带过短、宫内压力骤减、子宫静脉压突然升高、胎盘附着部位子宫肌瘤，以及高龄、吸烟等），但具有胎盘早剥典型临床症状：持续性腹痛 2 h，胎动消失 1 h，典型体征：宫缩持续无缓解，宫底明显升高。结合凝血功能：D-Dimer >35.20 mg/L，APTT 34.6，纤维蛋白原 0.934 g/L，诊断明确：胎盘早剥（重型）、DIC。此病例胎盘早剥一经诊断，马上急诊手术，处理比较及时，术中予以输血治疗。

胎盘早剥是妊娠期发生 DIC 最常见的原因，尤其是伴有死胎时。一旦发生 DIC 必须马上终止妊娠，短期内不能阴道分娩的，即使胎死宫内也应尽快行剖宫产术终止妊娠。及时输血、补充纤维蛋白原、血小板、冷沉淀等至关重要。程彦君[2] 等研究报道所有病例在疑诊 DIC 的第一时间补充纤维蛋白原、冷沉淀或冰冻血浆、血小板等，抢救均成功。

对本病例的思考：① DIC 并不是切除子宫的指征，只要及时发现，处理得当，迅速终止妊娠，及时输入血浆、纤维蛋白原、凝血因子等，行介入治疗，是不必切除子宫的。但若以上措施无效，果断切除子宫则可挽救产妇生命。② DIC 时及时输血，补充凝血因子，至关重要。③ DIC 病人化验转归后，临床上尚需观察各项指标，有时还需要继续治疗才能完全恢复，前期输血量不够，盆腔引流持续增多，是不是因为 DIC 并没有完全纠正？

天津市静海区医院　史启霞　姚印霞

【参考文献】

[1]　谢幸. 段涛. 妇产科学. 第 9 版 [M]. 北京：人民卫生出版社.2020：150-151.

[2]　程彦君. 胎盘早剥并发弥散性血管内凝血 28 例临床分析 [J]. 中国基层医药 2012，19（12）：1777.

病例 11 胎盘植入规范管理一例

【背景知识】

胎盘植入性疾病(placenta accreta spectrum disorders，PAS)是胎盘黏附和侵入异常的相关疾病[1]。根据胎盘绒毛侵入子宫肌层深度分为三种类型。胎盘粘连(placenta accrete)：胎盘绒毛黏附于子宫肌层表面；胎盘植入(placenta implantation)：胎盘绒毛深入子宫肌壁间；穿透性胎盘植入(placenta percreta)：胎盘绒毛穿过子宫肌层到达或超过子宫浆膜面。也可根据植入面积分为完全性和部分性胎盘植入。

胎盘植入在临床上可出现严重产后出血、休克，以致子宫切除，严重者甚至可导致患者死亡，其产褥期感染的概率也相应增高。常见的高危因素包括前置胎盘、剖宫产史、子宫肌瘤剔除术史、子宫穿孔史、胎盘植入史、多次人流史、高龄妊娠等。对于此类病人，为达到胎儿利益最大化，孕妇风险最小化，减少不良妊娠结局的发生，从孕期门诊监护到住院分娩都需要有经验的医师进行规范管理。剖宫产手术也应在有抢救条件的医疗机构，由有胎盘植入处置经验的产科医师、麻醉医师及经验丰富的儿科医师组成的救治团队处理。

【病例简述】

患者刘女士，36 岁。26 岁初婚，33 岁离异后再婚，2 次剖宫产史，2 次人流手术史。主因"孕 5 产 2 孕 35+6 周，发现胎盘位置异常 2 月余"，于 2020 年 4 月 21 日入住我院。

患者末次月经 2019-8-14，自然受孕，闭经 30 余天尿 HCG 阳性，早孕超声大小与孕周相符，唐氏筛查年龄高风险，未行产前诊断，75 g OGTT 正常，孕期规律产检，血压正常，孕27 周当地医院 B 超检查提示"前壁胎盘，胎盘低置状态"。建议转诊至上级医院。

孕 28 周转至我院"胎盘异常种植门诊"。查血型 A Rh 阳性，不完全抗体筛查阴性，血常规血红蛋白 102 g/L，凝血功能正常。给予口服补血药，饮食指导。孕 30 周超声检查提示"中央性前置胎盘，胎盘植入?"。复查血常规血红蛋白 110 g/L，继续口服补血药。孕 32 周核磁检查提示"单胎，头位，中央性前置胎盘，胎盘植入，局部达浆膜层，宫颈管少量积血"（图 1-3-3）。孕 34 周门诊予"倍他米松"12 mg 肌内注射，24 h 后重复一次共 2 次促胎肺成熟。孕 35+6 周超声提示"宫内孕，单活胎，头位，胎儿相当于孕 35 周。FHR 140 次 /min，AFV 32 mm，胎盘位于子宫右侧壁及前壁，部分盖过宫内口达后壁，胎盘 II 级，厚度 3~4 cm，胎盘后正常回声带消失，胎盘内多个不规则血管回声，部分胎盘后肌层小于 1 mm，基底部可见大量交错血管。考虑中央性前置胎盘，胎盘植入不除外。"（彩图 1）。拟行择期剖宫产终止妊娠收入院。

入院查体：Bp 132/85mmHg P 90 次 /min，腹壁可见纵行手术切口瘢痕。产科检查：宫高33 cm，腹围 97 cm，头位，FHR 132 次 /min。骨盆外测量未测。内科查体无异常。患者身高160 cm，孕前体重 60 kg，入院体重 72 kg。既往体健，否认慢性病史及传染病史，否认外伤史及输血史。入院化验回报：血常规血红蛋白 105 g/L，高凝 Fib 4.56 g/L，D- 二聚体 1.8 mg/L，余项化验未见异常。VTE 评分 1 分，PAS 评分(参照赵扬玉教授超声胎盘评分表)10 分。

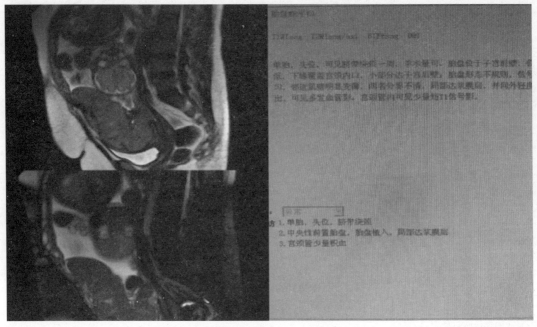

图 1-3-3　孕 32 周核磁检查

　　全面评估病人一般情况,多学科病例讨论。详细向患者及家属交代病情及风险,充分术前准备,做好"有效"沟通,签署手术知情同意书。术前准备包括:①人员配备(手术人员、麻醉医生、新生儿科医生、检验科医生及介入科医生、巡回及外勤人员、备泌尿外科医生);②物资准备(产后出血抢救车、强有力的宫缩剂、止血药、球囊、纱条、自体血回收、提前备血);③环境准备(手术间温度提升 1 ℃)。手术中准备包括:①手术台准备保温毯;②患者取"大"字位,臀下垫一次性纸垫;③术前开通两根静脉,深静脉置管,动脉血压监测;④腹部术野放置集液袋;⑤准备自体血回输装置;⑥术中用药提前准备:抗生素、氨甲环酸、强力缩宫剂、凝血物质;⑦腰硬联合麻醉,全麻准备;⑧新生儿科医生提前到场救治新生儿。

　　充分准备后开始手术,剔除原腹壁纵切口瘢痕,根据术前超声评估及开腹后直视下再次评估盆腔及子宫情况选择子宫切口及手术方式。术中见膀胱与子宫前壁致密粘连,采取侧入法从子宫下段沿疏松组织由两侧向中央分离粘连部位,下推膀胱,充分暴露子宫前壁下段,根据术前超声胎盘定位,尽量避开胎盘选择子宫切口娩出胎儿,从而减少术中出血量。新生儿 Apgar 评分 1 评 9 分(肤色 -1 分),出生体重 2800 g,交台下新生儿科医师处理。胎儿娩出后助手立即将子宫托出盆腔,在双侧子宫阔韧带无血管区打洞,置入止血带,于胎盘下环扎阻断子宫血管,剥离胎盘,宫壁注射缩宫素及麦角新碱促进子宫收缩及止血,静脉给予 5% 葡萄糖 100mL+ 氨甲环酸 1 g 减少出血。子宫前壁可见部分胎盘植入无法剥离,弧形剪除胎盘植入部分子宫前壁组织,检查胎盘附着面有出血,间断及"8"字缝扎胎盘附着面出血,针距 0.5~1 cm,缝合深度黏膜下 3~5 mm,缝合太密容易损伤子宫内膜,缝合太浅起不到止血作用,结扎双侧子宫动脉上行支,使盆腔去血管化。松开止血带,再次检查胎盘附着面无出血,子宫成型缝合,膀胱后壁充分止血,放置引流管,因个人原因,病人拒绝绝育术,关腹。术中照片见彩图 2。

手术顺利,手术时间 1 h,术中累计出血 1100mL,输入晶体液 1500mL,自体血回输 500mL,尿量 300mL。术中取血细胞分析、高凝常规及血气分析。血细胞分析汇报:白细胞 $17 \times 10^9/l$,血红蛋白 102 g/L,血小板 $167 \times 10^9/l$。高凝回报:PT、APTT 正常范围,Fib 3.8 g/L,D-二聚体 11 mg/L。血气分析未见明显异常。

术后于复苏室观察 2 h,BP 107/62mmHg,P 95 次/min,SPO_2 100%,阴道无活动性出血,返回病房。术后再次向患者及家属交代术中情况及术后风险。术后头孢呋辛钠 1.5 g Q8 h 预防感染 48 h,补液支持治疗;术后 VTE 修正评分 3 分,予低分子肝素皮下注射预防血栓治疗一周。术后 1 日复查血常规 HGB 98 g/L,阴道出血少,停尿管,术后 2 日拔除膀胱后腹引管,术后第 4 天恢复好出院。术后病理回报:(部分子宫前壁)检材为部分平滑肌组织,表面附着蜕膜及胎盘绒毛组织,于肌层内可见胎盘及绒毛组织,符合胎盘植入。

出院诊断:①胎盘植入;②瘢痕子宫;③孕 5 产 3 孕 36 周已产 LOT;④早产。

术后指导病人严格避孕,随访病人,无异常阴道出血,术后 5 个月月经复潮,月经正常。

【病例分析和思考】

近几年,随着二胎三胎政策推进,高危妊娠及危急重症孕产妇比例增加,剖宫产后再次妊娠伴前置胎盘的病人越来越多。PAS 的高危因素包括前置胎盘、剖宫产史、其他子宫手术史(如穿透宫腔的子宫肌瘤剔除术史、宫腔镜手术史、流产史、子宫动脉栓塞术史等)、IVF-ET 受孕等[2]。国外研究[3]报道:正常妊娠时胎盘植入发生率约为 0.04%,前置胎盘合并胎盘植入发生率为 14%~ 24%,图恩(Thurn)等[4]研究发现,剖宫产次数和发生胎盘植入的风险存在一种剂量效应,剖宫产次数越多,再次妊娠发生胎盘植入的风险就越高。这可能是由于手术后子宫上的瘢痕破坏着床部位的蜕膜界面,从而允许胎盘在随后的妊娠中直接植入子宫肌层。另外,由于剖宫产次数的增加造成子宫瘢痕的增加和术中出血感染造成的子宫内膜损伤,都增加了再次妊娠 PAS 发生的可能。如何保证母婴平安,减少出血并尽可能保留子宫,是产科医师面临的巨大挑战。我院为"危重症孕产妇救治中心",此类病人不在少数,目前已有较为成熟的处理流程。

门诊管理情况:对于这类病人,应充分告知母胎风险,孕期应尽早做好评估,提高诊断率。英国皇家医师学会认为对于胎盘前置及植入的患者,经阴道超声检查是一种安全有效的辅助诊断方法。建议高危孕妇产前由有经验的超声医师会诊,必要时经阴道超声检查,联合盆腔 MRI 检查,以提高胎盘植入影像学的诊断率[5]。对于考虑胎盘植入的病人,应转诊至上级医院门诊监护管理。适时进行促胎肺成熟治疗。如果病人出现阴道出血情况,需要更严谨的评估是否继续期待并抑制宫缩及预防感染治疗。孕 32 周结合病史及核磁检查、母儿情况再次评估。基于循证医学的结论,各国指南推荐对于没有出血、宫缩,没有大出血休克风险的孕妇,终止妊娠时机为 34~36 周,且择期剖宫产对母儿的愈后明显优于急诊剖宫产。本例病人孕 28 周转诊至我院"胎盘异常种植门诊",检查凝血化验正常,排除了稀有血型后,进行了正规的生活及饮食管理,纠正贫血治疗,严密监测胎儿发育情况及孕妇的一般情况。孕 32 周核磁检查评估胎盘与周围脏器的关系,了解疾病的进展程度,虽核磁提示颈管内已有少量积血，但患者无阴道流血，无宫缩，所以在征求患者及家属意见后，继续期待延长孕周。孕34周门诊予"倍他米松"12 mg肌内注射，24 h后重复一次。患者随后检查过程中仍无产兆，无阴道流血，拟行择期手术，于孕35⁺⁶周收入院。

住院管理情况：住院后，对病人进行全面查体，并进行多学科讨论，提前准备好术中可能发生风险处理的各种预案，从人员准备到物资准备，包括精准到手术室的温度及手术床的加热毯都一一考虑周全。经过大量手术经验积累，近几年我们发现术中应用"3P"手术方法，包括术前超声定位进腹后再次评估盆腔情况，尽量避开胎盘切开子宫取胎儿；术中不去强行剥离植入的胎盘组织，直接剪去植入的部分子宫肌层；盆腔去血管化。能大大减少术中出血量及缩短手术时间。对于胎盘娩出后附着面的出血可以根据出血部位的不同及术者经验及擅长选取不同的缝合方法，只要能达到有效止血的目的都是可以的。"3P"手术操作方法及自体血回输设备的应用，明显减少了异体输血的发生率。手术过程中时刻考虑到避免"凝血功能障碍、低体温、酸中毒"这个"死亡三角"的发生。所以术中会取血化验及血气分析，动态监测病人一般情况，避免危险发生。另外术中特别强调的是液体、血压规范管理，如患者术中低血容量休克时，低血压灌注低的情况下，组织暂时不出血，有可能止血不彻底，待休克纠正后，导致再次活动性出血，从而增加了二次手术发生率。

术后管理情况：术后应再次向患者及家属交代术中情况及术后出血、产褥期血栓风险。静脉抗生素预防感染48 h，补液支持治疗，根据VTE评分预防血栓治疗。术后1日停尿管，术后2日拔除膀胱后腹引管。患者恢复佳。胎盘植入最终诊断病理为金标准。本例病人术后病理符合胎盘植入。术后指导病人严格避孕，随访病人，无异常阴道出血，术后5个月月经复潮，月经正常。

总结本例病人母儿结局好，总结成功的经验。早孕期结合高危因素，尽早明确诊断，宫内转运至有能力的救治中心进行正规的门诊管理，适时选择最佳分娩时机，术前充分评估及沟通，术中合理选择正确、有效的治疗方案。正确评估出血量，运用恰当的止血方法，合理进行液体管理，多学科团队合作，高质量的危重孕产的救治水平才能达到医患共同预期水平。

天津市中心妇产科医院　尤鑫

【参考文献】

[1] 朱方玉,漆洪波.2018 FIGO胎盘植入性疾病指南解读[J].中国实用妇科与产科杂志,2018,34(12):1353-1359.

[2] JAUNIAUX E, CHANTRAINE F, SILVER RM, et al. FIGO consensus guidelines on placenta accreta spectrum disorders: epidemiology[J]. Int J Gynaecol Obstet, 2018, 140(3): 265-273. DOI: 10.1002/ijgo.12407.

[3] GROBMAN WA, GERSNOVIEZ R, LANDON MB, et al. Pregnancy outcomes for women with placenta previa in relation to the number of prior cesarean deliveries[J]. Obstet Gynecol, 2007, 110: 1249-1250.

[4] THURN L, LINDQVIST PG, JAKOBSSON M, etal. Abnormallyinvasive placenta-preva-

lence，risk factors and antenatal suspicion：results from a large population-based pregnancy cohort study in the Nordic countries [J].BJOG，2016，123（8）：1348-1355.

[5]　ROYAL COLLEGE OF OBSTETRICIANS AND GYNAECOLOGISTS. Green-top Guide-line No.27：Placenta praevia，placenta praevia accreta and vasa praevia：diagnosis and man-agement[J]. London：RCOG，2011：1-26.

第四节　妊娠合并心血管疾病

病例 12　双胎妊娠合并心肌致密化不全心肌病一例

【背景知识】

妊娠合并心脏病是导致孕产妇死亡的重要病因。心肌致密化不全（noncompaction of ventricular myocardium，NVM）又称为海绵状心肌病，是一种罕见的先天性疾病，成人发病率为 0.01%~0.27%[1]，其可单独存在，也可合并其他先天性心脏病，易诱发心力衰竭、心律失常等严重并发症[2]。由于该疾病发病率低，又易与其他心脏病病混淆，容易漏诊和误诊[3]。现对本院收治的 1 例双胎妊娠合并心肌致密化不全心肌病患者报告如下。

【病例简述】

孕产妇情况：33 岁，身高 160 cm，孕前 55 kg，基础 BMI21.4 kg/m²。G2P1，3 年前孕 34 周因"胎儿心内膜垫缺损"行引产顺娩一死胎，过程顺利；此次为自然妊娠。自诉既往体健，否认急慢性病史及家族遗传性疾病史。孕 11 周建册，彩超核实孕周准确并提示双绒双羊，基础血压 110/60mmHg，血尿常规、肝肾功能、空腹血糖、甲功等未见异常；NIPT 低风险，大排畸超声、糖尿病筛查无异常。孕 30^{+4} 周转诊本院门诊，诉偶于劳累后觉心慌、憋气，心电图示轻微 ST-T 段异常、临界区域 Q 波；超声心动图示左心室射血分数（LVEF）56%、左心房增大、左心室部分心肌致密化不全、左室舒张功能下降；完善 B 型脑钠肽（BNP）、肌钙蛋白 I（cTn-I）均未见异常，超声提示双下肢深静脉血流通畅。定期孕检，指导营养及体重增长，注意休息，避免劳累感染，孕期增重 16 kg，心慌憋气无进一步加重，能从事轻微日常劳动。11月 26 日，因"孕 36^{+4} 周、双胎妊娠待产"收入院。查体：体温 36.7 ℃，血压 114/78mmHg，脉搏 86 次 /min，呼吸（R）18 次 /min，指氧饱和度（SpO$_2$）98%，步入病室，神清合作，无明显苍白发绀，心肺听诊未见异常，腹膨隆，全腹无压痛、反跳痛及肌紧张，双下肢轻度指凹性水肿。产科情况：宫高 43 cm，腹围 113 cm，胎位 LOA/RSA，无应激试验（NST）反应型，胎膜存，估计胎儿体重均 2500 g 左右，骨盆外测量无异常。指肛检查：子宫颈管消 50%，质中，居后，宫口未开，先露头 S-3。产科超声：双顶径（BPD）9.22/9.27 cm，腹围（AC）32.64/31.56 cm，胎盘成熟度Ⅱ级，羊水暗区最大深度（AFV）8.60/6.72 cm。入院诊断：① G2P1 孕 36+4 周；② LOA/RSA；③双胎妊娠（双绒双羊）；④左心室部分心肌致密化不全心肌病；⑤左心室舒张功能下降；⑥心功能Ⅱ级；⑦ F1 羊水过多。入院后记出入量，完善各项常规及生化检查，复查 BNP、cTn-I 及心肌酶未见异常；超声心动图示：LVEF 40%、左室心肌致密化不全、左心房增大、二尖瓣反流（轻至中度）、左室收缩及舒张功能下降。请心脏科、麻醉科、新生儿科等多学科会诊考虑左室射血分数（LVEF）快速下降至40%，已出现左心室收缩、舒张功能下降，应积极手术终止妊娠。孕36+5周于连续硬膜外麻醉下行剖宫产术助娩两活婴，分别为2760 g和2510 g，Apgar均9分，术中出血量400 mL。术后给予头孢呋辛钠静滴预防感染、限制液体入量及速度，观察生命体征，遵心脏科会诊意见予沙库巴曲缬沙坦钠片、螺内酯及比索洛尔控制心室率、利尿等治疗预防心力衰竭、改善心室重塑；心功能不全不宜母乳喂养予芒硝、维生素 B_6 回奶治疗。术后24 h，依诺肝素4000IU皮下注射预防深静脉血栓（DVT）；术后第4天复查超声心动图示LVEF 49%，BNP由术后第1天的1993.3ng/L降至480ng/L，左心室收缩功能有所改善，停用螺内酯，继续予沙库巴曲缬沙坦钠片、比索洛尔治疗。早产儿生后转新生儿科进一步观察诊治，完善心超等检查，产后6日母婴病情平稳出院。产后第42 d复查，产妇无不适，心功能Ⅰ级，复查cTnI、BNP未见异常，超声心动图示LVEF 57%、左室心肌致密化不全、左心房增大、左心室舒张功能下降，遵医嘱停用口服药；新生儿发育良好。

母婴诊断：① G2P2 孕 36+5 周已娩；② LOA/RSA；③ 左室心肌致密化不全心肌病；④左心室收缩、舒张功能下降；⑤心功能不全；⑥早产；⑦早产活婴。

【病例分析和思考】

心肌致密化不全心肌病较为罕见，主要病理改变是心肌胚胎发育致密化提前终止，表现为网格状突起的肌小梁及小梁间隐窝，从而造成心肌运动减低、隐窝内充盈低速血流[1]，好发于心尖部和左心室游离壁，故临床报道多为左室心肌致密化不全心肌病（LVNC），目前普遍认为其发病与遗传因素相关，个别散发病例可能由基因突变所致[4]。心肌致密化不全心肌病的临床症状以心力衰竭、心律失常及血栓栓塞最为常见。在 LVNC 疾病进程中，60%~70%非妊娠期患者表现为左心室收缩与舒张功能障碍，并逐渐进展为心力衰竭从而就医[5]，心电图可表现为致命性室性心律失常、心房颤动或束支传导阻滞，也可见异常 Q 波、房室传导阻滞、心房扑动、ST-T 段改变等。

在本例报告之前，妊娠合并心肌致密化不全心肌病国内仅有 3 例报道[6-8]，孕妇年龄分别为37、21、26岁，均为单胎妊娠，仅 1 例因心脏病家族史而在孕前获得诊断[6]，3 例均因心功能Ⅲ—Ⅳ级而经剖宫产术终止妊娠，孕周分别为 32+1 周、38+4 周、30+6 周，生后均给予心脏科对症治疗，但未提及抗凝治疗，其中 1 例因脑梗死、心源性休克、代谢性酸中毒转 ICU 后治疗无效死亡[6]。既往报道[6-8]及本例孕妇均在妊娠晚期出现胸闷、心悸、气短等非特异性心脏症状，本例患者的第一胎因严重先心病行引产，故在孕 30 周第一次转诊本院时就积极进行了心脏超声多普勒检查得以早期明确诊断。因此，可疑胎儿严重心脏结构异常的孕妇以及有心脏症状或心电图异常的孕妇均需积极完善超声心动图以除外心脏器质性疾病，避免漏诊。心脏 CT 虽可定量、定性评估心脏功能并排除冠状动脉硬化性心脏病，但孕期却不推荐该检查[1]。心肌致密化不全心肌病患者由于心肌隐窝内血流缓慢、瘀滞，易形成附壁血栓，脱落后易发生体循环栓塞，可表现为脑卒中、短暂性脑缺血发作、肠系膜梗死、心肌梗死、外周栓塞等[9]，而处于高凝状态的孕产妇如上风险将进一步增高，故此类孕妇妊娠、产褥期的抗血小板聚集、抗凝治疗不容忽视。心肌致密化不全心肌病尚无确切治疗方法,以针对原发性心脏病及对症治疗为主,如强心、抗心律失常等,围产期用药需同时考虑母胎安全性,由心脏科、产科医师共同探讨,并充分告知治疗的利弊。患者终止妊娠时机及方式应结合胎儿情况、病情进展及心脏功能做出合理选择[10]。剖宫产术可避免阴道分娩过程中长时间子宫收缩所引起的血流动力学变化,减轻疼痛、疲劳所引起的氧耗增加,患者血压、平均动脉压及心率变化幅度较小,可能是心肌致密化不全心肌病合并心功能不全孕妇适宜的分娩方式。

综上,妊娠合并心肌致密化不全心肌病较为罕见,非特异性心脏症状和(或)心电图异常往往是主要首诊原因,超声心动图有助于排查心脏器质性疾病而减少漏诊。孕期指导营养,动态监测心脏结构及功能变化,选择适宜分娩时机及方式,预防恶性心律失常、心力衰竭及血栓栓塞等并发症,将有助于保障患者的围产期安全。

天津医科大学第二医院　唐山妇幼保健院　李晶　华绍芳　肖凡　范卓然

【参考文献】

[1]　BARDHI E, FARALLI I, DEROMA M, Et al. Non-compaction cardiomyopathy in pregnancy: a case report of spongy myocardium in both mother and foetus and systematic review of literature[J].J Matern Fetal Neonatal Med,2019:1-8.doi:10.1080/14767058.2019.1671337.

[2]　王秀燕,马刚,朱佳荣,等. 右心室心肌致密化不全十例临床分析 [J]. 中国全科医学,2019,22(12):1488-1491.doi:10. 12114/ j.issn. 1007- 9572.2018.00.331

[3]　Towbin JA, Lorts A, Jefferies JL. Left ventricular non-compaction Cardiomyopathy[J].Lancet,2015,386(9995):813-825.doi:10.1016/S0140-6736(14)61282-4.

[4]　罗群华、黎明江、王鑫. 心肌致密化不全的发病机制和诊疗研究进展 [J]. 医学综述,2019,25(17):3422-3427. doi:10.3969/ j.issn.1006- 2084.2019.17.018.

[5]　Finsterer J, Stollberger C, Towbin J A. Left ventricular　noncompaction cardiomyopathy: cardiac, neuromuscular, and genetic factors[J]. Nat Rev Cardiol, 2017, 14(4): 224-237. doc:10.1038/ nrcardio.2016.207.

[6]　姜伶俐. 妊娠合并左室心肌致密化不全剖宫产术后脑梗死 1 例分析 [D]. 第四军医大学, 2010.doi:10.7666/d.d219815.

[7]　刘丽华. 妊娠合并心肌致密化不全 1 例 [J]. 南昌大学学报(医学版), 2014(1):105-106.doi:10.13764/j.cnki.ncdm.2014.01.032.

[8]　刘春华, 高金贵, 张山. 心肌致密化不全患者剖宫产麻醉 1 例 [J]. 临床合理用药杂志,2019,12(16):157-158. doi:10.15887/ j.cnki. 13-1389/r.2019.16.092.

[9]　肖帅真, 栾姝蓉. 心肌致密化不全心肌病病例报道及文献复习 [J]. 中国急救复苏与灾害医学杂志, 2017, 12(1): 98-100. doi:10.3969/j.issn.1673-6966.2017.01.035.

[10]　中华医学会妇产科学分会产科学组. 妊娠合并心脏病的诊治专家共识 [J]. 中华妇产科杂志, 2016,51(6):401-409. doi:10.3760/ cma.j.issn. 0529-567x.2016.06.001.

[11]　肖凡,范卓然,华绍芳. 双胎妊娠合并心肌致密化不全心肌病一例 [J]. 天津医药, 2020, 48(5):438-441.

病例 13　妊娠合并甲状腺功能亢进性心脏病

【背景知识】

妊娠期甲状腺功能状态与妊娠结局直接相关。甲状腺功能亢进即甲状腺毒症，是指由于血清游离四碘甲状腺原氨酸（FT4）和（或）游离三碘甲状腺原氨酸（FT3）浓度增高，引起机体兴奋性增高和代谢亢进为主要表现的一组临床综合征[1]。

妊娠期甲亢若处理不当，对母儿产生严重的不良影响。对于孕产妇本身，可发生如反复流产、早产、妊娠期高血压、子痫前期、胎盘早剥、心力衰竭和甲状腺危象等[1]。心血管疾病是甲亢患者常见的并发症之一，体内过量的甲状腺激素长期作用会改变心血管血流动力学，可能导致心脏扩大、心房颤动、心力衰竭等[2]。对于胎儿或新生儿也可造成不同程度的损害，如可能发生胎儿生长受限（FGR）、低体重儿、死产、甲亢或甲状腺功能减退症（甲减）以及先天畸形等[1]。

【病例简述】

患者女，30 岁，入院日期：2021-10-17。主诉：孕 3 产 1 孕相当于 36^{+2} 周，甲亢 3 年，发现血压升高 6 个月，规律腹痛 4+ 小时。现病史：患者平素月经不规律，5/30～75 天，量中等，痛经（-），LMP 2021.01.08，停经 60+ 天自测尿 HCG 阳性。停经 17 周查 B 超示宫内早孕，相当于孕 12^{+5} 周，小于停经周数 4$^+$ 周，推算预产期 2021.11.12。早孕反应轻，孕早期少量阴道出血，口服地屈孕酮保胎治疗 1 月。妊娠四毒正常，NT 正常（1.6 mm），无创产前 DNA 检测低风险，系统产前超声未见明显异常。孕早期空腹血糖 4.97mmol/L，孕 16 周自觉胎动至今。孕 26 周 OGTT 4.4-6.7-7.8mmol/L。患者孕 12+ 周产检测血压 140+/90mmHg，自行监测血压波动于 130～150/90mmHg，偶有头晕，无头痛、视物模糊，无双下肢水肿，尿蛋白阴性，规律口服拉贝洛尔 1 片，每日 2 次，降压治疗。孕相当于 33^{+6} 周（入院前 2 周）因血压控制欠佳收入我科住院，予地塞米松促胎肺，硫酸镁解痉治疗，口服拉贝洛尔 150 mg TID 降压治疗，尿蛋白 552 mg/24 h，监测血压控制尚可（130～140/65～80mmHg），予以出院。

患者入院前 3 年因心悸、颤抖、多食易饥，易怒，体重减轻于我院内分泌科诊断甲亢，予甲巯咪唑、倍他乐克治疗。患者未规律复诊，自行停药，并口服中药治疗 1 年（具体不详），未复查化验，自觉症状未见缓解。本次妊娠孕相当于 18$^+$ 周就诊于我院内分泌科，查 FT3>30.72pmol/L，FT4>64.35pmol/L，TSH<0.004uIU/mL，TRAb>40.00IU/L，甲状腺超声：甲状腺弥漫性病变伴肿大，未再次就诊。孕相当于 19^{+2} 周，患者因腹痛伴阴道出血就诊，考虑先兆流产，急诊查 B 型钠尿肽（BNP）（博适）249.0pg/mL，超声心动：左室射血分数 61%，左心、右房增大（左房前后径 44 mm，左室舒张末期前后径 55 mm，右房左右径 44 mm，右室左右径 33 mm），二尖瓣中度反流，肺动脉压 41mmHg。遂以"先兆流产、肺动脉高压"收治我科住院治疗。患者入院查体：心率 110～120 次/min，体力活动明显受限，可平卧，可见静息时双手震颤明显，甲状腺Ⅲ度肿大。入院后予以地屈孕酮保胎治疗。复查超声心动：全心增大（左房前后径 41 mm，左室舒张末期前后径 56 mm，右房左右径 42 mm，右室左右径 35 mm），二尖瓣反流（中度），肺动脉收缩压 40mmHg。因患者病情复杂，告知继续妊娠风险,并请内分泌科、心内科多学科会诊,考虑患者全心扩大、心功能不全为甲亢所致,予甲硫咪唑 5 mg TID 口服。此后规律复查甲功、BNP、超声心动,调整甲硫咪唑用药,并加用甲泼尼龙、氢氯噻嗪、氯化钾缓释片口服。孕 21^{+6} 周复查甲功:FT3 7.35pmol/L,FT4 15.73pmol/L,TSH <0.004μIU/mL,BNP 97.2pg/mL。超声心动:左心增大(左房前后径 38 mm,左室舒张末期前后径 51 mm),二尖瓣反流(轻 - 中度),肺动脉收缩压 32mmHg。调整甲硫咪唑 10 mg bid,患者左心较前减小,予以出院后规律复查甲功、血常规、BNP 及超声心动。患者出院后定期产检,内分泌科复诊,调整药物用量。入院前 4 天(孕相当于 35^{+4} 周)复查甲功:FT3 8.16pmol/L,FT4 19.07pmol/L,TSH<0.004μIU/mL。超声心动:左心增大(左房前后径 38 mm,左室舒末径 49 mm),二尖瓣反流(轻 - 中度),肺动脉收缩压约 34mmHg。现口服甲硫咪唑 10 mg,每日 1 次,自觉一般活动后有喘憋不适。患者现孕相当于 36^{+2} 周,规律腹部阵痛 4+ 小时,无阴道流液,由急诊收入院。患者自妊娠以来,精神可,饮食可,睡眠可,二便正常,孕期体重增加 17 kg。

既往史:甲亢病史 3 年,孕前未规律治疗;否认糖尿病、冠心病病史;否认传染病病史;按规定预防接种,无外伤史,2014 年剖宫产 1 次;无输血史;无食物药物过敏史。个人史:出生于天津,久居天津。否认吸烟饮酒史;无疫区接触史;无毒物接触史。婚育史:已婚,20 岁结婚,爱人体健。G3P1,2014 年因"重度子痫前期"于孕 28^{+3} 周行剖宫产剖娩 1 活婴,体重 900 g,现体健;患者产后 42 天血压正常,孕前自测血压 120/80mmHg 左右。2018 年人工流产 1 次。月经史:平素月经不规律,5/30~75 天,LMP 2021-01-08,量中等,痛经(-)。家族史:否认家族遗传病史,无甲亢家族史。

查体:体温 37.2 ℃ 心率 100 次 /min,呼吸 18 次 /min 血压 173/97mmHg,静息时双手震颤不明显,颈软,气管居中,甲状腺有肿大,Ⅲ度,质韧,无结节。心肺听诊未及明显异常,妊娠腹型,肝脾触诊不满意,双下肢水肿(+)。专科查体:宫高 31 cm,腹围 106 cm,胎位 LOA,胎心率 145 次 /min,宫缩规律,20 s/4~5 min,强度 +,呈间歇性,骨盆外测量 23-28-21-8 cm,肛查:宫颈质软,居中,宫口开大 1 cm,胎膜未破,先露头,s-2,骶骨下段中弧,骶尾关节活动可。

辅助检查:2021-10-17 急诊超声:肝实质颗粒增粗,胆、胰、脾及双肾未见明显异常,产科超声:BPD:80 mm,胎盘前壁 Ⅱ+ 级,未见异常回声,宫内孕单活胎,脐带绕颈一周。BNP:60.8pg/mL。

入院诊断:①妊娠状态(孕 3 产 1 孕相当于 36^{+2} 周 LOA 早产临产);②妊娠合并甲状腺功能亢进性心脏病;③妊娠合并甲状腺功能亢进;④慢性高血压并发子痫前期;⑤妊娠合并子宫瘢痕;⑥心功能 Ⅱ 级。

治疗经过:患者因早产临产,合并瘢痕子宫,遂于 2021-10-17 因"慢性高血压并发子痫前期、瘢痕子宫"在腰硬联合麻醉下行剖宫产术,术中剖娩一婴,体重 2100 g,身长 47 cm,评分 9-10-10,转儿科治疗。术中出血 200mL,术后继续以甲硫咪唑治疗甲亢、抗炎、补液、促宫缩、硫酸镁解痉、拉贝洛尔降压等治疗,好转出院。

出院诊断:①经选择性剖宫产术的分娩(孕 3 产 2 孕相当于 36^{+2} 周已娩);②单胎活;

③妊娠合并甲状腺功能亢进性心脏病；④妊娠合并甲状腺功能亢进；⑤慢性高血压并发子痫前期；⑥妊娠合并子宫瘢痕；⑦心功能Ⅱ级；⑧医源性早产。

【病例分析和思考】

1. 妊娠期甲状腺激素的变化　妊娠期是女性一个特殊的时期，妊娠期甲状腺除了受下丘脑-垂体-甲状腺轴调控外，还受到胎盘激素的影响。①妊娠期雌激素分泌增加，肝脏合成甲状腺结合球蛋白（Thyroid binding globulin，TBG）增加，清除减少。TBG明显增高可引起血清总甲状腺素（TT4）浓度升高[3]；②胎盘可合成大量人绒毛膜促性腺激素（human chorionic gonadotropin，HCG），血清HCG与促甲状腺激素（thyroid stimulating hormone，TSH）有相同的α亚基，具有刺激甲状腺的作用，从而导致甲状腺激素分泌增加[3]。

2. 妊娠期甲亢的诊断　妊娠期甲状腺毒症可由多种原因引起，其中最常见的是妊娠期Graves病（Graves disease，GD）甲亢和妊娠期一过性甲状腺毒症（gestational transient thyrotoxicosis，GTT），另外还有甲状腺高功能腺瘤、结节性甲状腺肿、甲状腺破坏和外源性甲状腺激素过量应用，因此在开始治疗前要尽量明确其原因，以使患者得到合理治疗[3]。

GTT与妊娠时HCG产生过多、过度刺激甲状腺激素产生有关[4]，且病情程度与HCG增高水平相关，随着孕周增加，HCG水平降低，甲状腺功能可逐渐恢复正常，通常无需用药。GTT的特点是没有TSH受体抗体（TRAb）[3]。GD甲亢患者常有自身免疫性疾病家族史，TRAb检测多呈阳性，伴有突眼和甲状腺肿，甲状腺超声检查可见甲状腺肿大、甲状腺内上动脉和下动脉峰血流速度明显增快[3]。

3. 甲状腺功能亢进性心脏病　甲状腺功能亢进性心脏病（甲亢性心脏病）是甲状腺功能亢进症发展到一定阶段造成的心脏损害。过量甲状腺激素的毒性作用可引起心肌损伤，改变细胞代谢和肌原纤维收缩功能，如心脏扩大、心肌梗死、心律失常及心绞痛等，继而引起肺动脉压升高、心力衰竭[2]。继发于甲状腺功能亢进的心脏病被认为是可逆的，当甲状腺功能恢复正常后，患者的心脏超声及临床症状均可发生逆转，心脏疾病随之缓解[2]。甲状腺功能亢进性心脏病的诊断：①确诊为甲亢；②甲亢伴有心脏扩大、心律失常、心肌缺血或心力衰竭症状之一；③排除其他原因引起的心脏疾病；④正规抗甲亢治疗后，心血管症状和体征基本消失或减轻[5]。

多数甲亢性心脏病在甲亢治愈后心脏病变亦渐恢复，不仅心律失常消失、心力衰竭纠正，且增大的心脏也可恢复正常。少数患者由于治疗过晚，致使心脏病变不可逆转而遗留永久性心脏增大、心律失常或心力衰竭等，此类患者预后差。因此甲亢性心脏病的治疗效果关键在于早期诊断、尽快控制甲亢[5]。

4. 妊娠期甲亢的治疗　GTT以对症治疗为主，不主张给予抗甲状腺药物（ATD）治疗，一般在妊娠14~18周，血清甲状腺素水平可以恢复正常[4]。

已患Graves病甲亢的妇女最好在甲状腺功能控制至正常并平稳后妊娠，以减少妊娠不良结局。妊娠期甲亢的治疗主要有口服抗甲状腺药物（ATD）和甲状腺手术两种治疗方法。由于放射性物质有致畸的可能，影响胎儿发育，故妊娠期和哺乳期甲亢妇女禁用[131]I治疗。常用的ATD有2种：甲巯咪唑（methimazole，MMI）和丙硫氧嘧啶（propylthiouracil，PTU）

[4]。妊娠 6~10 周是 ATD 导致出生缺陷的危险窗口期，MMI 和 PTU 均有影响，PTU 对胎儿的影响程度较轻，但 PTU 可能引起肝脏损害，甚至导致急性肝功能衰竭[6]。所以建议妊娠早期首选 PTU 治疗（既往应用 MMI 的妊娠妇女如在妊娠早期需继续 ATD 治疗则更换为 PTU）。ATD 的剂量取决于 T4 升高的程度和临床症状的严重程度。如在妊娠早期之后需要继续 ATD 治疗，新版指南对于妊娠中、晚期是否将 PTU 改为 MMI 无明确推荐[4]。

妊娠期甲亢控制的目标是维持母体轻度甲亢状态，减少胎儿甲减发生。妊娠期应使用最低有效剂量的 PTU 或者 MMI，使血清 FT4/TT4 接近或略高于妊娠期参考范围上限，或将总 T4 维持在 1.5 倍于非妊娠期参考范围的水平。从自然病程看，甲亢在妊娠早期可能加重，此后逐渐改善。妊娠中、晚期可以减少 ATD 剂量，妊娠晚期有 20%~30% 患者可以停用 ATD。但在高水平 TRAb（>5IU/L）的妊娠妇女中，ATD 需持续应用直到分娩[6]。

5. 妊娠期甲亢危象的识别及治疗　甲亢危象是指甲亢患者由于各种应激因素的刺激，导致原有的甲亢症状加重和恶化，妊娠期甲亢危象可危及母儿生命。甲亢危象多发生于甲亢未规律治疗或未坚持服用 ATD 的患者，感染、糖尿病酮症酸中毒、精神刺激、创伤都可能诱发甲亢危象的发生，对于妊娠期甲亢的孕妇，在分娩、剖宫产手术、子痫前期、感染等各种应激状态下易发生甲亢危象[7]。甲亢危象常表现为高热（体温 39.9℃ 以上）、大汗、烦躁、心动过速（心率 >140 次 /min）、恶心、呕吐、腹泻等，严重者可出现心律失常、心力衰竭、肺水肿，甚至休克、昏迷。甲亢危象的识别主要根据既往病史、症状、体征等多方面综合判断，但甲状腺素水平的高低并不是诊断甲亢危象的必要条件[7]。

妊娠期甲亢危象的处理与非孕期基本相同，早期诊断、及时治疗是治疗甲亢危象的关键。治疗甲亢危象常包括药物治疗及对症支持治疗。药物治疗是甲亢危象时唯一的治疗方法[7]。抗甲状腺药首选 PTU，抑制甲状腺素合成，使用抗甲状腺药物至少 1 h 以后再加用碘剂可减少甲状腺激素的释放。大剂量的糖皮质激素可抑制甲状腺激素的释放，还能够拮抗应激状态，降低外周组织对甲状腺激素的反应，改善存活率。对于心动过速、高热、脱水、心衰等表现，可予以 β 肾上腺素能受体阻断剂、物理降温、大量补液及强心等支持治疗，极危重者可使用血液透析和血浆置换改善病情[8]。

6. 妊娠期甲亢终止妊娠时机及方式　对于妊娠期甲亢孕妇，孕期需监测甲状腺功能、促甲状腺激素受体抗体水平，若胎儿宫内状况稳定，无其他并发症，可考虑妊娠 40 周前终止妊娠[8]。分娩方式取决于产科因素及甲亢病情：无产科因素且甲亢病情稳定者可考虑阴道分娩，产程中密切监测生命体征，尽可能缩短产程，避免过度疲劳诱发甲亢危象；对于需要剖宫产终止妊娠者，选择合适的手术时机，是预防甲亢危象的关键。在甲亢危象急性发作时，胎儿宫内状况可能不稳定，但是随着甲亢危象症状的缓解，胎儿的状态可能会改善，因此，在甲亢危象发生的情况下，应尽量避免急于终止妊娠[8]。如已妊娠足月或胎儿有一定存活能力，可在病情控制后 2~4 h 以剖宫产终止妊娠[7]。

7. 本病例分析与思考　本病例患者既往甲亢病史 3 年，妊娠前甲亢未规律治疗，孕中期查 FT3>30.72pmol/L，FT4>64.35pmol/L，TSH<0.004uIU/mL，TRAb>40.00IU/L，甲状腺超声：甲状腺弥漫性病变伴肿大；超声心动示全心增大，肺动脉压轻度高压（41mmHg）。患者心率

110~120 次 /min,体力活动明显受限,静息时双手震颤明显,甲状腺Ⅲ度肿大。经多学科会诊,考虑患者 GD 甲亢诊断明确,孕中期非出生缺陷的危险窗口期,遂选择给予 MMI 治疗,定期复查甲功及超声心动,心脏较前明显减小,BNP 下降,心率下降,心功能改善,甲亢症状无进一步恶化。此病例符合以下几点:①甲亢病史 3 年,依据患者症状、体征及化验,GD 甲亢诊断明确;②甲亢基础上伴心脏增大;③排除既往心脏疾病;④经过抗甲亢治疗后,心血管症状和体征减轻(心率减慢、BNP 下降、心功能好转),心脏较前缩小。该患者可诊断甲状腺功能亢进性心脏病。因该患者存在高水平 TRAb,需规律服用 MMI 直到孕晚期,根据甲功结果调整 MMI 用量。该患者合并子痫前期,存在甲亢危象的高危因素,但经孕期规律治疗甲亢,未发生甲亢症状加重和恶化,胎儿宫内状况稳定,因瘢痕子宫、孕 36⁺² 周早产临产,选择剖宫产终止妊娠,母儿结局预后好。因此通过此病例,妊娠合并甲亢性心脏病的诊疗关键在于基于多学科诊疗基础上早期识别、早期诊断、尽快控制甲亢,防止甲亢危象的发生,以期改善母儿的预后获得理想妊娠结局。

天津医科大学总医院　苏婧　韩妮

【参考文献】

[1]　张慧丽,杜培丽,何玉甜,等.关于"妊娠期甲状腺功能亢进症诊治指南"的解读 [J]. 中国实用妇科与产科杂志,2012,28(08):561-565.

[2]　卢振华,马勇翔,张靖,等.甲状腺功能亢进相关心血管疾病的研究进展 [J]. 中国医师杂志,2019,21(10):1588-1591.

[3]　杨政,李静.妊娠期甲状腺功能亢进症的诊治进展 [J]. 中国实用内科杂志,2021,41(02):150-154.

[4]　妊娠和产后甲状腺疾病诊治指南. 第 2 版 [J]. 中华围产医学杂志,2019(08):505-539.

[5]　姚以艳,李映璇,刘亚萍,等.甲状腺功能亢进性心脏病的诊治 [J]. 中国医师进修杂志,2014,37(34):14-16.

[6]　郑芬萍,李红.解读中国《妊娠和产后甲状腺疾病诊治指南》(第 2 版)—妊娠期甲状腺毒症诊治部分要点 [J]. 浙江医学,2019,41(22):2353-2355+2360.

[7]　杨磊,蔺莉.妊娠期合并甲亢危象诊治 [J]. 中华产科急救电子杂志,2016,5(2): 107-109.

[8]　孙伟杰,高莹.妊娠期甲亢危象处理 [J]. 中华产科急救电子杂志,2017,6(2):73-78.

病例14　妊娠合并主动脉夹层

【背景知识】

　　主动脉夹层(aortic dissection, AD)是妊娠期罕见的并发症,是指各种原因导致血液从主动脉内膜撕裂处进入主动脉中膜,致使内膜与中膜分离,使主动脉腔被分隔成真腔与假腔,同时沿纵轴方向扩大,形成夹层血肿,血肿扩大可能引起主动脉破裂,病情凶险,孕妇随时可能因主动脉破裂而猝死,危及母儿生命 [1]。有研究显示,妊娠合并 AD 的发病率为 0.4 /10 万,病死率约为妊娠合并 AD 患者的 21%[1]。因此,快速诊断和正确治疗对降低孕产妇死亡率及围产儿死亡率至关重要。AD 的发病与许多高危因素有关,主要病因有高血压导致的的主动脉夹层,其次为主动脉壁结构异常所导致的马方综合征 [2]。

【病例简述】

患者赵某,女,30 岁,入院时间:2021-5-25 02:41。主诉:孕 1 产 0 孕 38+6 周,阴道流液 9 小时,胸痛伴规律腹痛 5 h。现病史:患者平素月经不规则,5/30~90 天,量中等,无痛经。LMP:2020-8-26,EDC:2021-6-2。停经 33 天查尿 HCG(+),停经 43 天查 B 超提示宫内早孕,孕周与停经时间基本相符。早孕反应不明显,孕早期无阴道出血及保胎史。孕早期空腹血糖 5.30mmol/L,甲功(-),妊娠四毒(-),NT 正常,无创 DNA 低风险,四维彩超未见明显异常。孕中期空腹血糖 4.0mmol/L,OGTT 未做。孕 16 周自觉胎动至今。孕期定期产检,孕期血压正常范围,无头痛、眼花、心悸、气促、胸闷、憋气、皮肤瘙痒等不适。入院前 9 h 患者自觉阴道流液,无阴道出血及腹痛,就诊于当地妇产医院因“左眼玻璃体切除术后”拟行剖宫产手术。5 h 前患者无明显诱因出现胸痛及背部疼痛,持续性不缓解,以左侧为著,不伴胸闷、心悸、憋气、反酸,同时伴有规律宫缩,遂转院至我院。于我院急诊心电监护示:Bp116/70mmHg,HR74 次/min,R18 次/min,SpO$_2$95%(未吸氧状态),神志清,轻微憋气感,宫缩规律,宫口容指尖。经内科会诊,完善胸部 CT 报告示主动脉夹层(Stanford B 型)。因患者已临产,合并主动脉夹层,病情危重,急诊收住院。患者孕期精神可,饮食正常,睡眠可,二便如常,体重增加 15 kg。

既往史:患者平素健康状况良好,否认高血压、糖尿病、冠心病病史;否认传染病病史;按规定预防接种;无外伤史,有手术史:2017 年因“左眼视网膜脱离、晶状体脱位”行左眼玻璃体切除术;无食物药物过敏史。个人史:出生于天津,久居天津。否认吸烟饮酒史;无疫区接触史;无毒物接触史。婚育史:已婚,28 岁结婚,配偶体健。孕 1 产 0。月经史:平素月经不规律,5/30~90 d,LMP 2020-8-26,量中等,无痛经。家族史:患者父亲 31 岁时因“心脏瓣膜脱垂”行手术治疗,2020 年因“主动脉夹层”行主动脉支架植入术。否认其他家族遗传病及传染病史。

查体:体温 36.5 ℃,心率 80 次/min,呼吸 20 次/min,血压 140/90mmHg,身高 174 cm,体重 80 kg,BMI 26.42 kg/m^2。神清,查体合作,心肺听诊未闻及明显异常,妊娠腹型,无压痛、反跳痛,肝脾肋下未及,未触及明显搏动性肿物。四肢细长,脊柱轻度侧弯,双下肢无水肿,双下肢动脉可及,足背动脉可触及,病理征阴性。专科查体:宫高 34 cm,腹围 114 cm,胎位 LOA,胎心率 129 次/min,宫缩规律,25 s/5 min。衔接:是,头先露,先露高低:s-3,胎膜已破,羊水清亮。骨盆外测量 28-30-23-8.5 cm,肛查:宫颈展平,宫口容指尖,宫颈居中,质软,先露头 s-3,骶骨下段中弧,骶尾关节活动可。

辅助检查:血气分析:PCO$_2$ 27.7mmHg,PO$_2$ 81.60mmHg;血常规:WBC 14.43×10^9/L,HGB 115 g/L,PLT 201×10^9/L,NEU% 85.2%；B 型钠尿肽(BNP)(博适):15.8pg/mL;血浆 D- 二聚体(D-Dimer):1940ng/mL;心电图:窦性心率,HR 80 次/min,律齐;心脏超声提示:主肺动脉内径正常,升主动脉根部内径正常(33 mm),左心扩大,左室舒张功能减低,左室射血分数 56%；胸部 CT:自左锁骨下动脉发出部位以远主动脉弓至降主动脉管腔内可见细线样内膜片影将管腔分为真、假两腔,真腔较小,假腔较大。考虑主动脉夹层(Stanford B 型)。

入院诊断:①妊娠合并主动脉夹层(B 型);②妊娠状态(孕 1 产 0 孕 38+6 周临产,LOA);③胎膜早破。

治疗经过:患者收住院后立即转往重症医学科,心电监护示:HR 98 次 /min,R 29 次 /min,BP(右侧)130/72mmHg,BP(左侧)142/77mmHg,SPO$_2$ 99%,吸氧 5 L/min,给予吸氧、镇痛、控制血压、维持内环境稳定等治疗。患者既往体健,无高血压及动脉硬化病史,结合患者病史及辅助检查,考虑妊娠合并主动脉夹层,暂不考虑夹层破裂。且患者既往视网膜脱落、晶体移位,其父有主动脉夹层病史,结合体格检查不除外有马方综合征可能。患者已临产,阴道分娩时胸腹腔压力变化剧烈,有加重病情甚至导致夹层破裂出血、失血性休克危及母儿生命的风险,经产科、麻醉科、重症医学科及血管外科多学科急会诊,评估患者病情及手术风险,建议立即行剖宫产终止妊娠,向患者及家属告知病情后,积极术前准备。于 2021-5-25 03:59 因"妊娠合并主动脉夹层"于腰硬联合麻醉下行剖宫产术,术中剖娩一活婴,Apgar 评分 9-10-10,体重 3180 g,身长 51 cm,术程顺利。术后转重症监护室,予以促宫缩、抗生素预防感染、镇静、止疼、控制血压等对症支持治疗。术后 5 h,患者神志清楚,诉胸背部疼痛较前好转。查体 HR 93 次 /min,R 27 次 /min,BP 126/65mmHg,SpO$_2$ 100%,子宫收缩好,宫底位于脐下一指,阴道出血不多。术后 10 h,再次行多学科专家 MDT 会诊(重症医学科、产科、血管外科、心外科),考虑主动脉夹层(B 型)明确,建议完善腹主动脉 CTA,及相关基因检测明确患者是否诊断"马方综合征",考虑患者剖宫产术后,若病情进展,出现器官急性缺血表现,可考虑急症介入治疗,如确诊"马方综合征",可考虑行血管置换。综合患者术后生命体征及症状,予以镇痛、控制血压等保守治疗。腹主动脉 CTA 结果回报:膈下主动脉至末端管腔内可见细线样内膜片影将管腔分为真、假两腔,真腔较小,假腔较大(主动脉夹层)。基因检测结果回报:患者相关基因检测符合马方氏综合征(基因:FBN1,OMIM 编号:134797,染色体位置:chr15:48888557,变异来源:父源(杂合),基因相关疾病:马方综合征(AD)等)。心外科建议继续保守治疗,暂不考虑行支架植入术,患者好转出院。

出院诊断:①妊娠合并主动脉夹层(B 型);②经急症的剖宫产术的分娩(孕 1 产 1 孕 38+6 周已娩);③单胎活产;④胎膜早破;⑤妊娠合并马方综合征。

【病例分析和思考】

1. 主动脉夹层的分型及分期 主动脉夹层(aortic dissection, AD)是最复杂、最危险的心血管疾病之一。目前国际上 DeBakey 分型和 Stanford 分型应用最为广泛[3]。根据 AD 原发破口的位置及夹层累及范围提出 DeBakey 分型,将 AD 分为 I、II、III 型。①I 型:原发破口位于升主动脉或主动脉弓,夹层累及大部或全部胸升主动脉、主动脉弓、胸降主动脉、腹主动脉。②II 型:原发破口位于升主动脉,夹层累及升主动脉,少数可累及主动脉弓。③III 型:原发破口位于左锁骨下动脉以远,夹层范围局限于胸降主动脉为 IIIa 型,向下同时累及腹主动脉为 IIIb 型。Stanford 分型是根据夹层累及的范围将 AD 分为 A、B 两型,累及升主动脉者为 Stanford A 型(简称 A 型),相当于 DeBakey I 型和 II 型;仅累及降主动脉者为 Stanford B 型(简称 B 型),相当于 DeBakey III 型。2017 年 AD 诊断与治疗规范中国专家共识推荐的 AD 分期方法为：发病时间 ≤ 14 d 为急性期，15~90 d 为亚急性期，>90 d 为慢性期，妊娠合并主动脉夹层通常为急性起病[3]。

2. 妊娠合并 AD 的高危因素　妊娠是发生主动脉夹层的独立高危因素，40 岁前发病的 AD 女性中近 50% 发生于妊娠期[1]。妊娠合并 AD 的发病率约为 0.4/10 万，A 型 AD 孕妇占妊娠合并 AD 的 50%~89%，病死率达 53%；B 型 AD 孕妇占妊娠合并 AD 的 11%~21%，预后较 A 型好[1]。妊娠期发生 AD，主要是由于妊娠期高雌孕激素水平使血管壁弹性降低、脆性增加，从而引起主动脉夹层的形成和主动脉破裂；同时，妊娠期血容量增加，每搏输出量及心输出量增加，血流对主动脉壁的冲击力增加，于妊娠晚期达到高峰，直到产后 2~3 周恢复至未孕状态。因此，妊娠晚期及产褥期更容易发生 AD[5]。高血压也是妊娠合并 AD 的高危因素，尤其是继发性高血压。高血压导致主动脉壁组成与结构发生改变，血管壁切应力增加，而血管壁弹性降低、脆性增加，容易发生血管壁撕裂，形成 AD[6]。

此外，结缔组织病也是妊娠期间发生 AD 的高危因素之一，约 50% 妊娠合并 AD 患者患有马方综合征[5]。马方综合征是一种常染色体显性遗传性结缔组织病，由编码原纤维蛋白 -1（fibrillin-1，FBN-1）的 FBN-1 基因突变引起[7]。马方综合征常导致多器官系统受累，主要是心血管系统、眼部和骨骼系统，以主动脉根部瘤和晶状体异位作为主要临床特征，在没有家族史的情况下，这两种表现同时存在即可以明确诊断马方综合征[7]。欧洲心脏病协会在 2011 年发表的指南[8]中对马方综合征孕妇的主动脉疾病的管理提出建议，当主动脉根部直径 >4 cm 或扩张逐渐增加，是主动脉夹层风险增加的危险因素之一；若主动脉根部直径 >4.5 cm 则不建议患者妊娠，但若妊娠后，主动脉根部直径 >4.5 cm 时建议行心血管手术治疗；同时建议马方综合征患者妊娠后发生主动脉瓣扩张，应常规孕 4~12 周间隔行超声心动检查和胎儿生长发育的监测。我国 2016 年妊娠合并心脏病的诊治专家共识明确指出，主动脉根部直径 >4.5 cm 的马方综合征属于妊娠禁忌证[9]。

3. 妊娠合并 AD 的诊断　由于 AD 的临床表现复杂多样，缺乏特异性，且病程进展快，易漏诊、误诊，因此，早期诊断对改善母婴结局尤为重要，该病的诊断主要依靠患者临床表现、实验室检查及影像学检查。

（1）临床表现：妊娠合并 AD 的临床表现与单纯 AD 患者基本相同。疼痛为 AD 的主要临床表现，可表现为突发的胸前区、胸背部、上腹部疼痛，常为"撕裂样"或"刀割样"持续性疼痛，使用吗啡、哌替啶等镇痛药不能缓解[4]。在不同分型的主动脉夹层中，疼痛部位有所不同，对病变累及的范围有一定的指示作用：A 型主动脉夹层孕妇常表现为剧烈的胸痛或胸背痛，可引起头痛、头晕、晕厥、声嘶、双上肢血压和脉搏不对称等，可能与累及主动脉弓部及其分支有关。B 型主动脉夹层孕妇除了表现有胸背痛外，还可伴有腹痛和腰痛、便血及血尿、下肢血栓栓塞等，与累及肠系膜动脉、肾动脉、髂动脉和股动脉有关[1]。因此，疼痛发生的部位、剧烈程度和放射情况有利于鉴别诊断，并推测主动脉夹层的破口和分离终点，从而选择合适的影像学检查手段。低氧血症和低血压反映主动脉夹层发病危重，导致孕妇的心肺功能随之出现异常[1]。

（2）实验室检查：妊娠合并 AD 患者血常规检查中多可见白细胞计数和中性粒细胞比

值升高,这可能与 AD 发病时机体立即启动炎症反应有关。近年的研究表明,炎症反应是主动脉夹层的发病机制之一[10]。因此,白细胞计数和中性粒细胞比值可作为诊断 AD 的辅助指标。D- 二聚体进行性升高是 AD 患者的特征之一,特别是胸痛后发病 1 h 内[6]。孕妇孕期为高凝状态,血液中 D- 二聚体水平稍高于正常人群。当发生 AD 时,D- 二聚体水平明显升高。因此,当就诊孕妇体内 D- 二聚体水平升高明显时,说明孕妇可能出现了 AD 和血肿,D- 二聚体可作为妊娠合并 AD 的早期筛选指标[4]。

（3）影像学检查:影像学检查是诊断 AD 的主要方法,一旦怀疑 AD,应尽早进行影像学检查。超声心动、CT、MRI 均能显示主动脉夹层的部位、大小、范围等,能够明确诊断。主动脉 CT 以及 MRI 对于主动脉夹层诊断的特异性与敏感性较高,CT 存在放射性,CTA 需用到造影剂,均可对胎儿或胚胎的产生不利影响; MRI 与 CT 效果相当,没有电离辐射及造影剂的影响,但 MRI 检查用时长,对于剧烈疼痛患者可能难以耐受。超声心动是妊娠期较为安全的检查方法,对 AD 的诊断准确性较 CT、MRI 略低,但在妊娠期较为安全、方便,可为妊娠合并 AD 的早期筛查、早期诊断提供线索,具有较高的临床应用价值[4]。综上所述,需根据孕妇的不同情况选择最优的检查手段,注意结合辅助检查结果鉴别诊断以提高初诊准确性。

4. 妊娠合并 AD 的治疗及分娩时机　妊娠合并 AD 患者一旦确诊,应迅速启动心外科、麻醉科、心内科、妇产科、新生儿科、超声影像学科等多学科会诊,具体治疗方式主要取决于 AD 的类型、病变撕裂范围和胎儿的发育情况,以达到最佳的治疗效果。

（1）A 型 AD:妊娠合并 AD 以 A 型多见,孕产妇及胎儿死亡率高。2017 年 AD 诊断与治疗规范中国专家共识指出, A 型 AD 一经发现均因积极手术治疗。同时共识建议,妊娠合并急性 A 型 AD 应按非孕期急性 A 型 AD 的诊疗原则处理,以挽救母亲生命为主,在此前提下尽可能保证胎儿存活[3]。

根据不同孕周制定相应的治疗方案:①孕周 <28 周者建议保留胎儿在子宫内,先行主动脉手术,手术后根据胎儿的存活情况决定继续妊娠或引产。胎儿在子宫内时进行主动脉手术,胎儿的死亡率可达 36%。②孕周 >32 周者,若胎儿发育良好建议先行剖宫产,胎儿娩出后再行主动脉手术。③孕周 28~32 周者应综合考虑母体和胎儿的状况,如果胎儿发育良好,AD 有慢性转归可能,应尽可能延长孕周后再行手术治疗,并密切监测病情变化,做好手术准备[3]。但对于存在血流动力学不稳定及有器官缺血表现的孕妇,则应立即行主动脉手术。术后并发症包括肺部并发症、脑部并发症、脊髓损伤(截瘫)、肾衰竭、出血以及多器官功能衰竭,是术后早期主要的致死原因[3]。

（2）B 型 AD:药物治疗是 B 型 AD 的基本治疗方式, B 型 AD 患者急性期药物保守治疗病死率较低,部分患者可获得长期良好的预后[3]。妊娠期发生 B 型 AD 比较罕见, B 型 AD 的妊娠期妇女,无出血或主要分支灌注无障碍时可在严密监测下保守治疗,尽可能延长孕周。药物治疗包括严格血压控制、止痛等,限制夹层撕裂的范围、降低夹层破裂风险,减少器官损伤,待胎儿发育成熟后择期行剖宫产[2]。β 受体阻滞剂是一线治疗药物,通过控制患者血压及心肌收缩,减轻血流对主动脉壁的冲击力,降低夹层破裂的风险。建议控制收缩压

<110mmHg、心率 <75 次 /min，以维持最低的有效终末器官灌注 [1]。β 受体阻滞剂可能会减少胎盘血流量造成胎儿生长受限，患者应在严密监测下进行药物治疗。若合并有主动脉夹层破裂或脏器缺血（包括子宫缺血或胎盘功能不全）等并发症，以及保守治疗下血压控制不佳或夹层持续发展等，则有急诊手术的指征。但对于合并有马方综合征的妊娠期 B 型 AD，因腔内操作易损伤内膜，加之马方综合征患者血管壁发育不良，不宜行主动脉腔内人工血管置入术，但可作为开放手术的过渡 [2]。

急性 B 型 AD，若孕周小于 28 周且孕妇血压无法控制、疼痛无法控制、主动脉瘤变、主动脉濒临破裂、无胎儿窘迫等急症，可以先进行基本药物治疗；若孕周 >32 周，可先行剖宫产后再治疗 AD；孕 28~32 周者可视病情行保胎或剖宫产，然后积极治疗 AD[3]。

5. 病例分析与思考　该病例患者妊娠前未诊断马方综合征，孕期无高血压病史，且患者既往存在左眼视网膜脱离、晶状体脱位病史，查体四肢细长，脊柱轻度侧弯，其父曾因 "心脏瓣膜脱垂" 及 "主动脉夹层" 行手术治疗。根据患者现病史、既往史及家族史，马方综合征可能性大。经基因检测结果回报：患者相关基因检测符合马凡氏综合征（基因：FBN1，OMIM 编号：134797，染色体位置：chr15：48888557，变异来源：父源（杂合），基因相关疾病：马方综合征（AD）等）。该疾病妊娠期间因激素水平及血容量改变发生 AD 的风险较大。患者孕晚期（38^{+6} 周），突发无明显诱因的胸痛及背部疼痛，持续性不缓解，以左侧为著。生命体征平稳，化验示 WBC：14.43×10^9/L，NEU%：85.2%，D-Dimer：1940ng/mL，心脏超声提示：主肺动脉内径正常，升主动脉根部内径正常（33 mm），左心扩大，左室舒张功能减低，左室射血分数 56%。CT 示该患者主动脉夹层仅累及降主动脉，考虑为 Stanford B 型。以上化验可见白细胞计数和中性粒细胞比值升高、D- 二聚体升高，结合 CT 检查，B 型 AD 诊断明确，患者发病时间小于 14 d，为急性期。患者已临产，阴道分娩时胸腹腔压力变化剧烈，有加重甚至导致 AD 破裂出血、失血性休克危及母儿生命的风险，根据治疗原则，患者生命体征平稳，孕足月，经产科、麻醉科、重症医学科及血管外科多学科会诊协作，先行剖宫产后再进一步明确 AD 病因及制定合理治疗方案。术后依据家族史及基因检测明确马方综合征的诊断，予以镇痛、控制血压等保守治疗，患者病情无进一步恶化，母儿均好转出院，心外科随访。

妊娠合并 AD 发病率较低，但起病凶险，进展迅速，临床上应力争早期快速诊断，根据 AD 类型、母儿情况选择合适的治疗方法是挽救患者及胎儿生命的关键。该病例由多学科共同协作，最大限度地降低合并 AD 的孕妇及围产儿的死亡率。因此，快速诊断和正确治疗对降低孕产妇死亡率及围产儿死亡率至关重要。

天津医科大学总医院　苏婧　韩姹

【参考文献】

[1] 褚黎, 张军, 李燕娜, 等. 妊娠合并主动脉夹层 24 例临床分析 [J]. 中华妇产科杂志, 2017, 52（1）:32-39.

[2] 杨璞玉, 张军, 李燕娜, 等. 合并主动脉夹层的马方综合征孕妇的妊娠结局分析 [J]. 中华妇产科杂志, 2015（5）:334-340.

[3] 中国医师协会心血管外科分会大血管外科专业委员会. 主动脉夹层诊断与治疗规范中

国专家共识 [J]. 中华胸心血管外科杂志,2017,33(11):641-654.

[4] 周荃,黄素芳. 妊娠合并主动脉夹层研究进展 [J]. 心血管病学进展，2019，40(4)：532-535.

[5] 杨思姝,钱永军,梁伟涛,等. 妊娠合并主动脉夹层的诊断及处理 [J]. 中国胸心血管外科临床杂志,2019,26(5):499-503.

[6] 蒋荣珍,滕银成. 妊娠合并主动脉夹层的诊治 [J]. 中华产科急救电子杂志,2019,8(2)：76-81.

[7] 张璐,石芳鑫. 妊娠合并马方综合征的诊治进展 [J]. 中华围产医学杂志，2021，24(3)：233-236.

[8] BAUMGARTNER H, DEATON C, AGUIAR C, et al.ESC Guidelines on the management of cardiovascular diseases during pregnancy：the Task Force on the Management of Cardiovascular Diseases during Pregnancy of the European Society of Cardiology（ ESC)[J].European Heart Journal：The Journal of the European Society of Cardiology，2011，32(24)：3147-3197.

[9] 中华医学会妇产科学分会产科学组. 妊娠合并心脏病的诊治专家共识(2016)[J]. 中华妇产科杂志,2016,51(6):401-409.

[10] 李大主，RANJIT S,曾秋棠,等.树突状细胞激活介导的炎性反应与主动脉夹层 [J]. 中国急救医学,2004,24(4):254-255.

病例 15　妊娠合并肺动脉高压

【背景知识】

妊娠合并肺动脉高压(pulmonary hypertension，pH)为严重的妊娠并发症,其病死率高,严重威胁母儿生命。目前任何原因引起的肺动脉高压均被列为妊娠禁忌证 [1]。孕产妇死亡多与肺动脉高压危象、右心衰竭、栓塞有关,对胎儿的影响主要包括胎死宫内、流产、早产、胎儿生长受限等 [2]。因此及时诊断并治疗对妊娠合并肺动脉高压患者意义重大。目前超声心动图为妊娠合并肺动脉高压的一线筛查手段 [3],右心导管检查为诊断肺动脉高压的"金标准" [3],B 型钠尿肽(BNP)、6 分钟步行试验(six-minute walk test, 6MWT)等有助于病情评估和危险分层。肺动脉高压的治疗目标为改善症状、延缓疾病进展及提高生存率,包括合理膳食、氧气吸入、避免感染等,使用靶向药物及抗凝等治疗,必要时需手术治疗。因此,妊娠期需对肺动脉高压孕妇进行多学科管理,共同制订治疗方案,严密监测,严格预防和治疗心力衰竭,对降低孕产妇及围产儿的死亡率至关重要。

【病例简述】

患者女，35 岁，入院日期 2019-6-26。主诉:孕 1 产 0 孕 30⁺⁴ 周,活动时胸闷气促 2 月余。现病史:患者平素月经规律,末次月经 2018-11-24。停经 6 周查血 HCG 阳性,停经 7⁺ 周首次 B 超示宫内早孕,与孕周基本相符。早孕反应不明显,孕早期无阴道出血。孕 20 周自觉胎动至今,孕期规律产检,妊娠四毒未查,甲功(-),NT 正常,无创产前 DNA 检测低风险,孕早期空腹血糖 4.12mmol/L,OGTT 未做,孕 24 周系统产前超声未见明显异常,孕期血压正常。孕 22 周自觉活动时胸闷气促,就诊于当地医院,查心脏彩超示:风湿性心脏瓣膜改变、二尖瓣中度狭窄(1.14 cm²),左房增大(左房内径 41 mm),右心增大(右房上下经 58 mm,右室内径 27.9 mm),肺动脉高压(105mmHg),射血分数 57%。后于胸科医院复查超声心动示二尖瓣中重度狭窄(0.9~1.1 cm²),射血分数 60%,肺动脉高压(85mmHg)。遂就诊于我院,查心脏彩超示:肺动脉压力 84mmHg,左室射血分数 62%,二尖瓣瓣膜重度狭窄,瓣口面积约 0.9 cm²,右心增大(右房左右径 44 mm,右室左右径 40 mm)、左房增大(左房前后径 45 mm)。BNP 610pg/mL。考虑患者为风湿性心脏病,二尖瓣狭窄(重度),重度肺动脉高压,心功能Ⅲ级,经我院心内科、心外科、重症医学科及产科多学科 MDT 会诊,建议尽快终止妊娠,酌情考虑孕期行心脏瓣膜扩张术,给予利尿、抗凝等治疗,密切观察病情变化。因患者及家属拒绝终止妊娠,遂予以螺内酯 20 mg BID 口服,那屈肝素钙 0.4mL,每日 1 次,皮下注射,地高辛 0.125mg,每日 1 次,口服,严格出入量平衡。现孕 30⁺⁴ 周,无腹痛、无阴道出血,无阴道流液,复查心脏彩超:肺动脉压力 63mmHg,左室射血分数 62%,二尖瓣瓣膜增厚,开放受限,重度狭窄(0.8 cm²)伴轻度反流,右心增大(右房左右径 47 mm,右室左右径 40 mm)、左房增大(左房前后径 44 mm)。BNP 486pg/mL。遂收住院。患者精神可,饮食、睡眠可,大小便正常,孕期体重减轻 1.5 kg。

既往史:否认高血压、糖尿病、冠心病病史;否认传染病病史;按规定预防接种;无手术外伤史;无输血史;无食物药物过敏史。婚育史:已婚,33 岁结婚,爱人体健,G1P0。月经史:平素月经规律,7/28 d,LMP 2018.11.24,量中等,痛经(-)。家族史:否认家族遗传病史。

查体:体温 36.5 ℃,心率 108 次/min,呼吸 16 次/min,血压 102/69mmg。口唇发绀,无颈静脉怒张,心音有力,律齐,心率 108 次/min,二尖瓣听诊区可闻及舒张期隆隆样杂音,双肺听诊未闻及干湿性啰音。妊娠腹型,肝脾触诊不满意,无杵状指,双下肢水肿(-)。专科查体:宫高 28 cm,腹围 93 cm,胎位 LOA,胎心 150 次/min,未及宫缩,胎膜未破,骨盆外测量:24-29-20-8 cm,PR:宫颈居后,质中,宫颈未消,宫口未开,先露头 s-4,骶骨下段中弧,骶尾关节活动可。

辅助检查:心脏彩超:肺动脉压力(63mmHg);左室射血分数 62%,二尖瓣瓣膜增厚,开放受限,重度狭窄(0.8 cm²)伴轻度返流。BNP:486pg/mL。

入院诊断:①孕 1 产 0 孕 30⁺⁴ 周 LOA;②风湿性心脏瓣膜病 二尖瓣狭窄(重度)心功能Ⅲ级(NYHA 分级);③肺动脉高压(重度);④窦性心动过速。

治疗经过:入院积极完善相关检查,予吸氧,控制出入量,监测胎心、胎动及生命体征。予地塞米松促胎肺成熟治疗,保持电解质平衡(维持血钾在 4mmol/L 以上),继续低分子肝素抗凝、地高辛强心、螺内酯利尿等治疗。再次请心内科、麻醉科、重症医学科专家会诊明确术前、术中准备工作及术后治疗。于 2019-07-08 孕 32⁺² 周因"肺动脉高压,风湿性心脏病"于硬膜外麻醉下行剖宫产术,术中剖娩一男活婴,体重 2000 g,Apgar 评分 9′-10′-10′,早产儿转新生儿科治疗。子宫收缩好,出血不多,未使用促宫缩药物,术程顺利。患者术后转入 ICU,予米立农强心、呋塞米利尿、低分子肝素抗凝,以及补液、预防感染等对症支持治疗,患者未诉不适,生命体征平稳,无发热,后转回普通病房。予促宫缩及预防感染及对症治疗。术后 6 d 复查 BNP: 386pg/mL。患者生命体征平稳,准予出院,嘱出院后定期随访,严格避孕,禁止哺乳。

出院诊断:①妊娠合并肺动脉高压;②经选择性剖宫产术的分娩(孕 1 产 1 孕 32^{+2} 周已娩);③单胎活产;④风湿性心脏病(二尖瓣狭窄);⑤心功能Ⅲ级(NYHA 分级);⑥窦性心动过速。

出院随访:出院 1 月后超声心动图(天津市胸科医院):二尖瓣重度狭窄(0.9 cm²),射血分数 57%,肺动脉高压(85mmHg)。患者从事日常活动无症状。

【病例分析和思考】

1. 肺动脉高压定义及分类　肺动脉高压(pH)是指由多种异源性疾病(病因)和不同发病机制所致肺血管结构或功能改变,引起肺血管阻力和肺动脉压力升高的临床和病理生理综合征,继而发展成右心衰甚至死亡[1]。《中国肺动脉高压诊断与治疗指南(2021 版)》[1] 指出,pH 的血流动力学诊断标准为:指海平面、静息状态下,经右心导管检查(RHC)测定的肺动脉平均压(mPAP)≥ 25 mmHg。RHC 是诊断和量化 pH 的金指标,但由于心导管术为有创性检查,因此超声心动成为妊娠合并 pH 诊断的主要手段,产科临床上常以超声检测肺动脉收缩压≥ 30 mmHg 作为诊断标准:30~49 mmHg 为轻度,50~79 mmHg 为中度,≥80 mmHg 为重度[4]。

临床上将肺动脉高压分为 5 大类:①动脉性肺动脉高压(PAH);②左心疾病所致肺动脉高压(PAH-LHD);③肺部疾病和(或)低氧所致肺动脉高压;④慢性血栓栓塞性肺动脉高压(CTEpH)和(或)其他肺动脉阻塞性病变所致肺动脉高压;⑤未明和(或)多因素所致肺动脉高压[1]。妊娠常见的肺动脉高压类型有:先天性心脏病相关 pH、风湿性心脏病相关 pH、结缔组织病相关 pH、特发性 pH、肺栓塞引起的 pH 以及由 HIV 或药物引起的 pH[2]。

2. 妊娠合并脉动脉高压的临床表现　pH 临床表现主要与进行性右心功能障碍有关,可能出现乏力、疲劳、呼吸短促、心悸等症状,许多患者孕前无明显症状。由于妊娠期总血容量、心率及心排出量增加,心脏负荷增大而开始出现劳力性呼吸困难、活动耐力减低、心悸、气促等症状,长期缺氧致患者嘴唇呈现不同程度的紫绀。随着肺动脉压力的增加,可出现下肢浮肿甚至颈静脉怒张等右心衰竭的表现,出现晕厥症状时多提示不良预后[1]。如出现右心扩大可有心前区隆起表现,听诊可及肺动脉瓣第二心音亢进,三尖瓣关闭不全引起的三尖瓣区收缩期杂音等[5]。

妊娠合并 pH 患者于妊娠晚期、分娩期、产后 3 天心脏负担增加,最易发生心力衰竭及肺动脉高压危象[6]。肺动脉高压危象是在 pH 的基础上发生肺血管痉挛性收缩、肺循环阻力升高、右心排出受阻,导致突发性肺动脉高压和低心排出量的临床危象状态[7]。

pH 患者在妊娠期间容易发生低氧血症,导致胎盘循环灌注不足,可影响胎儿生长发育,导致胎儿生长受限,出现胎儿窘迫、流产、早产,甚至新生儿窒息、死亡等[2]。同时,妊娠期血液处于高凝状态,肺动脉栓塞和静脉血栓风险明显增加[6]。

3. 妊娠合并 pH 的孕期管理

（1）孕前及孕期评估：目前任何原因引起的 pH 均应避免妊娠[1]。《妊娠合并心脏病的诊治专家共识（2016）》[7] 将心脏病妇女的妊娠风险分为 5 级，其中各种原因导致的轻度 pH 患者妊娠风险为Ⅲ级，孕妇死亡率中度增加或者母儿并发症重度增加，孕期需要在三级医院定期就诊；中度 pH 妊娠风险为Ⅳ级，孕妇死亡率明显增加或者母儿并发症重度增加，需要专家咨询，如果继续妊娠需告知风险并严密监护母儿情况；重度 pH、心功能Ⅲ~Ⅳ级患者妊娠风险为Ⅴ级，极高的孕妇死亡率和严重的母儿并发症，属妊娠禁忌证，一旦妊娠建议终止；如继续妊娠，需告知其风险并多学科团队密切监护，采用 6 分钟步行试验、超声心动、BNP 等手段密切评估心功能状态及风险分层，制定个体化管理方案，包括分娩的时机与方式。

（2）孕期治疗：妊娠合并 pH 的患者，治疗目标为改善临床症状、延缓疾病进展及改善母儿预后。妊娠合并 pH 的患者应由经验丰富的心内科、心外科、产科、麻醉科、重症监护、新生儿专家等组成多学科专业团队进行管理，并制定详细的治疗计划。

一般治疗：避免劳累、充分休息，限盐、限制液体入量，合理膳食、保证营养，避免感染，适当给氧，改善氧合，避免低氧血症的发生。

抗凝治疗：妊娠期高凝状态，增加了 pH 患者血栓栓塞的风险，使用抗凝药物成为必要[6]。应根据不同风险层次进行针对性抗凝治疗，个体化治疗。妊娠期可应用对胚胎影响较小的低分子肝素进行抗凝[5]，且产后 24 h 后若无出血倾向应继续抗凝治疗。抗凝期间应严密监测凝血功能[3]。

扩血管药物：扩血管药物主要分为钙离子阻滞剂、内皮素受体拮抗剂、可溶性鸟苷酸环化酶激活剂、前列环素类似物、5 型磷酸二酯酶抑制剂[8]。其中内皮素受体拮抗剂及可溶性鸟苷酸环化酶激活剂对胎儿有致畸作用，妊娠期间禁止使用[2]。钙离子阻滞剂为非选择性血管扩张剂，可使得部分对其敏感的先天性心脏病相关 PAH 患者有更好的长期预后[5]。前列环素类似物能有效治疗心功能Ⅲ~Ⅳ级的先天性心脏病相关 PAH。西地那非是 5 型磷酸二酯酶抑制剂，对妊娠期 pH 有较好的治疗效果[8]。

强心及利尿：对于心功能不全患者，可使用正性肌力药物，包括地高辛、多巴酚丁胺、多巴胺、米力农等；利尿剂也可用于管理右心室超负荷[6]。

手术治疗：在晚期或失代偿性 pH 的患者中，右心衰竭的发展是潜在的致命过程，治疗方式通常针对降低右心负荷并最大限度地优化氧合及灌注。手术选择包括房间隔造口术、肺移植和心肺联合移植。对于血流动力学不稳定并伴有严重 pH 的患者，可以采用 ECMO[6]。

终止妊娠的时机及方式：目前国内外均无明确规定 pH 孕妇的最佳分娩时机及方式，应充分考虑患孕周、一般情况、心功能分级及胎儿情况等决定分娩方案。若妊娠期心功能状态恶化，不能继续耐受妊娠或出现胎儿宫内窘迫等情况时，应及时终止妊娠。妊娠 32~34 周时孕妇血容量达到高峰，心力衰竭风险增加，在妊娠 32~34 周有计划地终止可降低母婴死亡率，改善预后；对于重度 pH、心功能分级为Ⅲ~Ⅵ级的患者，随孕周增大病死率增高，妊娠不宜超过 32 周[3]。病情稳定的轻中度 pH 患者，应在严密监测下行期待治疗，积极预防并治疗心力衰竭、促胎肺成熟,可维持妊娠至34~37周。阴道分娩过程中子宫强烈收缩、疼痛、紧张等刺激会引起肺动脉压力升高,同时增加心脏负荷,导致肺动脉高压危象及心力衰竭的发生,因此心功能Ⅰ~Ⅱ级患者可选择阴道分娩。剖宫产相对时间较短,对患者疼痛刺激小、能有效避免紧张焦虑等刺激。且择期剖宫产可进行充足准备,更有利于对患者的全面监护。因此,心脏病妊娠风险分级≥Ⅲ级且心功能≥Ⅱ级者,应行剖宫产术终止妊娠 [7]。

麻醉方式的选择:2019年《妊娠合并心脏病围麻醉期中国专家临床管理共识》[9] 提出,对于妊娠合并 pH 患者,如无椎管内麻醉禁忌证,首选椎管内麻醉 [9]。术中维持负平衡原则,防止胎儿娩出后回心血量增加导致的急性心力衰竭。

产后管理:妊娠合并 pH 患者产后易发生肺动脉高压危象、心力衰竭、猝死和肺栓塞,因此妊娠合并 pH 患者终止妊娠后应转入 ICU 进行监测和后续治疗。产后尤其是产后1周是并发死亡的危险时期。产后应常规给予抗生素预防感染,加强利尿,使出入量呈轻度负平衡,继续使用肺血管扩张药、个体化抗凝药物治疗,并积极治疗右心衰 [5]。产后还应建议患者采取避孕措施。对于合并 pH 的妇女,可选取宫内节育器等有效且易于使用的避孕工具 [6]。

4.该病例分析与思考　　该病例患者孕前无明显乏力、疲劳、呼吸短促、心悸等症状,于孕22周因自觉活动时胸闷气促,行心脏彩超提示:风湿性心脏瓣膜改变、二尖瓣中度狭窄(1.14 cm²),肺动脉高压(105mmHg),属风湿性心脏病相关 pH。根据肺动脉高压分级,属重度肺动脉高压。因重度 pH、心功能Ⅲ~Ⅳ级患者妊娠风险为Ⅴ级,极高的孕妇死亡率和严重的母儿并发症,属妊娠禁忌证,建议终止。患者及家属要求继续妊娠,告知风险并多学科团队给予密切监护,予以强心、利尿、抗凝,严格出入量平衡。因妊娠32~34周时孕妇血容量达到高峰,心脏负荷增大,心力衰竭风险增加,遂将该患者于妊娠30^{+4}周收住院,由多学科专家评估患者病情进行管理,继续强心、利尿、抗凝药物、促胎肺成熟治疗。该患者经强心、利尿等治疗,肺动脉高压虽较前降低,但随着孕周增大,心功能Ⅲ级、二尖瓣重度狭窄、BNP升高,心力衰竭风险增大,遂于孕32^{+2}周在硬膜外麻醉下行剖宫产终止妊娠。患者术后转入 ICU,予强心、利尿、抗凝,预防感染等对症支持治疗,生命体征平稳,复查 BNP: 386pg/ mL。心功能较前好转,顺利出院。出院后1月可从事日常活动,复查超声心动较前无明显变化。

综上,妊娠合并 pH 病死率高,早期诊断困难,应对 pH 高危人群及存在可疑症状者进行心脏彩色超声筛查及原发病因评估。pH 患者应避免妊娠,育龄期女性应做好避孕措施。妊娠合并 pH 属高危妊娠,因其病情严重、母儿并发症多、猝死风险高,诊断和治疗涉及多学科领域,该病例由多学科专家共同协作,制定个体化治疗方案,孕期应严密监测,严格预防和治疗心力衰竭,适时终止妊娠,进一步降低母儿风险,减少孕产妇死亡。

天津医科大学总医院　苏婧　韩妮

【参考文献】

[1]　中华医学会呼吸病学分会肺栓塞与肺血管病学组,中国医师协会呼吸医师分会肺栓塞与肺血管病工作委员会,全国肺栓塞与肺血管病防治协作组,等. 中国肺动脉高压诊断与治疗指南(2021 版)[J]. 中华医学杂志,2021,101(1):11-51.

[2]　朱晓雯,韩凤珍,庄建. 妊娠合并肺动脉高压的管理 [J]. 中国实用妇科与产科杂志,

2019,35（11）:1200-1204.

[3] 孙获,刘国莉,任景怡.妊娠与肺动脉高压[J].临床内科杂志,2021,38（1）:9-14.

[4] 刘陶.妊娠合并肺动脉高压的诊治[J].岭南心血管病杂志,2013,19（3）:258-261.

[5] 史天一,贡颖颖,钱惠勤,等.妊娠合并肺动脉高压的早期识别及管理[J].国际妇产科学杂志,2021,48（4）:367-370.

[6] 胡诗曼,石中华.妊娠合并肺动脉高压的研究进展[J].中国临床医生杂志,2021,49（1）:25-27.

[7] 中华医学会妇产科学分会产科学组.妊娠合并心脏病的诊治专家共识（2016）[J].中华妇产科杂志,2016,51（6）:401-409.

[8] 姚泽洪,张军.妊娠合并先天性心脏病相关肺动脉高压的诊疗进展[J].中华围产医学杂志,2021,24（10）:783-788.

[9] 中国心胸血管麻醉学会非心脏手术麻醉分会.妊娠合并心脏病围麻醉期中国专家临床管理共识[J].临床麻醉学杂志,2019,35（7）:703-708.

病例16　妊娠合并心衰

【背景知识】

妊娠合并心功能不全是导致孕产妇非产科因素死亡的主要病因之一。妊娠期和分娩期的生理性改变以及产科高危因素均可诱发心功能不全,严重心功能不全 即为心衰。妊娠合并心衰以急性左心衰和慢性右心衰为常见,均属于充血性心衰。预防妊娠合并心功能不全患者心功能下降,并积极治疗心衰,才能保障母胎安全。妊娠合并心脏病是导致孕产妇死亡的重要原因之一,高居孕产妇死亡原因第二位,其疾病发生率达 1%~6%,死亡率为0.5%~1%[1]。

妊娠本身就是一个心衰最明显的诱因。妊娠、分娩和产褥期的血流动力学改变,如血容量增加、心排出量增加、心率增加,导致心肌耗氧量增加;子宫增大、膈肌上升、心脏向左移位、大血管扭曲,导致右心室压力增加;分娩期子宫收缩, 回心血量增加,使心排出量、动脉压和中心静脉压增加;产后胎盘血循环中断,潴留于组织间水分回流,体循环量的增加等因素均加重了心脏负担。若某些高危孕产妇心脏代偿能力降低,往往不能承受这些变化而失代偿发生严重心衰[1]。

在怀孕期间,循环系统的生理变化会加剧许多心血管疾病的发生。充血性心力衰竭（CHF）是一种复杂的临床综合征,会损害心室泵血[2]。围产期充血性心力衰竭（PCHF）通常发生在妊娠晚期或产后几个月内,并且通常与较高的孕产妇和新生儿发病率和死亡率显著相关[3, 4],严重威胁母婴生命安全。母体结构性 心脏病、肺部疾病、甲状腺疾病以及既往或妊娠期高血压与发生围产期充血性心力衰竭（PCHF）相关[5]。无论病因是什么,PCHF 都与产妇和新生儿的不良结局相关[6]。子痫前期并发心脏功能不全是在患有子痫前期基础上发生的,以心肌损害为特征的心力衰竭症候群,是妊娠期高血压疾病的严重并发症。子痫前期并发心功能不全可以预防,最根本的预防措施是早期发现并积极治疗子痫前期。通过解痉、降压和有指征的扩容、利尿,增加各器官的血流灌注,降低心脏负荷[7]。所以心衰的处理重在预防,不要等到心衰症状明显时才开始治疗,应积极控制原发病,在心脏代偿阶段,采取积极的干预措施,必要时及时终止妊娠。

妊娠期高血压疾病,特别是具有严重表现的先兆子痫和子痫,与分娩住院期间的心血管疾病发病率显著相关。子痫前期孕妇存在双胎或低蛋白血症、长期应用保胎药物等因素显著增加心力衰竭风险。结合典型临床表现和辅助检查可以诊断子痫前期合并心功能不全,但心功能不全发病隐匿,早期症状易被忽视,所以要重视早期心衰的表现。积极控制子痫前期,及时终止妊娠是预防发生心脏功能不全的主要措施[7]。因此,在临床工作中还需提高警惕,积极对妊娠期高血压疾病患者进行心功能的监测,可能会降低产妇的发病率及死亡率[8]。

【病例简述】

患者 37 岁,大专学历,身高 170 cm,体重 95KG,BMI 32.87 kg/m²,孕期体重增加 30 kg。既往体健。孕 $_2$ 产 $_1$,7 年前顺产分娩一男孩,3550 g,现体健。平素月经规律,LMP:2020-04-21,EDC:2020-01-28。患者入院前 1 月(孕 27^{+1} 周)于外院产检,测血压 170/110mmHg,休息后复测血压 140$^+$/80$^+$mmHg,无头晕、头痛、视物不清及胸闷、憋气等症状,凹陷性水肿(3+),未查尿蛋白,血化验未见明显异常。入院前 1 周(30 周),行 B 超检查提示羊水减少,血压不详,无自觉症状,凹陷性水肿(4+),孕检医院嘱多饮水治疗。入院前 5 天(孕 30^{+2} 周),患者自觉胸闷、憋气,不能平卧,无端坐呼吸,无夜间阵发性呼吸困难,由于前次妊娠于此孕周有类似症状,未处理,症状可自行缓解,故此次妊娠孕妇对该症状未予重视,未监测血压,未及时就诊,但症状逐渐加重。入院前 1 天(孕 31 周),患者喘憋症状明显加重,仍未引起重视。入院当日(孕 31^{+1} 周),患者自觉明显喘憋,联系 120 就诊孕检医院。

患者于 2020-11-25 07:57 到达孕检医院,查体:BP 205/147mmHg,HR155 次 /min,SPO$_2$ 91%,端坐呼吸,听诊双肺湿性啰音,床旁 B 超:提示胎心减慢。初步诊断:①孕 $_2$ 产 $_1$ 孕 31^{+1} 周;②LScA;③急性左心衰竭;④重度子痫前期;⑤ 急性胎儿宫内窘迫。即刻采取抢救措施:给予西地兰强心,速尿利尿,尼卡地平扩血管,甲强龙对症治疗并下病危。心电图提示:室上性心动过速,不排除频发性室性早搏。8:18 入手术室急诊行剖宫产术,8:28 分娩一女活婴,手术顺利。术中给予硝普纳降压及速尿利尿治疗,总计输注晶体液 1065mL,尿量 295mL,术中出血 300mL,全麻插管状态下 SpO$_2$ 维持在 94%~98%,8:54 手术结束。术后继续西地兰强心治疗,自主呼吸情况下,SpO$_2$ 维持欠佳,最低达 78%。多次监测血气分析均显示代谢性酸中毒。

10:36 转入我院 ICU 进一步治疗。转入时 BP 178/105mmHg,HR 138 次 /min,SpO$_2$ 98%,硝普纳、碳酸氢钠静脉维持。转入时诊断:①急性心力衰竭;②急性呼吸衰竭;③肺水肿;④重度子痫前期;⑤代谢性酸中毒⑥高血压病 3 级(极高危);⑦低蛋白血症;⑧电解质代谢紊乱;⑨应激性溃疡。

患者转入我院后,我院 ICU 与产科医生沟通协调,共同制定治疗方案,给予心电血氧监护、呼吸机辅助通气、抗感染、解痉、化痰、扩冠、强心、营养心肌、抑酸、营养支持、改善微循环,以及多种对症支持治疗。经积极治疗,各项化验指标均明显好转,病情稳定,于 2020-11-29 转入产科,继续静滴盐酸莫西沙星抗感染、口服硝苯地平控制血压、静滴并雾化吸入盐酸氨溴索化痰,皮下注射低分子肝素钙抗凝治疗,积极控制液体出入量,监测心率、血压、氧合平稳,出入量平衡,患者无不适,于 2020-12-02 出院。

　　住院期间重要化验如图 1-4-1~1-4-5 及表 1-4-1。

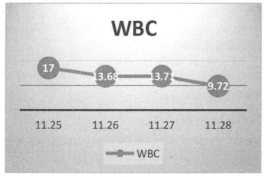

图 1-4-1　住院期间白细胞变化情况

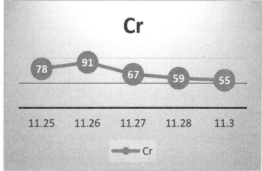

图 1-4-2　住院期间肌酐变化情况

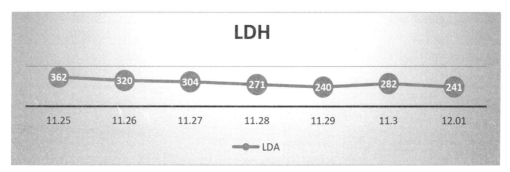

图 1-4-3　住院期间乳酸脱氢酶变化情况

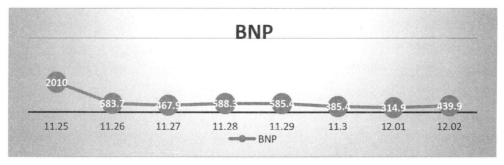

图 1-4-4　住院期间 B 型钠尿肽变化情况

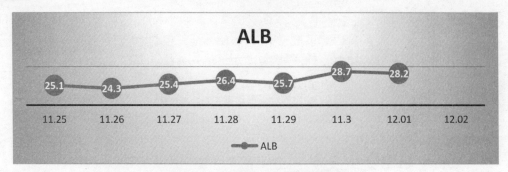

图 1-4-5   住院期间白蛋白变化情况

表 1-4-1   住院期间各项化验结果

	11-25	11-26	11-27	11-28	11-29	11-30	12-01	12-02
BNP（pg/mL）	2010	583.7	603.8	467.9	588.3	385.4	314.9	439.9
ALB（g/L）	25.1	24.3	25.4	26.4	25.7	28.7	28.2	
Cr（μmol/l）	78	91	67	59		55		
LDH（U/L）	362	320	304	271	240	282	241	
CK（U/L）			286	245	137	85	57	
CK-MB（U/L）	61	16	15	12	10	15	9	
WBC（×10⁹/l）	17	13.68	13.71	9.72				
D-dimer（mg/L）	2.98	3.91	1.98	1.96	4.53	5.86	3.29	2.53
尿蛋白	2+	3+				3+		

【病例分析和思考】

该患者高龄,经产妇,肥胖,是很多产科危重症的高危因素,孕 27⁺¹ 周始出现血压升高,血压 170/110mmHg,水肿(3+),重度子痫前期诊断明确。总结该患者的病例特点为:①患者发病孕周为孕 31⁺¹ 周(是孕期最易发生心衰的三个时期之一);②入院前两周发现血压高,未查尿蛋白,未定期监测(孕检医院未予重视);③周身水肿逐渐加重,发现羊水偏少,未进一步评估母胎情况,而予补液治疗,是否合理? ④未监测尿量及血尿化验,是否出现或何时出现尿量少及化验异常未知;⑤入院前五天即出现胸闷、憋气,不能平卧的早期心衰的表现,但患者未予重视,甚至病情明显加重,仍不就诊(延误诊疗)。

2018 中国心力衰竭诊断和治疗指南提出原心功能正常的患者出现原因不明的疲乏或心率增加 15~20 次 /min,可能是左心功能降低的最早期征兆。短时间内体重迅速增加而水肿程度不加重或不相称,提示可能存在严重的隐性水肿。早期心衰的临床表现为:①轻微活动后即出现胸闷、心悸、气短;②在休息时,心率超过 110 次 /min,呼吸频率超过 20 次 /min;③夜间常因胸闷而坐起呼吸,或到窗口呼吸新鲜空气;④肺底部出现少量持续性湿啰音,咳嗽后不消失。对于该患者,入院前 1 月已发现血压升高,水肿明显,未行定期监测及治疗,入院前 1 周出现羊水偏少,提示可能存在胎盘功能减退,而未予以监测,进一步检查胎盘功能,且水肿明显加重,仍未监测血压,评估心功能,而嘱患者多饮水治疗,此时的处理显然存在失误。2 天后患者即出现胸闷、憋气,不能平卧,无端坐呼吸,无夜间阵发性呼吸困难,由于前次妊娠于此孕周有类似症状,故患者未予重视,而症状逐渐加重,考虑患者在此时期已有早期心衰表现,由于个人原因,延误了治疗,但与孕检医院对早期病情未予重视并向患者充分病情告知亦相关,在此也给我们提出警醒!

吸取经验、教训以及警醒的同时,也给我们提出了另一个话题,即妊娠期高血压疾病终止妊娠的时机:对于严重高血压和子痫前期(包括慢性高血压并发子痫前期)①伴有严重表现可引起多器官功能障碍,威胁母胎生命,并可导致远期并发症。妊娠期高血压疾病不可能因期待治疗而好转。②妊娠 ≥ 34 周的孕妇应考虑尽快终止妊娠。③在 34 周之前,期待治疗可能改善新生儿结局,如果母胎情况稳定,在 34 周之前可考虑期待治疗。期待治疗需结合医院的救治条件,充分考虑孕妇及早产儿的救治能力。④在妊娠 28~34 周之间,如病情不稳定或经积极治疗病情仍加重,应及时终止妊娠[9]。

而对于合并急性心衰的孕妇选择分娩方式:妊娠 ≥ 28 周后原则上建议剖宫产终止妊娠,如已临产,除非宫口已开全,能产钳助产,不建议经阴试产。无论我国 2016 年妊娠合并心脏病指南还是 2019 年 ACOG 妊娠合并心脏病指南对心功能Ⅲ 级以上均不建议阴道试产,子痫前期并发心功能不全,心功能分级多在Ⅲ级以上,根据心脏超声结果提示肺动脉压力及左心射血分数情况评估妊娠风险,妊娠风险在Ⅲ级以上,以尽快稳定病情剖宫产终止妊娠为宜[2]。

现代医疗的进步及抢救能力的提高,为很多危重症患者保驾护航,经过一系列积极的处理及治疗,产妇及新生儿转危为安,但经验和教训告诉我们,如果对此病例能更早的重视和处理,并及时终止妊娠,可能会使病人减少发展为危重症甚至极危重症的风险并节省医疗资源,更加体现围产医学的进步以及产科医疗质量的提高,让我们朝着这个方向努力吧。

天津市第三中心医院 魏青 梁茜 宋淑荣

【参考文献】

[1] 林建华. 妊娠合并心功能不全 [J]. 中华产科急救电子杂志,2016,5(2):65-69.

[2] FRANCIS GS, TANG WII. Pathophysiology of congestive heart failure. Rev Cardiovasc Med[J]. 2003;4(Suppl 2):S14–S20.

[3] KOUTROLOU-SOTIROPOULOU P, PARIKH PB, MILLER C, et al. Impact of heart disease on maternal and fetal outcomes in pregnant women[J]. Am J Cardiol. 2015; 116(3): 474–480.

[4] MHYRE JM, TSEN LC, EINAV S, et al. Cardiacarrest during hospitalization for delivery in the United States, 1998-2011[J]. Anesthesiology. 2014;120(4):810–818.

[5] CHANG YJ, HO CH, CHEN JY, et al. Epidemiological profile and obstetric outcomes of patients with peripartum congestive heart failure in Taiwan: a retrospective nationwide study[J]. BMC Pregnancy Childbirth. 2017 Sep 12;17(1):302.

[6] MCNAMARA DM, ELKAYAM U, ALHARETHI R, et al. Clinical outcomes for peripar-

tum cardiomyopathy in North America：results of the IPAC study（Investigations of Pregnancy-Associated Cardiomyopathy）[J]. J Am Coll Cardiol. 2015；66（8）：905-14.

[7] 彭婷,李笑天. 子痫前期患者合并心脏功能不全防治 [J]. 中国实用妇科与产科杂志,
     2019,35（11）：1213-1217.

[8] ACKERMAN CM, PLATNER MH, SPATZ ES，et al. Severe cardiovascular morbidity in
     women with hypertensive diseases during delivery hospitalization[J]. Am J Obstet Gynecol.
     2019 Jun；220（6）：582.e1-582.e11.

[9] 中华医学会围产医学分会,中华医学会妇产科学分会产科学组. 妊娠并发症和合并症
     终止妊娠时机的专家共识 [J] . 中华围产医学杂志,2020,55（10）：649-658.

第五节　妊娠合并消化系统疾病

病例 17　重度子痫前期合并急性重症胰腺炎一例

【背景知识】

妊娠合并急性胰腺炎（acute pancreatitis in pregnancy，APIP）是妊娠期较为罕见而危重的急腹症之一,发生率为 1/10000~1/1000[1]。APIP 病情变化快、腹痛位置不典型容易误诊和漏诊,而中重度胰腺炎全身炎症反应综合征明显将严重威胁母婴生命 [2]。目前,关于 APIP 尚无指南和专家共识意见,合并子痫前期的 APIP 鲜见文献报道,本文将回顾病例的诊治过程以为临床提供参考。

【病例简述】

1. 孕产妇情况　25 岁,G1P0,身高 160 cm,孕前 50kg,基础 BMI19.5kg/m²。主因"孕 36 周,血压升高 6 周,发现蛋白尿 1 天"于 9 月 26 日 18：46 急症入院。孕 9 周建册,基础血压 110/65mmHg,尿蛋白（-）,唐筛、大排畸超声、50gGCT 无异常。孕 30 周血压 140/90mmHg, 尿蛋白（-）,无症状,未治疗,Bp 波动于 135~145/85~96mmHg。近 10 天食欲欠佳,现孕 36 周,当地产检血压 150/120mmHg,尿蛋白（3+）,伴头晕头痛急转入我院,否认视物模糊、腹胀、腹痛、呕吐等不适,孕期增重 10kg。既往体健,无不良嗜好,父亲高血压。查体:体温 37.3 ℃,脉率 140 次 /min,呼吸 22 次 /min,血压 145/120mmHg,血氧 98%,双下肢水肿（+）, 无其余阳性体征。宫高 32 cm,腹围 90 cm,胎位 LOA,头浮,胎心率 140 次 /min,无宫缩,胎膜存,宫颈消 60%,质韧未开,先露 S-³。NST:基线 140 次 /min,微小变异,胎动后无明显增速。超声:BPD8.9 cm,AC29.4 cm,胎盘 II 级,AFV4.4 cm,EFW 2300 g,脐动脉 S/D3.0。 EKG 示窦速,超声心动显示左室舒张功能下降,EF62%。血常规:WBC10.1×10⁹/L,中性粒 71.2%,Hb147 g/L;凝血功能:TT、APTT 延长;尿蛋白（3+）;生化指标提示低蛋白血症,肝酶、胆红素、BUN、Cr、UA 均高于正常;甘油三酯水平升高（TG 6.47mmol/L）,血淀粉酶正常（31.9u/L）;随机血糖 4.9mmol/L,HbA1c5.8%,电解质无异常。入院予以解痉、降压、吸氧等治疗,因"重度子痫前期、胎窘、凝血功能异常"于局麻 + 气管插管全麻下行子宫下段横切口

剖宫产术终止妊娠,术中羊水 II 度粪染,娩男活婴转新生儿科。手术顺利,出血 300 mL,术毕安返病房,血压 130/90mmHg,脉率 116 次 /min,血氧 97%,解痉、降压、白蛋白扩容、利尿、抗生素预防感染等治疗。术后 10 h 患者病情平稳,尿量 500 mL,复查化验示低蛋白低钠血症,随机血糖 18mmol/L,血淀粉酶正常(66.4u/L),其余指标较前好转。补液纠正低钠血症、调节血糖水平。术后 16 h,产妇憋气、嗜睡、腹胀,体温 37.2 ℃,血压 145/80mmHg,脉率 120 次 /min,呼吸 26 次 /min,血氧 92%~93%。腹部超声提示肠胀气,胰腺增厚,盆腹腔积液;腹部 CT:腹腔积液、肠胀气、肠壁弥漫性增厚、胰腺增大、左肾低密度病变;头颅 CT 及胸部 X 线片未见明显异常。予胃肠减压后腹胀减轻,血压 134~145/90~95mmHg,脉率 120~130 次 /min。术后 20 h 化验示血 Na、K、Cl、Ca 均低于正常;血常规 WBC23.5×10⁹/L,中性粒 89.2%,Hb112 g/L;血淀粉酶 187.6 μ/L(↑);CRP218.9 mg/L(↑);胃引流液 OB(1+);肝功能 ALB22 g/L,其余生化指标较前无明显变化。考虑重度子痫前期合并急性胰腺炎转至 ICU 病房,控制血压、纠正电解质紊乱、奥曲肽抑酶、抑酸、控制感染、保肝保肾、营养心肌,加强营养支持和对症处理。至术后第 4 日,体温、血压、血氧平稳,仍有腹胀、恶心,腹穿抽出清亮腹水 2000mL,常规及生化均提示为漏出性。胃肠减压可见咖啡色物,引流液 OB(3+);血常规 WBC27.6×10⁹/L,中性粒 77.6%,Hb74 g/L;血淀粉酶 674μ/L(↑),尿淀粉酶 1739μ/L(↑);PCT1.18ng/mL;ALB23.3 g/L,其余肝肾指标进一步好转,考虑急性胰腺炎并发上消化道出血和贫血,在原有治疗基础上输注悬浮红细胞纠正贫血。术后第 6 天,腹胀好转,二便正常,生命体征平稳,全身查体无明显异常。血常规 WBC21.4×10⁹/L,中性粒 82.7%,Hb94 g/L,ALB30 g/L,肝肾其余指标基本正常;腹部 CT 胰腺增大,腹腔积液明显减少。患者自 ICU 转往外科,辅以中药治疗。术后 2 周,生命体征平稳,进食半流质后无不适,全腹无压痛,子宫复旧好,腹壁伤口愈合佳。复查血常规 WBC8.0×10⁹/L,中性粒 60.2%,Hb108 g/L,PLT260×10⁹/L;肝肾功能、电解质无异常;血淀粉酶 372u/L;腹部 CT 胰腺仍肿大,周围无渗出。术后 18 天产妇出院。产后 42 天复诊,产妇无不适,血压 115/70mmHg,血尿常规、淀粉酶、肝肾功能、血脂、盆腔超声以及腹部 CT 均未见明显异常。

2. 新生儿情况　男婴出生体重 1980 g 为小于胎龄儿(SGA),生后 Apgar6 分(皮色、反应、张力、呼吸各 -1 分),保温、清理气道、吸氧后 5 min 评 9 分(反应 -1 分)。查体:T36.1 度,HR130 次 /min,R50 次 /min,精神反应弱,皮色红润,呼吸尚平稳,血气 pH7.24,$PCO_2$38mmHg,$PO_2$62mmHg,BE-11mmol/L,LAC4.5mmol/L,Glu4.0mmol/L,Ca^{2+}1.31mmol/L,胸片示胎粪吸入综合征。予以纠酸、改善组织代谢、抗菌药物预防感染等,7 天后出院(2110 g),出院后 1、3 月随访生长发育正常。

3. 母婴诊断　① G1P1 孕 36 周已娩;② LOT;③ 重度子痫前期;④ 妊娠合并急性重症胰腺炎;⑤ 贫血;⑥ 胎儿窘迫;⑦ FGR;⑧ 早产;⑨ 小于胎龄儿;⑩ 新生儿轻度窒息;⑪ 胎粪吸入综合征

【病例分析和思考】

作为一种严重威胁孕产妇及围产儿生命安全的妊娠期急腹症,APIP 的发生率近年来在国内外均呈上升趋势,胆源性及高脂血症性仍是其主要病因[3]。该产妇体型瘦小,生理性的高甘油三酯血症不足以单独致病，但近 40 天未经控制的高血压疾患使全身小动脉处于长期痉挛状态，导致的胰腺供血不足及缺血状态可能诱发 APIP 发生 [4]。APIP 临床表现多不典型，加上妊娠期生理、解剖改变，症状常与先兆早产、胎盘早剥等产科情况以及胃肠炎、阑尾炎等内外科疾病相混淆。此例孕妇 10 余天食欲不振易与子痫前期消化道症状混淆；术后肠胀气也易被误判为剖宫产术后胃肠功能不良，容易漏诊误诊，因此有必要对腹胀、食欲不振的孕产妇进行血、尿淀粉酶、腹部 B 超等检查尽早明确诊断。此例入院时血淀粉酶未见异常，即使超声、CT 提示胰腺增大时血淀粉酶仍处正常水平，因此淀粉酶的动态升高趋势以及与脂肪酶的联合检测对诊断可能更具临床价值 [5]。超声检查简便易行、对胎儿影响小，常是 APIP 最初检查手段；CT 是目前公认的诊断急性胰腺炎的"金标准"，可判断疾病严重程度，动态监测还可指导治疗。临床上，急性胰腺炎被分为轻症、重症两型 [6]，重型病例病情凶险、并发症多、死亡率高。血糖升高是反映胰腺炎病情严重程度的一项重要生化指标，此患无 GDM 病史，术后突发无法解释的高血糖结合腹胀需高度可疑胰腺病变；而 CRP、PCT 水平升高均是胰腺组织损伤、感染的标志，特别是 PCT 可早期、实时地反映急性重症胰腺炎合并感染的严重程度，为临床上指导抗菌药物的使用提供依据 [7]。该孕妇重度子痫前期合并重症胰腺炎，全身炎症反应综合征（SIRS）的靶器官不仅限于常见的肝脏、肾脏、凝血功能障碍；还出现了心律失常、心室舒张功能障碍等心脏损害以及麻痹性肠梗阻、应激性溃疡等胃肠道功能障碍，且一度出现呼吸窘迫、低氧血症等征象，而急性肺损伤及急性呼吸窘迫综合征（ARDS）则是 APIP 患者最严重并发症和重要死因 [8]。总之，妊娠期高血压疾病合并高甘油三酯血症可诱发急性胰腺炎，后者的症状、体征缺乏典型性，动态监测血尿淀粉酶水平以及超声、CT 等影像学检查有利于早期诊断；高血糖、低钙血症、PCT 水平升高常提示重症胰腺炎，病情凶险易并发多器官功能障碍甚至导致死亡，而全面评估母儿安全、采取个体化治疗方案以及多学科合作有利于改善母婴预后。

天津医科大学第二医院　　盛红娜　华绍芳　李月琴　张俊农　刘侠君　赵采云　吴璠

【参考文献】

[1] 李媛媛，王春晖，乔宠 . 妊娠合并急性胰腺炎的诊疗策略 [J]. 实用妇产科杂志，2021，37（5）：326-328.

[2] 闫加艳，顾思捷，花荣 . 妊娠期急性重症胰腺炎一例 [J]. 中华外科杂志，2019，57（3）：212-213.DOI：10.3760/cma.j.issn.0529-5815.2019.03.01

[3] GHEORGHE CRUCIAT，GEORGIANA NEMETI，IULIAN GOIDESCU，et al.Hypertri-glyceridemia triggered acute pancreatitis in pregnancy-diagnostic approach，management and follow-up care.Lipids Health Dis，2020；19：2. doi：10.1186/s12944-019-1180-7 PM-CID：PMC6942404.

[4] SHALINI GAINDER，PARUL ARORA，SC SAHA，et al.Acute pancreatitis with eclamp-sia-preeclampsia syndrome and poor maternal outcome：two case reports and review of lit-erature[J]. Obstet Med，2015；8（3）：146–148. doi：10.1177/1753495X15585257 PMCID：PMC4935020.

[5]　唐敏,许建明.妊娠合并急性胰腺炎研究进展 [J]. 中华胰腺病杂志,2019,19(5):386-391.DOI:10.3760/cma.j.issn.1674-1935.2019.05.017.

[6]　中华医学会消化病学分会胰腺疾病学组,中华胰腺病杂志编辑委员会,中华消化杂志编辑委员会.中国急性胰腺炎诊治指南(2019 年,沈阳)[J]. 中华消化杂志,2019,39(11):721-730.

[7]　李宏亮,江元慧,魏媛,等.妊娠期及产后急性胰腺炎的临床分析 [J]. 北京大学学报(医学版),2014,46:125-129.

[8]　PRAMOD KG, VIJAY PS. Organ failure due to systemic injury in acute pancreatitis gastro-enterology[J].Gastroenterology,2019,156(7):2008–2023. doi:10.1053/j.gastro.2018.12.041 PMCID:PMC6486861.

[9]　华绍芳,刘侠君,张俊农,等.重度子痫前期合并重症急性胰腺炎并发多器官功能障碍 1 例 [J]. 实用妇产科杂志,2016,32(2):143-144.

病例 18　子痫前期合并产后急性胰腺炎

【背景知识】

妊娠期急性胰腺炎(acute pancreatitis in pregnancy,APIP)是指在妊娠期间至产褥期内发生的急性胰腺炎,是围产期出现的严重并发症之一,其发病率为 1/12000~1/1000[1],各国、各地区发病情况不同。APIP 发病较罕见,但其病情严重、发展迅速,重症胰腺炎有发生急性水肿性胰腺炎、出血坏死性胰腺炎的可能,严重威胁母儿生命。根据 APIP 的定义,产褥期发生的胰腺炎也包括在内,但其容易被忽视,应引起临床医生重视。

【病例简述】

患者 32 岁,主因"孕 35+5 周,血压升高 1+ 月,发现血小板减少 2 天"入院。孕 2 产 0,曾行人工流产 1 次,既往体健。孕早期、中期较平顺,孕期血糖正常。患者孕 28+ 周开始发现血压升高 138/92mmHg,无头晕、头痛、视物模糊等不适,无双下肢水肿。孕 34+ 周开始血压明显升高,最高达 150/100mmHg,无双下肢水肿,尿蛋白(1+),口服拉贝洛尔 50 mg tid,血压可控制在 140/90mmHg 左右。入院前 2 天前,于当地医院产检,血压升高达 160/100mmHg,无双下肢水肿,血小板 61×10⁹/L,尿蛋白(1+),患者无出血倾向,无头晕、头痛、视物模糊等不适,遂于我院就诊,门诊检查肝功能及凝血功能无异常,考虑"重度子痫前期、血小板减少"收入院。

查体:T36.4 ℃,BP158/89mmHg,神清,心肺未闻及异常,妊娠腹型,水肿(-),BMI 27.5kg/m²。产科情况:腹围 37 cm,宫高 28 cm,胎位 LOA,胎心 130 次 /min,先露头浮,无宫缩,胎膜存。PR:宫颈未消失,居后,质中,宫口未开,先露 S⁻³。骨盆外测量正常。B 超:BPD 8.5 cm,FL 6.6 cm,AFI 12.0 cm,胎盘 I-II 级,脐动脉 S/D=3.07,大脑中动脉 S/D=3.16。

入院后予地塞米松促胎肺成熟,口服硝苯地平降压,血压波动较大、控制欠佳,血小板进行性下降,最低达 46×10⁹/L,予地塞米松升血小板治疗后,于入院第 4 天在全身麻醉 + 局部麻醉下行剖宫产术,分娩一男性活婴,体重 1680 g,评 10 分。手术顺利,给予静脉克林霉素围手术期用药。术后第 2 天顺利排气,进食后出现上腹部剧烈绞痛,呈持续性,腹胀明显,休息后无缓解。查体:上腹部压痛明显,无明显反跳痛及肌紧张,移动性浊音(+)。查血淀粉酶 459IU/L,腹部 CT 提示:肠管积气,腹腔积液。请外科会诊考虑急性胰腺炎,予胃肠减压、禁食、补液、抑酸、抑酶治疗,同时予头孢哌酮舒巴坦抗感染治疗,症状明显缓解,逐步进食。术后血小板最低达 $34 \times 10^9/L$,继续予地塞米松升血小板治疗,好转后给予低分子肝素预防血栓。顺利出院,共住院治疗 13 天。出院后随访,1 周后血小板恢复正常,2 周后腹腔积液基本消失。患者出院后 3 天新生儿出院,健康。主要化验和治疗见表 1-5-1。

表 1-5-1　主要化验和治疗

	d1	d2	d3		d4		d5		d6			d7		d8	d9	d10	d11	d12	d13	d14
	2pm	8am	8am	2pm	8am	2pm	8am	2pm	8am	2pm	10pm	8am	2pm	8am	8am	8am	8am	8am	8am	8am
血小板($\times 10^9/L$)	62	62	46	56	59	51	34	48	43	44	48	49	50	48	51	60	56	72	83	85
白细胞($\times 10^9/L$)	7.85	7.43	7.15	6.89	7.67	9.95	10.52	12.17	10.98	11.91	13.23	18.44	12.96	14.21	10.57	7.33	5.68	6.29	6.4	6.67
乳酸脱氢酶(U/L)	250						374	440	390		373			380	334	315	287	258		
血淀粉酶(IU/L)											459	203	70							
尿淀粉酶(IU/L)												883	71							
D二聚体(mg/L)	1.5					3.36	3.03	4.32	3.02	3.39	>10	>10	>10	>10	8.54	2.73		1.14	1.21	1.07
尿蛋白	1+					1+						1+								
BNP(pg/mL)	328				655.3						199.4			81.5						
治疗	硝苯地平 10 mg, 每 8 h 1 次																			
		地米 5 mg 每 12 h 1 次	地米 10 mg 每 12 h 1 次				地塞米松 10 mg 每 12 h 1 次													
					剖宫产						胃肠减压,抗感染、抑酸、抑酶									出院
											依诺肝素									
							禁食水							禁食除水	流质		半流		软食	

【病例分析和思考】

该患者为育龄女性,既往体健,孕早期、中期较平顺,孕期血糖正常,体重未超标。因重度子痫前期合并血小板减少入院,诊断明确,入院后血压控制不理想,血小板进行性下降,B超提示脐动脉 S/D 及大脑中动脉 S/D 值均存在异常,妊娠已超过孕 34 周,促肺治疗已足量,具备终止妊娠的指征和时机。因血小板减少,在全身麻醉＋局部麻醉下行剖宫产术,手术过程顺利,新生儿情况良好。术后患者顺利排气,至此时,恢复良好,术后血小板虽有所下降,乳酸脱氢酶升高,考虑 HELLP,但经治疗,PLT 可稳步上升。术后第 2 天晚饭后,突发上腹痛,程度较剧烈,伴腹胀,血浆 D 二聚体飙升。当时考虑,急性胃肠炎不除外;胃肠功能未完全恢复,进食后肠梗阻不除外;血浆 D 二聚体突然升高,血栓性疾病如肠系膜动脉血栓不除外。经完善淀粉酶及腹部强化 CT 后,排除急性胃肠炎、肠梗阻及肠系膜动脉血栓,考虑急性胰腺炎,经积极治疗,患者恢复顺利。

APIP 的常见病因是胆道疾病、高甘油三酯血症及饮酒过量 [2]。APIP 的发生,一方面由于妊娠期孕激素水平增加,导致胆管松弛、蠕动力差,导致胆囊排空减慢,有利于胆石症的形成,从而诱发胰腺炎 [3]。另一方面,孕产妇高脂饮食,出现高甘油三酯血症,导致胰腺微循环障碍,损伤胰腺;同时胰蛋白酶原被激活,出现胰腺自身消化;妊娠期激素的变化也可能影响脂代谢,均可导致胰腺炎的发生 [4, 5]。在我国,女性经常饮酒的比例相对较低,因此,酗酒所致的 APIP 并不常见 [6]。APIP 在妊娠晚期的发生率明显高于妊娠早期和中期 [7, 8],大约 2/3 的 APIP 发生在妊娠 28 周以后,这也可能与增大的子宫对胰腺和胆囊的压迫有关 [9]。

诸如胆石症、高脂血症、糖尿病等影响胆道代谢及脂代谢的疾病,是导致 APIP 的高危因素 [10]。该患者无上述情况,孕期仅合并先兆子痫,以及与其相关的血小板减少。先兆子痫与 APIP 之间是否存在因果联系,近几十年来的研究尚不确定,但可以肯定的是,先兆子痫是 APIP 的高危因素之一 [11, 12]。虽然,在病理生理方面没有发现先兆子痫和胰腺炎之间的直接联系,但先兆子痫可能会导致全身血管内皮功能障碍,可能涉及脑、胎盘、肝、肾和内脏循环,因此,胰腺血管也可能受到影响,胰腺血管系统损伤,最终导致胰腺炎 [13]。研究发现 [14],与没有先兆子痫的孕妇相比,患有先兆子痫的女性更容易出现胆结石、糖尿病、高脂血症等并发症,而这些并发症也恰恰都是胰腺炎的危险因素 [15]。另有研究表明,有先兆子痫病史的患者,患胰腺炎的风险是持久的 [16]。如同胆结石、高血压、血脂异常、糖尿病、酗酒和超重等一样,子痫前期不仅在妊娠期并发 APIP 的风险较高,妊娠终止后,也存在患胰腺炎的风险。本病例即为剖宫产术后并发胰腺炎,因此,终止妊娠后的 72 h 也不能忽视对病人的监护和管理。不仅如此,远期的并发症也可能出现胰腺炎。故应尽早发现先兆子痫,并进行有效治疗,以降低患者远期并发症的出现。

在 APIP 患者中,腹痛和呕吐是最主要的两个临床症状 [17]。腹痛主要发生在上腹部,可向背部放射,极少部分患者出现下腹痛或全腹痛。超过一半的患者有呕吐症状。可伴有发热,但不太常见。体格检查主要表现为上腹部压痛,重症者可伴有反跳痛、肌紧张、肠鸣音减弱或消失等腹膜炎体征,并可伴有移动性浊音等腹腔积液体征。辅助检查主要是血清、尿淀粉酶的测定,以及影响学检查,包括:腹部超声、CT 或 MRI。APIP 的诊断标准 [18]:①妊娠期突发急性上腹痛放射至背部;②血清淀粉酶或脂肪酶水平高于正常值 3 倍;③放射学证据表明急性胰腺炎。当满足以上两种或两种以上情况时,诊断 APIP。该患者诊断明确,但其腹痛腹胀明显,容易被误认为肠梗阻等肠道疾病,而忽视胰腺炎,其实腹胀的原因为炎症所致麻痹性肠梗阻,故应积极寻找病因,积极治疗原发病。

APIP 常见的围产期并发症主要包括早产、死胎和孕产妇死亡,这与胰腺炎的严重程度相关 [19, 20]。APIP 常见于妊娠晚期,增高的腹压可能进一步加重胰腺炎的病情,增加孕产妇死亡率的同时,发生早产的风险极高。根据疾病发生的时间及严重程度,有一部分早产发生在 32 周之前或更早。与自发性早产相比,APIP 的早产多为治疗性,为保证母儿安全提前终止妊娠。新生儿的并发症主要为呼吸窘迫综合征和新生儿黄疸等,重症胰腺炎可能影响胎儿肺、脑、消化道等器官的发育,导致功能障碍。文献报道,在妊娠期间,轻症胰腺炎一般不会增加新生儿发病率或随后婴儿死亡的风险,因其早产居多,故其新生儿死亡率及围产儿并发症的发生,可能与早产有关 [21]。近年来,随着早产儿救治能力的提高,加强早产儿的管理,APIP 早产儿的发病率和死亡率明显下降,间接证实了这一观点 [22]。

既往的报道 [23, 24],APIP 孕产妇死亡率高达 20%,胎儿死亡率到达 50%。近年来,由于诊断和治疗技术的进步,孕产妇和胎儿死亡率已显著下降。据统计 [25]APIP 相关的孕产妇死亡率明显下降(发达国家几乎为 0),APIP 相关的胎儿死亡率下降到大约 3%。可见加强孕期管理,及时诊断和治疗,及时终止妊娠,可有效降低孕产妇死亡率 [26]。严重的炎性反应和缺血缺氧易导致胎儿宫内窘迫,因此,胎儿死亡的风险应该提起关注。胎儿死亡的发生,可能是由于对 APIP 孕妇的关注不足和对胎儿的监测不足导致。无应激试验(non-stress test, NST)是评估胎儿健康最常用的方式,但可能存在假阳性。声刺激试验(acoustic stimulation test, AST)[27] 和母亲刺激,有助于降低 NST 的假阳性率,提高诊断的准确程度。因此,NST 和刺激反应的结合是评估胎儿健康的一种方便、快速和安全的方法。胎儿生物物理评分(Biophysical profile scores, BPPs)也可用于评估胎儿宫内的健康状况,但因其应用相对复杂,耗时较长,限制了其更广泛的临床应用。其他检测指标包括胎儿超声检查的脐动脉血流收缩期最大血流速度 / 舒张期末期血流速度(S/D)也可以作为胎儿宫内窘迫和胎儿预后不良的有价值指标 [28],并且,检测 S/D 可能是临床环境中使用的更方便的方法。因此,建议将 NST 结合脐动脉 S/D 作为监测方法。如有必要,可以完善 BPPs 以及其他测试。本病例,胎儿脐动脉 S/D 异常,引起了我们的高度重视,抓住时机促肺成熟,适时终止了妊娠,新生儿预后良好。

APIP 的轻症患者以保守治疗为主,包括:禁食水、胃肠减压、液体复苏、营养支持、抑酸、抑酶等,必要时应用抗生素 [29]。重症患者,如经治疗腹膜炎无缓解、腹腔积液持续增多者,或胆石症致胆道梗阻、感染者,或肠穿孔者,或胰腺坏死致多器官功能衰竭者,继续妊娠可能会威胁母儿生命,均应立即终止妊娠 [30]。因 APIP 大多发生在妊娠晚期,胎儿成熟度较高,终止妊娠后,新生儿的存活率较高。

综上所述,子痫前期与 APIP 虽无直接因果联系,但子痫前期确实是发生胰腺炎的高危因素,无论是妊娠期还是分娩后都是如此。另外,妊娠期急性胰腺炎可发生在产褥期,尤其是对于具有高危因素的产妇,需引起产科医生的重视。我们既要关注患者妊娠期的情况,做好胎儿的监护和评估,合理选择分娩时机,保证母亲及胎儿的安全,又要警惕终止妊娠后可能出现的情况,尤其是产后恢复良好后的突发状况。

天津市第三中心医院　李楠　宋淑荣

【参考文献】

[1]　HACKER FM，WHALEN PS，LEE VR，et al. Maternal and fetal outcomes of pancreatitis in pregnancy[J]. Am J Obstet Gynecol. 2015 Oct；213（4）:568.e1-5.

[2]　LUO L，ZEN H，XU H，et al. Clinical characteristics of acute pancreatitis in pregnancy：experience based on 121 cases[J].　Arch Gynecol Obstet. 2018 Feb；297（2）:333-339.

[3]　JIN J，YU YH，ZHONG M，et al. Analyzing and identifying risk factors for acute pancreatitis with different etiologies in pregnancy[J]. J Matern Fetal Neonatal Med. 2015 Feb；28（3）:267-71.

[4]　VALDIVIELSO P，RAMÍREZ-BUENO A，EWALD N. Current knowledge of hypertriglyceridemic pancreatitis[J]. Eur J Intern Med. 2014 Oct；25（8）:689-94.

[5]　SUN L，LI W，GENG Y，et al. Acute pancreatitis in pregnancy[J]. Acta Obstet Gynecol Scand. 2011 Jun；90（6）:671-6.

[6]　MILLWOOD IY，LI L，SMITH M，et al. Alcohol consumption in 0.5 million people from 10 diverse regions of China：prevalence，patterns and socio-demographic and health-related correlates[J]. Int J Epidemiol. 2013 Jun；42（3）:816-27.

[7]　VILALLONGA R，CALERO-LILLO A，CHARCO R，et al. Acute pancreatitis during pregnancy，7-year experience of a tertiary referral center[J]. Cir Esp. 2014 Aμg-Sep；92（7）:468-71.

[8]　MALI P. Pancreatitis in pregnancy：etiology，diagnosis，treatment，and outcomes[J]. Hepatobiliary Pancreat Dis Int. 2016 Aμg；15（4）:434-8.

[9]　BRAVERMAN DZ，JOHNSON ML，KERN F. Effects of pregnancy and contraceptive steroids on gallbladder function[J]. N Engl J Med. 1980 Feb 14；302（7）:362-4.

[10]　GALLOS ID，SIVAKUMAR K，KILBY MD，et al. Pre-eclampsia is associated with，and preceded by，hypertriglyceridaemia：a meta-analysis[J]. BJOG. 2013 Oct ；120（11）:1321-32.

[11]　ALHADDAD OM，ELSABAAWY MM，REWISHA EA，et al. Survival of a case of pre-eclampsia complicated with acute fatty liver of pregnancy and acute pancreatitis[J]. Trop Doct. 2021 Sep 22:494755211041870.

[12]　张丹，赵成志，张琼，等. 妊娠期急性胰腺炎临床分析 [J]. 中华妇幼临床医学杂志（电子版），2018，03:324-330.

[13]　MAYNARD SE，KARUMANCHI SA. Angiogenic factors and preeclampsia[J]. Semin Nephrol. 2011 Jan ；31（1）:33-46.

[14]　SWANK M，NAGEOTTE M，HATFIELD T. Necrotizing pancreatitis associated with severe preeclampsia[J]. J Matern Fetal Neonatal Med. 2019 Feb ；32（4）:633-640.

[15]　LOWENFELS AB，MAISONNEUVE P，SULLIVAN T. The changing character of acute pancreatitis：epidemiology，etiology，and prognosis[J]. Curr Gastroenterol Rep.2009 Apr ；

11（2）：97-103.

[16] HUANG JL，CHEN WK，LIN CL，et al. Preeclampsia and the Risk of Pancreatitis：A Nationwide，Population-Based Cohort Study[J]. Gastroenterol Res Pract. 2020；2020：3261542.

[17] 钟瑞,徐欢,严永峰. 妊娠期急性胰腺炎患者的临床特征及胎儿死亡的危险因素分析[J]. 中华胰腺病杂志, 2021,21（01）:45-50.

[18] BANKS PA，BOLLEN TL，DERVENIS C，et al. Classification of acute pancreatitis--2012：revision of the Atlanta classification and definitions by international consensus[J]. Gut. 2013 Jan；62（1）：102-11.

[19] FAN SJ，XIANG JX，XIAO M，et al. Influence of acute pancreatitis in pregnancy on pregnancy outcomes and neonates[J]. Zhongguo Dang Dai Er Ke Za Zhi.2018 Apr；20（4）：274-27.

[20] CAI E，CZUZOJ-SHULMAN N，ABENHAIM HA. Perinatal outcomes in pregnancies complicated by acute pancreatitis[J]. J Perinat Med. 2022,50（1）:68-73.

[21] JUNEJA SK，GUPTA S，VIRK SS，et al. Acute pancreatitis in pregnancy：A treatment paradigm based on our hospital experience[J]. Int J Appl Basic Med Res 2013；3（2）：122–125.

[22] STIMAC D，STIMAC T. Acute pancreatitis during pregnancy[J]. Eur J Gastroenterol Hepatol. 2011 Oct；23（10）：839-44.

[23] CORLETT RC，MISHELL DR. Pancreatitis in pregnancy[J]. Am J Obstet Gynecol. 1972 Jun 01；113（3）：281-90.

[24] WILKINSON EJ. Acute pancreatitis in pregnancy：a review of 98 cases and a report of 8 new cases[J]. Obstet Gynecol Surv. 1973；28：281-303.

[25] DUCARME G，MAIRE F，CHATEL P，et al. Acute pancreatitis during pregnancy：a review[J]. J Perinatol 2014；34：87–94.

[26] HMGHES DL，HMGHES A，WHITE PB，et al. Acute pancreatitis in pregnancy：meta-analysis of maternal and fetal outcomes[J]. Br J Surg. 2021,109（1）:12-14.

[27] HASANPOUR S，RAOUF S，SHAMSALIZADEH N，et al. Evaluation of the effects of acoustic stimulation and feeding mother stimulation on non-reactive non-stress test：a randomized clinical trial[J]. Arch Gynecol Obstet. 2013；287：1105–10.

[28] TIAN CF，KANG MH，WU W，et al. Relationship between pitch value or S/D ratio of torsion of cord and fetal outcome[J]. Prenat Diagn. 2010；30：454–8.

[29] GILBERT A，PATENAUDE V，ABENHAIM HA. Acute pancreatitis in pregnancy：a comparison of associated conditions，treatments and complications[J]. J Perinat Med. 2014 Sep；42（5）:565-70.

[30] JUNEJA SK，GUPTA S，VIRK SS，et al. Acute pancreatitis in pregnancy：A treatment par-

adigm based on our hospital experience[J]. Int J Appl Basic Med Res. 2013;3(2):122–125.

病例 19　妊娠期急性脂肪肝一例

【背景知识】

妊娠期急性脂肪肝(acute fatty liver of pregnancy, AFLP)是以孕妇肝脏脂肪浸润的急性肝衰竭为特征的一种罕见但病情危急的产科特有疾病,它是一种多器官受累疾病,起病急,进展快,病情凶险,最常见的严重并发症有急性肾功能不全、DIC 及 MODS。AFLP 可在孕晚期任何时间发病,多发生于孕 31~42 周,50% 患者合并子痫前期,20% 患者合并 HELLP 综合征。无肝病史及肝炎接触史,各种肝炎标志物常为阴性。[1]

该病起病初期可能出现一些非特异性症状,包括不适、疲劳、头痛、厌食、恶心、呕吐等。在大多数患者中,恶心、呕吐是最重要的症状。有些患者出现烦渴及右上腹疼痛,有的在发病初期出现较特异症状,包括进行性加重的黄疸及出血,很多患者常在诊断后病情迅速恶化。

根据中华医学会 2022 年妊娠期急性脂肪肝临床管理指南,目前诊断推荐使用 Swansea 诊断标准,其条目清晰,便于临床使用,见表 1-5-2。对于不能满足 Swansea 诊断标准的疑似 AFLP 的孕妇,应尽快复查肝功能及凝血功能。AFLP 的诊断以临床诊断为主,肝组织活检不作为必须的诊断依据。

表 1-5-2　AFLP 的 Swansea 诊断标准 [2]

类别	诊断标准
临床症状	呕吐 腹痛 烦渴或多尿 肝性脑病
生化指标	胆红素 >14 μmol/L(0.8 mg/dL) 血糖 <4 mmol/L(72 mg/dL) 尿酸 >340 μmol/L(5.7 mg/dL) 白细胞计数 >11 × 109 /L 转氨酶 >42 U/L 血氨 >47 μmol/L(27.5 mg/dL) 血清肌酐 >150 μmol/L(1.7 mg/dL) PT>14 s 或 APTT>34 s
超声检查	腹水或明亮肝
肝组织活检	微泡性脂肪变性

注:表中所有指标的异常以检测实验室所定标准进行界定, 符合 6 个及以上的条目诊断为 AFLP; AFLP 表示妊娠期急性脂肪肝; PT 表示凝血酶原时间; APTT 表示部分凝血活酶时间

确诊后积极、及时的处理是改善母儿预后的关键。由于 AFLP 病情易迅速恶化,严重威胁母儿生命,故一旦确诊,应采取最快的分娩方式终止妊娠[3]。剖宫产术分娩可获得更好的母儿结局,是 AFLP 孕妇的主要分娩方式。但是对于子宫颈条件成熟、胎儿不大、已临产、估计短期内能阴道分娩的 AFLP 孕妇,也可在积极纠正凝血的情况下选择阴道分娩[4]。但是

无论剖宫产还是阴道分娩,均可能因孕妇的凝血功能障碍导致严重的出血,所以一定要尽早地纠正凝血障碍,防止不良结局的发生。[5]

大部分 AFLP 患者产后经积极治疗,病情可迅速好转,但也有部分患者产后病情可能进一步加重,导致不良结局。

【病例简述】

患者女,32 岁,汉族,无业,河北省唐山市。既往体健。孕 4 产 1,2013 年孕足月于当地医院剖宫产娩一男婴,体重 3500 g,现体健,人工流产 1 次,药物流产 1 次。主因"孕 34+5 周,食欲欠佳 5 天,规律腹痛 2 小时"于 2018-01-11 03:20 入当地医院。患者平素月经规律,LMP 2017-05-10,定期孕检,孕期常规检查均正常。现孕 34+5 周,近 5 天食欲欠佳,无恶心、呕吐、烦渴、上腹不适,无头痛、头晕、视物不清,未就诊,2 天前患上呼吸道感染,体温最高 37.5 ℃,未就诊,自服"四季感冒片"后好转,入院前 2 小时开始规律腹痛,未见红,未破水。考虑早产临产收入当地医院。查体:T 36.1 ℃,P 99 次/min,BP 130/80mmHg,神清,巩膜黄染,全身皮肤轻度黄染,心肺(-),水肿(+)。产科情况:腹围 114 cm,宫高 36 cm,胎位 LOA,胎心正常,先露头,入盆,规律宫缩,胎膜存。PR:宫口开 2 cm,先露 S-3。B 超:BPD 9.2 cm,FL 6.5 cm,胎盘Ⅱ级晚,羊水 5.3 cm。辅助检查结果见表 1-5-3。初步诊断:①孕 34 周临产②剖宫产史的妊娠③肝损害原因待查:ⓐ药物性肝损害;ⓑ妊娠期急性脂肪肝? ④子痫前期? 入院后血压逐渐升高,04:30 血压 151/89mmHg,HR 100~110 次/min,患者无头痛、头晕等不适,已入手术室,查 PR:宫口开 5 cm,胎膜存,头 S=0。立即行剖宫产术,娩一男性活婴,行双侧子宫动脉上行支结扎术,手术顺利。术后于 11:40 转入我院 ICU。

表 1-5-3　当地医院辅助检查结果

日期	WBC	HGB	PLT	FIB	PT-INR	APTT	ALT	AST	TBIL	DBIL	Cr	ALB	尿PRO
01-11	12.56	121	323	1.11	1.64	60.7	162.5	66.9	114.3	96.9	163	29.8	+

转入我院后查体:T36.9 ℃,P110 次/min,BP166/98mmHg,神清,皮肤轻度黄染,心肺(-),腹部膨隆,腹部无菌敷料覆盖,伤口软,无红肿及渗出,腹软,无压痛、反跳痛及肌紧张,水肿(+),恶露血性,量中,无味。辅助检查结果见表 1-5-4。诊断:①妊娠期急性脂肪肝;②肝功能不全;③肾功能不全;④凝血功能异常;⑤低蛋白血症;⑥剖宫产术后。入院治疗:生命体征检测,面罩吸氧;建立静脉通路(右股静脉、右颈内静脉);血浆置换(2 次),输血浆;输血;降压,硝普钠微量泵泵入;抗感染,头孢地嗪;对症保肝、止咳、化痰、抑酸等治疗。

表 1-5-4　入我院辅助检查结果

日期	WBC	HGB	PLT	FIB	PT	APTT	ALT	AST	TBIL	DBIL	Cr	ALB	GLU	尿PRO
01-11 15:00	21.17	93	240	0.8	46	54.9	91	44	98.7	86.8	164	25.9	4.43	2+
01-11 23:00	27.77	68	205	1.07	49	63.8							5.54	
01-12 06:00	28.87	64	200	1.09	48	48.3	36	24	65.8	57.8	144	24.6	5.01	

2018-01-12 19：00 阴道出血量多，约 400mL。查体：BP130/80mmHg，HR110 次 /min，子宫下截收缩欠佳。治疗：缩宫素 10iu iv、欣母沛 250μg 宫颈注射、米索前列醇 200μg 肛塞。2018-01-13 18：00 HGB 61 g/L，FIB 1.13 g/L，PT 37%，APTT>180sec。22：00 输血 800mL。期间辅助检查结果见表 1-5-5。

表 1-5-5　辅助检查结果

日期	WBC	HGB	PLT	FIB	PT	APTT
01-12 20：00	34.70	74	254	1.14	53	43.1
01-13 07：00	28.75	69	239			
01-13 18：00	27.02	61	226	1.13	37	>180

2018-01-14　0：00 再次阴道大量出血，约 1500mL，宫缩差，BP 120/60mmHg，HR 120 次 /min。0：20 欣母沛 250μg 宫颈注射。0：40 宫腔放置球囊压迫止血。1：30 凝血酶原复合物 600iu。1：45 行子宫动脉介入栓塞术。期间辅助检查结果见表 1-5-6 和表 1-5-7。

表 1-5-6　辅助检查结果

日期	WBC	HGB	PLT	FIB	PT	APTT
01-14 01：00	27.32	70	220			
01-14 07：00	27.63	83	216	1.17	65	39.7
01-15 06：00	20.09	73	178	1.13	57	57.5
01-16 06：00	21.87	80	158	1.21	62	41.6

表 1-5-7　辅助检查结果

日期	WBC	HGB	PLT	FIB	PT	APTT	ALT	AST	TBIL	DBIL	Cr	ALB
01-18	23.57	82	196	1.3	76	34.5	15	23	88.4	75.4	80	34.3
01-19	16.89	83	209	2.02	89	35.4	14	23	66.3	56.7	85	32.0
01-21	17.04	85	269	7.06	85	38.8	18	28	46.4	37.8	62	29.8
01-23	13.93	84	416	8.22	90	46.7	15	25	36.3	29.3	55	29.7

介入后患者病情平稳，继续予以输血、补充白蛋白、哌拉西林他唑巴坦钠抗感染、保肝等对症治疗，共计输血悬浮红细胞 1600mL，血浆 2000mL。患者病情逐渐好转，2018-01-26 转入我科继续治疗，于 2018-02-01 出院。期间辅助检查结果见表 1-5-8。

表 1-5-8　辅助检查结果

日期	WBC	HGB	PLT	FIB	PT	APTT	ALT	AST	TBIL	DBIL	Cr	ALB
01-26	8.76	79	628	6.87	85	38.6	8	18	21.9	17.8	47	31.1

续表

日期	WBC	HGB	PLT	FIB	PT	APTT	ALT	AST	TBIL	DBIL	Cr	ALB
01-29	6.54	82	720	6.43	97	38.1	9	18	18.7	15.5	54	32.9
02-01	4.76	84	620	4.15	96	29.9	7	17	15.8	12.6	61	34.0

【病例分析和思考】

AFLP 是产科一种罕见的严重并发症,其发病迅速,病情严重,母儿死亡率较高,应引起所有产科医生的重视。在此病例中,该孕妇入院后主要表现为肝功能异常,凝血功能异常,轻度消化道症状,进行性血压升高,肾功能不全,黄疸,化验指标上,对照 Swansea 诊断标准,出现的有胆红素升高,白细胞计数升高,肌酐升高,转氨酶升高,PT 时间延长,同时临床上有食欲减退,轻微消化道症状,考虑 AFLP 的诊断基本明确,此时我们要做的就是要及时终止妊娠,病例中当地医院选择了立即剖宫产,现在来看,当时患者已临产,自入院到手术, 1 小时内宫口从 2 cm 开至 5 cm,产程进展迅速,胎头正常下降,且患者为早产,胎儿相对较小,那么此时我们是不是可以在纠正凝血功能以及控制血压的前提下,适当地给予患者一定的时间进行阴道分娩呢? 当然,我们可以看到,即使是立即终止妊娠,但疾病仍迅速恶化,最为明显的是纤维蛋白原降低、凝血酶原时间延长,术中虽已行双侧子宫动脉上行支结扎,但术后仍两次大量阴道出血,肾功能衰竭,由此可见其凶险性。提醒我们,不管是阴道分娩还是剖宫产,一定要注重患者凝血功能的改善,同时,在终止妊娠后的止血措施,我们是否需积极的提前预防,比如病例中的子宫动脉上行支结扎,甚至术中术后或产后是否可以预防性的放置子宫球囊压迫止血,目前尚无证据支持,但我们也应时刻关注产后出血的风险,及时处理。该 AFLP 患者终止妊娠后,经过对症输血、保肝、血浆置换等治疗,产后恢复情况较好,各项指标迅速恢复,也验证了 AFLP 疾病的特点,也警示我们,对于 AFLP,早期识别,早期治疗的重要性。

在我们临床工作当中,尤其产科的特点是快,起病快,处理要快,所以当我们进行初步诊断时,往往需要快速的鉴别孕妇当前的情况,以做出合适快速的处理。结合我们的病例,我们发现, AFLP 的诊断极易与相关肝脏疾病及妊娠期高血压疾病相混淆,提示我们需注意 AFLP 的鉴别,其主要需与一下几种疾病进行鉴别:

妊娠合并重型肝炎:肝炎标志物常为阳性,上腹痛症状相对少见,尿酸水平不高,肾衰出现较晚,肝脏 B 超及 CT 有助于鉴别。

HELLP 综合征:与 AFLP 有许多相似表现,如肝功能异常、凝血异常、肾衰等,且两者均与子痫前期密切相关,但 HELLP 综合征常无肝功能衰竭,其凝血障碍为血小板减少所致,无低血糖、肝性脑病等,影像学也有助于鉴别。

妊娠期肝内胆汁淤积:皮肤瘙痒为其首发症状,黄疸常在其后,凝血功能一般正常,无肝功能衰竭,一般不累及其他器官系统。

目前《2022 年妊娠期急性脂肪肝临床管理指南》推荐 35~37 周作为高危孕妇的门诊筛查时机,完善血常规、肝功能及凝血功能作为筛查指标,对于具有消化道症状的孕妇,也可完善腹部超声、肾功能、血糖等,腹部超声检查方便快捷,具有较高的灵敏度及特异度,有助于AFLP 的诊断[6]。同时可对照 Swansea 标准进行诊断,对于疑似 AFLP 的孕妇,应及时复查相关化验,以免延误治疗时机。同时,因 AFLP 也有部分病例为早期发病,故妊娠任何时期出现相关症状的患者,均应进行相关化验检查。

治疗方面,轻症 AFLP 患者可予保肝、改善凝血等对症治疗,大部分可逐渐恢复,部分可发展为重症,对于重症 AFLP 患者,可选择血浆置换、血流灌注等人工肝治疗方法。[7-8]

目前我们对于 AFLP 的研究仍旧较少,因其发病率不高,产科较为罕见,但其造成的严重后果,提醒我们需对其引起足够的重视,现有的病例中,尚未出现产前好转的病例,说明及时的终止妊娠,仍是目前最好的治疗方式,但是如何更早的发现,更早的干预,甚至对于孕周较小的孕妇,通过产前治疗能够维持胎儿到相对成熟的时机终止妊娠,都是我们需要进一步研究的,通过对相关学科最新研究进展的学习,也许能给我们更多的启发,比如 MRI 质子密度脂肪含量测定,也许能为我们早期发现 AFLP 提供影像学的支持。

天津市第三中心医院　　武振霖　李嘉　宋淑荣

【参考文献】

[1]　曹泽毅,中华妇产科学,2016.12

[2]　LAMPRECHT A,MORTON A,LAURIE J,et al. Acute fatty liver of pregnancy and con-comitant medical conditions:a review of cases at a quaternary obstetric hospital[J]. Obstet Med,2018,11(4):178-181. DOI:10.1177/1753495X18764816.

[3]　黄鸿燕,李淑云,单丝洁. 妊娠期急性脂肪肝不同终止妊娠时机对妊娠结局的影响 [J]. 中国医药指南,2020,13:63-64.

[4]　中华医学会妇产科学分会产科学组. 妊娠期急性脂肪肝临床管理指南(2022)[J]. 中华妇产科杂志,2022,01:13-24.

[5]　杨文颖. 妊娠期急性脂肪肝合并阴道壁血肿致严重产后出血 1 例 [J]. 中国计划生育和妇产科,2020,08:74-76.

[6]　王志刚. 腹部超声诊断妊娠期急性脂肪肝的临床分析 [J]. 中国医疗器械信息,2020,22:138+175.

[7]　周俊,郭晓辉,周莉. 妊娠期急性脂肪肝血浆置换前后肝肾功能、凝血指标变化观察 [J]. 罕少疾病杂志,2019,05:50-51+55.

[8]　王焕新,陈志敏. 27 例妊娠期急性脂肪肝临床分析 [J]. 河南医学研究,2020,14:2526-2528.

病例 20　妊娠期急性脂肪肝

【背景知识】

妊娠期急性脂肪肝(acute fatty liver of pregnancy,AFLP)是以肝脂肪变伴线粒体功能障碍为特征的严重疾病,也是妊娠期最常见的导致急性肝功能衰竭的疾病。多数学者认为是遗传性染色体突变导致的长链 3 羟酰辅酶 A(LCHAD)缺乏引起的[1],多发生于妊娠晚期,平均发病孕龄在 35~36 周,极少发生在产后 [2]。初产妇、双胎妊娠,男性胎儿孕妇以及子痫前期发生风险增加 [3]。最初的症状包括厌食,恶心,呕吐,全身不适,疲倦,头痛,不具有特异性。约有一半患者有胃肠或右上腹疼痛,一半患者有妊娠期高血压。查体可有肝区压痛,通常无肝大。黄疸常于疾病晚期或产后出现。实验室检查:①血常规:贫血、白细胞增多及血小板减少。②肝功肾功:转氨酶轻度或中度增高,胆红素、碱性磷酸酶明显增高,出现肝 - 酶分离现象;低蛋白血症,尤其是清蛋白减少,白 / 球比例倒置;尿酸升高,尿胆红素阴性。③凝血功能:纤维蛋白原降低,PT、APTT 时间延长,其中抗凝血酶三下降是 AFLP 的特征性改变。④血糖、血氨:持续性严重低血糖,可低至 0.55~2.20mmol/L,血氨升高,>2 mg/L 即可出现意识障碍。⑤超声检查提示亮肝或腹水。⑥肝穿刺活检可诊断 AFLP,但一般不建议,除非症状不典型或产后黄疸长期存在 [4]。Swansea 诊断标准符合以下情况,至少六项:①呕吐;②腹痛;③多饮 / 多尿;④脑病;⑤胆红素升高 >14μmol/L;⑥低血糖 <4mmol/L;⑦尿酸升高 >340μmol/L;⑧白细胞升高 >11 × 10⁹/L;⑨ AST 或 ALT>42U/L;⑩血氨升高 >47μmol/L;⑪ 肾功能不全,肌酐 >150μmol/L,尿酸升高 >18 mg/dL;⑫ 凝血功能障碍,PT>14 s 或 APTT>34 s;⑬ 超声提示"亮肝"或者腹水;⑭ 肝活检提示微泡脂肪变性 [5]。

【病例简述】

　　患者,女,24 岁。2016 年 1 月 9 号凌晨 6∶50,因闭经 36⁺⁵ 周,不规律下腹痛、见红 2 小时,阴道流水,11 h 急诊入院。患者整个孕期较平顺。入院前 2 周未做产前检查。入院查体:体温 36.8 ℃,脉搏 84 次 /min,呼吸 21 次 /min,血压 110/80mmHg,心肺(-),妊娠腹,宫高 28 cm,腹围 96 cm,胎位 LOA,先露,头,入盆,胎心 140 次 /min,宫缩不规律,胎膜:破,估计胎儿大小 2800 g,肛查:宫颈消 80%,质软、居中,宫口开大 1+cm,骨盆内诊未见异常。B超提示胎儿双顶径 8.8 cm,股骨长 6.9 cm,腹围 32.3 cm,羊水指数 13.7 cm,胎盘Ⅱ级强。血常规带回报,胎心监护示基线 120 次 /min,有短变异,无明显加速。入院诊断:孕 1 产 0 孕 36⁺⁵ 周,LOA,胎膜早破,胎儿窘迫,先兆早产。入院后观察产程进展。08∶04 化验血常规回报血:白细胞 11.05 × 10⁹ /L,血红蛋白 119/L,血小板 121 × 10⁹/L,中性粒细胞的比例 70%。08∶37 化验凝血回报:APTT79.6″, D- 二聚体 14.06 mg/L,考虑患者凝血功能障碍再次复查凝血。08∶50 追问患者病史,发现患者近 2~3 天食欲减退,进食较少,有恶心,呕吐,上腹部不适等症状,查随机血糖 1.3mmol/L,此时患者宫缩规律∶35~40 s/1~2 min,胎膜:破,胎心监护:可见频道减速,考虑胎儿窘迫,不出外急性脂肪肝。做好产后出血准备,必要时阴道助产,开放两条静脉通路,备血。09∶15 宫口开全,胎头着冠,复查凝血回报 APTT 81.6″, PT 21.1″,PT-INR 1.81,D- 二聚体 13.56 mg/L,电话回报纤维蛋白原 0.3 g/L,肝酶升高,复查中,考虑患者凝血功能障碍、妊娠肌脂肪肝、肛功能衰竭。给予输纤维蛋白原和血浆,改善凝血机制,合血悬浮红细胞 1.5u,提高携氧能力,立即启动院内抢救小组。由新生儿科主任、产科主任、肾脏内科主任、ICU 主任陪台,09∶32 行会阴侧切缩短第二产程,09∶35 顺娩 1 男活婴,重 2520 g, Apgar 评分, 9′、10′、10 分′ 羊水Ⅱ度污染,约 300mL,脐绕颈一周,检查胎盘完整,检查宫颈完整,产时出血约 300 mL,患者一般情况良好,给缩宫素 20 单位加入液体中静滴,预防产后出血,合冰冻血浆,给予纤维蛋白原静滴补充凝血因子,改善凝血功能,合悬浮功细胞提高携氧能力,因为肝功能衰竭,给予 VitK1 10 mg 肌注,产后检查软产道、会阴及侧切伤口无血肿形成。因患者病情危重产后直接转 ICU 观察。患者入 ICU 后,诊断①孕 1 产 1 孕 36^{+5} 周 已娩;② LOA;③男活婴;④早产;⑤胎儿窘迫;⑥胎膜早破;⑦妊娠期急性脂肪肝;⑧急性肝功能衰竭;⑨弥散性血管内凝血。给予①监测生命体征,注意产后出血;②氨溴索化痰、兰索拉唑抑酸;③门冬氨酸鸟氨酸、还原型谷胱甘肽、维生素 C 保肝治疗;④给予人血白蛋白,纠正低蛋白血症;⑤继续输悬浮红细胞 2U,血浆 400mL 及补充凝血因子、人凝血酶原复合物,给予维生素 K;⑥给予氢化可的松稳定细胞膜,防止溶血;⑦给予头孢呋辛钠预防感染;⑧给予补液维持内环境稳定;⑨缩宫素促子宫收缩;⑩告知患者行血浆置换治疗清楚血液中的激惹因子,增补体内缺乏的凝血因子,减少血小板聚集,促进血管内皮修复。17:00 血浆置换完成,检查阴道出血伴凝血块 200mL,复查血常规,WBC13.54×10^9 g/L,N88.70% RBC 2.60×10^9 Hb74 g/L HCT 22.30% PLT74×10^9 g/L,再次输悬浮红细胞 3.5u,血浆 300mL,19:40 复查 APTT>156 s 报危急值,再次输血浆,患者出血约 80mL。行子宫动脉栓塞术,阴道出血减少,继续血浆置换 3 次患者好转,10 天出院。

【病例分析和思考】

　　AFLP 起病急,进展迅速,病情凶险,母婴死亡率均较高,其预后与处理时机的早晚密切相关[6]。AFLP 是引起孕妇全身多脏器功能衰竭的产科急危重症,必须引起所有产科医生高度重视。AFLP 的治疗原则是迅速终止中妊娠和最大限度的支持治疗,分娩后的 AFLP 并不能自行消退,但如果延长终止妊娠的时机,则患者可能随时出现凝血功能障碍、肝肾综合征、肝性脑病等严重危及生命的并发症。故早期诊断、及时终止妊娠与最大限度的支持治疗仍是治疗 AFLP 的三个基本原则。AFLP 的治疗需要产科 ICU、感染科、麻醉科,新生儿科等多学科专业的合作共同完成,目前尚未见到产前治愈的报到。一旦诊断 AFLP,建议立即准备终止妊娠。根据患者孕周,决定是否需要糖皮质激素促胎肺成熟治疗。对于最佳的终止妊娠方式,目前尚无定论,产科医生需要全面评估。病情后做出个体化选择,如诊断时为早期的 AFLP,孕妇与正式临产,一般情况尚可,未发现胎儿窘迫的证据,可短期阴道试产。但需在产程中密切观察母儿情况,监测凝血功能。分娩过程中尽量减少母亲体力消耗,行会阴侧切或阴道助产等方式缩短产程,放宽剖宫产指征。目前研究结果多倾向于确诊后 24~48 h 内剖宫产终止妊娠的观点[7]。终止妊娠前,需严密监测病情变化,给予最大限度的支持治疗以维持生命体征的平稳。AFLP 常伴凝血功能障碍,对伴全身出血倾向者,应立即输新鲜全血、红细胞、血浆、冷沉淀或血小板等补充凝血因子,预防严重产后出血。并给予葡萄糖以防止低血糖昏迷,其他支持治疗包括补充血容量,纠正电解质和酸碱平衡紊乱。抗生素预防感染和保肝等一系列对症处理,同时准备立即剖宫产术终止妊娠。剖宫产术中要警惕严重产后出血,在产科处理的同时,多学科协同治疗是抢救成功的关键。重症患者要尽早、足量、足疗程连续进行血浆置换。

　　此次我科在收治抢救这位妊娠期脂肪肝患者过程中,诊断抢救都比较及时,体现了团队合作精神,妊娠期急性脂肪肝比较少见,病情凶险,母婴死亡率高,入院后化验、检查都比较及时、全面,为明确诊断提供了依据,发现化验检查异常时,启动院内抢救小组,及时请 ICU、肾内科、新生儿科医生会诊,多学科联合对症支持治疗,挽救了患者生命。通过这个病人结合我科的实际工作有以下几点思考,第一,问诊要细致,对病人要多问几句,多倾听患者的主述,寻找有助于诊断的信息,特别是产科以外的症状往往容易忽略,一些非特异性的症状,如上腹不适、恶心、呕吐等,不要单纯以为是内科疾病,想得多一些,全面一些。第二,终止妊娠的时机,结束妊娠的方式,顺娩增加产妇的糖代谢,会不会对预后产生不良影响。第三,重症患者采取血浆置换的时机,提前血浆置换有利于及时终止激惹因子的瀑布效应,但会不会增加产后出血的风险,该患者血浆置换前出血不多,但血浆置换后出血明显增加,怎样平衡即能及时终止其应急的瀑布效应又能减少产后出血的发生。

天津市静海区医院　姚印霞

【参考文献】

[1] 段涛,杨慧霞. 高危妊娠. 第 3 版 [M]. 北京:人民卫生出版社, 2008:903-932.

[2] 郑勤田,杨慧霞. 产科学正常与异常分娩. 第 7 版 [M]. 北京:人民卫生出版社, 2018:965-966.

[3] 赵扬玉. 产科急危重症 [M]. 北京:人民卫生出版社,2021:88-91.

[4] 张为远. 中华围产医学 [M]. 北京:人民卫生出版社, 2012:196-198.

[5] 曹泽毅. 中华妇产科学(临床版)[M]. 北京:人民卫生出版社, 2012:286-291.

[6] 刘兴会. 漆洪波 难产 第二版 北京:人民卫生出版社,2021:517-519.

[7] 张卫社,杨慧霞. 妊娠期急性脂肪肝临床管理指南(2022)[J]. 中华妇产科杂志 2022, 57(1):13-24.

第六节　妊娠合并泌尿系统疾病

病例 21　膀胱癌 Studer 回肠新膀胱术后妊娠围生期管理一例

【背景知识】

　　膀胱癌是发病率和死亡率最高的泌尿系统肿瘤,女性发病率约为 2.0/10 万,发病率随年龄增长而上升 [1]。膀胱根治性切除及原位尿流改道既符合肿瘤根治原则又可达到或接近生理性排尿功能,是膀胱肿瘤的理想治疗方案 [2]。女性的根治性膀胱切除术范围包括膀胱及周围脂肪组织、盆腔淋巴结、子宫、阴道前壁的上 1/3 及双侧卵巢、输卵管,切除女性内生殖器官对女性尤其是年轻者生理及心理影响较大。徐勇教授团队的研究发现,对部分女性根治性膀胱切除术患者可选择性保留内生殖器官,并不影响肿瘤治疗效果,生活质量有显著改善,年轻者甚至有生育机会 [3]。本案是国内首例膀胱癌 Studer 新膀胱术后女性成功妊娠及分娩的案例 [4,5]。

【病例简述】

　　1. 孕产妇情况　33 岁,身高 157 cm,孕前 49 kg,基础 BMI19.9 kg/m²。G1P0,因"孕 33 周,膀胱癌术后 4 年,肾造瘘术后 7 周,腹坠见红 1 天"于 2015 年 8 月 19 日入院。患者

2011年因"膀胱癌"于天津医科大学第二医院泌尿外科行膀胱根治性切除+Studer回肠原位新膀胱术+双侧淋巴结切除术,术后病理:高级别尿路上皮癌侵肌层,局部鳞癌样分化,pT2期,淋巴结未见转移癌。术后随访3年无异常,备孕。此次为自然受孕,孕8周建册,Bp 100/60mmHg,常规检查无异常,唐氏筛查低风险;孕25周75gOGTT 5.3-10.5-8.7mmol/L,HbA1c5.4%,诊断为妊娠期糖尿病(GDM),指导饮食,血糖控制良好。孕26周,右侧腰痛伴进行性加重,实验室检查:血WBC 12.2×10⁹/L、中性粒86.8%、Hb 86 g/L;尿潜血BLD(+++)、白细胞LEU(+++)、蛋白Pro(+);低白蛋白血症(ALB 25.5 g/L),铁蛋白(Fer,3.52ng/mL)、VB12(153 pg/mL)均降低。泌尿超声示:双肾中度肾窦分离,右侧输尿管扩张至髂血管处变细,左侧输尿管上段可见扩张,新膀胱未充盈。尿细菌培养"大肠埃希菌"感染。考虑诊断:孕26周、Studer新膀胱术后、双肾中度积水合并泌尿系感染、贫血,行双侧经皮肾镜造瘘术并以三代头孢菌素控制感染,腰痛缓解。继续口服铁剂、甲钴胺纠正贫血(Hb波动于66~98 g/L),加强营养纠正低蛋白血症,孕期增重9kg。现因"孕33周,阵发腹坠伴见红1天"收治产科病房。入院后查体:T 36.8℃,BP 100/70mmHg,P104次/min,轻微贫血貌,心肺无异常,下肢无水肿,双侧腰部可见肾穿刺引流管,引流液色清,全腹无明显压痛。宫高26 cm,腹围92 cm,宫缩不规律,20 s/8~15 min,强度(+/-),胎位LOA,胎头衔接,胎心率160次/min,NST反应型。实验室检查:血WBC 11.4×10⁹/L、N 80.2%、Hb 95 g/L;尿常规BLD(+++)、LEU(+)、Pro(-);ALB34.8 g/L,CRP及肝肾功能其他指标无明显异常。超声:BPD8.5 cm,HC29.68 cm,AC28.94 cm,EFW 2200 g,AFV 4.6 cm,胎盘前壁II级,下缘距宫内口2 cm。入院诊断:①G₁P₀孕33周;②LOA;③边缘性前置胎盘;④贫血;⑤GDM;⑥窦性心动过速;⑦膀胱癌Studer新膀胱术后;⑧肾穿刺造瘘术后。入院后以地塞米松促胎肺成熟、盐酸利托君口服抑制宫缩,动态监测感染指标。产妇精神焦虑、进食不佳,腰部穿刺部位隐痛,无痛性宫缩频繁。启动多学科会诊(产科、泌尿外科、新生儿科、普外科、麻醉科、影像科等),分析妊娠与新膀胱的相互影响以及潜在感染对围生儿的影响,建议孕34周左右经剖宫产终止妊娠为宜,术前磁共振检查了解盆腔脏器粘连情况。2015年8月26日(孕34周)于连续硬膜外麻醉下行剖宫产术,自原腹壁正中纵切口瘢痕逐层切开入腹腔,子宫极度左旋,盆腔右下方子宫右前壁有大量肠系膜及肠管占位,新膀胱所在高于正常膀胱位置,血供可。分离粘连向右下略下推新膀胱暴露子宫下段,行下段横切口剖宫产术娩男活婴,转新生儿科。术中发现边缘性前置胎盘,手术顺利,出血300mL,术后抗生素预防性应用48小时,体温平稳,复查血常规、CRP、肝肾功能无异常。术后1周带肾穿刺造瘘管出院,产后2周试行夹闭肾造瘘管无异常后拔除肾造瘘管,术后20天拔造瘘引流管,4周后拔除尿管,功能锻炼恢复自主可控性排尿。术后2月复查静脉肾盂造影:新膀胱形态良好,肾积水消失;尿流动力学检查:新膀胱容量450mL,最大尿流率17.6mL/s,残余尿30mL。

2.新生儿情况 男活婴出生体重2040 g,为适于胎龄儿(AGA),生后Apgar8分(反应、张力各-1分),5 min评10分。查体:T36度,HR130次/min,R60-70次/min,精神反应弱,皮色红润,呼吸稍促,轻度呻吟,呼吸音稍低,可闻及小水泡音,轻度三凹征。血气pH7.27,PCO₂48mmHg,PO₂61mmHg,BE-5.41mmol/L,LAC1.8mmol/L,Glu3.2mmol/L,Ca²⁺1.36mmol/

L，hsCRP<0.5 mg/L。应用肺表面活性物质 360 mg 气管内滴入，nCAP 辅助通气 41 h，头孢呋辛 37.5 mg/kg iv Q12 h 预防感染，静脉高营养维持入量所需，监测血糖，逐渐过渡至早产儿奶，9 天后出院，生后 2 月复查体格测量指标均处中位水平。

3. 母婴诊断　① G1P1 孕 34 周已娩；② LOT；③膀胱癌 Studer 新膀胱术后；④边缘性前置胎盘；⑤ GDM；⑥贫血；⑦窦性心动过速；⑧肾穿刺造瘘术后；⑨早产；⑩早产儿（AGA）；⑪ 新生儿呼吸窘迫综合征；⑫ 糖尿病母亲婴儿。

【病例分析和思考】

本例患者确诊膀胱癌时未婚、有强烈生育需求，徐勇教授团队为其保留了内生殖器官，并最大程度保护了支配尿道括约肌的盆神经丛以及尿道支持组织，利于患者术后获得良好的控 - 排尿功能。Studer 回肠新膀胱则是以一段 40 cm 左右带肠系膜血管的回肠再造原位新膀胱，术后尽早开始盆底肌肉功能锻炼重建储尿和排尿反射，可使新膀胱容量和压力在 1~2 年内逐渐稳定[6]。进行根治性膀胱切除及尿流改道的膀胱癌患者于术后成功妊娠、分娩仅见极少国外报道[7]，此例为国内首见报道。该患者在膀胱癌术后严格随诊 3 年，在无肿瘤复发、肝肾功能正常且新膀胱功能良好的前提下有计划备孕。其体型瘦小，术后回肠短缩，孕期易发生营养吸收不良，表现为低蛋白血症以及铁、VB12 缺乏所致中度贫血，需进行针对性补充。尿流改道术后女性的泌尿系感染问题需引起重视，有学者曾建议全孕期使用小剂量抗生素预防感染[8]，而笔者则认为该治疗应个体化评估并获知情同意。该孕妇妊娠期糖尿病、低蛋白血症、贫血等因素导致免疫力低下，加之妊娠子宫压迫导致尿路扩张，孕 26 周即合并泌尿系感染，行肾穿刺造瘘术可快速解除尿路梗阻，辅以敏感抗生素可有效控制感染。但侵入性治疗及潜在感染均可诱发无痛性宫缩，由于胎盘位置异常又引发产前出血，而这也加重孕妇的焦虑不安。因此，孕期应动态监测 CRP 等感染指标以发现亚临床感染；全面评估胎儿生长发育状况，必要时通过 MRI 等影像学检查了解胎儿颅内情况，预测母亲炎症对胎儿神经系统所造成的不良影响；监测宫缩并适时予以促胎肺成熟、抑制宫缩等治疗。妊娠及分娩对新膀胱的影响也不容忽视，增大的妊娠子宫可直接牵拉、压迫其前方的肠系膜血管，影响储尿囊血运；胎先露也可直接压迫其前方的新膀胱壁，引发膀胱排空不完全及残余尿增多，产后常需较长时间得以恢复。初产妇阴道分娩过程可使盆底神经损伤近80%，盆腔压力变化可增加脏器脱垂风险甚至破坏回肠 - 输尿管连接部以及新膀胱 - 尿道连接部完整性，导致新膀胱组织损伤及产后排尿障碍，因此行尿流改道手术的产妇应尽可能避免阴道分娩[7-8]。该患者经多学科会诊，孕 34 周经剖宫产终止妊娠，由于既往手术史引发的盆腹腔粘连、解剖易位均增加剖宫产术中副损伤风险，术前可通过 MRI、超声等充分评估毗邻脏器关系，选择合适手术入路。尽管存在肠道副损伤风险，但术前是否需要灌肠等肠道准备尚需个体化评估；术中分离粘连特别是子宫切口的切开、缝合要警惕肠系膜血管损伤，避免影响新膀胱血运及远期储、排尿功能。通过充分引流、预防感染、功能锻炼等治疗，患者产后 2 个月尿流动力学基本恢复至孕前水平。

综上，对年轻有生育需求的女性膀胱癌患者进行根治性膀胱切除及 Studer 回肠新膀胱术有良好的远期生活质量，其成功妊娠、分娩需多学科团队合作。由于本例为国内首次报道,此类孕妇合理分娩时机和方式选择尚有待进一步积累经验。

注:本病例内容已被《实用妇产科杂志》收录。华绍芳,刘侠君,张俊农,等. 膀胱癌 Studer 回肠新膀胱术后妊娠围生期管理 1 例 [J]. 实用妇产科杂志,2016,32(9):715-716

天津医科大学第二医院　李晶　华绍芳　张俊农　孙夫强　刘侠君　赵采云

【参考文献】

[1] EVAN YI-WEN YU, ANKE WESSELIUS, SIAMAK MEHRKANOON, et al.Vegetable intake and the risk of bladder cancer in the BLadder Cancer Epidemiology and Nutritional Determinants(BLEND)international study[J].BMC Med, 2021, 19:6. doi:10.1186/s12916-021-01931-8　PMCID:PMC7942172.

[2] 宋黎明,邢念增,牛亦农,等. 女性原位新膀胱重建术中远期疗效观察 [J]. 中华医学杂志,2014,94(12):932-934.

[3] 马宝杰,徐勇. 保留女性生殖器官的根治性膀胱切除 55 例临床分析 [J]. 中华泌尿外科杂志 2012, 33(5): 351-355. DOI:10.3760/cma.j.issn.1000-6702.2012.05.008.

[4] 华绍芳,刘侠君,张俊农,等. 膀胱癌 Studer 回肠新膀胱术后妊娠围生期管理 1 例 [J]. 实用妇产科杂志,2016,32(9):715-716.

[5] 蔡科科,徐勇,张志宏,等. 保留生殖器官的根治性膀胱切除术 +Studer 新膀胱术后妊娠成功剖宫产一例报告 [J]. 中华泌尿外科杂杂志, 2016, 37(10): 791. DOI:10.3760/cma.j.issn.1000-6702.2016.10.017.

[6] 潘寿华,周晓峰,徐国强,等. 女性原位回肠膀胱术的控尿技术改进和应用 [J]. 中华泌尿外科杂志,2007,28(12):829-831.

[7] KUCZKOWSKI KM, HAY B. PERIPArtum care of the parturient with Indiana continent urinary diversion: a need for a multidisciplinary approach[J]. Ann Fr Anesth Reanim, 2004, 23(9):927-928.

[8] HENSLE TW, BINGHAMJB, REILEY EA, et al. The urologic care and outcome of pregnancy after urinary tract reconstruction[J]. BJU Int,2004,93(4):588-590.

病例 22　妊娠合并肾积水

【背景知识】

肾积水是妊娠中晚期常见的泌尿系疾病,发生率约为 19.52%[1],多为生理性肾积水,右侧多见,以初产妇居多。部分患者合并上尿路感染,少数易发展成肾积脓、尿脓毒血症、肾功能衰竭、感染性休克等,处理不当,可导致流产、早产、胎儿畸形、死胎等产科并发症;当尿液潴留后若发生感染,临床称之为感染性肾积水。当肾积水发生感染后,若不能及时解除梗阻现象,将会导致感染加重,引起并发症的发生。而孕妇因担心腹中胎儿会因此受到影响,其心理长期处于恐惧与担心的状态,最终将导致孕期抑郁症的发生。积极对高危人群早期筛查及临床干预指导,合理的治疗,对降低母胎损害的发生率具有重要价值[2]。

【病例简述】

患者，28岁，主因"停经33+周，发热3天，见红2小时"入院，入院诊断：1.孕1产0孕33+4周先兆早产 2.LOA 3.发热待查泌尿系感染？4.妊娠合并右肾积水 5.左肾缺如？患者平素月经规律，6/30天，末次月经：2020.07.20，孕期定期产检未见异常，入院前3天出现发热，体温最高39.6℃，伴腰痛，自述尿量无明显减少，就诊于我院急诊，给予头孢曲松抗感染治疗，症状缓解，患者入院前2小时见红，考虑1.孕33+4周先兆早产 2.发热待查收住院，患者24岁时因熬夜后腰痛就诊，发现"左肾缺如"，其后未复查，入院后查体：T37.5℃，右肾区叩击痛（＋），胎心监护NST反应型。入院当日腹部彩超（2021.03.12天津市第五中心医院）提示右侧肾窦部呈不规则液性分离，最宽处4.6 cm，提示右肾中-重度积水，左肾形态失常伴左肾多发囊肿，不除外先天发育异常。入院后完善血常规，肝肾功能，尿常规，尿培养，泌尿外科及肾内科会诊，考虑泌尿系感染，予舒普深抗感染，硫酸镁解痉，地塞米松促胎肺成熟，监测胎心、肾功能及肾积水情况，并请泌尿外科及肾内科会诊，患者入院后第二天，因胎心监护不满意，不除外胎儿宫内窘迫，行剖宫产术终止妊娠，于2021.03.13日剖宫产娩出1活男婴，Apgar评分1分钟-9分（肤色减1分），5分钟-9分（肤色减1分），新生儿因早产转新生儿科。患者术后继续抗感染及对症支持治疗，无体温升高，术后3日复查肾脏彩超（2021.03.16）右侧输尿管腹段明显增宽，内径约1.1 cm，泌尿外科会诊考虑积水未进一步加重，肾功能无异常，可定期复查彩超及肾功能，必要时行泌尿系统强化CT明确病情，若肾积水进展或肾功能异常，可行输尿管支架植入或经皮肾穿刺改善梗阻，保护肾功能，继续抗感染治疗。患者术后6日，一般状况可，无发热，二便正常，无不适，子宫收缩可，阴道出血不多，遂出院。出院后1周复查肾脏彩超：彩超提示右侧肾窦部呈不规则液性分离，最宽处2.6 cm，提示右肾中度积水，较前检查明显缓解。

【病例分析和思考】

妊娠过程中，由于孕妇及胎儿代谢产物增多，孕妇肾脏负担加重，肾血流量自受孕中期至足月可增至30%~50%，肾小球滤过率的增加有时超过了肾小管的再吸收能力，同时孕激素的分泌增加，使输尿管平滑肌张力降低，蠕动减弱，尿流缓慢而滞留在输尿管或肾盂内，而致妊娠12周左右开始至孕末都将可能发生肾积水。同时，由于妊娠逐渐增大的子宫在骨盆入口处压迫输尿管，导致机械性梗阻，另外，因解剖因素，左侧乙状结肠位于左输尿管前方，妊娠子宫多右旋，右侧卵巢血管在盆腔入口处跨过输尿管，因此右输尿管容易受压迫，加之输尿管有尿液逆流现象，所以临床上孕妇易发生肾盂积水，而且以右侧多见。

宋汶珂[3]等的研究显示妊娠期肾积水多以腰痛、发热等症状就诊，有研究报道，妊娠中晚期孕妇内脏神经敏感性降低，痛阈升高，肾积水引起的牵张反射痛被妊娠期潜在的生理变化所缓冲，以至部分患者腰痛症状往往不明显，但肾功能损害可能在继续加重，应积极明确妊娠期肾积水的病因[4]。B超检查对孕妇及胎儿无损害、可重复，对肾积水病因诊断的敏感性和特异性为83%和91%，常作为首选检查[5]；但肠道内容物、气体、骨骼的干扰较为显著。传统的CT、X线及造影检查，因可能对胎儿的致畸效应不建议应用，泌尿系磁共振水成像（MRU）可显示肾脏集合系统及输尿管的形态，可作为妊娠期合并肾积水的二线诊断方法[6]。

本例患者，孕 33+ 周，入院后体温正常，胎儿胎心 NST 反应性，右肾重度肾积水，左肾形态失常伴左肾多发囊肿，化验提示肾功能正常，经抗感染治疗后可继续期待妊娠，但期待过程中有肾积水加重，感染风险，如肾功能损伤，或反复肾绞痛，可行输尿管支架植入或经皮肾镜解除梗阻，需密切随访。患者入院第二天，因胎儿因素行剖宫产术，患者因输尿管受压因素解除，术后随访肾积水程度逐渐缓解。在临床对待妊娠期肾积水患者，尤其是伴有症状肾积水的妊娠期患者，需要泌尿外科医生及妇产科医生密切合作，充分向患者做好沟通，缓解患者精神紧张情绪，避免患者情绪出现较大波动。对于合并临床症状的肾积水应及时予以治疗，治疗原则首选保守治疗，可予以抗炎、解痉、补液治疗，对于临床检查血常规有感染的患者应予以抗感染治疗。抗生素选择方面，建议选用对孕妇及胎儿不良反应小的药物，如头孢菌素类、青霉素类、大环内酯类，对胎儿有明显不良反应的抗生素如氨基糖武类、喹诺酮类抗生素应禁用。范玉华[7] 等的研究显示，肾积水多以右肾积水常见，占肾积水总数 91.9%，发生肾盂积水后通过改变体位可以缓解肾积水程度。采取左侧卧位，一方面可解除右旋的子宫对输尿管的压迫，另一方面亦可减少子宫对髂血管的压迫，有利于防止仰卧位低血压综合征。因而一旦 B 超发现肾积水则无须等待尿检查报告而嘱孕妇取左卧位，可使肾积水减少乃至消失，但减少程度与孕周成反比。因此，在妊娠 12 周开始，应嘱孕妇左侧卧位或左右交替卧位，左右交替卧位以减少肾盂积水的发生。为了防止肾积水对肾脏的损害，因此，妊娠晚期合并肾积水时应采取计划分娩，以便早日减轻肾脏负担，恢复肾脏正常生理功能。研究显示轻度和中度妊娠期肾积水合并肾绞痛、尿路感染者经保守治疗大部分可以获得缓解。对于保守治疗无效反复作的肾绞痛患者及重度肾积水患者，建议予以外科干预，外科干预的指征是：①难以自行排出的肾盂、输尿管结石；②进展的、伴有肾功能损害的妊娠期中、重度肾积水；③反复发作肾绞痛保守治疗难以缓解的妊娠期肾积水。另外，如果妊娠期大于 35 周，虽然肾积水大于 3 cm，但肾功能损害不严重，也可以考虑等待观察，在分娩后才处理肾结石和肾积水[8]。有资料表明，单侧输尿管梗阻超过 24 h，肾功能即将出现一定程度的不可逆损害，长期梗阻将造成肾功能逐渐丧失。反复发作的肾绞痛使有些孕妇难以忍受，容易引起宫缩、胎膜早破、甚至流产[9]。

妊娠妇女代谢率高，肾脏负担较重，严重肾积水不及时解除，易致患侧肾组织肾功能损害，并发严重感染可能危及孕妇和胎儿的安全。对于保守治疗无效的妊娠期肾积水合并感染，特别是合并有下尿路梗阻的患者，留置双 J 管内引流是安全有效的，值得临床应用[10]。因此我们认为妊娠期肾积水是否采用外科干预措施，取决于患者肾积水的程度、病因，肾功能的情况，还要参考孕龄和胎儿发育的情况。

天津市第五中心医院　李攀　张俊萍

【参考文献】

[1] 任利玲,边学燕,鲍玲玲,等. 妊娠合并急性肾盂肾炎的临床特点及影响因素研究 [J]. 中国全科医学,201518(34):4202-4205.

[2] 胡克邦,赵光涛,于兵,等. 妊娠合并肾积水的诊疗分析 [J]. 中国妇幼保健, 2014, 29

（26）：4235-4236.

[3] 宋汶珂，符浩.妊娠期有临床症状。肾积水的诊治分析 [J].临床荟萃，2012，27（2）：140-141.

[4] CHEUNGKL，LAFAYETTERA.RenalPhysiologyofPregnancy[J].AdvancesinChronicKidneyDisease，2013，20（3）：209-214.

[5] 马克荣，陈红梅.B 超在泌尿系结石诊断及治疗中的应用研究 [J].吉林医学，2016（4）：796-797.

[6] OTOA，ERNSTRD.MRimaginginthetriageofpregnantpatientswithacuteabdominalandpelvicpain[J].AbdomImaging，2009，34（2）：243-250.

[7] 范玉华，陈俏妍，吴丽平，等；妊娠合并肾积水的 B 超分析 [J].广州医学院学报，2004，22（5）：493-494

[8] 陈文忠、桂志明、何锦园，等.妊娠期尿路结石的治疗.临床泌尿外科杂志，2011，26（11）：849-851.

[9] 吴阶平.泌尿外科学 [M].济南:山东科学技术出版社。1993:279-280.

[10] 刘军，肖艳红，梁博，等.留置双 J 管治疗妊娠期肾积水合并感染的疗效分析 [J].系统医学.2020，5(3)75-77.

病例 23 产后溶血性尿毒症

【背景知识】

产后溶血性尿毒症（postpartum hemolytic uremic syndrome，pHUS）为非典型溶血性尿毒症的一种，是指孕妇产后出现以微血管病性及病理性溶血性贫血、血小板计数减少和急性肾衰竭为主要特点的临床综合征,发病率为 1：25 000[1]。1968 年首次报道 pHUS,该病是产科严重、罕见的并发症,早期诊断困难,导致患者病死率高,严重危害孕产妇的生命安全。

pHUS 属于非典型 HUS,目前研究表明 pHUS 的发病机制可能与免疫、遗传、凝血功能异常、感染因素相关。pHUS 与各种原因诱发补体旁路途径调节失控、过度激活有关,若编码补体调节关键蛋白,如 CFH、MCP、CFI、C3 等基因突变,或存在相关血浆抗体（如抗补体因子 H 抗体）可导致对 pHUS 易感[2]。已知妊娠期母体补体系统处于应激状态,而对于上述人群其补体激活产物持续大量生成,补体异常激活可导致弥漫性血管内皮损伤,血小板与纤维蛋白聚集消耗,微血栓形成,继发溶血、终末器官缺血与功能损伤[3]。pHUS 的主要病理特征是血管内皮细胞损伤后引起微动脉和毛细血管内微血栓形成。肾脏是主要受累器官,活检时显示肾小球毛细血管和小动脉内有广泛微血栓形成,毛细血管管腔内充满破碎的红细胞和血小板[4]。

溶血性尿毒症综合征（hemolytic uremic syndrome，HUS）主要临床表现为"三联征",即非免疫性微血管病性溶血性贫血、血小板减少和急性肾功能衰竭[5]。微血栓形成所导致的非免疫性红细胞破坏,血红蛋白水平低于 80 g/L，Coomb's 实验阴性,外周血涂片可见红细胞碎片;血小板计数下降低于 $50 \times 10^9/L$,但皮肤紫癜及活动性出血少见;急性肾功能损害程度因人而异,部分需要透析支持,常伴有血压升高[6]。

经典三联征(微血管病性溶血性贫血、血小板减少症和急性肾功能衰竭),不伴腹泻病史,是诊断非典型 HUS 主要的临床依据[7]。多数患者补体 C3 降低,但是血浆 C3、C4、CFB、CFH 和 CFI 水平正常并不能排除非典型 HUS,检出补体蛋白相关基因突变及补体因子抗体有助于进一步明确诊断。

关于非典型 HUS 的治疗,包括特异性治疗和综合治疗。特异性治疗包括阻断补体活化途径和血浆置换[8]。依库珠单抗是人源化 C5 单克隆抗体,通过结合补体蛋白 C5,阻断其裂解,从而阻断末端补体成分 C5a 和膜攻击复合物 C5b-9 的生成,进而减少内皮损伤、血栓形成及后续的肾损伤[9]。目前为非典型 HUS 的一线治疗,对于疑诊患者,应在 48 小时内尽快治疗,在依库珠单抗应用之前,血浆置换可作为一线治疗。血浆置换可以帮助清除有缺陷的突变补体蛋白及自身抗体,并补充功能正常的补体蛋白,还可以使急性肾损伤患者避免容量超负荷及高血压的风险。综合治疗主要是对症治疗。包括输血、输血小板、透析、肾脏移植、营养支持、维持容量及电解质平衡等[10]。

pHUS 可发生在妊娠晚期,关于终止妊娠时机目前尚无定论,国内外有学者认为一旦诊断,应尽快终止妊娠。

【病例简述】

30 岁孕妇,因孕 31 周,发现血压升高两周入院。孕期正规产检,产检胎儿与孕周相符,经过顺利。孕 28+5 周开始血压升高,最高达 150/85mmHg,无不适主诉,尿蛋白阴性,未予药物治疗,休息后血压波动在 120/80mmHg。入院前 3 天开始出现双下肢水肿,今日门诊产检发现血压 178/112mmHg,尿蛋白 3+,考虑重度子痫前期收入院治疗。既往体健,否认心、肝、脑、肾、血液系统等慢性疾病史。入院时血压 165/120mmHg,心率 85 次/min,身高 167 cm,体重 90 kg,BMI 32 kg/m²。查体双下肢水肿 2+。腹围 104 cm,宫高 27 cm,LOA,胎心 150 次/min,先露头浮,无宫缩,胎膜存。PR:宫颈未消失,居中,质中,宫口未开,先露 S-3。估计胎儿体重 1600 g。辅助检查 WBC 8.10×10^9/L, N 71.0%, RBC 4.64×10^{12}/L, Hct 0.404,Hb 138 g/L,PCT 211×10^9/L;尿蛋白 3+,红细胞 4 个/HPF;LDH 303U/L,ALT 20U/L,AST 22U/L,ALB 35.1 g/L,TB 8.8μmol/L;24 h 尿蛋白 14.47 g/24 h。凝血与肾功能正常。胎儿 B 超示 BPD 7.4 cm, FL 5.3 cm,羊水最大深度 4.8 cm,胎盘 II 级。入院诊断:孕 1 产 0 孕 31 周、LOA、重度子痫前期。

入院后经解痉、降压、补蛋白、利尿及促胎肺成熟治疗,患者血压控制不理想,尿蛋白漏出严重,尿量少,于孕 31+4 周在连续硬膜外麻醉下行子宫下段横切口剖宫产术,分娩一女婴,体重 1620 g,羊水量正常,手术顺利,术中出血约 300mL。术后继续解痉、降压治疗,复查 WBC 13.41×10^9/L, N 82.2%, RBC 4.68×10^{12}/L, Hct 0.412, Hb 138 g/L, PCT 56×10^9/L;尿蛋白 3+,红细胞 968 个/HPF;LDH 1537U/L, ALT 58U/L, AST 118U/L, ALB 25.3 g/L, TB 25.9μmol/, Cr 138μmol/L,患者出现酱油色尿,尿量进行性减少,近 3 小时无尿,肌酐升高,血小板进行性下降,溶血,考虑产后溶血性尿毒症综合征可能,立即转入 ICU 予持续床旁血液滤过治疗,减轻容量负荷,清除体内代谢废物,并积极联系血浆行血浆置换治疗,地塞米松稳定血小板,间断输注人血白蛋白提高胶体渗透压,改善组织灌注,硫酸镁解痉,及降压、抗感染、营养支持等对症治疗。经上述积极治疗两周,患者肝酶、血小板正常,乳酸脱氢酶及肌酐降至接近正常,尿量恢复,血压控制平稳,但仍存在大量蛋白尿,存在肾功能不能完全恢复,后期需血液净化治疗可能,建议肾内科继续治疗,患者及家属拒绝,自动出院后肾内科随诊。

【病例分析和思考】

pHUS 属于非典型 HUS 中的一种,若未及时诊断和处理,预后极差,早期诊断和及时治疗尤为重要。由于目前的实验室检查仅能确诊 40%~75% 的 pHUS 患者,且实验室检测需要花费数周甚至数月的时间,因此 pHUS 的临床诊断更为重要。但由于 pHUS 与重度子痫前期、HELLP 综合征、TTP、妊娠期急性脂肪肝等在临床表现上极为相似,且这些综合征或并发症可能先后发生或相互重叠,导致临床诊断非常困难。对于妊娠晚期或产后 10 周内发生的以微血管病性溶血性贫血、血小板减少和急性肾功能衰竭为主要表现的患者,尤其以肾脏损伤为突出表现者,需高度警惕 pHUS,尽快启动诊断性治疗[1]。结合该病例,重度子痫前期患者终止妊娠后,发生血小板"断崖式"减少,肝酶轻度升高,溶血,符合 HELLP 综合征表现的同时,又伴有少尿、无尿,肌酐升高,以肾脏功能进行性损害为主要表现,具备 pHUS 三联征,应结合实验室检查首先考虑诊断 pHUS。

由于 pHUS 发展迅速并常导致不可逆肾功能损伤,且目前国内临床应用依库珠单抗存在实际困难,应尽早对所以疑诊患者开始经验性血浆置换。血浆置换的治疗方案和时限应个体化,通常应持续治疗至相关指标正常,如血小板恢复至 150 以上,乳酸脱氢酶降至正常水平。同时国外文献推荐在确诊或疑诊 pHUS 的 24 h 内尽早开始连续肾脏替代治疗(CRRT),甚至可先于实验室 pHUS 相关基因或分子检测结果,CRRT 能够清除患者血液中的各种致病因子、代谢毒素,纠正水电解质及酸碱平衡紊乱,促进肾功能恢复和协助重建机体免疫内稳状态,使患者更易度过急性肾功能衰竭期[11]。结合该病例,转入 ICU 后血红蛋白最低达 64 g/L,血小板最低达 40×10^9/L,B 超提示双肾实质损伤,病情进展迅速,符合 pHUS 临床诊断,即刻予 CRRT 治疗,并积极联系血浆行血浆置换治疗,患者经 2 次血浆置换及 CRRT 序贯治疗后恢复尿量,血小板恢复正常,乳酸脱氢酶及肌酐降至接近正常,但仍存在大量蛋白尿,存在肾功能不能完全恢复,后期需血液净化治疗可能。由于 pHUS 患者体内补体系统的持续异常激活和不可逆的肾脏功能损伤,即使短期内病情已得到有效缓解,但仍需长期治疗和随访。

天津市第三中心医院　齐骁金　魏青　梁茜　李嘉　宋淑荣

【参考文献】

[1]　彭雪, 吴钊, 彭冰. 产后溶血性尿毒症综合征诊治进展 [J]. 实用妇产科杂志. 2017, 33(08): 579-582.

[2]　李金凤, 张震宇, 路军丽. 产后溶血性尿毒症综合征 1 例伴文献回顾 [J]. 中国计划生育和妇产科. 2017, 9(05): 74-76.

[3]　王晨虹. 产后溶血性尿毒症综合征 [J]. 中华产科急救电子杂志. 2014, 3(03): 190-192.

[4]　张振宇, 刘惠娜, 袁文静. 产后溶血性尿毒症综合征 12 例临床分析 [J]. 实用妇产科杂

志. 2021, 37（06）: 471-474.

[5] 吉嘉伟, 蒋一航, 王伟, 等. 肾移植治疗补体因子 H 突变型非典型性溶血性尿毒症二
例 [J]. 中华器官移植杂志. 2018, 39（08）: 496-498.

[6] SO S, FISCHER E, GANGADHARAN KOMALA, M, et al. Postpartum atypical hemo-
lytic uremic syndrome: Evaluating thrombotic microangiopathy in the pregnant woman[J].
Obstet Med. 2021, 14（2）: 105-108.

[7] TSHILANDA M, KANMOUNYE US, TENDOBI C, et al. Diagnostic dilemma in post-
partum associated hemolytic uremic syndrome in a 38th week pregnant 31-year-old Congo-
lese: a case report[J]. BMC Pregnancy Childbirth. 2020, 20（1）: 495.

[8] 卢伟, 潘梦, 雷攀, 等. 溶血性尿毒症综合征治疗研究进展 [J]. 湖北医药学院学报.
2019, 38（05）: 510-514.

[9] JULIEN, ZUBER, FADI, et al. Use of eculizumab for atypical haemolytic uraemic syn-
drome and C3 glomerulopathies[J]. Nat Rev Nephrol. 2012, 8（11）.

[10] 赵扬玉, 姜海. 妊娠及产后血栓性微血管病 [J]. 中国实用妇科与产科杂志. 2021, 37
（02）: 189-192.

[11] IOREMBER F, NAYAK A. Deficiency of CFHR plasma proteins and autoantibody positive
hemolytic uremic syndrome: treatment rationale, outcomes, and monitoring[J]. Pediatr
Nephrol. 2021, 36（6）: 1365-1375.

第七节　妊娠合并呼吸系统疾病

病例 24　妊娠合并急性血行播散型肺结核伴结核性脑膜炎一例

【背景知识】

妊娠合并结核病是指女性在妊娠期间发生的结核病或在结核病未愈时出现妊娠,以及
产后 3 个月内确诊为结核病 [1]。据报道,全球妊娠期女性中活动性结核病的发病率为
210/10 万,我国妊娠期女性中活动性结核病的发病率为 70/10 万,是普通人群的 5 倍 [2]。由
于多数患者缺乏典型症状,或虽有乏力、纳差等不适,却近似妊娠生理反应,从而被忽视或被
误诊误治 [3]。本文报道妊娠合并急性血行播散型肺结核伴结核性脑膜炎一例,以期为妊娠
合并结核病的管理提供一些思考。

【病例简述】

患者女, 39 岁,于 2016 年 8 月因"孕 1 产 0 孕 27 周、阴道流水 5+ 小时"到我院急诊就
诊。末次月经 2016.02.18,停经 14 天行胚胎移植,常规药物保胎至孕 12 周,孕期规律产检,
NT 及四维彩超未见异常,唐氏筛查低风险,孕 25 周 OGTT5.22-7.94-9.35 mmol/L 考虑妊娠
期糖尿病,予调整饮食,结合运动,监测血糖在正常范围。血压平稳。孕期平顺,无发热,无
咳嗽咳痰,无腹痛腹胀,无乏力盗汗,未接触结核病患。既往于 2012-2016 年间因双侧输卵

管堵塞行多次辅助生殖均失败。否认慢性病及肝炎结核等传染病史。月经周期规律,个人史、家族史无特殊。入院查体:T36.5°C,P108 次/min,Bp120/70mmHg,妊娠腹型,未及宫缩。产科情况:宫高 25 cm,腹围 85 cm,先露臀,胎心 140 次/min。阴道检查:宫颈未消,宫口未开。可见清亮羊水流出,阴道分泌物无异味。辅助检查:pH 试纸阳性。彩超:中期妊娠(超声相当孕 26+6 周),羊水过少(指数 22 mm)(破水后)。化验回报:血常规:WBC3.42×10⁹/l,N76%,Hgb103 g/L,PLT195×10⁹/L;CRP68 mg/L;肝炎五项、梅毒、HIV 阴性;高凝常规及急诊生化均未见异常。诊断孕 1 产 0 孕 27 周、胎膜早破、妊娠期糖尿病、IVF-ET、产前感染。

急诊给予地塞米松促胎肺成熟,静脉抗生素头孢呋辛钠预防感染,硫酸镁脑保护治疗。孕 27⁺² 周出现规律宫缩,查宫口未开,宫颈未消质韧。复查彩超提示"中期妊娠,严重羊水过少,羊水近无紧裹胎体"。患方因胎儿珍贵社会因素坚持要求即刻剖宫产终止妊娠。术中以 LSA 娩一女活婴,出生体重 1090 g,Apgar 评分一评 5 分,二评 9 分,送新生儿科进一步治疗。羊水极少,色清亮,胎盘胎膜自然娩出完整。探查盆腔粘连极严重,左侧肠管与子宫及大网膜广泛致密粘连,左附件与子宫侧壁致密粘连,探查不清,右附件与子宫广泛粘连,分离粘连后仅能暴露部分子宫前壁及下截。术中出血 600mL。术后予头孢呋辛钠 1.5g,每日 2 次,及甲硝唑 250mL,每日 1 次,静脉抗感染治疗。宫腔及阴道分泌物细菌培养无致病菌生长。

术日即出现发热,最高 T38.6 ℃。术后 1 日最高体温 8pm 39.2°C,取血培养后升级抗生素为头孢哌酮舒巴坦钠 1.5gQ12 h。后每晚 8pm 体温均升高,波动于 37.6~38.2 ℃。患者无不适主诉,监测血常规提示白细胞计数波动于(2.33~3.11)×10⁹/L。多次血培养均阴性。术后 5 日复查腹部彩超"产后子宫(剖宫产术后),宫腔积液深 8.2 mm,盆腔积液(左髂窝 20 mm,右髂窝 26 mm),子宫前壁下段切口处可见衰减区 55mm×47mm×36 mm"。术后 9 天患者因个人原因签字出院。

出院后仍有间断发热,未系统监测体温。术后 18 天,患者因腹部中下 1/3 伤口未愈合,有淡黄色液体流出,伴腥臭味。外院予拆除缝线,可见伤口裂开达肌层,清创换药 7 天未见好转,治疗期间予静脉头孢曲松抗感染。

术后 31 天,患者无明显诱因上腹部隐痛,有排气排便,恶心无呕吐,外院行胸片及腹部 CT 自诉未见明显异常。B 超提示盆腔积液,阴道后穹窿穿刺抽出淡黄色腹水 20mL,未送检。

术后 32 天,患者因"间断发热 1 个月,上腹部隐痛伴恶心"再次于我院急诊住院。患者入院前 2 周内最高体温 38°C,上腹部疼痛,无排气,恶心,无呕吐,进食差,无咳嗽咳痰。查体:T38.2 ℃,P80 次/min,R22 次/min,Bp142/82mmHg,慢性病容,精神弱,皮肤黏膜未见黄染,浅表淋巴结未及肿大,颈软,无抵抗,双肺呼吸音清,心音有力,心律齐,腹软,全腹压痛反跳痛,腹部伤口全层裂开达肌层,创面恶臭,肝脾肋下未及,双下肢不肿,巴氏征未引出。彩超"产后子宫,宫腔内团块 54mm×35mm×29 mm,盆腹腔积液(左髂窝 28 mm,右髂窝 42 mm,直肠窝 16 mm),子宫前壁下段浆膜层连续,肌层可见不均匀回声区 37mm×34mm×28 mm,右上腹液性暗区 43 mm,左上腹液性暗区 28 mm"。立位腹平片"不全肠梗阻"。初步诊断:剖宫产术后、发热原因待查、不全肠梗阻?、腹部伤口延期愈合。

入院化验:血常规:WBC5.26×10^9/l,N79.5%,Hgb115 g/L,PLT279×10^9/L;CRP264 mg/L;凝血功能、急诊生化无明显异常。予静脉美罗培南 1g,每 8 h1 次,白蛋白 10g,每日 1 次,支持治疗。B 超下阴道后穹隆穿刺抽取腹水回报无细菌生长。腹部伤口分泌物细菌培养为奇异变形杆菌。血培养无细菌生长。结核菌抗体阴性。患者自入院后体温波动 36.4~39.6 ℃,发热多为下午,8pm 体温最高。二次缝合伤口拆线,伤口仍裂开达肌层,有脓苔样物质附着于创面及腹直肌表面。结合三衰科会诊意见予静脉替加环素 50mg,每 12 h1 次抗感染治疗,丙球 10g,每日 1 次 3 天,并中西医结合对症治疗,效果欠佳。术后 45 天复查彩超“盆腔无明显积液,子宫前壁下截浆膜层连续”。术后 46 天 8pm 再次高热达 39.2° C,自觉枕部头痛,喷射状呕吐 1 次。感疲倦困顿、嗜睡,进食差。双肺 CT:①双肺粟粒样结节,可疑活动性肺结核,建议进一步检查;②纵膈稍大淋巴结。请海河医院主任会诊考虑急性血行播散型肺结核,不除外结核性脑病,转院。

随访,入海河医院后查 T-SPOT 阳性。腰穿脑脊液回报提示结核性脑膜炎,头颅核磁提示颅内多发结核瘤。予美罗培南抗感染,异烟肼、利福平等抗结核治疗,定期腹部伤口换药并清创缝合。2 个月后患者体温正常,腹部伤口愈合。患者神经系统症状已消失,结核病明显好转出院。

新生儿于生后即刻入我院新生儿科住院,入院诊断:早产儿、新生儿呼吸窘迫综合征、先天性感染、极低体重儿、新生儿窒息。予维持体温,应用肺表面活性物质,NCPAP 辅助通气,予拉氧头孢钠抗感染及营养脑神经治疗。生后 7 天 CRP18 mg/L,逐渐升高,感染较重。生后 14 天升级美罗培南联合氟康唑静脉抗感染治疗,间断血浆支持治疗。共行 3 次血培养均无细菌生长。生后 42 天 CRP 升至 124 mg/L,自主呼吸差予呼吸机治疗。生后 43 天患方商议后放弃治疗。

【病例分析和思考】

本例诊断的难点在于该患者除了发热外,并无典型结核病的表现,无家族史和或接触史,查结核菌抗体为阴性。但是,该患者系多次胚胎移植失败、而这本身即有可能与盆腔结核有关。术中见盆腔粘连异常,午后夜间发热,白细胞计数无增高,血培养无菌生长,伤口分泌物细菌培养为奇异变形杆菌,积极系统抗生素治疗无效,应考虑到结核病的可能。

1.流行病学及发病机制　结核病系主要孕产妇死亡中非产科病因之一。WHO 发布 2021 年全球结核病报告显示于 2020 年间约 327 万女性新发结核。约有 41 万女性死于结核病,其中 1/3 为 25~44 岁的育龄女性[4]。产褥期妇女发生活动性结核病的概率是非妊娠妇女的 2 倍。

结合结核分枝杆菌经由呼吸道摄取后,被巨噬细胞内在化,然后将相应加工的抗原呈递给 T 辅助细胞。导致释放不同的细胞因子(包括肿瘤坏死因子 [TNF] 和干扰素 -[IFN-]γ),并最终导致肉芽肿形成。结核分枝杆菌可通过胎盘和脐静脉血源性传播,分娩过程中吸入羊水或产后呼吸道飞沫传播。

结核病发展史的研究显示,初次感染结核分枝杆菌后,2 年内约有 5% 的感染者成为活动性结核,而大部分成为潜伏性感染者。一旦身体抵抗力下降,或是合并其他免疫力低下的疾病（如艾滋病时）潜伏性感染者即会变为活动性结核患者。妊娠本身即为结核病的高危因素。为维持正常妊娠水平，女性体内分泌大量的雌孕激素，抑制机体免疫，扩张肺部血管，增高机体代谢率、增多血液脂类含量，这些均有利于结核杆菌繁殖。妊娠期间或产褥期，T淋巴细胞活性降低，结核菌由淋巴系统播散至血液系统，使结核病情随妊娠而加重[5]。

有文献报道，女性原发不孕患者中罹患结核者占25%~46%，最常见的受累器官为输卵管，其次为子宫。辅助生殖技术是治疗原发性不孕的有效方法。有研究显示胚胎移植术后高水平的雌孕激可使内环境改变，绒毛膜促性腺激素的升高抑制淋巴细胞免疫功能，促使潜伏的结核菌重新繁殖，肾上腺皮质激素分泌的增加使微血管通透性增加，容易发生血行播散[6]。本例中患者多年不孕，反复辅助生殖失败，可能促进潜伏性结核的复发。但是由于生殖系统结核的病程缓慢，不易早期确诊。分娩后，妊娠期T辅助细胞1（Th1）介导的炎症反应被抑制的作用解除，产褥期疾病症状加重[7]。

2. 临床表现　妊娠合并结核病的临床症状不典型，主要取决于结核感染的部位。妊娠早期出现如乏力、纳差等症状，与早孕反应相似。妊娠中晚期出现咳嗽等，与妊娠合并肺炎相似，故极易被忽视或误诊治[8]。颅内结核在妊娠期和产褥期的临床症状为头痛、发热、颈项强直、和或抽搐及偏瘫等。前驱表现不明显，如乏力，常可持续数天至数周，后逐渐出现脑膜炎的特征。如未及时治疗，患者会出现如感觉失常、偏瘫、昏迷等并发症[9]。本例中患者术中见盆腔粘连极严重，术后持续午后发热，弛张热热型，经抗感染治疗效果欠佳，后逐渐出现乏力、纳差等慢性消耗病容及脑膜炎症状，腹部伤口延期愈合，术后超声提示腹水，行相关检查提示结核病。

3. 诊断　结核菌感染人体后，分为两种状态：潜伏期及活动期，潜伏期感染无症状、无传染性、无垂直传播风险。，活动期有症状、有传染性、有垂直传播风险。目前，WHO及美国CDC对于妊娠合并潜伏期结核病无筛查及治疗说明，而对于活动期，分枝杆菌培养仍被视为确认诊断的金标准，但受到培养时间长的限制。WHO认为可行PCR确诊，仅需90分钟即可完成。

妊娠合并结核病隐匿，经常是尽管有肺部受累，胸部X线检查中的经典体征仍可能缺失。或早期仅出现如腹水或脑部症状等非典型的临床表现。故而就诊时详细询问患者家族史及接触史就尤为重要。目前临床上常用如结核菌素实验（TST）、痰细菌学检查（痰抗酸杆菌涂片或痰培养）、结核抗体检测、γ—干扰素释放实验（T淋巴细胞斑点试验Tspot和QuantiFERON）、分子学检查（XpertMTB/RIF）等联合使用来提高妊娠合并结核病诊断的准确性[10]。其中TST及γ—干扰素释放实验可用于疑似结核病患者的筛查手段，一旦两者之一阳性，需要结合临床症状及胸片检查。而一旦临床症状及胸片检查之一阳性，需要行痰液化验：抗酸杆菌染色、痰培养、PCR，三者之一阳性，考虑妊娠合并结核。因妊娠期及产褥期的结核患者的抗酸杆菌染色敏感性较低，容易漏诊，建议行3次以上痰检[11]。

本例患者术后行结核菌抗体为阴性，后逐渐出现头痛纳差等症状，再行肺CT检查提示结核病。回溯病例，患者不孕病史，多次胚胎移植失败，本次系辅助生殖受孕，术中见盆腔严重极粘连，若考虑无明显因素者，可取材送病理，或可早期发现结核病。术后反复发热，结合热型,行胸片及结核菌抗体检测虽均为阴性,但应考虑到产褥期检出率低特点,及时再行其他检查如肺 CT、T-spot 等,以免漏诊。

4. 治疗　妊娠期和产褥期结核病的母婴预后往往与开始治疗的时机密切。如未及时治疗,可致孕产妇的病死率高达 40%[12]。活动期结核在任何情况下都不应延迟治疗,而潜伏期结核在怀孕期间是否需要治疗上,目前意见存在分歧。

孕妇首选的初始治疗是异烟肼(INH)、利福平和乙胺丁醇的组合。利福平和 INH 可自由穿过胎盘。妊娠合并结核病需要产科、儿科、呼吸科、感染科等多学科的共同参与。根据 CDC 指南进行系统治疗 [13],需遵循早期、适量、联合、规律、全程五大用药原则。FDA 分类中抗结核药物无 A 类,B 类药物有乙胺丁醇、阿莫西林克拉维酸钾等,C 类药物有异烟肼、利福平等,D 类药物有阿米卡星、链霉素等。临床上应根据患者情况及药物对胎儿影响进行取舍 [14]。

5. 母乳喂养　如果母亲已经服用孕妇允许使用的一线抗结核药且不再感染时,CDC 鼓励母乳喂养。有研究建议,目前尚无母乳致婴儿感染结核的报道,哺乳期妇女在摄入异烟肼至少间隔 1 小时再进行母乳喂养 [15]。

6. 对胎儿的影响　先天性结核及新生儿结核死亡率为 50%。先天性结核的诊断十分困难。大多数情况下,症状仅在 2 至 3 周后才出现,母亲只有在分娩后才被诊断出患有肺结核。疑似先天性结核婴儿的临床评估应包括: TST、γ－干扰素释放实验、HIV 检测、胸片、腰椎穿刺、培养(血液和呼吸道样本)、胎盘组织学检查 [抗酸杆菌染色培养]。如果孕妇在怀孕期间被诊断或怀疑是肺结核,德国儿科传染病学会(DGPI)建议在分娩后取胎盘组织样本,以进行组织学和微生物学分析,对新生儿进行进一步诊断。迅速开始抗结核治疗至关重要。有结核相关暴露的无症状新生儿应接受预防性治疗。

7. 结论　首先,全球范围内结核病有发病率增高趋势,应提高对妊娠合并结核病的警惕。而对于辅助生殖人群,尤其是反复助孕失败者,应注意结核病的筛查。第二,对于产科发热病人,尤其是反复不明原因发热,经抗生素治疗不能缓解,应进行相关化验检查除外结核病。第三,孕妇在妊娠期间往往易合并内外科疾病,或原有疾病可在妊娠期间加重,产科医师应拓展临床思维,提高及时诊断非产科疾病的能力,必要时开展多学科诊治。做到早发现,早诊断,早治疗,早报告,早隔离。

天津市中心妇产科医院　郭玉玲

【参考文献】

[1] GUPTA A, MATHAD JS, ABDELRAHMAN SM, et al.Toward earlier inclusion of pregnant and postpartum women in tuberculosis drμg trials: Consensus statements from an international expert panel[J].Clin Infect Dis,2016,62: 761-769.

[2] 漆沄,刘亮,王晋,等. 体外受精 - 胚胎移植受孕与自然受孕患者合并结核病的临床特点分析 [J]. 中国医刊,2019,54:1079-10830

[3] 姚玉洁,温俊霞,王建玲,等. 浅谈妊娠期结核病的诊断与治疗 [C]// 中国中药杂志 2015/ 专集:基层医疗机构从业人员科技论文写作培训会议论文集,2016.

[4]　WHO.Global tuber culosis report 2021.Geneva：World Health Organization，2021.

[5]　辛亚兰,王卡娜,辜艳丽,等.248 例盆腔结核性不孕症患者的临床诊治研究 [J]. 中国妇幼保健,2017,32:329-332.

[6]　岳英,漆沄,黄婷婷,等.28 例 IVF-ET 后妊娠并发活动性结核患者的临床特点 [J]. 生殖医学杂志,2022,31(2):202-207.

[7]　MUNEER A，MACRAE B，KRISHNA S，etal.Urogenital tuberculosis-epidemiology，pathogenesis clinical features[J].Nat Rev Urol, 2019, 16:573-598.

[8]　欧阳菱菱,樊尚荣. 妊娠期结核性脑膜炎成功救治一例并文献复习 [J]. 中华产科急救电子杂志,2020,9(4):228-235.

[9]　VINNY PW，VISHNU VY.Tuberculous meningitis：A narrative reviews[J].Journal of Current Research in Scientific Medicine,2019,5(1):13.

[10]　黄凌佳,杨舒奇,韩杰霞,等. 妊娠合并结核的相关研究进展 [J]. 中国生育健康杂志,2019,30:91-93.

[11]　段纯,喻艳林. 妊娠合并结核病的研究进展 [J]. 中华传染病杂志,2018,36(5):317-320.

[12]　MATHAD JS，GUPTA A.Tuberculosis in pregnant and postpartum women：epidemiology，management,and research gaps[J]. Clin Infedt Dis,2012,55(11):1532-1549.

[13]　付毅. 体外受精 - 胚胎移植妊娠合并结核病 14 例临床分析 [J]. 现代临床医学,2020,46(1):46-47.

[14]　魏晗,郑立恒,侯志华,等.59 例早、中期妊娠结核病患者的临床特征及预后 [J]. 中国误诊学杂志,2019,14(9):395-397.

[15]　黄凌佳,杨舒奇,韩杰霞,等. 妊娠合并结核的相关研究进展 [J]. 中国误诊学杂志,2019,30(1):91-93.

病例 25　剖宫产术后自发性气胸

【背景知识】

自发性气胸是指因肺部疾病使肺组和脏层胸膜破裂,或靠近肺表面的肺大疱、细微气肿疱自行破裂,使肺和支气管内空气逸入胸膜腔。多见于男性青壮年或患有慢性支气管炎、肺气肿、肺结核者。本病属肺科急症之一,严重者可危及生命,及时处理可治愈。胸膜腔是脏 - 壁层胸膜间的一个闭合的腔。由于肺的弹性回缩力,它是一负压腔 [-0.29~0.49 kPa(-3.5cmH$_2$O)]。当某种诱因引起肺泡内压急剧升高时,病损的肺 - 胸膜发生破裂,胸膜腔与大气相通,气流便进入胸腔而形成自发性气胸。自发性气胸大都是继发性的。部分患者由于在呼气时肺回缩,或因有浆液渗出物使脏层胸膜自行封闭,不再有空气漏入胸膜腔,成为闭合性(单纯性)气胸;部分患者的肺组织已与壁层胸膜粘连,气胸形成时肺组织破裂瘘孔或细支气管胸膜瘘孔不能随肺压缩而闭合,致使瘘孔持续开放,胸腔压力接近于零,而成为"交通性(开放性)气胸";部分患者因支气管狭窄、半阻塞而形成活瓣样,以致吸气时空气进入胸腔,呼气时仍稽留于此,胸腔压力可超过 1.96 kPa(20cmH$_2$O),成为"张力性(高压性)气胸";由于上述原因,自发性气胸常难以愈合,再发气胸、局限性气胸比较多见,而单纯的闭合性气胸反而较少。常见临床表现:呼吸困难、胸痛、刺激性咳嗽以及一些其他症状例如合并血气胸时会心悸,血压低,四肢发凉等。[1] 常常胸部 X 线诊断最可靠。治疗一般包括:保守治疗(少量,症状轻的闭合性气胸);排气疗法:①胸腔穿刺抽气(适用于小量气胸、呼吸困难较轻、心肺功能尚好的闭合性气胸);②胸腔闭式引流(适用于不稳定型气胸、呼吸困难明显、交通性气胸/张力性气胸、反复发生气胸的患者)。妊娠期自发性气胸极少见,发病机制尚不明确,现分享一例剖宫产术后五天发现的自发性气胸的诊疗经过,来提高大家对疾病的认识以及查体的重要性。

【病例简述】

患者女,34 岁,主因"闭经 37+2 周,不规律下腹痛 1 周。"入院。入院查体:体温 37 ℃,脉搏 88 次/min,呼吸 22 次/min,血压 120/65mmHg,心肺(-),妊娠腹,宫高 35 cm,腹围 104 cm,胎位 LOA,先露,头,浮,胎心 140 次/min,宫缩偶及,胎膜:存,估计胎儿大小 3600克,肛查:宫颈消 70%,质中、居中,宫口未开,骨盆内诊未见异常。B 超提示胎儿双顶径 9.7 cm,股骨长 7.2 cm,腹围 35.9 cm,羊水指数 11.7 cm,胎盘 Ⅱ 级稍强,子宫下截基层厚 0.22 cm。入院诊断:孕 3 产 1 孕 37^{+2} 周,LOA,妊娠合并瘢痕子宫。患者于 2020 年 1 月 9 日于连续硬膜外麻醉下行子宫下截横切剖宫产术,取下腹部耻上原横切口,去除原腹壁瘢痕,依次切开脂肪后至腹膜,探查腹腔:子宫粉红色、不旋,下截形成可,于子宫上下截交界处上方 Icm 处横行切开膀胱腹膜返折及子宫肌层约 3 cm,向左右弧形延长至 10 cm,拉破胎膜,羊水色清,量约 300mL,吸净羊水,切口下可见胎儿右耳,轻娩儿头,以 LOT 位娩一男活婴,胎儿娩出顺利,可见脐带密螺旋,清理呼吸道、断脐后交与台下处理,子宫肌壁注射缩宫素 20u,胎盘胎膜娩出完整,两块小纱布擦拭宫腔,1 号可吸收肠线连续缝合子宫肌层,并褥式加固缝合,检查切口无出血、渗血,清理腹腔积血,探查双侧附件及子宫无异常,清点纱布。器械无误,逐层关腹手术顺利,术中麻醉满意,血压平稳,出血约 200mL,尿色清。量约 200mL,术后安返病房。P: 86 次/min,BP: 120/80mmHg,心肺(-)。术后继续补液,预防感染治疗。术中已协助母婴皮肤接触,术后继续协助早开奶、早吸吮、母婴皮肤接触,按需母乳喂养。术后患者恢复顺利。患者于术后第五天自诉平卧时憋气,查体左肺呼吸音清,右肺未闻及呼吸音。予胸片检查下如图 1-7-1 所示:右侧气胸。遂急诊外科会诊协助诊治,外科医师会诊看病人,考虑:右侧自发性气胸。建议:①行胸腔闭式引流术。②定期复查胸片或胸部 CT。③外科随诊,若家属同意可转我科,谢邀。向患者及家属交代病情后,转外科行胸腔闭式引流术进一步治疗,一周后患者恢复良好出院。术后胸片正常,如图 1-7-2 所示。后随诊气胸未复发。

【病例分析和思考】

妊娠期自发性气胸的发生,有些学者认为妊娠时肾上腺皮质激素水平明显降低,使细支气管痉挛,远端过度通气而至肺大疱破裂[2];也有些学者认为妊娠期体内各种激素水平的变化,有可能使机体产生特异性变态反应,使肺泡及胸膜破裂导致气胸,如妊娠期绒毛膜促性腺激素分泌增加,非特异性免疫功能降低,抑制结缔组织的修复而至气胸[3]。本病例为剖宫产术后 5 天发现的自发性气胸,可考虑妊娠期发生的自发性气胸,发生的原因可能与体内各种激素变化水平有关,抑或存在肺泡发育异常或某种肺部疾患。

思考:剖宫产术后 5 天患者自诉平卧时憋气,一般我们会考虑产后心衰或肺栓塞等,很少会考虑自发性气胸,平时都会借助一些辅助检查来进行诊断,往往会忽略查体,本病例经过查体发现右侧呼吸音未闻及,遂急诊行胸片检查,发现了自发性气胸,使患者得到及时治疗,若没有及时发现,可能会带来不良后果。

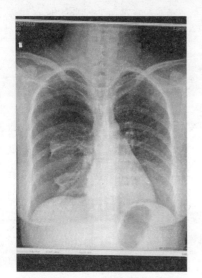

图 1-7-1　患者胸片

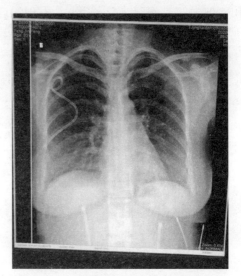

图 1-7-2　胸腔闭式引流术后胸片

天津市静海区医院　蔡文雅　姚印霞

【参考文献】

[1]　百度百科.自发性气胸.[EB]/[OL].https：//mbd.baidu.com/ma/s/TDNQpHjE.2022 年 4 月 1 日.

[2]　刘朝良,黄建果,孙毅.妊娠合并反复发作性自发性气胸 1 例 [J].重庆医学,1995,24：59-60.

[3]　胡化成.几种特殊类型的自发性气胸 [J].实用内科杂志,1986,6:442-443.

第八节　妊娠合并血液系统疾病

病例 26　一例妊娠合并血小板减少症病例报道

【背景知识】

目前通常将血小板计数 $<150 \times 10^9$/L 诊断为血小板减少[1],可由多种内外科合并症和妊娠期并发症导致,主要临床表现为皮肤黏膜出血和贫血,严重时可致重要脏器出血而死亡。本病结合化验室检查诊断并不困难,但需综合分析病因,制定完整诊疗方案。

【病例简述】

患者女性,34 岁,2022-2-21 因"孕 38+6 周,要求终止妊娠"入院,患者 2008 年体检发现乙肝病毒携带,2011 年提示乙肝大三阳,口服替诺福韦治疗 1 年自行停药,2021 年就诊消化科考虑肝纤维化、脾增大。自述孕前血小板计数(90~110)× 10^9 /L,孕期不伴出血倾向,如皮肤瘀点、红斑或鼻衄等自发出血事件,肝功能正常。血小板波动于(49~93)× 10^9 /L。前次妊娠:2017 年,孕期血小板减少于天津市血液研究所完善检查,未予特殊治疗,孕 40+ 周因"引产失败"行剖宫产,术前因血小板 53 × 10^9 /L,输注机采血小板 1 个治疗量后血小板升高至 70 × 10^9 /L,手术顺利,术后复查血小板正常范围。此次入院监测白细胞 3.97 × 10^9 /L,血红蛋白 103 g/L,血小板 59 × 10^9 /L,肝功能正常范围,完善肝胆胰脾超声提示:肝硬化,门静脉轻度增宽,脾大,此次患者入院主要诊断:①孕 2 产 1 孕 38+6 周未临产;② LOA;③瘢痕子宫;④妊娠合并血小板减少;⑤乙肝肝炎;⑥肝硬化;⑦妊娠合并轻度贫血。患者入院无产兆,胎心监护可。患方商议后拒绝阴道试产,手术指征"瘢痕子宫"拟限期行剖宫产术。考虑血小板减少增加围手术期出血风险,输注机采血小板 1 个治疗量,复查血红蛋白 101 g/L,血小板 63 × 10^9 /L,第二日再次输注机采血小板 1 个治疗量,复测血红蛋白 93 g/L,血小板 58 × 10^9 /L,考虑血小板输注无效,2022-2-24 请血液科会诊建议输注血液制品前应用人免疫球蛋白 0.2~0.4 g/(kg · d),3~5 天,减少血小板破坏,患方因费用问题拒绝,当日患者诉腹痛,检查有不规律宫缩,考虑"先兆临产、瘢痕子宫",随即联系输血科备血后行剖宫产术,术中顺利娩出胎儿后,子宫收缩不良、术野大面积渗血、凝血功能障碍,术中出血约 1000mL,应用促子宫收缩药物,行双侧子宫动脉上行支结扎 + 子宫 B-Lynch 捆绑术,术中输注机采血小板 1 个治疗量、悬浮红细胞 4u、新鲜冰冻血浆 360mL、纤维蛋白原 1 个单位,查子宫收缩好转,术后转重症监护室,继续予抗炎、促进子宫收缩、静脉输注氨甲环酸、雾化等对症处理,1 天后病情平稳转回我科室,术后 1 天监测血红蛋白 90 × 10^9 /L,血小板 88 × 10^9 /L,术后 3 天监测血小板 93 × 10^9 /L,病情平稳后顺利出院,出院后 1 月内随访血小板计数(90~98)× 10^9 /L,基本恢复到孕前状态。

【病例分析和思考】

1. 血小板减少原因　本患者慢性乙肝病毒感染,入院检查乙肝表面抗原、乙肝 e 抗原及核心抗体阳性,脱氧核糖核酸拷贝量正常范围,白细胞数、中性粒细胞值正常范围下限,乙肝病毒感染本身就是血小板减少的独立因素[2]。血小板生成素(TPO)对血小板生成及聚集有重要生理意义,外周循环中约 60%TPO 产生于肝脏,本患者多年来乙型肝炎、肝硬化,肝脏合成能力下降,TPO 生成减少可直接导致本患者血小板生成减少,超声提示门静脉系统增宽、压力增高,脾脏功能代偿性亢进,脾脏巨噬细胞吞噬及脾脏滞留大量血小板,血小板消耗与破坏增加[3],本患者全血细胞数正常范围较低水平,尤其血小板水平低,随着妊娠孕周增加,生理因素可考虑为稀释性血容量增加及清除代谢能力增强,血小板数呈下降趋势。但本患者孕期血小板减少明显,不除外病理妊娠因素导致。结合 2019 年 ACOG 指南[1]及成人原发免疫性血小板减少症诊断与治疗中国指南[4]考虑其病因:①如妊娠期高血压、子痫前期、Hellp 综合征等临床多见的导致血小板减少的一类妊娠疾病,因其孕前、孕期监测血压正常范围,且无明显波动,暂不考虑此类疾病。②营养缺乏症:本患者中等体型,饮食营养均衡,孕期体重增加 20 kg,查甲状腺功能正常范围,可暂不考虑。③免疫相关性血小板减少症,这类疾病往往通过受损的血小板产生和介导体液 T 细胞发挥作用,包括抗磷脂抗体综合征、系统性红斑狼疮、弥漫性血管内凝血、血栓性血小板减少症,其次也要排除感染,包括HIV、丙型肝炎病毒、巨细胞病毒、幽门螺旋杆菌等。这些疾病诊断需要详细的病史、家族史,并需详细的相应抗体水平检测(包括抗核抗体谱、抗磷脂抗体、甲状腺功能、抗甲状腺抗体、血小板糖蛋白特异性自身抗体、血清 TPO 水平测定等)、外周血涂片、凝血系列、血栓弹力图、D 二聚体等,同时需注意孕期药物使用情况。④骨髓及血液系统疾病,淋巴系统增殖性疾病、骨髓增生异常综合征(MDS)、再生障碍性贫血(AA)等,行骨髓活检以区分血小板生成不足和血小板更新过快,本患者的血小板减少是多因素、多机制导致的临床表象,需要完整且缜密的临床思维来分析其病因。

2. 血小板减少的治疗 血小板减少的治疗包括药物治疗、手术治疗及血小板输注等三类治疗。①本患者血小板减少,糖皮质激素和人免疫球蛋白(IVIG)作为一线治疗方案[5],入院后予地塞米松肌肉注射治疗,较为标准治疗方案为 40 mg/d 的,疗程 1 周左右见效。一般 IVIG 使用量为 0.4 g/(kg×d)×5 d,使用 IVIG 治疗的费用昂贵且可用性有限,患者拒绝尝试此种治疗。②如患者有明显的或持续性出血,且一线治疗无效的妊娠合并血小板减少患者,行脾切除术是可行的。本患者血小板减少原因部分为脾功能亢进,如手术可减缓部分病情,孕前无明显出血倾向,且血小板尚平稳,无手术指征。孕早期手术增加流产、麻醉致畸等风险,孕晚期手术因子宫增大、术野暴露困难等,宜选取合适孕中期。本患者孕中期血小板最低波动于(49~60)×10⁹/L,但因脾切除术本身风险包括术后感染、免疫力低下,同时患者考虑前次妊娠术前输注血小板有效且分娩顺利,且血小板减少作为一种良性疾病而患者无法接受切除脾脏,基于以上种种因素,本患者孕中期并未手术治疗。③血小板生成素受体激动剂(艾曲帕波)等药理作用研究可增加血小板,已获批的适应证包括原发免疫性血小板减少症(ITP),但因其可通过子宫 - 胎盘屏障,妊娠期慎用[6]。④围手术期预防性或治疗性输注血小板是治疗血小板减少症最快、最有效治疗方法,能够有效降低大出血的风险和死亡率。改善凝血功能障碍,改善母儿预后结局。但需要注意的是输注的血小板消耗迅速,维持期短。输注血制品还可能增加血液传播感染性疾病的风险,多次输注血小板还可能发生造成无效输注或输注后免疫反应。

3. 血小板输注无效 血小板输注无效(platelet transfusion re-fractoriness,PTR)是指多次输注血小板后都未能获得满意的反应。结合孕周及患者意愿,且患者出现了不规律宫缩等临产先兆,需尽快行剖宫产术,遂于术前预防性输注血小板,计算血小板增高指数计算:血小板增高指数 = 输血后血小板增高数量 × 体表面积 / 输注血小板总数,输注后血小板增高指数在 7.5×10⁹/L 以下,为血小板输注无效。本患者连续两次血小板输注增高指数均未满意。究其原因:①血小板的质量受损,应及时与输血科沟通其在制备、运输、储存,并检查输注过程中包括发热、感染、药物影响等非免疫因素。②出现了抗凝剂依赖性的假性血小板减少,多次输血患者体内产生抗体与部分抗凝剂结合,导致体外血小板的聚集影响血小板的检测真实性[7],可沟通检验科采用不同抗凝标本在使用光学法、电阻抗法、核酸荧光染色法等不同仪器检测通道中的血小板计数结果。③免疫性因素。血小板表面携带血小板特异性抗原(HPA)以及人类白细胞抗原(HLA)等多种抗原,多次输注血液制品、妊娠等应激会产生血小板抗体,发生同种免疫反应是发生血小板输注无效的主要原因[8]。研究显示长期依赖血小板支持治疗者,HLA抗体阳性者有26%~71%,其中10%合并存在HPA抗体。本患者第一次剖宫产术前输注血小板效果满意,此次血小板输注无效应检查血小板抗体,可前往天津市血液中心进行配型,采取相容性血小板输注,增加血小板输注有效率。

本病例对我们产科医生也予警醒,应充分考虑患者病情复杂是由多病因导致,结合内外科疾病及妊娠特有疾病综合分析患者病情,孕期产检安排需个体化,连贯有序,对特殊患者增加产检次数及产检项目,动态监测病情进展,与患者及家属充分详细沟通病情及治疗方案。分娩期应制定详细分娩计划,本患者因肝硬化,白细胞及红系造血细胞基线低,入院较仓促,没有足够时间完成糖皮质激素疗程及血小板配型输注,未能在术前有效改善血小板减少症,患者先兆临产后联系输血科备悬浮红细胞及机采血小板后急症剖宫产,仅能在术后大出血、凝血功能障碍后进行补救治疗,这是我们需重视、改进的问题。分娩后应追踪患者术后1-3月血小板数及凝血功能,追踪随访患者一般情况及特殊化验结果,回溯病例,分析探讨诊疗过程中的不足及教训。虽国外已有相关指南,但目前国内尚无妊娠合并血小板减少的临产指南或专家共识,不利于孕期及分娩期治疗管理,未来应需不断积累临床资料,结合本患者血小板低,分娩时出血风险大,孕期产检轻度贫血,应于门诊产检时叮嘱患者增强营养,可口服药物积极纠正贫血,加强门诊与住院部诊治的连贯性,与消化科、检验科、输血科等多学科共同协作,改善母婴结局。

天津市第五中心医院　高雅茹　张俊萍

【参考文献】

[1] ACOG PRACTICE BULLETIN NO. 207: Thrombocytopenia in Pregnancy. Obstet Gynecol. 2019 Mar; 133(3): e181-e193. doi: 10.1097/AOG.0000000000003100. PMID: 30801473.

[2] JOO, E. - J, CHANG, et al. Hepatitis B infection is associated with an increased incidence of thrombocytopenia in healthy adults without cirrhosis[J]. Journal of Viral Hepatitis, 2017.

[3] GEMERY J M , FORAUER A R, SILAS A M , et al. Hypersplenism in liver disease and SLE revisited: current evidence supports an active rather than passive process[J]. BMC Hematology, 2016, 16(1):3.

[4] 侯明,胡豫. 成人原发免疫性血小板减少症诊断与治疗中国指南(2020年版)[J]. 中华血液学杂志, 2020(8):617-623.

[5] PISHKO A M, LEVINE L D, CINES D B. Thrombocytopenia in pregnancy: Diagnosis and approach to management[J]. Blood Reviews, 2019:100638.

[6] BUSSEL JB, LEE EJ. TPO for ITP in pregnancy[J]. Blood, 2017, 130(9): 1073-1074.

[7] ZHOU X, WU X, DENG W, et al. Amikacin Can Be Added to Blood to Reduce the Fall in

Platelet Count[J]. American Journal of Clinical Pathology（4）:646.

[8] TANOUE S, KONUMA T, KATO S, et al. Platelet Transfusion Refractoriness in Single-Unit Cord Blood Transplantation for Adults: Risk Factors and Clinical Outcomes[J]. Biology of Blood and Marrow Transplantation, 2018, 24（9）:1873-1880.

第九节　妊娠合并神经系统疾病

病例 27　剖宫产术后脑出血一例

【背景知识】

孕产妇合并急性脑出血属于危重病，如不及时治疗很可能危及母子生命。孕产妇脑出血与妊娠期的血液流动力学变化、患者合并疾病、母体应激负荷、高血压，麻醉等因素有必然的联系[1]。故应对具有脑出血高危因素的孕产妇，避免诱发脑出血的诱因有效预防，同时也应对脑出血做到早诊断、早治疗，尽可能改善预后。

【病例简述】

患者女，28 岁，主因"孕 39+6 周,阴道间断少量流液 4+ 小时"于 2021-08-03 07：30 入院。孕期甲状腺功能减退，口服"优甲乐"1+1/4 片治疗。孕期无血压升高及水肿。G1P0。入院查体: T: 36.4 ℃,P: 73 次 /min,R: 19 次 /min,BP: 100/70mmHg,心肺未闻及异常，足月妊娠腹，浮肿(-)。专科检查:宫高 35 cm,腹围 104 cm,胎位 LOA ,先露头，衔接浅入,胎心 140 次 /min,无宫缩,胎膜破,羊水清亮,估计胎儿大小 3800 g。骨盆测量:髂前上棘径 25 cm,髂棘间径 27 cm,骶耻外径 21 cm,出口横径 8.5 cm,耻骨弓角度大于 90 度,阴道检查:宫颈管长度消 60%,质地中,居后,宫口 0 cm, Bishop 评分 3,先露头，S-2.5,坐骨棘不突,骶骨下段弯度良好,骶尾关节活动。彩超:宫内孕单胎头位。心电图:窦性心律。入院诊断:孕 1 次产 0 次孕 39+6 周先兆临产、胎膜早破，妊娠期宫腔感染，妊娠合并甲状腺功能减退。入院后完善相关化验检查无异常,胎心监护正常,予静点 0.5% 催产素引产, 2021-08-03 17：20 静点缩宫素引产过程中,胎心监护可见胎心延长减速,持续 5 分钟,胎心最低达 70 次 /min,不规律宫缩,胎膜破,未见羊水流出,阴道检查:宫颈管长度消 90%,质地中,居后,宫口 0 cm,先露头， S-2.5。立即予氧气吸入,改变体位后胎心恢复正常,考虑静点缩宫素 7+ 小时,未引出规律宫缩,现考虑胎儿窘迫,短时不能经阴道分娩,建议剖宫产术终止妊娠,头孢呋辛钠皮试阴性,静点头孢呋辛钠围术前预防感染,于 2021-08-03 腰硬联合麻醉下行子宫下截横切口剖宫产术,术中见羊水 I 度,量 800mL,胎方位 LOA,手取儿头顺利娩出一男婴,Apgar 评分一分钟 9 分,五分钟 10 分,十分钟 10 分。术中见脐带绕颈一周,胎盘胎膜娩出完整。术中探查:子宫收缩欠佳,双附件未见异常。予按摩子宫及麦角新碱 0.2 mg 子宫肌壁注射后子宫收缩佳。手术过程顺利,术中麻醉效果佳,输液 1000mL 无反应,出血 400mL,尿量 100mL,清亮,手术开始于 18：50,结束于 19：25,历时 35 分钟,术毕安返病房,予心电、血压监护,血氧饱和度监测,保留尿管 24 小时开放,缩宫素 10iu 肌注,每 6 h1 次 ×24 h;予术后护理常规,母乳喂养,一级护理,产饭,会阴冲洗,催乳仪治疗等;嘱术后适当床上活动,勤翻身促进肠蠕动,预防肠粘连及血管栓塞。 术后血压监测波动于 110~128/69~82mmHg 间。术后 50 分钟,患者一般情况好,无恶心,无呕吐,无头晕,无头痛等不适,查体:神清语利,BP115/70mmHg,P78 次 /min,血氧饱和度 99%,腹软,子宫收缩佳,阴道出血少,四肢轻微抖动,加强保暖,请示麻醉科医师后予氟美松 10 mg 入壶缓解症状,继续观察病情变化,术后 1 小时 20 分钟,四肢抖动缓解。术后 4 小时 50 分钟,患者恶心,呕吐,呕吐物为胃内容物,意识欠清,呼之睁眼,查体:BP126/79mmHg,P64 次 /min,血氧饱和度 97%,心肺未闻及异常,腹软,子宫收缩佳,阴道出血少。急查随机血糖 7.5mmol/L,急请脑系科及麻醉科会诊。术后 5 小时 5 分,患者神志不清,呼之不应,查体:BP117/70mmHg,P63 次 /min,血氧饱和度 97%,腹软,子宫收缩佳,阴道出血少。脑系科医师查看病人,查体:BP 110/70mmHg,意识不清,刺痛不睁眼,不发音。瞳孔等大等圆,对光反射弱,鼻唇沟对称,右肢刺痛不动,左肢可活动,不能从嘱。双侧巴氏征阳性。麻醉科会诊:不考虑麻醉相关并发症。患者病情迅速恶化结合会诊意见急查脑 CT,查 B 型钠尿肽,电解质,肾功能,血常规 +CRP。化验回报:血常规 +CRP:白细胞计数 14.35×10⁹/L ↑,中性粒细胞百分率 90.5% ↑,红细胞计数 4.33×10¹²/L,血红蛋白 131 g/L,红细胞压积 38.1%,血小板计数 128×10⁹/L, C 反应蛋白 3 mg/L,肾功能(急):尿素氮(多层膜技术)3.49mmol/L,肌酐(多层膜技术)53μmol/L ↓,尿酸(多层膜技术) 301μmol/L,电解质:钾(多层膜技术) 4.15mmol/L,钠(多层膜技术) 135mmol/L,氯(多层膜技术)104.3mmol/L,二氧化碳结合力(多层膜技术)19.2mmol/L; B 型钠尿肽 418.94pg/mL,术后 5 小时 55 分钟头 CT 示:左侧基底节 - 丘脑区及左额叶血肿破入脑室系统。考虑剖宫产术后脑出血立即在医师陪同下 120 转往上级医院。转入上级医院后完善术前准备行开颅手术,经积极救治脱离生命危险,术后继续康复治疗。目前意识清楚,言语不利,右侧肢体活动不利,仍在康复治疗中。

【病例分析和思考】

孕产妇合并急性脑出血属于危重病, 如不及时治疗很可能危及母子生命。孕产妇脑出血与妊娠期的血液流动力学变化、患者合并疾病、母体应激负荷、高血压、麻醉等因素有必然的联系 [1]。本例病例无妊娠期高血压疾病,术中术后血压平稳,发生脑出血可能与孕产妇血流动力学改变及手术麻醉应激有关。因出现产科不可解释的意识障碍,迅速脑 CT 检查,快速诊断,为抢救患者生命赢得了时间。

孕晚期时血容量比正常状态下增加 40 % ,新生儿娩出后随着胎盘循环的停止,又有大约 500 mL 左右的血液回到心脏,分娩后数周血容量逐渐恢复正常 ,血流动力学改变可致脑出血概率增加 [2-3]。妊娠期妇女体内血浆纤维蛋白原水平比非孕期增加约 50 %,血液处于高凝状态,易形成颅内静脉窦血栓。静脉窦血栓形成后,因颅内静脉回流受阻而引起颅内高压,表现为急性起病,可以并发颅内出血或缺血 [4] 。妊娠期血液成分发生改变,各种病因导致的血小板减少也是脑出血的危险因素。妊娠期高血压疾病导致的脑出血占所有病例的 50 % 以上,其中子痫前期是产后颅内出血的一个独立危险因素。妊娠和产褥期的这些生理改变都是手术和麻醉期间应警惕的脑出血的高危因素。妊娠合并脑出血最常见的临床表现是头痛、呕吐，抽搐和意识障碍，缺乏特异性，早期诊断及治疗困难，并易与子痫抽搐、消化系统疾病混淆，造成母婴不良结局[5]。因此当产妇在麻醉后出现延长的和严重头痛、抽搐或无法解释的意识状态改变时都应排除颅内血肿的可能[6]，术后头痛超过5 d，无论是否有神经症状和体征都应怀疑是否存在颅内血肿，应及时行头颅CT检查并及时治疗。为了预防高危患者在麻醉期间诱发脑出血，在施行麻醉时应有意识地避免各种可能引起脑出血的操作。首先要控制高血压，有效控制平均动脉压和颅内压波动，以免加剧颅内出血风险或预防动脉瘤破裂。在剖宫产过程中，应禁用较大剂量缩宫素以防止血压升高诱发或加重脑出血。椎管内麻醉穿刺应慎重，避免反复多次穿刺引发穿破硬脊膜造成脑脊液大量外漏[7]。

综上所述，孕产妇、特别是具有脑出血高危因素的孕产妇，要尽量维持血压及血流动力学的稳定，避免诱发脑出血的诱因，对脑出血的诊断要敏锐迅速，为救治赢得时间。

天津市红桥医院　张晓红

【参考文献】

[1] 宁耀贵，张民伟，陈金龙，等.危重症产妇妊娠相关性急性肾损伤的病因、临床特点及预后分析.中华全科医师杂志，2015，14（7）:536-540

[2] SHENC, JIANG YM, SHI H, et al. A prospective, sequential and longitudinal study of heamatological profile during normal pregnancy in Chinese women[J]. ObstetGynaesco, 2010, 30（4）: 357-361.

[3] SANJAY D, BHAVANI SK, SCOTT S. Obstetric Anesthesia Handbook[M]. fifth edition. Springer New York Dordrecht Heidelberg London,2010:16-22.

[4] MUDJARI N S, SAMSU N. Management of hypertension in pregnancy[J]. Acta Medica Indonesiana, 2015, 47（1）: 78-86.

[5] PRABHU T R. Cerebrovascular complications in pregnancy and puerperium[J]. ObstetGynaecolIndia, 2013, 63（2）: 108-111.

[6] HEEMAN A E, REIDINGA A C, GROEN R J, et al. [Headache following laparotomy; chronic subdural haematoma following epidural anaesthesia]. [J]. Nederlands Tijdschrift Voor Geneeskunde, 2009, 153（153）:B 402.

[7] 韩坤,唐勇,周乐,等.产科麻醉相关性脑出血识别及处理难点 中国计划生育和妇产科 2019.11（6）:28

病例28　妊娠期急性脑梗死一例报道

【背景知识】

急性脑梗死，又称为缺血性脑卒中（cerebral ischemic stroke），是指各种原因导致的脑组织血液供应障碍，并由此产生缺血缺氧性坏死，进而出现神经功能障碍的一组临床综合征[1-2]。然而在妊娠期、分娩时及产后发生脑梗死十分罕见，国外报道仅仅（11~34)/10万[3]，其中40%发生在分娩期间，50%发生在产后，只有10%发生在产前[4]。尽管如此，由于一旦发生脑卒中，患者的致死率及致残率都很高，加之妊娠期的特殊性，所以风险更高，应引起产科医生的高度重视。与脑卒中有显著相关性的妊娠并发症包括:产后出血、先兆子痫和妊娠期高血压、输血及产后感染等[5],然而妊娠期高血压、子痫前期、子痫的临床症状和体征与脑梗死的表现存在很多相似的地方,容易混淆,不能引起足够的重视而容易造成延误治疗。目前,我国关于妊娠期、分娩时及产后脑梗死的研究不多。在此,我提供了本院发生的一例妊娠晚期脑梗死病例,并就妊娠期、分娩时及产后脑梗死的危险因素和潜在的病因分析以及诊断、治疗策略以及分娩时机、方式予以讨论。

【病例简述】

患者 29 岁,孕 35+1 周,发现血压升高 3 天,头晕、头痛、恶心、呕吐、视物模糊伴反应迟钝 3+ 小时。入院前一天眼底检查 A∶V=1∶2,尿蛋白(+++)。孕 1 产 0,既往无高血压病史,无饮酒、吸烟及服用药物病史。查体:T36.7 ℃,P100 次 /min,R25 次 /min,BP178/120mmHg。神志欠清晰,反应迟钝,言语表达不清,构音欠清晰,部分问话不能理解。妊娠腹型,胎心正常,无宫缩,宫口未开。神经系统检查:生理反射存在,双瞳孔等大等圆,光反应 +,眼动各向基本到位,面肌基本对称,伸舌等其他颅神经查体不合作。四肢肌力检查不合作,双上肢四级以上,双下肢 3 级以上,四肢肌张力正常,腱反射不合作,双巴氏征未引出。共济感觉不合作。B 超:BPD8.4 cm,FL6.2 cm,AFI: 12.3 cm,胎盘少部分 II 级晚。胎儿相当于 31 W5D,脐动脉 s/d: 3.52 偏高,大脑中动脉 s/d: 3.6 偏低。血常规:WBC: 8.41×10⁹/L,HB:118 g/L,PLT:234×10⁹/L。凝血常规:PT:10.2sec,APTT: 30.8sec, FIB:5.4 g/L,D-Dimer: 1.58 mg/L,LDH: 289U/L,BNP: 563pg/mL,ALB: 31.8 g/L,Cr: 80mmol/L。入院诊断:孕 35+1 周、重度先兆子痫、胎儿宫内生长受限、急性脑卒中? 降压治疗 2 小时后在局麻 + 全麻下行剖宫产分娩一女性活婴,体重 1760 g,阿普加 1 分钟评 10 分。产妇呼吸机辅助呼吸转入 ICU 治疗,术后 2 小时行头颅 CT:双侧侧脑室宽,未见明显出血及大面积埂塞灶。复查 D-Dimer: 8.52 mg/L, ALB: 24.3 g/L,此时考虑脑梗死可能性大,采用乌拉地尔降压、克赛 60mg,每 12 h1 次,抗凝、甘露醇 150mLQ8 h 脱水降颅压,输白蛋白 20 g 治疗。术后 6 小时行 MRI+MRV:幕上脑室扩张,右侧横窦较细且显影浅淡,右侧乙状窦、右侧颈内静脉未显影,提示右侧横窦、乙状窦栓塞。采用左乙拉西坦抗癫痫、继续降压、抗凝、脱水、降颅压、抗癫痫治疗。术后 2 天脱机,3 天转产科治疗,6 天后复查 MRI+MRV:右侧乙状窦、横窦较前充盈好转,双侧颈内静脉部分显影不良,双侧乙状窦、横窦局部显影浅淡,提示静脉窦血流恢复良好。患者语言功能恢复良好,四肢活动及肌力无异常,出院后继续服用利伐沙班 20mgqd 抗凝治疗。

【病例分析和思考】

脑梗死患者最为常见的首发症状是头疼[6],伴或不伴恶心、呕吐,临床表现主要为颅内压升高的症状、体征(头疼、头晕、恶心、视物模糊、颈部抵抗),以及突然出现一侧肢体(或面部)无力或麻木、言语不清或理解困难及意识障碍[7],也有的患者表现为癫痫发作以及视野受损、共济失调。目前我们推荐美国国立卫生研究院卒中量表(the National Institutes of Health Smoke Scale, NIHSS)对脑卒中患者进行评分,≤ 4 分轻型卒中,≥ 21 分为严重卒中[8]。本例患者 NIHSS 评 7 分。但因为重度子痫前期的患者也会出现头疼、头晕、视物不清、恶心、呕吐症状，甚至会出现子痫抽搐，此时和脑梗死的癫痫发作十分相似，且子痫抽搐后如果继发意识障碍，我们要注意和脑卒中鉴别，尽快进行脑血管成像检查。目前常用的检查方法有经颅多普勒（TCD）、磁共振血管成像（MRA）、CT 血管成像（CTA）、数字减影血管造影（DSA）[9]。DSA 是诊断脑梗死的金标准，但因为其为有创性检查，临床上并不经常使用，CT 简单易行是首选的检查方法，但其对脑梗死诊断的灵敏度和特异性并不是很高，MRI 能够直接显示血栓以及脑实质损害，MRV 能够观察到静脉窦主干闭塞的直接征象，两者结合能够很好的诊断脑梗死。

在妊娠期、分娩时、产褥期患者发生脑梗死的主要原因归纳如下：①孕妇的血浆纤维蛋白原比非孕妇增加 40%~50%，妊娠期凝血因子 II、V、VII、VIII、IX、X 均增加，血液处于高凝状态 [10]。②妊娠期高血压综合征的孕妇往往存在全身小动脉痉挛，合并血管内皮的损伤，使胶原暴露，血栓形成，阻塞管腔。往往合并低蛋白血症，血液浓缩，加重高凝状态。③正常妊娠组外周血小板蛋白激酶 C（PKC）活性会显著低于妊娠高血压综合征患者。血小板在一些因素例如凝血酶等物质的作用下被激活，结合纤维蛋白和体外连接蛋白，血栓形成 [11]。

妊娠相关的脑梗死的相关高危因素归纳如下：以前公认的妊娠相关卒中的危险因素包括高血压、子痫前期、感染、呕吐、液体和电解质失衡、分娩、产褥期、种族和年龄大于 35 岁 [12-15]。Andra H. James 的一项研究表明肥胖、贫血是妊娠相关性卒中的危险因素；并且血小板减少也是重要的妊娠相关脑卒中因素，它反映重度子痫前期诱发的 HELLP 综合征的严重程度；产后出血也是妊娠相关脑卒中的一个重要危险因素，而输血使脑卒中风险增加 10 倍以上 [16]。

急性妊娠期脑梗死的治疗主要原则是综合治疗，包括降低颅内压、病因治疗、对症支持治疗、溶栓和抗凝治疗等。首选溶栓治疗，推荐应用静脉人重组组织纤溶酶原激活剂（rt-PA），应用于脑梗死发病 3 小时的患者，也可视情况延长至 4.5 小时 [7]。rt-PA 在妊娠期间的安全性划分为 C 类，它不穿过胎盘不会导致胎儿畸形 [17, 18]。此外，与非孕妇相比，给药时间不应有差异。美国心脏协会（AHA）和美国卒中协会（ASA）推荐对于适宜的患者可在 6 小时内性支架 - 取栓治疗，但对于妊娠期的孕妇，国内和国外无相关报道。急性脑梗死抗凝治疗一直应用了 50 多年，因其可改善临床症状，预防血栓扩展，加强血液回流代偿等优点而被广泛应用，但近些年研究发现，抗凝药物能降低缺血性脑卒中的复发率、降低肺栓塞和深静脉血栓形成的发生率，但被症状性颅内出血增加所抵消，临床应用视情况而定。利伐沙班是目前抗凝药中应用最多的一种，可直接抑制 Xa 因子，具有生物利用度高、安全性高、不良反应小的优点。对于不符合溶栓适应证且无禁忌证的脑梗死患者，在发病后可口服阿司匹林 150~300 mg/d，急性期后可改为 50~150 mg/d[7]。对于阿司匹林不耐受的患者可选用其他抗血小板药物如氯吡格雷 [7]。根据实验动物研究，在妊娠期间使用氯吡格雷不会增加先天性畸形 [19] 的风险。低剂量阿司匹林（81 mg/d）目前被 ACOG 和母胎医学协会（SMFM）推荐用于降低子痫前期的风险 [20]，也是安全的。本例患者在术后 2 小时即发病后 4 小时可疑脑梗死，8 小时确诊脑梗死，考虑出血的风险及发病已经超过 4 小时，故选择了抗凝治疗，没有选择溶栓治疗。

　　关于妊娠期急性脑梗塞患者的分娩时机和分娩方式,并不是最快的时间选择剖宫产手术分娩。如果在胎儿宫内状况良好的情况下,在孕妇脑梗塞的复苏期和恢复期,可以延迟分娩的时间。而且在没有其他产科剖宫产指征的情况下,最好选择阴道分娩,可以考虑在第二产程进行阴道助产(如抬头吸引和产前助产)[21]。本例患者由于存在重度子痫前期,胎儿宫内生长受限,而且脐动脉 S/D 比值升高,大脑中动脉 S/D 降低的情况,血压控制不满意的情况下我们选择了剖宫产终止妊娠。

　　总之,妊娠期脑梗死容易被大家忽视和漏诊,应引起我们足够的重视。高血压、子痫前期、感染、分娩、产褥期、高龄、肥胖、贫血血小板减少、产后出血等诸多因素都会造成脑梗死发生,尤其在分娩时及产褥期高发,重视其诊断的同时我们因及时采取预防措施防止脑梗死发生,从而降低孕产妇的死亡率。

天津市第三中心医院　马春蕾　宋淑荣

【参考文献】

[1] 中华医学会神经病学分会脑血管病学组急性缺血性脑卒中诊疗指南撰写组. 中国急性缺血性脑卒中诊疗指南 2010[J]. 中国全科医学,2011,14(35):4013-4017.

[2] 倪金迪,李响,刘梅,等. 脑卒中及短暂性脑缺血发作的二级预防指南核心内容(2014 年 AHA/ASA 版)[J]. 中国临床神经科学,2015,2:168-174.

[3] D.B. PETITTI, S. SIDNEY, C.P. QUESENBERRY JR., et al. Incidence of stroke and myocardial infarction in women of reproductive age, Stroke J. Cereb. Circ. 28(2)(1997) 280.

[4] ANDRA H. JAMES, CHERYL D. BUSHNELL, MARGARET G. JAMISON, et al. Incidence and risk factors for stroke in pregnancy and the puerperium, Obstet. Gynecol. 106 (3)(2005)509.

[5] JAMES AH, BUSHNELL CD, JAMISON MG, et al. Incidence and risk factors for stroke in pregnancy and the puerpenum.Obstet Gynecol,2005,1 06:509-5 1 6.

[6] WASAY M, KOJAN S, DAI A I, et al. Headache in Cerebral Venous Thrombosis: incidence, pattern and location in 200 consecutive patients [J]. J Headache Pain, 2010, 11(2): 137-139.

[7] 方邦江,于学忠,王仲,等. 中国急性缺血性脑卒中急诊诊疗专家共识 [J]. 中国急救医学,2018,38(4):281-287.

[8] JOSEPHSON SA, HILL NK, JOHNSTON SC.NIH Stroke Scale reliability in ratings from a large sample of cliniCians[J].CerebrovascularDiseases,2006,22(5-6):389-395.

[9] BASH S, VILLABLANCA JP, JAHAN R, et al.Intracranial Vascular Stenosis and Occlusive Disease: Evaluation with CT Angiography, MR Angiography, and Digital Subtraction Angiography[J].Ajnr American Journal of Neuroradiology, 2000,21(7):1184-1189.

[10] 沈铿,马丁. 妇产科学. 第 3 版 [M]. 北京:人民卫生出版社,2015:43.

[11] 贾璐. 产褥期脑梗死的临床研究 [J]. 中西医结合心血管病杂志,2016,4(27):89-90.

[12] LANSKA DJ, KRYSCIO RJ. Risk factors for peripartum and　postpartum stroke and intracranial venous thrombosis. Stroke 2000;31:1274–82.

[13] ZEEMAN GG, FLECKENSTEIN JL, TWICKLER DM, et al. Cerebral infarction in eclampsia. Am J Obstet Gynecol 2004; 190:714 –20.

[14] MACKAY AP, BERG CJ, ATRASH HK. Pregnancy-related mortality from preeclampsia and eclampsia. Obstet Gynecol 2001;97: 533-8.

[15] ROS HS, LICHTENSTEIN P, BELLOCCO R, et al. Pulmonary embolism and stroke in relation to pregnancy: how can high-risk women be identified? Am J Obstet Gynecol 2002;186;198-203.

[16] ANDRA H. JAMES, CHERYL D. BUSHNELL, MARGARET G.JAMISON, et al. Incidence and Risk Factors for Stroke in Pregnancy and the Puerperium.Obstetrics and gynecology.2005,106(3):509-16.

[17] J. DEKEYSER, Z. GDOVINOVA, M. UYTTENBOOGAART, et al. Intravenous alteplase for stroke. Beyond the guidelines and in particular clinical situations, Stroke 38（2007）2612–2618.

[18] K. WIESE, A. TALKAD, M. MATHEWS, et al. Intravenous recombinant tissue plasmin ogen activator in a pregnant woman with cardioembolic stroke, Stroke 37（2006）2168–2169.

[19] M. DE SANTIS, C. DE LUCA, I. MAPPA, et al., Clopidogrel treatment during pregnancy: a case report and review of literature, Intern. Med. 50（16）（2011）1769–1773.

[20] Low-Dose Aspirin Use During Pregnancy, Committee Opinion No. 743. American College of Obstetricians and Gynecologists, Obstet. Gynecol. 132（1）（2018 Jul）e44–e52.

[21] JENNA KAYE WILDMAN A, BASSAM H. RIMAWI. Cerebral pontine infarctions during pregnancy-A case report and review of the literature[J].Case Reports in Women's Health, 21(2019Jan)e00097.

第十节　妊娠合并妇科恶性肿瘤

病例29　妊娠合并子宫颈外周性原始神经外胚层肿瘤

【背景知识】

1. 妊娠合并子宫颈癌

（1）定义:《妊娠合并子宫颈癌管理的专家共识(2018)》(以下简称《国内共识》)提出妊娠合并子宫颈癌是指妊娠期和产后 6 个月内诊断的子宫颈癌 [1]。也有学者将产后 6~12 个月内诊断的子宫颈癌归于此类 [2]。然而,考虑宫颈癌的发生发展本身是个连续的过程,且产后女性子宫颈癌的诊治与普通子宫颈癌诊治并无明显差异,故本文中妊娠合并子宫颈癌仅指妊娠期发现并诊断的子宫颈癌。该病发病率低,但在妊娠期发生的妇科癌症中居于首位,为(1.4~4.6)/100 000[3]。

(2)诊断:病理诊断是妊娠合并子宫颈癌诊断的金标准。检查所采用的方法与非孕期相同,但应尽量选择对母胎影响较小的技术手段,故以宫颈细胞学检查为主,对临床可疑子宫颈癌者可直接活检或转阴道镜检查。然而,妊娠期的宫颈改变(如血管增生、基质水肿、颗粒细胞增生等)增加了阴道镜检查的难度,建议由有经验的阴道镜医师进行。子宫颈电环切(LEEP/LLETZ)或冷刀锥切(CKC)不常规用于妊娠期子宫颈癌的诊断。但对于可疑微小侵润者,选择在孕 12-20 周之间进行 LEEP/LLETZ 术是相对安全的。

(3)治疗:①对病情进行全面评估:主要包括子宫颈癌恶性程度评估及妊娠情况评估两方面。FIGO(2018)临床病理分期提目前宫颈癌最常用分期系统,考虑妊娠女性临床检查具有一定困难,可结合超声及磁共振(MRI)检查结果综合考虑更有价值[4]。妊娠情况的评估主要包括确诊时的孕周以及胎儿生长发育等情况的评估两方面。②医患沟通及多学科管理:患方对妊娠的期望是决定治疗方案的至关重要的因素之一,多学科共同管理模式则是治疗成功的关键。包括妇科肿瘤、产科、病理学、影像学医师、儿科医师成熟团队,可以为患者带来更好的母婴结局。③治疗方案的选择:若患方不要求保留胎儿,终止妊娠后可按照非孕期子宫颈癌进行治疗。若患方要求保留胎儿,则需要个体化处理:ⓐ对于子宫颈癌 IA1 期不伴有淋巴脉管间隙侵润的(lymphovascular space invasion,LVSI),可行锥切术治疗,或严密检测病情进展情况,如无进展可推迟至分娩后按宫颈癌常规治疗;ⓑ对于子宫颈癌 IA1 期伴有 LVSI 的,以及 IA2-IB1 期的患者,应行盆腔淋巴结切除术(pelvic lymph node dissection,PLND)进一步评估淋巴结转移情况。PLND 在 22 周前相对安全,孕 14~16 周前亦可选择通过腹腔镜手术完成。如果没有淋巴结转移,可选择单纯子宫颈切除术;否则,建议进行新辅助化疗(neoadjuvant chemotherapy,NACT)。ⓒ对于子宫颈癌 IB2 期以上的患者,NACT 是唯一可以保留胎儿至发育成熟的方案。孕 20~30 周可进行 2~3 疗程,孕 30 周以上一般进行 1 疗程。化疗最后一个疗程至预计分娩时间应有 3 周间隔,以避免骨髓抑制高峰增加母儿分娩时出血、感染及贫血等风险。由于孕 34 周以上随时有自发性早产可能,故不建议孕 33 周以上进行 NACT。常用化疗方案为:顺铂(70~75 mg/m²)± 紫杉醇(135~175 mg/m²),每 3 周一次或每周一次。ⓓ如病情平稳,终止妊娠时机可推迟至足月妊娠(≥ 37 周),分娩方式以剖宫产为宜。ⓔ行 NACT 的患者分娩后仍需按照子宫颈癌常规治疗规范管理。

参考《国内共识》及国外学会指南[3-5],并结合 FIGO(2018)临床病理分期做出的调整,将妊娠合并子宫颈癌的诊疗流程归纳如图 1-10-1。

2.子宫颈原始神经外胚层肿瘤　本例子宫颈原始神经外胚层肿瘤属于外周性原始神经外胚层肿瘤(peripheral primitive neuroectodermal tumor,pPNET),即尤文氏肉瘤(Ewing's sarcoma),是一类向神经方向分化、高度恶性的小圆细胞肿瘤。子宫颈原始神经外胚层肿瘤临床极为罕见,其发病与人乳头瘤病毒(HPV)感染无直接关系,常规筛查无法取得满意样本。依靠影像学手段辅助监测十分必要。对于影像诊断,平均大于 5 cm 的软组织肿块是 CT 和 MRI 的诊断 pPNET 的最主要特征,CT 密度不均匀,常见坏死表现,可伴出血[6]。但最终确诊仍需依靠病理诊断。宫颈 PNET 在光镜下呈现为片状分布的小圆细胞,核浆比明显增高,细胞分界欠清,伴有出血和坏死。Homer-Wright 菊形团是典型的镜下表现。免疫组化是诊断宫颈 PNET 的重要依据之一,CD99 阳性率可高达 90 % 以上,具有较高的敏感性和特异性[7]。而许多学者对 NSE、S-100、NF 等多种神经标记物进行了研究,然而其意义仍需进一步探讨。采用 RT-PCR 技术进行分子生物学检测发现 85% 的病例中存在染色体 t(11;22)(q24;q12)异位,产生 EWS-FLI1 融合基因。还有 5% 到 10% 的病例中则存在染色体 t(21;22)(q22;q12)异位,产生 EWS-EGR 融合基因,是 EWS 基因与 ETS 基因家族的另一成员融合而成[8]。施米特(Schiimidt)等以至少表达两个不同的神经性标志物和(或)有 Homer-Wright 菊形团作为 PNET 的诊断标准[9]。虽然 EWS-FLI1 和 EWS-EGR 融合基因具有特异性诊断意义,但阴性表达作为除外标准并不充分,甚至有学者认为在免疫组化与融合基因检测结果相矛盾时,免疫组化诊断要优于基因表型[10]。

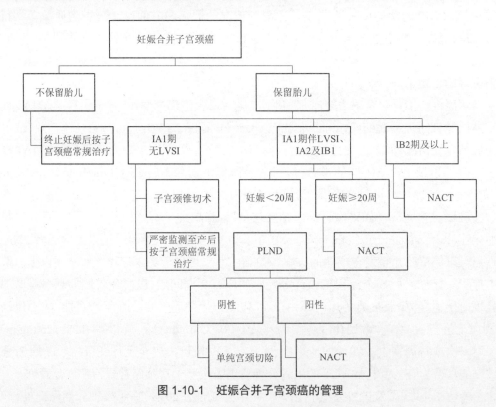

图 1-10-1　妊娠合并子宫颈癌的管理

【病例简述】

患者 29 岁,孕 1 产 0。无恶性肿瘤家族史。患者月经规律,末次月经与 2020 年 3 月 20 日,未行孕前检查。孕 10 周首次产检,超声提示宫内早孕,近宫颈处囊实性包块(54 mm×49 mm)。孕 11+6 周首次于我院就诊,超声提示妊娠合并盆腔囊性肿物(62 mm×63 mm×50 mm)。考虑患者既往从未进行过宫颈防癌筛查,故行宫颈脱落细胞学检查及高危人乳头瘤病毒检测,然而并未取得阳性结果。妇科检查提示宫颈饱满,表面光滑,结合超声高度可疑肿物为宫颈来源。建议进一步行盆腔核磁、阴道镜等进一步检查。但患方以担心流产风险及影响胎儿等为缘由拒绝检查。患者自发现肿物以来并无任何不适主诉，且肿瘤标记物仅甲胎蛋白轻度升高，遂门诊超声随访。孕 20^{+4} 周再次复查超声提示盆腔后方混合型包块来源待查（110 mm×100 ×93 mm），内可见贴壁光团（57 mm×68 mm×36 mm）。肿物急剧增大引起了医患双方的进一步重视，孕 21^{+3} 周行盆腔核磁提示宫颈囊实性肿物，不除外恶性。孕 22^{+1} 周首次阴道排出大量透明水样液体，无异常气味，测羊水结晶阴性，结合盆腔超声及核磁考虑肿物破裂（图 1-10-2）。再次与患方沟通并取得知情同意后，孕 22^{+4} 周于超声引导下行宫颈穿刺活检术，术后病理证实为原始神经外胚层肿瘤。经充分沟通，患方决定终止妊娠并放弃救治胎儿。术前检查未见明确转移迹象。经妇科肿瘤、产科、病理、麻醉及影像等多学科讨论，考虑妊娠合并宫颈恶性肿瘤 IIB 期于我院妇瘤科行广泛子宫切除 + 双侧输卵管卵巢切除术 + 盆腔淋巴结切除术，切除子宫及双侧附件大体观见彩图 3。术后病理提示，（妊娠合并）子宫颈原始神经外胚层肿瘤（PNET），肿瘤主要位于宫颈 1° -7° 方向，浸润子宫颈间质外 1/3，可见脉管内癌栓；双侧宫旁及阴道壁局部黏膜表面与黏膜下间质内可见肿瘤组织；免疫组化示 CD31 阳性的管腔内可见 CD99（＋）肿瘤细胞，D2-40 阳性的管腔内未见明确肿瘤细胞（彩图 4）；双侧附件及盆腔淋巴结均未见肿瘤组织；胎儿血管完整性受损 - 弥漫绒毛水肿；胎儿血管灌注不良 - 局灶干绒毛血管闭塞；母体血管灌注不良 - 肥厚性动脉病（见于包蜕膜）。FISH（荧光原位杂交）结果支持 pPNET 病理诊断（彩图 5）。术后 7 日始，予吡柔比星 ∑60 mg（40 mg/ ㎡）第 1 天，顺铂 ∑80 mg（50 mg/ ㎡）第 2~5 天，异环磷酰胺 ∑8 g（1.3 g/ ㎡）第 2~5 天方案化疗，间隔 21 天，共 6 疗程。随后予 50Gy 剂量的盆腔放射治疗。患者术后、放化疗后恢复良好，定期复查妇科超声、肝肾超声及胸片均未见明显异常。2021 年 8 月复查神经元特异性烯醇化酶正常。目前仍在密切随访中，尚无复发迹象。

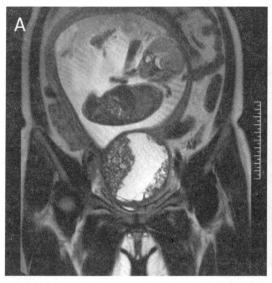
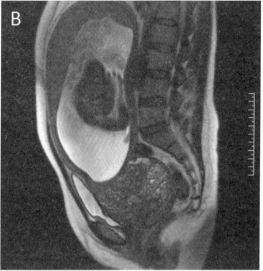

图 1-10-2　盆腔核磁可见宫颈巨大实体肿物

A 为肿物破裂前的核磁影像；B 为肿物破裂后的核磁影像

【病例分析和思考】

1. 妊娠合并原始神经外胚层肿瘤的临床特点　避免妊娠合并子宫颈癌发生最重要的还是早期筛查及预防。非孕期规范筛查尤为重要。对于未规范进行宫颈癌筛查的妇女，应在孕前检查或早孕期检查时予以补充。由于观念上的桎梏，妊娠期子宫颈癌筛查的一直都是医患双方的认识盲区。一项大型多中心研究显示妊娠合并子宫颈癌患者中有 63.5%（33/52）5 年内从未进行过子宫颈癌筛查，且中晚期患者高达 71.2%（37/52）[11]。因此，对于未规范参加子宫颈癌筛查的妊娠女性，在孕前检查或第一次产检时进行规范的三阶梯筛查是相当必要的[1,12]。

子宫颈 PNET 是极为罕见的病理类型，与人乳头瘤病毒（HPV）感染无直接关系，常规筛查很难取得满意样本。另一方面，子宫肌瘤是常见的妇科良性肿瘤，孕期子宫肌瘤增大、变性较为常见。子宫颈 PNET 常为内生型，外观上子宫颈光滑，无典型恶性肿瘤表现，容易与子宫颈肌瘤变性相混淆，加之妇科常用的肿瘤标记物均无明显改变，也是造成诊断延误的重要原因之一。

结合表 1-10-1 与本文病例，5 例患者中有 4 例为内生型，病灶大小均在 8 cm 以上，且均无特异性的症状体征。但值得注意的是，肿物持续急速增大伴随液化坏死是该病的临床特点，因此，影像学检查是辅助诊断的必要手段。对于影像诊断，平均大于 5 cm 的软组织肿块是 CT 和 MRI 的诊断 pPNET 的最主要特征，CT 密度不均匀，常见坏死表现，可伴出血[6]。但最终确诊仍需依靠病理诊断。

表 1-10-1　妊娠合并子宫颈原始神经外胚层肿瘤病例回顾

文献	年龄（岁）	孕产次	既往/家族史	首发孕周	首发症状	病灶大小	FIGO分期	新辅助化疗	手术	放疗	辅助化疗	母亲结局
S. Schur, et al[13]	27	1/0	N/N	18	宫颈肿物	内生型，11×18 cm	IVB	依托泊苷+异环磷酰胺+多柔比星	单纯肿物切除	N	环磷酰胺+放线菌素+长春新碱	N/A
Xiang Feng, et al[14]	19	1/0	左卵巢交界性索间质肿瘤/N	9	反复阴道出血	外生型，3×3 cm	IB1	N	RH+B-SO+LND	N	N	36 m FOD
Kyriazoglou A, et al[8]	38	3/2	N/A	9	宫颈肿物	内生型，8×7.6 cm	IB2	N	RH+B-SO+LND	Y	长春新碱+异环磷酰胺+多柔比星+依托泊苷	42 m FOD
De Nola R, et al[15]	39	3/1	N/N	22	宫颈肿物	内生型，9 cm	IVA	N	RH+B-SO+LND	N	顺铂+依托泊苷	24 m OFD

注：N：无；Y：有；N/A：文中未提及或不可量化；FOD：无复发发存；RH：根治性子宫切除；BSO：双侧输卵管卵巢切除；LND：淋巴结切除。

2. 子宫颈原始神经外胚层肿瘤的诊断 如何取得病理样本是本例患者诊断的首要关键点。首先,临床医生发现肿物的异常增大,不能因为妇科恶性肿物孕期少见而忽视,密切随访十分重要。其次,超声及核磁共振(MR)检查对在孕期相对安全,有经验的影像学医师协助诊治可以为进一步的有创检查提供理论支持。最后,由于该患者病灶位置相对较高,常规的宫颈细胞学筛查或阴道镜检查等方式无法取得病灶部位标本,难以从病理上确切诊断。对于非孕期女性,宫腔镜下病理活检对于深部病灶是可靠选择之一。然而,这显然并不适用于妊娠女性。于是,超声引导下的宫颈穿刺活检,是唯一可行的选择。庆幸的是我们通过这种方式准确的得到了组织样本,这使明确病理诊断成为可能。值得强调的是,在没有确切证据的情况下,让患者及家属自愿承担风险进行一系列无创或有创检查,期间关于各种检查方案利弊与患方充分沟通是至关重要的。

然而,对于病理科医生来说同样也面临巨大挑战。宫颈 PNET 本身便极为罕见,而妊娠期宫颈 PNET 更是凤毛麟角。做出这样的病理诊断需要极其丰富的经验与胆识。通常而言,PNET 在光镜下呈现为片状分布的小圆细胞,核浆比明显增高,细胞分界欠清,伴有出血和坏死。Homer-Wright 菊形团是典型的镜下表现,但并非诊断的必备条件,在本例中并没有这样的典型特征。免疫组化是诊断宫颈 pPNET 的重要依据之一,其中最重要的一点为 CD99 高阳性率,这具有较高的敏感性和特异性 [7]。虽然 EWS-FLI1 融合基因阴性表达不能作为排除诊断的标准,但其阳性表达,可以很好地支持 pPNET 的诊断,通过反复地阅片及病理专家会诊讨论,最终予以明确诊断,为进一步临床治疗方案的制定奠定了基础。

3. 子宫颈原始神经外胚层肿瘤的治疗及预后 确定治疗方案是又一难点。仅就非孕期子宫颈 pPNET 的治疗而言,由于病例少见,并没有足够的研究资料支持形成规范治疗方案。目前报道中所用方案多借鉴骨尤文肉瘤,以手术及化疗为基础,辅以放疗或新辅助化疗。手术方案以宫颈癌根治手术为主,同时切除双侧附件。淋巴结切除包括盆腔淋巴结和腹主动脉旁淋巴结。可疑大网膜转移时应同时切除大网膜。化疗方案不尽相同,常用药物包括吡柔比星、顺铂、环磷酰胺、依托泊苷、长春新碱、放线菌素等。由于病例过少,尚无法评估不同方案之间的优劣。对于期别较晚的患者,可采取新辅助化疗,待分期降低后再行根治术 [7]。

而对于孕妇而言,在优化治疗方案上要同时考虑到胎儿因素及心理因素等多方面。根据胎儿孕周以及新生儿救治能力不同,选择合适的终止时机尤为重要。对于妊娠合并常见类型宫颈癌患者,目前尚无证据显示延迟治疗对妊娠合并产检类型宫颈癌患者产生不利影响,因此 IGCS 和 ESGO 关于妊娠合并子宫颈癌 2014 年共识认为分娩可推迟至 37 周,但病情恶化需及时终止妊娠,并建议行剖宫产 [1]。而子宫颈 pPNET 恶性度极高,病情进展迅速,对于有强烈生产要求的患者,转诊至有更高救治能力的医院最为直接有效。此外,患者面临心理上和精神上的双重打击,加强人文关怀及心理疏导也尤为重要,应避免非医疗性意外的发生。

综上所述,妊娠合并子宫颈外周性原始神经外胚层肿瘤特异性临床表现,但 pPNET 恶性度高,生长极其迅速。对疑似病例密切影像监测有助于及时发现端倪,但最终仍需病理及免疫组织化学染色确诊。目前尚无标准治疗方案,结合患者病情进行个体化多学科共同管理有重要意义。

　　注:本病例内容已被《中国临床案例成果数据库 CMCR》收录。

天津市中心妇产科医院　安崇佑

【参考文献】

[1] 魏丽惠,赵昀,谢幸,等. 妊娠合并子宫颈癌管理的专家共识. 中国妇产科临床杂志 [J]. 2018;19(2):190-192.

[2] BEHAREE N, SHI Z, WU D, et al. Diagnosis and treatment of cervical cancer in pregnant women. Cancer Med. 2019 Sep; 8(12): 5425-5430. doi: 10.1002/cam4.2435. Epub 2019 Aµg 6. PMID: 31385452; PMCID: PMC6745864.

[3] AMANT F, BERVEILLER P, BOERE IA, et al. Gynecologic cancers in pregnancy: guidelines based on a third international consensus meeting. Ann Oncol. 2019 Oct 1; 30 (10):1601-1612. doi: 10.1093/annonc/mdz228. PMID: 31435648.

[4] PERKINS RB, GUIDO RS, CASTLE PE, et al. 2019 ASCCP Risk-Based Management Consensus Guidelines Committee. 2019 ASCCP Risk-Based Management Consensus Guidelines for Abnormal Cervical Cancer Screening Tests and Cancer Precursors. J Low Genit Tract Dis. 2020 Apr;24(2):102-131.

[5] PECCATORI FA, AZIM HA JR, ORECCHIA R, et al. ESMO Guidelines Working Group. Cancer, pregnancy and fertility: ESMO Clinical Practice Guidelines for diagnosis, treatment and follow-up. Ann Oncol. 2013 Oct; 24 Suppl 6: vi160-70. doi: 10.1093/annonc/mdt199. Epub 2013 Jun 27. PMID: 23813932.

[6] 贾梦,徐文坚,庞婧,等. 外周原始神经外胚层肿瘤 CT 和 MRI 诊断. 医学影像学杂志 [J].2013;23(3):379-383.

[7] 刘珊珊,尹娜娜,白军,等. 宫颈恶性原始神经外胚层肿瘤的诊治现状综述. 中国计划生育和妇产科 [J].2017;9(7):28-30.

[8] KYRIAZOGLOU A, TSIRONIS G, LIONTOS M, et al. Ewing's sarcoma of the cervix: A case report of an unusual diagnosis in pregnancy treated with surgery, adjuvant VIDE and radiotherapy. Oncol Lett[J]. 2019;17(6):5529-5535.

[9] SCHMIDTD, HEN'MANNC, JURGENSH, et a1. Malignantperipheral neuroectodermal tumor and its necessary distinction from Ewing's sarcoma. A report from the Kiel Pediatric Tum or Registry. Cancer[J]. 1991,68 :2251-2259.

[10] THORNER P, SQUIRE J, CHILTON-MACNEILL S, et al. Is the EWS/IFLI-1 fusion transcript specific for Ewing sarcoma and peripheral primitive neuroectodermal tumor? A report of four cases showing this transcript in a wider range of tumor types[J]. Am J Pathol[J] T, 1996,148(4):1125-1138.

[11] 李明珠,赵昀,郭瑞霞. 妊娠期间宫颈癌 52 例临床分析. 中国妇产科临床杂志 [J]. 2018;

19（2）：3-5.

[12] NITISH BEHAREE, ZHUJUN SHI, DONGCHEN WU. Diagnosis and treatment of cervical cancer in pregnant women. Cancer Medicine. 2019；8：5425-5430.

[13] SCHUR S, WILD J, AMANN G, et al. Sarcoma of the ewing family in pregnancy：a case report of intrauterine fetal death after induction of chemotherapy[J]. Case Rep Oncol. 2012；5（3）：633-638.

[14] FENG X, ZHANG L, TAN Y, et al. Primitive neuroectodermal tumor of the cervix diagnosed during pregnancy：a rare case report with discussion. BMC Pregnancy Childbirth[J]. 2021；21（1）：382.

[15] De Nola R, Di Naro E, Schonauer LM, et al. Clinical management of a unique case of PNET of the uterus during pregnancy, and review of the literature. Medicine [J]. 2018；97（2）：e9505.

第十一节 产伤

病例 30 会阴直肠扣眼裂伤病例分析

【背景知识】

产妇在分娩过程中,常会出现不同程度的会阴裂伤,不仅会导致产时大出血危及生命,还会发生产伤性肛门括约肌损伤,导致会阴部正常组织结构功能改变,出现肛门失禁等对患者生理功能和生活质量造成严重影响的并发症。

直肠扣眼裂伤是指直肠黏膜损伤但尚存有完整的肛门括约肌,按定义并不能称之为会阴Ⅳ度裂伤,这种裂伤称为直肠扣眼裂伤,若未及时识别和修复这种损伤,会导致直肠阴道瘘 [1]。现将本院诊治的 1 例足月阴道分娩直肠扣眼裂伤病例报道如下：

【病例简述】

患者女, 32 岁,主因"孕 40+4 周,自觉阴道流水 2+ 小时"入院于 2021-09-27 11：05。患者初产妇,G1P0,既往体健。患者平素月经周期规律,停经 30 天查尿 HCG(＋),停经 7+4 周 B 超示孕 6+2 周,提示左附件区囊肿,大小 37 mm×23 mm,此后彩超均未提示。孕 13 周查 NT1.5 mm,相当于 12+3 周,孕 39+2 周查彩超提示妊娠合并子宫小肌瘤,大小约 20 mm×12 mm。 2021-09-27 孕 40+4 周,08：30 自觉阴道流水,无腹痛,未见红入院,否认一周内性生活史。查体： T: 36.3° C P: 97 次 /min；120/ 70mmHg,专科检查:宫高 34 cm,腹围 98 cm,胎位 LOA,先露头,衔接浮,胎心 140 次 /min,无宫缩,胎膜破,羊水清,估计胎儿大小 3300 克。骨盆测量:髂前上棘径 25 cm,髂棘间径 27 cm,骶耻外径 21 cm,出口横径 8.5 cm,耻骨弓角度大于 90 度,阴道检查:宫颈管长度消 40%,质地中,居中,宫口 0 cm,先露头,S-3, Bishop 评 3 分,坐骨棘不突,骶骨下段弯度良好,骶尾关节活动。彩超：宫内孕单胎头位,妊娠合并子宫肌瘤,大小 23 mm×15 mm。心电图：窦性心动过速,窦性心律不齐, P-R

间期缩短。入院诊断:孕 1 产 0 孕 40^{+4} 周 胎膜早破 妊娠期宫腔感染? 妊娠合并子宫体肿瘤。

入院后完善血常规、血型、血凝四项、电解质、肝肾功能、尿常规等化验检查,监测胎心、胎动、羊水、体温变化,予缩宫素静点催产。2021-09-27 18:00 临产,2021-09-27 19:05 实施分娩镇痛,严密观察胎心、宫缩及产程进展。2021-09-28 07:00 宫口开全,S+3,胎心 130 次 /min,胎膜已破,羊水清亮,产程进展顺利,入产房准备接产,行会阴侧切术。接产过程中发现阴道后壁近处女膜处与直肠贯穿,直径 1 cm,肛门括约肌完整,7:58 顺产一女婴,出生体重 3090 g。胎盘胎膜娩出完整。第一产程 13 小时 00 分;第二产程 00 小时 58 分;第三产程 00 小时 07 分;总产程 14 小时 05 分。充分冲洗消毒行阴道壁直肠破损修补术,术后给予静点抗生素、口服缓泻剂等治疗,产后 5 日排便后出院,产后一个月复查伤口愈合良好,排便正常。

【病例分析和思考】

直肠阴道裂伤多伴有肛门括约肌的完全或不全断裂,及严重的会阴撕裂伤。本案例肛门括约肌完整,并不完全吻合会阴裂伤分度。查阅文献 [2],此类裂伤称为直肠扣眼裂伤,极为少见。通过此案例,预防直肠扣眼裂伤尤为重要。

1. 原因分析　分析直肠扣眼裂伤高危因素有以下几点:①阴道、直肠瘢痕或既往手术史;②产钳、胎头吸引器阴道助产;③胎儿过大;④会阴正中切开;⑤肩难产;⑥持续性枕后位;⑦第二产程延长;⑧水中分娩;⑨初产妇;⑩高龄产妇; ⑪ 亚洲人; ⑫ 母亲糖尿病; ⑬ 胎儿宫内窘迫; ⑭ 剖宫产后阴道分娩 [3]。本科该例患者占其中两项,即亚洲人、初产妇。据潘德功 [4] 报道,第二产程发生自发性直肠阴道裂伤可能有先天性直肠发育不良或阴道有损伤史等诱因。另外,助产人员接生手法不当,未能准确把握产程进展情况,保护会阴时较早或过分用力,持续压迫会阴使会阴水肿,会阴不能充分延伸或胎肩娩出时未继续保护会阴,也是造成会阴裂伤,甚至直肠损伤的原因。由于助产人员对产程观察不到位,工作态度消极,发生滞产或第二产程延长,导致胎头压迫盆底组织过久而致组织缺血、水肿,脆性增加,更易造成会阴严重裂伤,这也是造成直肠扣眼裂伤主要原因之一。

2. 术后管理　术后 1~3 天可预防性使用广谱抗生素,专人定期行会阴擦洗消毒伤口,嘱无渣饮食,静脉补液及补充电解质,口服缓泻剂延缓大便排出时间以预防感染的发生 [5],因一旦发生感染,损伤修补缝合功亏一篑,极易发生直肠阴道瘘。术后 3~4 日根据情况逐级过度到半流质饮食及普食,观察患者排大便情况,如遇排便困难,可适当口服石蜡油或乳果糖等舒缓的促进肠蠕动的药物促排软便,直至患者正常排便,阴道无异常分泌物,体温正常可出院,并嘱患者产后 4~6 周门诊随访,当发现存在粪失禁或阴道异常分泌物等症状时及时就诊。

3. 预防措施　①助产者在接生之前,有必要进行阴道常规检查,排查这一先天性发育不良,尽早进行侧切或剖宫产终止妊娠。余昕烨、漆洪波对昆士兰临床指南:正常分娩(2017版)要点解读中 [6],均说到高危因素,而罕见的高危因素却依赖经验丰富的助产人员在合适时机的准确判断。②ACOG 指南作为 A 级证据提出,第二产程热敷会阴可以减少重度裂伤,这值得推荐。③接产时体位的管理:有文献报道[7],国外一研究中心对来自11家医院1 400名产妇进行随机对照试验,结果显示:采用手膝位分娩,会阴完整率达到33.3%,明显高于仰卧截石位14.8%。如果此案例将传统的仰卧位为手膝位分娩,结局也许会不一样。所以鼓励采用自由或者最适合的体位分娩,定会大大减少此类裂伤的风险。

4. 小结 通过这例直肠扣眼裂伤病例分析,总结以下几方面经验:第一,至少有一位经验丰富的医生或助产士在每一位孕妇的临产前或分娩前,必须详细询问是否有阴道直肠先天发育异常病史或手术史,且必须常规进行一次三合诊或阴道检查,排除先天性疾病及软组织瘢痕等情况,以确保不漏诊。第二,加强对年轻助产人员的培训,提高助产水平和技能,丰富工作经验,增强责任心,严密观察产程进展情况,尽可能避免由于经验不足或责任心缺失而导致的会阴直肠裂伤。第三,积极推广自由体位分娩,视每一个产妇的不同情况选择最适合的分娩体位,使阴道软组织充分扩张,缩短第二产程,从而减少会阴直肠裂伤的发生率,保护盆底肌力,大大改善分娩结局。

天津市红桥医院 冯洁

【参考文献】

[1] 邹虹,漆洪波.英国皇家妇产科医师学会《会阴III度和IV度裂伤处理指南2015版》要点解读[J].中国实用妇科与产科杂志,2016,32(8):757.

[2] 刘兴会,贺晶,漆洪波.助产[M].北京:人民卫生出版社,2018.

[3] 张帆,黄嘉,洪蕊.1例直肠扣眼裂伤的案例报道[J].齐齐哈尔医学院学报,2020,41(14):1838.

[4] 潘德功.产时阴道直肠自发裂伤1例[J].实用妇科与产科杂志,1993,9(2):117.

[5] 张婉怡,杨慧霞.2018年美国妇产科医师学会阴道分娩产科裂伤的预防和管理指南要点解读[J].中华围产医学杂志,2019,22(2):79-82.

[6] 余昕烨、漆洪波.对昆士兰临床指南:正常分娩(2017版)要点解读[J].中国实用妇科与产科杂志,2018,34(10):1115-1118.

[7] ZHANG H, HUANG S, GUO X, et al.A randomised con～trolled trial in comparing maternal and neonatal outcomes between hands — and — knees delivery position and supine position in China [J]. Midwifery,2017,50:117-124.

第十二节 羊水栓塞

病例31 羊水栓塞成功救治病例分享

【背景知识】

羊水栓塞(amniotic fluid embolism,AFE)是由于羊水进入母体血液循环,引起肺动脉高压、低氧血症、循环衰竭、弥散性血管内凝血(DIC)以及多器官功能衰竭等一系列病理生理变化的过程;是产科特有的罕见并发症,其临床特点起病急骤、病情凶险、难以预测,可导致母儿残疾甚至死亡等严重的不良结局。

【病例简述】

患者女，33 岁，主因"孕 5 产 1 孕 39⁺⁴ 周，下腹痛 6+ 小时"入院。孕中期诊断妊娠期糖尿病，饮食运动控制，血糖平稳。孕期血压正常。入院后完善产前相关检查均正常范围。入院第五天孕 40⁺¹ 周无腹痛予缩宫素催产。临产后自然破膜，羊水清亮，宫口开全 1 小时出现晚期减速，胎心最低 80 次 /min，因急性胎儿窘迫产钳助娩一活男婴，出生 1 分钟评 7 分，呼吸 1 分，心率 1 分，肌张力 1 分，予保暖、清理呼吸道、面罩吸氧，5 分钟评 10 分，胎儿娩出后予缩宫素静点加强宫缩，胎盘胎膜娩出完整。胎儿娩出后 5 分钟，患者突发寒战，无心慌憋气等不适，神志清。心电监护监测示：体温 38.0 ℃，呼吸 20 次 /min，心率 105 次 /min，血压 110/70mmHg，血氧饱和度 99%，警惕羊水栓塞，即刻予地塞米松入壶抗过敏，面罩吸氧，保留尿管，尿色清；子宫收缩欠佳，予卡前列氨丁三醇 250μg 宫颈注射促子宫收缩治疗，子宫收缩好转。产时失血 400mL，急查血常规、凝血四项、D- 二聚体。患者产后持续阴道少量流血，产后 2 小时出现血液不凝，末梢湿冷，累计产后出血约 1000mL。查体：神志清，子宫收缩可。心电监护示：脉搏：127 次 /min，呼吸：20 次 /min，血压：83/50mmHg，血氧饱和度：98%。床旁超声：子宫、附件、腹腔未见明显异常，化验回报：血常规：血红蛋白 125 g/L；血小板计数 223×10⁹/L；凝血四项：凝血酶原时间 12.7 s；凝血酶原活性 64.8%；凝血活酶时间 39.1 s；纤维蛋白原 2.61 g/L；D- 二聚体 234.40 mg/L。诊断羊水栓塞、产后出血、失血性休克，DIC，立即建立 2 条静脉通道，快速静脉补充晶体液、胶体液，垂体后叶素静点、卡前列氨丁三醇宫颈注射促子宫收缩、予葡萄糖酸钙注射液、氨甲环酸静点止血；氢化可的松静点稳定细胞膜；立即输悬浮红细胞、新鲜冰冻血浆。产后 3 小时仍持续阴道少量流血，血液不凝，累计出血 2000mL，患者精神弱，无呼吸困难，心电监护：体温：37.5 ℃，脉搏：110 次 /min，呼吸：21 次 /min，血压：126/81mmHg 血氧饱和度：95%。复查化验：血红蛋白 73 g/L；红细胞数目 2.71×10¹²/L；白细胞数目 21.7×10⁹/L；血小板计数 191×10⁹/L；纤维蛋白原 0.55；予输入纤维蛋白原 3 g，继续输悬浮红细胞及冰冻血浆。产后 5+ 小时患者出现呼吸急促、咳粉红色泡沫痰，心电监护示：脉搏：115 次 /min，呼吸：40 次 /min，血压：139/88mmHg，血氧饱和度：87%~89%，听诊心律齐，双肺可闻湿罗音，腹软，子宫收缩好，尿管畅，尿色清，阴道出血减少，可见小血块。考虑急性左心衰，予半坐卧位，呋塞米利尿，西地兰强心，面罩吸氧。请心内科医师急会诊予硝酸甘油静点、吗啡静推镇静减轻肺水肿，多索茶碱静点解痉，托拉塞米、呋塞米 20 mg 静推利尿，多巴胺静点强心。血气分析轻度代酸予碳酸氢钠纠酸。产后 7+ 小时患者呼吸平稳，心电监护示：脉搏：106 次 /min，呼吸：23 次 /min，血压：103/60mmHg，血氧饱和度：96%。双肺听诊未闻及干湿性啰音，子宫收缩好，尿色清，阴道流血明显减少。暗红色，有凝血块。患者产后尿量 670mL。复查血红蛋白 90 g/L；血小板计数 95×10⁹/L；总蛋白 43.9 g/L；白蛋白 24.6 g/L；尿素 8.95mmol/L；肌酐 82.6μmol/L；肝功能正常；纤维蛋白原 1.44 g/L；D- 二聚体 272.80 mg/L。患者共输悬浮红细胞 8.5U，冰冻血浆 1000mL，输入纤维蛋白原 3 g。患者病情逐渐平稳。产后完善化验：B- 型脑尿钠肽 64.10pg/mL。胸片：双肺纹理增重、双肺门影未见增大，结构清；纵隔未见增宽；心影呈正常心型。心脏彩超：二尖瓣返流(轻度),双肾、膀胱彩超未见明显异常。产后 5 天,血红蛋白 87 g/L;血小板计数 80×10⁹/L;总蛋白 58.5 g/L;尿素 13.86mmol/L;尿酸 436.5μmol/L;肌酐 88.3μmol/L;肌酐清除率 54.22mL/min;白蛋白 32.5 g/L;电解质正常,纤维蛋白原 2.2 g/L。患者生命体征平稳出院。最后诊断:①孕 5 产 2 孕 40⁺¹ 周已娩(产钳);② LOA;③妊娠期糖尿病;④羊水栓塞;⑤产后出血;⑥ DIC;⑦失血性休克;⑧急性左心衰;⑨急性胎儿窘迫;⑩新生儿轻度窒息。

【病例分析和思考】

羊水栓塞通常起病急,来势凶险。70% 发生在阴道分娩时,大多数发生在分娩前 2 小时至产后 30 分钟之间。羊水栓塞临床表现具有多样性、复杂性、不典型性,诊断困难;其抢救成功的关键在于早诊断、早处理,多学科协作,实施快速有效救治,尽可能降低不良结局的发生 [1]。

1. 羊水栓塞强调早期识别和处置前驱症状或不典型临床表现 [2]　当孕产妇表现有烦躁、寒战、胸闷、气促、呛咳、呼吸困难,不明原因的血压、氧饱和度降低、大量产后出血、急性胎儿窘迫等,应警惕 AFE 发生,把握最佳救治时机。羊水栓塞的典型表现为低氧血症、低血压和凝血功能障碍三联征 [3]。部分羊水栓塞表现并不典型,目前尚无国际统一的羊水栓塞诊断标准和有效的实验室诊断依据 [4]。本病例患者宫口开全后出现晚期减速,提示急性胎儿窘迫。胎儿娩出后 5 分钟患者出现寒战,立即警惕羊水栓塞,予地塞米松抗过敏,面罩吸氧等处理。随之出现子宫收缩乏力,加强宫缩后,宫缩好转,但阴道出血无减少,血液不凝,纤维蛋白原下降,凝血功能障碍,低血压等,故羊水栓塞临床诊断成立。早期识别、早期诊断为救治病人赢得时间。吕鑫,林建华等研究分析 [5]:部分 AFE 孕产妇仅有产后出血表现,当使用催产素未改善出血,出现与出血量不符的凝血功能异常和休克时,更应考虑诊断 AFE,及时治疗。

2. 羊水栓塞的规范紧急救治　一旦怀疑 AFE,立刻按羊水栓塞急救流程实施抢救,启动快速反应团队及多学科救治团队共同完成救治是抢救是否成功的关键。AFE 的处理原则包括:改善呼吸循环功能、纠正低氧血症、抗过敏、抗休克、纠正凝血功能障碍、防治多器官功能衰竭及适宜的产科干预。本病例患者产程中首先出现急性胎儿窘迫,立即采取产钳助娩及新生儿复苏。胎儿、胎盘娩出后主要表现为难治性产后出血、凝血功能障碍,临床诊断羊水栓塞,立即组织多学科团队抢救。予面罩吸氧,建立 2 条静脉通道,地塞米松、氢化可的松抗过敏治疗,补液、输悬浮红细胞液体复苏,补充冰冻血浆及纤维蛋白原纠正凝血功能障碍。经过一系列抢救患者病情逐渐平稳。我院产科作为区域危重孕产妇救治中心,重视危重孕产妇的救治,定期开展产科各种急救演练,强化救治流程;强调多学科协作,我科与儿科、心内科、血液科、风湿免疫科、麻醉科、输血科、ICU 等科室团结协作,为危重孕产妇保驾护航。

3. 不足之处　在循环支持治疗时一定要注意限制液体入量,否则很容易引发心力衰竭、肺水肿,且肺水肿也是治疗后期发生严重感染、脓毒症的诱因之一 [6]。本病例中在输血补液等液体复苏过程中,出现了急性左心衰、肺水肿,考虑与补液量多,速度快有关。这也是我们需要改进之处。

总之,羊水栓塞在产科中罕见,但其危险性极高,难以预测和预防,在早期识别的基础上采取多学科合作的救治方案,可最大限度降低其危害性。肺动脉高压和 DIC 是 AFE 患者死亡的两大原因 [7]。AFE 救治中,尽早解除肺动脉高压是治疗成功的关键。目前无明确证据支持常规使用糖皮质激素治疗 AFE,但其应用也具有一定理论基础。宫缩剂与 AFE 的因果关系尚无明确定论 [8],其他产科处理如子宫切除术可在情况危急时促进彻底止血与改善凝血异常。现今 AFE 已是我国大城市孕产妇死亡的主要原因,医务人员应提高对 AFE 的认识,早期诊断,积极处理,反复、精确的实操演练是确保抢救成功的关键。

天津市宝坻区人民医院　兰淑海　王慧娟

【参考文献】

[1]　中华医学会妇产科学分会产科学组.羊水栓塞临床诊断与处理专家共识(2018)[J]. 中华妇产科杂志,2018,53(12):831-835.

[2]　赵扬玉. 以羊水栓塞发病机制为基础探讨其救治思路 [J]. 实用妇产科杂志,2019,35(1):6-8.

[3]　谢幸,孔北华,段涛. 羊水栓塞妇产科学. 第 9 版 [M]. 北京:人民卫生出版社,2018: 209-212.

[4]　孙伟杰,杨慧霞. 孕产妇羊水栓塞诊断与处理面临的挑战 [J]. 中国实用妇科与产科杂志,2019,35(7):731-734.

[5]　吕鑫,林建华. 羊水栓塞临床表现及早期识别 [J]. 中国实用妇科与产科杂志,2019,35(7):15-18.

[6]　叶珊羽,周茜,庞敏宜,等. 地塞米松对产妇羊水栓塞的临床防治效果分析 [J]. 医学理论与实践,2020,33(3):444-446.

[7]　YANG R-L, LANG M-Z, LI H, QIAO X-M. Immune storm and coagulation storm in the pathogenesis of amniotic fluid embolism[J]. Eur Rev Med Pharmacol Sci. 2021; 25(4): 1796-803. PMid:33660788.

[8]　NICHOLS L, ELMOSTAFA R, NGUYEN A, et al. Amniotic fluid embolism: lessons for rapid recognition and intervention. Autops Case Rep [Internet]. 2021; 11: e2021311.

第二章　围产医学

第一节　胎儿疾病的产前诊断

病例 32　以胎儿水肿为特征的遗传性球形红细胞增多症

【背景知识】

遗传性球形红细胞增多症（hereditary spherocytosis，HS）为一种遗传性溶血性疾病,其临床特征为不同程度的溶血性贫血、黄疸、脾大,外周血球型红细胞增多。HS 在任何年龄人群均可发病,以婴儿与儿童多见,男、女性均可发病。HS 是由于多种红细胞膜蛋白基因异常,导致膜蛋白的质量与数量异常所致。HS 患者中约 75% 为显性遗传,25% 为隐性遗传和新发突变[1]。HS 的致病性突变包括 ANK1、SLC4A1、SPTA1、SPTB 及 EPB42,这些基因分别编码锚蛋白、带 3 蛋白、α- 血影蛋白、β- 血影蛋白及 4.2 蛋白。其突变会导致红细胞膜功能改变且变形性降低,在骨髓释放入血后因切变力的作用,由双凹圆盘变成球形且不能恢复,球状细胞更僵硬,因此不容易通过脾窦过滤。导致它们被脾巨噬细胞捕获并破坏,造成溶血性贫血。由于 HS 是由五种不同基因的突变引起的,因此 HS 的表型非常异质,从无症状、溶血代偿到输血依赖,而 SPTA1 相关的 HS 最为严重,表型范围从中重度贫血到重度输血依赖性贫血和胎儿水肿,胎儿水肿通常是致命性的,但宫内输血可挽救部分胎儿[2]。胎儿水肿可以通过产前超声诊断,其表现包括胎儿腹水,胸腔积液,心包积液和皮肤水肿等。

【病例简述】

孕妇 32 岁,孕 2 产 1,孕 24^{+5} 周出现胎儿水肿。超声提示胎儿腹水、心包积液,大脑中动脉收缩期峰值流速（middLe cerebral artery-peak systolic velocity　MCA-PSV）51.9 cm/s（>1.55MOM）,符合当前胎龄重度贫血的表现。既往孕 32 周不明原因胎死宫内病史,此次妊娠未行胎儿 NT 超声测量,无创 DNA 提示 18/13/21 三体低风险。25^{+3} 周复查 MCA-PSV 为 51 cm/s（>1.55MOM）,诊断"孕 2 产 1 孕 25^{+3} 周,胎儿重度贫血,胎儿水肿"收入院,完善相关化验及检查,排除胎儿免疫性水肿。孕 26^{+1} 周超声引导下行胎儿宫内输血。提前抽取脐带血 2mL 备胎儿染色体单核苷酸多态性（SIngle Nucleotide Polymorphisms SNP）检测,输血量的计算依据 SMFM 指南推荐方法[3],即估计胎儿体重（g）乘以具体增加胎儿红细胞压积对应的系数。输血前脐带血 HCT 0.19,拟增 HCT 至 0.40,计算输血量为 30mL。以 3mL/min 速度输入 O 型 RH 阴性、去除白细胞、并经 γ 放射性照射的悬浮红细胞 30mL,输血后脐带血 HCT 0.26,2 天后复查 MCA-PSV 为 34 cm/s（<1.29MOM）,符合当前胎龄非贫血表现,孕 26^{+4} 周出院。孕 27^{+1} 周复查超声提示胎儿心胸比例增大,心包积液,腹腔积液,MCA-PSV 为 62 cm/s（>1.69MOM）,符合再次输血界值[3],孕 27^{+2} 周再次入院行胎儿宫内输血,输入 O 型 RH 阴性悬浮红细胞 50mL，2 天后复查 MCA-PSV 为 60 cm/s（>1.55MOM）。第二次宫内输血效果欠佳，考虑可能存在染色体或基因异常，建议待脐带血 SNP 检测结果。孕 28^{+2} 周复查超声提示胎儿水肿进一步加重，同时伴脾脏增大，MCA-PSV 60 cm/s（>1.55MOM）。孕 29^{+2} 周再次复查，胎儿情况未见好转，脐带血 SNP 结果回报：胎儿染色体核型正常、全染色体基因组范围内未发现有染色体片段拷贝数的异常变化。孕 29^{+3} 周患者及家属要求致死性引产，经医院伦理委员会讨论后行引产术。术后取胎儿组织行全外显子检测，提示流产儿相关基因 SPTA1 上携带 2 个分别遗传自父母的致病性变异，遗传方式为常染色体隐性遗传，所致疾病为：球形细胞增多症 3 型、热异形性红细胞增多症、椭圆形红细胞增多症 2 型，主要表现为严重的溶血性贫血和非免疫性水肿。

此患者 2 年后再次妊娠，孕中期行羊水穿刺染色体核型分析未见异常，并进行 SPTA1 基因位点验证，未检测到 SPTA1 基因变异，足月顺娩一活婴，体健。

【病例分析和思考】

胎儿水肿是指胎儿软组织水肿及体腔积液，超声表现为 2 处及 2 处以上的胎儿体腔异常积液，包括胸腔积液、腹腔积液、心包积液及皮肤水肿（皮肤厚度 >5 mm），分免疫性水肿和非免疫性水肿（nonimmune hydrops fetalis，NIFH），其中 NIFH 占 90% 以上，常见病因包括：胎儿心血管系统异常、染色体异常、血液系统异常、先天感染、胎盘异常及遗传代谢病等[4]。目前对于导致胎儿水肿的贫血原因，报道较多的主要为重型 α 地中海贫血、细小病毒感染、胎母输血等[5]，而由于 HS 引起贫血而致胎儿水肿则仅有少量报道。

此病例孕 24^{+5} 周首次发现胎儿水肿，MCA-PSV 多次测量均超过胎儿重度贫血诊断标准（每次检查至少重复测量 3 次，取最高值），通过检查排除了免疫性水肿。对于不明原因的胎儿宫内贫血，选择宫内输血治疗是正确的。在治疗过程中，第一次宫内输血后，胎儿 MCA-PSV 明显改善，但水肿消退不明显，第二次宫内输血后，MCA-PSV 无明显改善，且胎儿水肿加重，同时出现脾脏增大，恶化趋势明显。考虑输血效果欠佳，可能与胎儿严重的基因表型有关。HCT 增长未达预期目标，可能与输入红细胞压积较低有关，指南推荐要求输入浓缩红细胞（红细胞压积 75%~85%），但浓缩红细胞来源少，制备困难，紧急情况下不易获取。而悬浮红细胞压积较低（红细胞压积 55%~65%）。

通过此病例给我们的提示，对于因胎儿贫血而出现严重水肿的胎儿，在鉴别诊断中要考虑遗传学因素，包括染色体问题、基因组疾病以及单基因遗传病，如常染色体隐性遗传性球形红细胞增多症等。本病例中，由于夫妻双方既往无表型，但均为 SPTA1 基因突变杂合携带，因而产前未能进行明确诊断。引产后通过家系全外显子测序分析，确定夫妻双方都是 SPTA1 突变的携带者，引产胎儿为 SPTA1 复合杂合突变。由于 SPTA1 基因纯和或复合杂合突变表型严重，怀疑这对夫妻既往孕 32 周不明原因的胎儿死亡也患有遗传性球形红细胞增多症。总而言之，我们的案例检测出 SPTA1 基因的遗传突变，既往文献罕有报道。复合杂合状态下的这种特定突变也会导致严重的胎儿贫血和水肿。今后临床工作遇到此类病例，建议宫内输血同时取脐带血行相关基因检测。

天津市中心妇产科医院　赵晓敏　常颖　张蕾　姚立英

【参考文献】

[1] NARLA J, MOHANDAS N. Red cell membrane disorders. Int J Lab Hematol. 2017 May; 39 Suppl 1:47-52. doi: 10.1111/ijlh.12657. PMID: 28447420.

[2] TOLE S, DHIR P, PMGI J, et al. Genotype–phenotype correlation in children with hereditary spherocytosis[J]. British Journal of Haematology, 2020.

[3] MARI G, NORTON M E, STONE J, et al. Society for Maternal-Fetal Medicine（SMFM）Clinical Guideline #8: The fetus at risk for anemia–diagnosis and management[J]. American Journal of Obstetrics & Gynecology, 2015, 212(6):697-710.

[4] 中华医学会围产医学分会胎儿医学学组,中华医学会妇产科学分会产科学组. 非免疫性胎儿水肿临床指南 [J]. 中华围产医学杂志,2017,20(11):769-775.DOI:10.3760/cma.j.issn.1007-9408.2017.11.001..

[5] CHAN, WILSON, Y, et al. Outcomes and morbidities of patients who survive haemoglobin Bart's hydrops fetalis syndrome: 20-year retrospective review[J]. Hong Kong medical journal =: Xianggang yi xue za zhi, 2018, 24(2):107-118.

病例 33　不规则胎儿心律足月分娩一例

【背景知识】

胎儿心律失常在孕妇孕期常规检查中发生率约为 0.03% ~1%[1],胎儿心律失常的临床表现为心动过速、心动过缓和胎儿不规则心动。不规则胎儿心律的发生机制尚不清楚。不规则胎心律是最常见的胎儿心律失常,约占 43%[2],多数无血流动力学异常,绝大部分可存活,出生后自行消失,常不伴心脏结构异常 [3],正常健康新生儿期外收缩的发生率为 14%,可分为房性或室性期前收缩,多数不规则心律的胎儿为正常的房性期外收缩 [4],一般预后较好。现就我科收治的一例不规则胎儿心律足月分娩进行报道。

【病例简述】

患者女,25 岁,身高 160 cm,体重 62 kg,孕 3 产 0,人工流产 1 次,自然流产 1 次;系自然妊娠,孕早期有感冒、发热、腹泻,对症治疗后好转,具体不详;平素月经规律,停经 30+ 天尿妊娠试验阳性,停经 12+ 周建档,NT 1.2 mm,核对预产期准确,血尿常规及肝肾功能、血糖、TORCH 等未见异常,TSH 升高,T3、T4 正常,基础血压 110/70mmHg,孕 15+ 周行无创 DNA 低风险,24+ 周行 OGTT 结果正常,孕 22+ 周行四维彩超未提示异常;（2021-11-4）孕 32 周于外院产检行产科超声提示:胎儿心律不齐,多次胎心过慢（最慢 84 次 /min）,脐动脉 S/D2.0. 考虑胎儿心律不齐,胎儿窘迫建议积极终止妊娠,患者拒绝后辗转至我院,否认孕期放射线接触史,无头晕头痛,孕期营养可,增重 15 kg。考虑孕 32 周、胎儿窘迫？收入产科病房。查体:生命体征正常,营养中等,神清语利,查体合作,无明显苍白及发绀,心肺听诊未闻及明显异常,腹膨隆,全腹无压痛及反跳痛,双下肢无水肿。产科情况:宫高 30 cm,腹围 90 cm,胎位 LOA,头浮,胎心率 85 次 /min,无宫缩,胎膜存,宫颈未消未开,质中,先露头高浮。辅助检查:胎心减慢时产科超声:BPD7.4 cm,AL6.2 cm,AC28.8 cm,胎心 84 次 /min,羊

水最大暗区 5 cm,胎盘 II 级,居后壁,胎儿四腔心可见,检查期间胎儿心房、心室率均为 80+
次 /min,二者呈 1:1 传导,静脉导管 a 波流速 10 cm/s,加深, CPR 减低,脐静脉腹内段频谱
未见明显异常,脐动脉 S/D 升高,约 4.36,搏动指数 1.55,阻力指数 0.77,大脑中动脉搏动指
数 2.21,阻力指数 0.86,S/D7.17. 完善免疫全项、风湿免疫全项、抗核抗体、抗双链 DNA 抗体
及血尿常规、肝肾功能均未见异常;入院后予地塞米松促胎肺成熟、硫酸镁脑保护,左侧卧
位,面罩吸氧,宫内复苏等治疗。持续胎心监护:胎心基线波动于 85 次 /min 持续大于 40 分
钟,无明显反应,微小变异,向患者及家属交代:胎儿心动过缓,不排除胎儿窘迫,随时有可能
胎死宫内,且胎儿缺氧时间长,易出现发育迟缓、新生儿窒息、呼吸窘迫综合征、缺血缺氧性
脑病或遗留智力障碍、脑瘫等严重并发症,亦有可能有胎儿心脏畸形。患者及家属表示理
解,认可上述风险,拒绝终止妊娠,强烈要求继续待产。后联合泰达心血管医院再次行胎儿
心脏超声:未见明显结构异常,阵发性心动过缓时出现频发房性早搏、右心增大、静脉导 a 波
深、脐动脉 S/D 偏高,提示缺氧。结合胎儿胎心监护及胎儿心脏超声考虑胎儿心律失常,予
密切监护胎心,间断复查产科超声监护妊娠至孕足月。胎心监护胎心减慢持续时间逐渐缩
短,分娩前几乎正常,偶有胎心减慢情况。多次胎心监护如图 2-1-1~2-1-4。

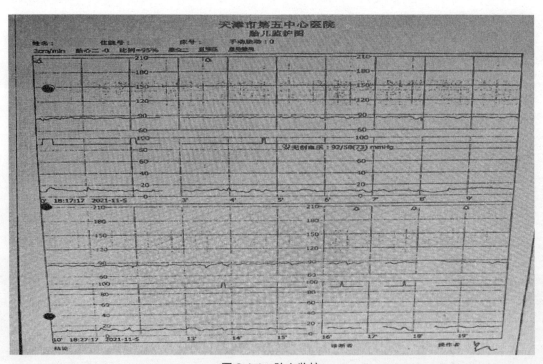

图 2-1-1　胎心监护

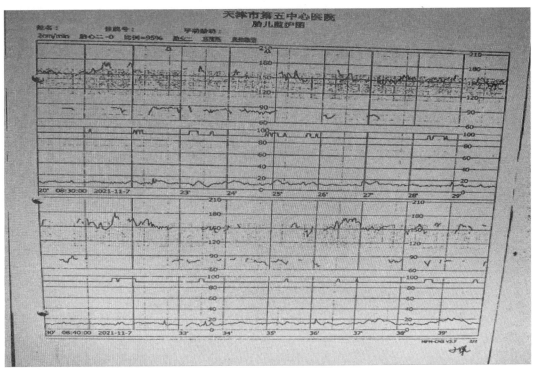

图 2-1-2　胎心监护

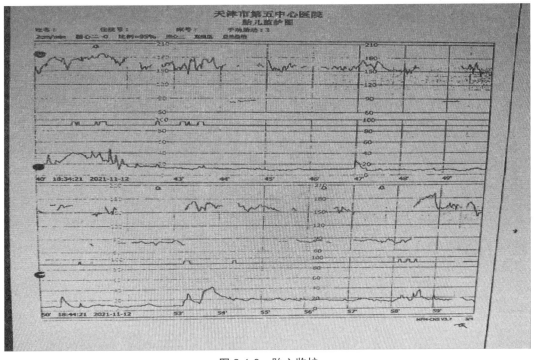

图 2-1-3　胎心监护

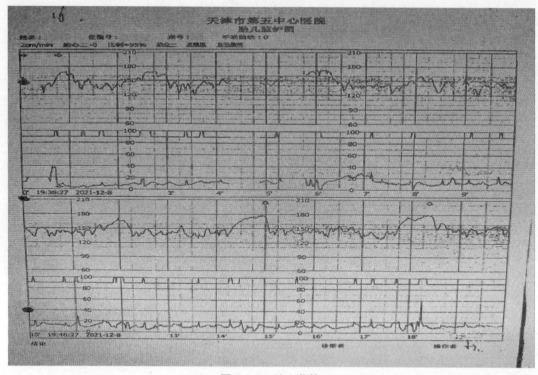

图 2-1-4 胎心监护

患者于 2021-12-9（孕 38+ 周）在腰麻下行剖宫产术娩一女活婴，术中见：羊水清，量约 400mL，Apgar 评分 10-10-10 分。新生儿产后由儿科医师监护下转儿科。手术顺利，术后患者安返产科病房。术后恢复好，产妇术后第 5 日出院。

新生儿转儿科后一般情况好，反应好，吃奶好，心率波动于 77-160 次 /min，于产后 10 日出院。出院后随访：新生儿发育正常，心率多数波动于 120~140 次 /min，定期心血管专科医院随访，暂无需手术干预。

【病例分析和思考】

该病例患者孕 32 周产检发现胎儿心率过缓，波动在 80~85 次 /min，持续时间大于 20 分钟（图 2-1-1），一时间很难与胎儿窘迫相鉴别，但患者胎动正常，胎动过缓时产科超声胎儿大脑中动脉 S/D 值及阻力指数大于脐动脉，考虑尚处于脑保护状态，有胎儿心律失常可能，随即行胎儿心脏超声提示胎儿未见明显结构异常，阵发性心动过缓时出现频发房性早搏；患者入院后胎心监护由持续 80 多次 /min 逐渐转至基线 140~150 次 /min，且变异、反应均良好，期间仍反复出现突发胎心减慢，但能自行恢复，定期监测胎儿大脑中动脉 S/D 值及阻力指数始终大于脐动脉，未出现静脉导管 a 波收缩期流速下降、血流消失或倒置，脐动脉舒张期血流信号消失或反向，大脑中动脉舒张期血流消失等胎儿窘迫信号，因此考虑此患者胎儿心动过缓为胎儿心律失常 - 不规则胎心律。在密切监护下期待至 38+ 周，因宫颈锥切术史应患者要求行剖宫产终止妊娠，母儿结局好。

不规则胎心律治疗：对于无血流动力学异常及水肿的不规则胎心律胎儿，在严密监护下,建议母亲调整精神状态、适当休息、给予吸氧或改变环境通气状态等,均是非常重要的保守治疗措施。偶发不规则胎心律临床随诊即可;若持续存在,应通过胎儿超声心动图密切观察。药物治疗效果有限;若出现心脏结构异常或水肿胎儿,需尽早终止妊娠。

不规则胎心律预后:期前收缩是不规则胎心律中最常见的类型,在绝大多数情况下,胎儿期前收缩会在产前或分娩后早期自动消失,短期和远期预后良好,胎儿生长不受影响[5]。

但对于临床上胎儿心律失常,尤其是胎心过缓持续时间较长的病例在诊断处理上仍较为棘手,尚需进一步积累经验。所以胎儿心动过缓时不能一味地终止妊娠,需鉴别胎儿窘迫还是心律失常;条件允许的情况下听诊胎心、持续胎心监护,胎儿超声血流测定,尤其是胎儿超声心动图对于诊治至关重要。

天津市第五中心医院　侯自红　张俊萍

【参考文献】

[1] BOLDT T,ERONEN M,ANDERSSONS.Long—terraoutcome in fetuses with cardiac arrhythmias[J].Obstet Gynecol,2003,102(6):1372-1379.

[2] CUNEO BF,STRASBURGER JF,WAKAI RT,et a1.Conduction systemdisease in fetuses evaluated for irregular cardiac rhythm[J].Fetal Diagn Ther,2006。21(3):307-313.

[3] 王成,薛小红.胎儿和新生儿心律失常的诊断与治疗进展[J].实用儿科临床杂志,2008,23(2):81-84.

[4] Oztunc F,Besikci R,Ereglu AG.Fetal arrhythmias:diagnosis,treat—ment and prognosis[J].AnadoluKardiyol Derg,2003,3(3):211-215。

[5] 晓伟,何怡华,张烨,等.胎儿超声心动图会诊及转诊病例阶段性回顾总结[J].中国医药,2013,8(7):903-905.DOI:10.3760/cma.j.issn.1673-4777.2013.07.009.

第二节　胎母输血综合征

病例34　胎母输血综合征三例病例报道及文献复习

【背景知识】

胎母输血(fetomaternal hemorrhage,FMH)综合征是指因某种原因胎儿血液通过绒毛间隙进入母体血液循环,从而引起胎儿贫血或母体溶血性输血反应的一组症候群。1948年即有学者提出"胎母输血"的概念,截至目前国内外尚无相关指南,FMH病因尚不明确,临床症状隐匿,缺乏特异性诊断标准,容易漏诊,患儿产后并发症复杂多样,死亡率高。现将本院2021年收治的3例胎母输血综合征病例报道如下,并进行文献复习。

【病例简述】

病例1:患者26岁,孕2产0,孕期定期产检,无创DNA筛查低风险,NT及四维彩超未见异常,孕中期OGTT:4.8-5.9-9mmol/L,考虑妊娠期糖尿病,饮食控制血糖,控制在正常范围,孕期无血压升高史。患者孕37+1周,因自觉胎动减少半天门诊就诊,胎心监护呈正弦波,急诊彩超:宫内孕 单胎 头位,考虑球拍状胎盘,妊娠合并盆腔左侧囊性肿物 脐动脉 S/D:3.43 MCA-PSV:70 cm/s(1.25Mom)。考虑孕足月胎儿窘迫,胎儿重度贫血? 行急诊剖宫产术,顺利娩出一女活婴,出生体重 2470 g,1 分钟 Apgar 评分 5 分,皮肤苍白,无自主呼吸,肌张力稍减低,转入新生儿科。检查胎盘轮状,脐带未见异常。急查患儿血型 B RH(+),血常规:WBC:60.20×10⁹/L,PLT:174×10⁹/L,RBC:0.98×10¹²/L,HGB:36 g/L。其母血型 AB RH(+),甲胎蛋白(AFP):8786.0ng/mL,考虑胎母输血综合征,胎儿胸片:双肺透过度可;头颅超声:双侧视网膜下出血(左侧 10 mm×6.0 mm 右侧 7.7 mm×4.3 mm)部分液化呈囊腔脑室旁白质回声轻度增强。头 MRI:①双侧侧脑室旁白质区多发斑点状异常信号,考虑脑损伤改变;②双侧大脑半球白质水肿;③透明隔间腔存在。心脏彩超:房水平分流(6.3 mm),动脉导管未闭 3.2 mm 三尖瓣轻度反流 肺动脉高压(46mmHg),超敏肌钙蛋白:0.159ng/mL,予以共输注悬浮红细胞 68mL,15 天后情况好转出院。

病例 2:患者 27 岁,孕 1 产 0,孕期定期产检,无创 DNA 筛查低风险,NT 及四维彩超未见异常,孕中期 OGTT 及血压均未见异常。患者孕 32+2 周,因自觉胎动减少 1 天,外院 NST 无反应型,就诊我院急诊,吸氧复查 NST:无反应型。彩超:宫内孕 单胎 头位 胎儿脐带绕颈一周。脐动脉 S/D:4.2 MCA-PSV:76 cm/s(1.69Mom),考虑胎儿窘迫、胎儿严重贫血、胎母输血综合征? 行急诊剖宫产术,顺利剖娩一男婴,出生体重 1700 g,1 分钟 Apgar 评分 2 分,皮肤苍白,无自主呼吸,四肢松软,转至新生儿科。检查胎盘及脐带未见异常。急查患儿血型:O RH(+),血常规:WBC:16.14×10⁹/L,PLT:66×10⁹/L,RBC:0.32×10¹²/L,HGB:13 g/L。其母血型:A RH(+),甲胎蛋白(AFP):>1210ng/mL,确诊胎母输血综合征,辅助检查:振幅整合脑电图:脑电活动成熟度轻度延迟,aEEG 背景不连续,睡眠周期分化欠佳,QS 期及 AS 期为不连续波形,未见异常高波幅放电。头颅 B 超:双侧脑室增宽(左侧宽 3.8 mm 右侧 3.6 mm),双侧脑室后角向枕部延伸,后角比值 >0.5,双侧脉络丛形态欠规则,脑室旁白质回声增强。头 MRI:①考虑双侧侧脑室室管膜下少量出血灶;②双侧大脑半球白质高度水肿;③透明隔间腔存在。超敏肌钙蛋白:0.276ng/mL,共输注悬浮红细胞 92mL,血浆 89mL。经治疗 30 天后达出院标准出院。

病例 3:患者 26 岁,孕 2 产 0,孕期平顺,无创 DNA 筛查低风险,NT 及四维彩超未见异常,孕中期 OGTT 及血压均未见异常。患者孕 38+1 周,因自觉胎动消失 14 小时,就诊我院急诊 FHR:65 次/min,急诊彩超提示:宫内孕 单胎 头位 胎心 72 次/min 脐动脉舒张期血流消失 MCA-PSV:96 cm/s(1.63Mom)。考虑胎儿窘迫,急诊行剖宫产术,顺利剖娩一男婴,体重 3450 g,羊水 I 度,胎盘脐带未见异常,皮肤苍白,无自主呼吸,四肢松软,未闻及心率,1 分钟 Apgar 评分 0 分,10 分钟 Apgar 评分 2 分,急查患儿血型:O RH(+),血常规:WBC:18.45×10⁹/L,PLT:98×10⁹/L,RBC:0.80×10¹²/L,HGB:29 g/L。其母血型:O RH(+),甲胎蛋白(AFP):>1234ng/mL,考虑胎母输血综合征,共输注悬浮红细胞 100mL。患儿治疗过程中曾出现抽搐,谷丙转氨酶:435U/L 谷草转氨酶 1775U/L 肌酐 115.3μmol/L 乳酸脱氢酶 11217U/L 肌酸激酶 6615U/L 肌酸激酶同工酶 4300U/L 超敏肌钙蛋白:1.673ng/mL,1 天后家属放弃治疗出院。

【病例分析和思考】

1. 发病情况 由于胎儿 - 胎盘间压力高于母体 - 胎盘,在妊娠与分娩的任何时期少量红细胞穿过胎盘是生理情况,小于 0.5 mL 约占 93%,输血量小于 15mL,通常无明显母婴症状,若输血量达到 30mL 即为 FMH,约为 0.3%,有学者认为当胎儿失血量达到 80mL 或达到胎儿血容量 20%,亦有学者认为胎儿失血量达到 150mL,即大量 FMH,胎母输血综合征发生率约为 0.1%~0.3%[1],但围产期胎儿死亡率却高达 33%~50%[2]。胎母输血综合征病因不明,多认为胎盘绒毛受损或母胎界面创伤是其高危因素,如①胎儿及其附属物异常:胎儿发育异常,双胎妊娠,胎盘早剥,前置胎盘,前置血管,绒毛膜癌等;②母体因素:先兆流产、异位妊娠、妊娠高血压、妊娠糖尿病、子痫前期、自身免疫性疾病及腹部创伤等;③医源性因素:外倒转、羊膜腔穿刺术及绒毛穿刺取样、催产素引产或剖宫产等。仍有 82%FMH 患者无明确诱因,属于自发性胎母输血。本文中 3 例病例均未见明显胎儿及其附属物异常,亦无明显母体因素或医源性因素干预,均属于不明原因的自发性胎母输血。

2. 临床表现 FMH 临床表现因出血多少及速度而不同。早期缺乏特异性表现,轻者可以无症状。晚期常表现为胎动减少或消失,胎心监护异常(胎儿心动过速或过缓,变异减少,无反应型,晚期减速或典型的正弦波形),胎儿水肿,被称为 FMH 晚期三联征。但极少有孕妇同时出现 FMH 三联征,多因胎动减少或消失而就诊。严重者可致胎死宫内,Maass[3]等认为 5% 胎死宫内是由 FMH 导致的。产后新生儿表现为贫血,皮肤苍白不能用苍白窒息解释,心力衰竭或休克。若胎儿 ABO 血型与母体不和,母体可能出现溶血输血反应。若胎儿为 RH 阳性,母亲为阴性时,可使母亲致敏,给日后再次妊娠带来问题。Giacoia[12] 总结过 134 例大量失血的 FMH 患者的临床表现,发生率从高到低依次为新生儿贫血(35.2%)、胎动减少或消失(26.8%)、突发死产(12.5%)、胎儿水肿(7.5%)、胎儿窘迫(6.6%)、胎儿生长受限(FGR)(3.3%)等。本文三例患者均因自觉胎动减少或消失就诊,胎心监护可见无反应型、正弦波或减速,超声未见胎儿水肿。新生儿表现为新生儿严重贫血、胎儿窘迫,病例 1还表现为胎儿生长受限。但目前未见研究显示胎动减少或消失的时间与预后是否有关联。

3. 辅助检查 ① Kleihauer-Betke 实验(红细胞酸洗脱实验):红细胞酸洗脱实验(Kleihauer-Betke,KB)是最常见筛查 FMH 的方法。正常值≤ 3%。KB 实验具有时限性,高特异性,低灵敏性。因此应结合孕妇的胎儿红细胞参考范围及其他临床症状进行诊断。②流式细胞术:流式细胞术(flow cytometry,FC)是诊断 FMH 的金标准。具有高灵敏度和精确度,并且重复性高,流式细胞术最长可在 199 天内仍可以在母体中检测出胎儿红细胞。但对于大量 FMH(≥ 1% 胎儿细胞),HbF 抗体标记可能会低估胎儿出血量。因流式细胞术检测仪器昂贵,对操作员技术水平要求高,在临床应用不广泛。③彩色多普勒超声检查:超声测量大脑中动脉收缩期峰值速度(MCA-PSV)是一种诊断胎儿贫血的非侵入性方法,敏感度高达 100%,MCA-PSV ≥ 1.5MoM,是诊断 FMH 参考阈值[4]。但轻中度 FMH 不会引起胎儿血红蛋白的急性下降,不会影响 MCA-PSV。妊娠 35 周后,MCA- PSV 敏感度降低,不易作为单独预测胎儿贫血的标准。BELLUSSI、BENEVENTI 等多人研究发现 MCA-PSV 仅在大量 FMH 急性发作时有意义,不宜作为常规筛查工具[5,6]。本文中病例 1 的 MCA-PSV 值与此研究相符。④母血胎儿血红蛋 HbF 含量测定：从妊娠早期开始，孕妇外周血循环中胎儿 HbF 含量逐渐增加，正常成人血中胎儿 HbF 应 <3%，母血中 HbF 因不受血液凝固影响比较稳定，因此，通过计算母血 HbF 估计胎儿出血量比 KB 实验准确，母血中胎儿血红蛋白含量上升 >3% 有诊断意义，但检测费用昂贵，目前应用有限。⑤母血甲胎蛋白（AFP）测定：AFP 主要是在胎儿的肝脏中形成的糖蛋白，孕早期即可检测 AFP 的含量，孕妇在 14~20 周 AFP 值呈线性上升趋势，20 周后逐渐下降。与胎盘的完整性相关，当发生 FMH 时，胎盘完整性遭到破坏，AFP 可高达 1 000 μg/mL，在正常孕妇血清中最高不超过 300 μg/mL，分娩后会逐渐降至正常。AFP 检测较 KB 实验更稳定，即使在胎母 ABO 血型不一致时，仍保持稳定水平。应用此方法应结合孕周，且应排除 AFP 升高的相关其他疾病。本文 3 例病例中母体 AFP 均大于 1000 μg/mL。⑥免疫荧光标记技术：此法为无创性产前诊断，通过荧光标记胎儿血红蛋白被量化，结果准确客观，优于 KB 实验，但因费用高，难以普及。⑦腹壁脐静脉穿刺：此操作属于有创操作，可以了解胎儿贫血状态，并指导是否需要宫内输血治疗，但有加重胎儿失血风险。

4. 治疗　胎母输血综合征的治疗主要取决于孕周、严重程度及新生儿治疗护理质量。轻度 FMH 和轻度贫血，只要胎心监护和生物物理评分正常，可予期待疗法。妊娠 23-34 周有早产风险者，可使用糖皮质激素促胎肺发育成熟，硫酸镁保护胎儿脑神经对症治疗。期待治疗患者应每天对患者情况进行评估，当临床症状明显或检查结果提示大量 FMH（母体循环中胎儿红细胞的百分比增加（KB 检测或流式细胞技术）或 MCA-PSV 增加，则应采取治疗措施，不宜继续期待。

对于 <32 周患者，临床表现典型和临床检查提示大量 FMH 的孕妇，应考虑宫内输血。宫内输血可以纠正胎儿贫血、延长孕周，降低新生儿早产相关风险。输血量一般不超过 30 mg/kg。输血后血细胞比容接近或超过 0.40，或 HbF 达 150 g/L 水平可暂停输血。如输血后监测到病情进展，再次重复进行宫内输血不易成功，因此，在这种情况下早产可能是更好的选择[7]。在使用成人红细胞进行宫内输血后，KB 实验不能再用于评估复发性 FMH[8]。VOTINO 和 MARI 研究表明孕产妇接受两次宫内输注成人血后，胎儿血液黏度变化不影响 MCA-PSV 的检测，MCA-PSV 仍能很好的预测复发性胎儿贫血[9, 10]。输血后应予患者行胎心监护，此期间应每日计数胎动及 NST，每周进行 1~2 次评分以评估胎儿宫内状况。此外，如果孕妇血型为 RH 阴性，应给予抗 D 免疫球蛋白治疗。

对于孕 32~36 周 FMH 患者需有经验的团队充分评估 IUT 的并发症与早产之间风险后选择终止妊娠时机。据文献报告，宫内输血相关的母婴并发症包括胎膜早破、绒毛膜羊膜炎、早产、胎儿窘迫以及胎儿和新生儿死亡。其中围产儿死亡和胎儿宫内窘迫是最常见的并发症[11]。本文中病例 2 患者孕 32+2 周，自觉胎动减少，胎心监护无反应，其母 AFP 大于 1000 μg/mL，考虑胎母输血综合征，在选择进一步治疗方案时，充分评估宫内输血及早产的风险并同家属沟通后，患者选择剖宫产终止妊娠，其新生儿经我院新生儿科积极治疗后，达出院标准出院。

对于大于 36 周的近足月或足月患者，一经发现应选择紧急剖宫分娩并根据不同新生儿贫血程度进行个体化输血治疗,尽可能减少孕产妇和胎儿并发症。如果宫口已开全且满足助产条件可以通过阴道分娩。病例 1 孕足月,自觉胎动减少半天就诊,NST 呈正弦波形,胎心在正常范围内,一经发现即刻行剖宫产术,输血治疗后术后新生儿预后良好。病例 3 患者亦孕足月,自觉胎动小时 14 小时,胎心 68 次 /min,经剖宫产后新生儿 1 分钟 Apgar 评分 0 分,积极救治后,新生儿因并发症严重,放弃治疗。这提示我们 FMH 早期诊断直接影响新生儿预后,孕期应加强宣教,自数胎动,如胎动异常应尽早诊治,以期改善新生儿结局。

5. 预后　母亲预后多良好,新生儿预后短期及长期预后有多种可能,取决于胎儿的失血量、失血速度及机体代偿机制,因缺乏大样本研究,具体报道不一。有研究认为,当胎儿 Hb<45 g/L 或降至正常水平的 25% 以下时,会导致缺血缺氧性脑病的发生 [13]。贫血严重时,新生儿表现为苍白、窒息、水肿及反应低下,Apgar 评分差,血气 pH 值低,出现酸中毒、高乳酸血症,甚至多个脏器受累等,国外有文献报道 FMH 患儿 Hb<36 g/L 时,即使抢救存活,其远期并发症也较多,神经系统损害的发生率较高,因此该文献首次提出胎儿 Hb 过低是预后不良的指标之一 [14]。本文三例病例中,病例 2 和 3 胎儿 Hb 小于 36,均抢救存活,病例 3 因胎儿出现神经系统并发症且病情危重放弃治疗,离院后新生儿死亡。病例 2 积极治疗后达标出院,但远期未随访。

目前,关于 FMH 的病因至今尚未明确,而且发生新生儿贫血、窒息等不良结局的危险性较高。尽管某些危险因素已经被证实,且随着研究的深入,FMH 的治疗已大致标准,但对于 FMH 仍然不易做出早期诊断,新生儿预后不良。因此,对于多次监护异常,并且主诉胎动减少或消失,伴有上述病因或无明显诱因的患者,应加强胎心监护,行胎母 AFP 测定,有条件可完善相关实验室检查如酸洗实验证实可疑或流式细胞术定量胎儿细胞的数量来估计胎儿失血量,再根据大脑中动脉血流峰值监测红细胞同种免疫,以便早期诊断,改善新生儿预后。一旦诊断为 FMH,应结合孕周、病情严重程度及家属意愿采用个体化治疗方案。若孕周小,胎母输血量少,可行宫内输血后密切观察患者及胎儿状况;若孕周较大,胎儿可存活,应积极终止妊娠,必要时予新生儿输血治疗。改善新生儿的预后和存活率。

天津市中心妇产科医院　易俊杰

【参考文献】

[1]　RUBOD C, DERUEHE P, LEGOUEFF F, et al.Long—term prognosis for infant after massive fetomaternal hemorrhage[J].Obstet Gyneco1.2007.110:256-260.

[2]　SUETERS M, ARABIN B, OPEKES D.Doppler sonography for predicting fetal anemia caused by massive fetomatemal hemorrhage[J].Ulasound Obstet Gyneco1.2003.22:186—189.

[3]　MAASS B, WURFE1 B, FUSCH C.Recurrent fetomaternal transfusion in two consecutive pregnancies.Prenat Diagn,2001,21:791-793

[4]　MARIG, DETERRL, CARPENTERRL, et al.Noninvasive diagnosis by Doppler ultrasonography of fetal Anemia due to materal red-cell alloimmunization.Collaborative Group for Doppler Assessment of the Blood Velocity in Anemic Fetuses[J].N Engl J Med, 2000, 342 (1):9-14.

[5] BELLUSSI F，PEROLO A，GHI T，et al.Diagnosis of severe fetomaternal hemorrhage with fetal cerebral Doppler：case series and systematic review[J].Fetal Diagn Ther，2017，41（1）:1-7.

[6] BENEVENTI F，CAVAGNOLI C，LOCATELLI E，et al.Mild -to -moderate feto-maternal hemorrhage in the third trimester and at term of pregnancy：quantitative determination and clinical-diagnostic evaluation[J]. Blood Transfus,2018,16(3):302-306.

[7] SIFAKIS S，KOUKOURA O，KONSTANTINIDOU AE，et al.Sonographic findings in severe fetomaternal transfusion[J].Arch Gynecol Obstet,2010,218(2):241-245.

[8] LUBUSKY M，SIMETKA O，STUDNICKOVA M，et al . Fetomaternal hemorrhage in normal vaginal delivery and in delivery by cesarean section [J]. Transfusion，2012，52（9）:1977-1982.

[9] VOTINOC，MIRLESSEV，GOURANDL，et al . Successful treatment of a severe second trimester fetomaternal hemorrhage by repeate d fetal intravascular transfusions[J]. Fetal Diagn Ther,2008,24(4):503-505.

[10] MARIG，ZIMMERMANN R，MOISEKJJ R，et al.Correlation between middLe cerebral artery peak systolic velocity and fetal hemoglobin after 2 previous intrauterine transfusions[J].Am J Obstet Gynecol,2005,193(3 Pt 2)：1117-1120.

[11] DEKAD，DADHWALV，SHARMAAK，et al . Perinatal survival and procedure- related complications after intrauterine transfusion for red cell alloimmunization [J].Arch Gynecol Obstet,2016,293(5):967-973.

[12] ŞAVKLI A Ö，ÇETIN BA，ACAR Z，et al .Perinatal outcomes of intrauterine transfusion for foetal anaemia due to red blood cell alloimmunisation[J].J Obstet Gynaecol ,2020,40：649-653.

[13] DOBROSAVLJEVIC′ A，MARTI C′ J，RAKI C′ S，et al.Massive fetomaternal hemorrhage as a cause of severe fetal anemia[J].Vojnosanit Pregl ,2016,73:1068-1071.

[14] KADOOKA M，KATO H，KATO A，et al .Effect of neonatal hemoglobin concentration on long - term outcome of infants affected by fetomaternal hemorrhage[J].Early Hum Dev ,2014,90:431-434.

病例 35 胎母输血综合征一例

【背景知识】

胎母输血综合征（fetomaternal hemorrhage，FMH）是指一定量胎儿血液通过破损的胎盘绒毛进入母体血循环,引起胎儿失血以及母亲和胎儿溶血性反应的临床症候群,是胎儿非免疫性水肿的主要病因之一 [1]。绝大多数病例原因不明。分急性和慢性两种,对母儿的影响随胎儿失血量及失血速度的不同而不同。临床表现有死胎、死产、水肿、贫血、发育迟缓、休克、苍白、心衰、死亡、肺动脉高压、远期神经损伤、脑瘫等 [2]。

【病例简述】

患儿男，10 分钟，主因"皮色苍白、呼吸困难 10 分钟"入院。病史：患儿母亲孕 1 产 1，孕 40^{+5} 周，因胎儿宫内窘迫剖腹产，羊水 II 度，出生体质量 3350 g，Apgar 评分 1 分钟评 5 分（心率 2 分、肤色 0 分、呼吸 1 分、肌张力 1 分、对刺激反应 1 分），予清理呼吸道、吸氧、复苏囊加压给氧等复苏，5 分钟 7 分（心率 2 分、肤色 0 分、呼吸 2 分、肌张力 1 分、对刺激反应 2 分），入 NICU 治疗。入院查体：T36.0 ℃，R 70 次 /min，HR 170 次 /min，WT 3350 g，血压 79/45（57）mmHg，反应弱，皮色苍白，无明显水肿，呻吟，呼吸困难，呼吸音低，心律齐，心音可，未闻及明显杂音，腹部软，未触及包块，肝脏肋下 1 cm，质地中，脾脏肋下未触及，四肢肌张力可。（CRT3 秒）。血气（FiO2 21%）：pH7.09，PCO$_2$ 41mmHg，PO$_2$ 36mmHg，BE -17.3mmol/L，Na$^+$ 134mmol/L，K$^+$ 4.4mmol/L，Ca^{2+} 1.52mmol/L，血氧饱和度 50%，乳酸 13.2mmol/L，血糖 9.8mmol/L。胸片：双肺纹理增多、增重。急查血常规：WBC 34.35 × 10^9/L，NEU 19.1%，RBC 1.23 × 10^{12}/L，Hb 41.00 g/L，HCT 16.00%，MCV 131.1fl，MCH 33.3pg，MCHC 256 g/L，Ret 7.81%，红细胞分布宽度 23.7%，红细胞体积分布宽度 106.8%，PLT 311 × 10^9/L。入院后保温、根据血气分析纠正代谢性酸中毒、补充维生素 K1、呼吸机支持治疗，紧急输悬浮红细胞 20mL/kg，输血后复查血红蛋白 95 g/L，同时对症治疗，予以改善微循环、稳定内环境、纠正低蛋白血症；动态监测血常规，于出生后 9 天再次输入悬浮红细胞 1 次（20mL/kg）。母有绒毛膜羊膜炎，患儿生后有呼吸症状，结合胸片表现、血白细胞高于正常、CRP 升高，诊断宫内感染性肺炎。应用抗生素后症状及感染指标逐渐恢复正常。腹部超声未见明显异常。心脏彩超：卵圆孔未闭 2.76 mm；室间隔相对增厚。完善头颅 MRI：右侧颞枕叶交界区皮层下异常信号影，建议随诊复查。共住院 12 天后治愈出院。出院诊断：新生儿贫血（重度）、胎母输血综合征、宫内感染性肺炎、新生儿呼吸衰竭、新生儿窒息（轻度）、糖尿病母亲婴儿综合征、低蛋白血症、低钾血症。胎盘病理可见：胎盘 1 个，大小 15 cm × 14 cm × 3 cm，切面暗红，脐带偏心附着，相连脐带长 20 cm，轻度扭曲，阶段性淤血，考虑：①妊娠晚期胎盘，胎盘绒毛多灶纤维素渗出伴灶性梗死及散在钙化，间质血管扩张淤血；②急性绒毛膜羊膜炎中度；③脐血管 3 根未见著变。分娩 3 小时内母甲胎蛋白（AFP）：1936.99ng/mL；分娩后 2 天复查 1358ng/mL。母血 βHCG（分娩 2 天）：1254mIU/mL。患儿输血前后照片及胎盘病理图片见彩图 6。

【病例分析和思考】

本病例患儿出生后有明显苍白贫血貌，其苍白程度与窒息程度不相符，血常规明确存在严重贫血，结合临床存在呼吸促、呻吟、心动过速、肝脾无肿大、正细胞正色素性贫血，考虑为急性失血性贫血。分析贫血原因：①临床及胎盘病理排除前置胎盘、胎盘早剥、胎盘后血肿等孕期或产时胎盘出血因素，无脐绕颈造成胎儿失血；②母首次妊娠，血型非 O 型或稀有血型，查体患儿无水肿、肝脾增大，不考虑宫内免疫性溶血所致慢性贫血；③否认家族贫血病史，患儿网织红细胞无减少，不考虑先天再生障碍性贫血；④虽孕母未诉有胎动减少或消失，但产时存在胎儿宫内窘迫，胎心监护出现晚期减速，结合胎盘病理提示绒毛膜羊膜炎、母血 AFP 明显高于正常，临床明确诊断胎母输血综合征。患儿经积极治疗后贫血纠正，住院期间未发现凝视、吮嘴、面肌抽动、阵发青紫、肢体抽动等异常神经症状体征,但远期是否存在神经系统损伤等后遗症仍需进一步随访。

胎母输血综合征发病隐蔽,临床表现多是其晚期表现,严重威胁母儿的健康[3]。此疾病早期诊断困难,缺乏特异性的诊断标准,早期宫内诊断较困难,容易漏诊,往往诊断时胎儿已严重贫血,损害已形成,甚至造成胎死宫内[4]。至今国内外均无多中心大样本的研究结果。

胎儿血液漏出可以发生在绒毛形成后妊娠的任何时期或分娩时。96%~98% 的妊娠妇女血循环中均有少量(≤ 2 mL)胎儿血液。分娩时,50% 妊娠妇女血循环中可以检测到胎儿红细胞,但不会出现临床症状。很少发现母亲通过此途径大量输血给胎儿。出血≥ 30 mL 或 20mL/kg 可造成胎儿受损,发生率约为 0.3%。约 0.1% 胎儿出血≥ 80mL[5-6]。

胎母输血综合征发病机制尚不明确,目前比较公认的是胎盘绒毛受损学说:可能是由于在孕妇妊娠过程中胎盘屏障完整性被打破,使脐动脉和绒毛间隙存在压力差,进而使胎儿血液可直接少量或大量迅速流入母体血循环,同时胎儿代谢产物也可能循此途径直接从绒毛间隙进入母体,导致母血中胎儿血红蛋白、甲胎蛋白水平不断增加;过多的胎儿血红蛋白进入母体血循环会引起母婴间的溶血性反应,进而导致胎母输血综合征的发生;导致胎儿出血的发生,进而使胎儿无法获得足够血供和从血液中获得足够的营养,进而导致胎儿缺血缺氧的发生。但绝大多数病例原因不明。其高危因素包括:母体(吸烟、高血压、自身免疫性疾病、多产、外伤)、胎儿胎盘(绒毛膜血管瘤或绒毛膜癌、胎盘早剥、血管前置或胎盘植入、脐静脉血栓形成、胎盘肿瘤)、感染、医源性(如外倒转术,羊膜腔穿刺、脐带穿刺、缩宫素引产)等。

FMH 的宫内临床表现有三联征——胎动减少或消失,胎心监护异常,胎心基线低,短期变异减少,胎动时无加速,出现晚期减速或典型的正弦曲线图形,B 超发现胎儿水肿、肝脏肿大。这些经常是胎母输血综合征胎儿的晚期表现[7-9]。其临床表现分急性和慢性两种,对母儿的影响随胎儿失血量及失血速度的不同而不同。母体可出现溶血性输血反应,表现恶心、呕吐、发热、寒战、尿蛋白、肝酶升高等[10]。本例患儿产前有胎心监护出现胎心变异减少、晚期减速的宫内窘迫。急性失血不超过胎儿血容量 40% 时,胎儿心血管系统参与调节,血液进行重分布,主要流向心、脑等重要器官,同时骨髓增生活跃,有核红细胞和网织红细胞增加。急性失血超过 50% 则可造成胎儿低血容量休克心衰,甚至死亡。即使存活,新生儿易发生神经损伤脑瘫持续性肺动脉高压等。慢性失血时,除胎盘外胎儿所有组织血管阻力增加,流体静压升高,引起胎儿组织水肿等相应的临床症状。本例患儿未出现胎儿水肿、肝脾肿大等慢性失血体征,临床考虑急性失血。产后新生儿表现为出生时非脐带胎盘因素引起的胎儿严重贫血,心动过缓,无黄疸,皮肤苍白不能用苍白窒息解释,新生儿肌张力减低,低 Apgar 评分,复苏不满意。有研究发现 99% 的 FMH 胎儿失血量 <15mL,不会出现临床症状,而当失血量达到 30mL,则可引起胎儿宫内严重贫血缺氧甚至胎死宫内。贫血程度越严重,发生远期并发症尤其神经系统损害的发生率较高[2]。目前文献报道存活急性 FMH 新生儿 Hb 最低为 12 g/L[11]。神经系统损伤及后遗症主要表现为脑室内出血、脑梗死、

脑室扩大、脑室周围白质软化、脑萎缩、脑性瘫痪等。国外曾有一项多中心研究发现,生后血红蛋白低于 50 g /L 新生儿死亡率明显升高,且除上述表现外,长期后遗症如支气管肺发育不良、脑室内出血、脑室周围白质软化、缺氧缺血性脑病发生率明显升高[12]。本例患儿头颅 MRI:右侧颞枕叶交界区皮层下异常信号影,临床未发现有异常神经症状体征,但远期情况仍需进一步随访。

由于疾病的隐匿性和症状的非特异性,FMH 的产前诊断主要依靠临床表现。当存在 FMH 高危因素的妊娠妇女出现不明原因新生儿贫血、死胎死产、FGR、胎儿水肿时,应作相关检查除外 FMH。有以下实验室诊断和辅助检查方法[13-16]:①红细胞酸洗脱实验法(KB-test):是目前普遍应用的传统检测 FMH 的实验室检查方法,正常值≤ 3%[17]。亦有研究表明 KB 试验被染色的细胞 >2.5% 提示患儿预后不良[18]。目前尚无统一的计算公式估计出血量。但检查时间、已有宫内输血治疗、血涂片的厚薄、人为误差、妊娠期母体原始胎儿 Hb 增高、酸液温度、pH 值等因素均可以影响计算的准确性。母儿血型不合时胎儿红细胞在母体内很快消失,使估计的出血量比实际值少[19]。②计算母血胎儿 α-Hb 估计出血量:公式为:母血胎儿 Hb 量 × 母血容量 ×(1- 胎儿血细胞比容)。相对比 KB 试验准确,但监测费用昂贵,目前多用于基础研究,临床应用受限。参考值为母血胎儿血红蛋白含量 >3%。③流式细胞仪(金标准):通过抗胎儿 F 血红蛋白单克隆抗体检测母体血循环中胎儿红细胞,定量分析母血中胎儿红细胞。近年应用广泛。但设备昂贵,影响其在医院的开展。④检测母血中甲胎蛋白(AFP):甲胎蛋白是一种主要在胎儿肝脏合成的糖蛋白,母血中甲胎蛋白值与胎盘屏障完整性有关。AFP 升高,胎母输血发生概率明显增加。血 AFP 稳定性好,检测成本较低。由于该方法需要得到发生 FMH 之前的 AFP 值,还需要与引起 AFP 增高的其他疾病鉴别,因此临床应用受到一定限制。一般正常母血 AFP<400ng/mL,本病例母血 AFP 水平明显高于正常[10-21]。⑤彩色多普勒超声:是无创检测方法,通过检测胎儿大脑中动脉收缩期峰值流速(MCA PSV)预测胎儿贫血,并根据严重程度分级。大脑中动脉峰值流速超过中位值 1.5 倍,中重度贫血可能性大[22]。⑥荧光标记技术用预先荧光标记的抗 D:荧光标记技术用预先荧光标记的抗 D 与母血胎儿红细胞表面 N 抗原结合而鉴别胎儿红细胞,准确率比 KB 试验明显提高。但荧光标记费用高,临床应用受限。⑦经腹壁脐静脉穿刺:可以了解胎儿是否贫血,也可指导是否需要宫内输血治疗。但为有创性操作,有加重胎儿失血风险。⑧ HbF 碱变性实验:在碱性环境中血红蛋白 A 易变性,且可被半饱和硫酸铵沉淀,而过滤液中 HbF 蛋白含量就可以轻易的检测出来。⑨高效液相检测 HbFγ 比值:成人的血红蛋白 HbA 与胎儿血红蛋白 HbF 有着不同的理化性质,通过高效液相装置中的流动相、固定相进行吸附、分子筛、离子交换和分配作用对母血和胎儿的血红蛋白进行分离,再利用光电检测系统进行定量分析,其灵敏度高、检测快速、检测结果精确可靠。⑩玫瑰花环试验:是 D 异源性免疫性 FMH 首选初筛实验,可以定性检测产妇血液循环中超过 0.2% 的胎儿细胞或胎儿全血 ≥ 10 mL[23]。此实验依赖 Rh(D)抗原的存在来区分胎儿和母体细胞,不能用于检测母亲 Rh(D)抗原阳性或携带 Rh(D)阴性胎儿的 Rh(D)阴性母亲的 FMH。

对 FMH 的治疗:诊断明确后应尽早治疗、根据胎龄,病情严重程度制定个体化治疗方案。必要时宫内输血或剖宫产结束妊娠。输血遵循少量多次原则。贫血越严重,每次输血量越少。宫内慢性出血,仅表现轻度贫血且无窘迫征象,可严密观察。胎儿距离足月时间长、出生后存活概率极低、Hb<30 g/L 应宫内输血治疗,应用产前糖皮质激素及硫酸镁促肺成熟治疗,尽量延长孕周并保护胎儿的神经系统 [4]。B 超监测下的胎儿血管穿刺宫内输血纠正胎儿贫血是目前常用的治疗方法。宫内输血可以挽救胎儿,延长妊娠时间,减轻胎儿水肿症状。常采取脐静脉穿刺少量多次输血。选用血源为 O 型 Rh 阴性、少白细胞、与母血无交叉凝集现象、巨细胞病毒抗体阴性、浓缩红细胞的新鲜血液,输血量应根据脐带穿刺得到的胎儿血细胞比容、胎儿体质量和孕龄具体决定, 输血量不超过 30 mL/kg。一般输血6 mL/kg 可以提高外周 Hb 10 g/L。输血后血细胞比容接近 0.40 或胎儿血红蛋白达 150 g/L可暂停输血。输血后应予以胎心监护、胎动监测、每两周行生物物理评分评估胎儿的宫内情况 [24]。国外关于 FMH 的处理流程如图 2-2-1[4]。

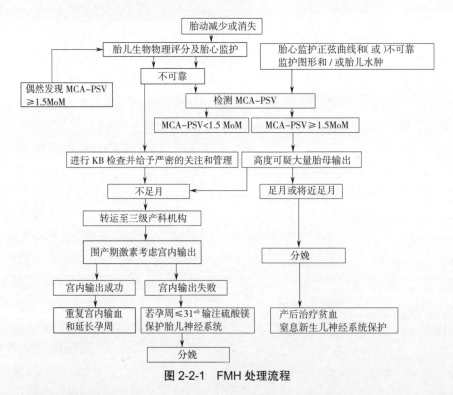

图 2-2-1　FMH 处理流程

　　总之, FMH 发病隐匿,很难早期诊断。应临床加强高危孕妇孕期管理,提高识别能力,从而做到早发现、早诊断、早治疗,改善预后。

　　　　　　天津医科大学第二医院　李月琴　孙夫强　段洋　于文红　陈俊华　阙生顺

李霄霖　赵丹　周斌

【参考文献】

[1]　TROÌA L, AL-KOUATLY H B, MCCURDY R, et al.The recurrence risk of fetomaternal hemorrhage[J].Fetal Diagn Ther,2019,45(1):1-12.

[2]　KADOOKA M, KATO H, KATO A, et al. Effect of neonatal hemoglobin concentration on

long- term outcome of infants affected by fetomaternal hemorrhage [J]. Early Human Development, 2014, 90(9)：431-434.

[3] KECSKESZ. Large fetomaternal hemorrhage：clinical presentation and outcome [J]. J Matern Fetal Neonatal Med, 2003, 13：128-132.

[4] STEFANOVIC V. Fetomaternal hemorrhage complicated pregnancy：risks, identification, and management[J]. Curr Opin Obstet Gynecol, 2016, 28(2)：86-94.

[5] THOMAS A, MATHEWM, UUNCIANO-MORAL E, et al. Acute massive fetomaternal hemorrhage：case reports and review of the literature. Acta Obstet Gynecol Scand, 2003,82（5）:479-480.

[6] BELLUSSI F, PEROLO A, GHI T, et al. Diagnosis of severe fetomaternal hemorrhage with fetal cerebral doppler：Case series and systematic review[J]. Fetal Diagn Ther,2017,41(1)：1-7.

[7] 熊洁,李俊男. 胎动减少的危险因素评估及处理 [J]. 中国产前诊断杂志，2018，10(1)：47-50.

[8] 蒋铭华,诸红,李爱红. 220 例高危妊娠孕妇脐动脉血流、胎心监护及妊娠结局分析 [J]. 中国妇幼保健,2020,35(6)：1016-1018.

[9] PENG HH, NG ZP, TANG YH, et al. Term pregnancy with choriocarcinoma presenting as severe fetal anemia and postpartum hemorrhage[J]. Taiwan J Obstet Gynecol, 2016, 55(3)：430-433.

[10] UMAZUME T, MORIKAWA M, YAMADA T, et al. Long-term persistent fetomaternal hemorrhage[J]. Clin Case Rep, 2015, 3：916-919.

[11] MIYAHARA JUN, SμGIURA HIROSHI, OHKI SHIGERU. Survival of an infant with massive fetomaternal hemorrhage with a neonatal hemoglobin concentration of 1.2 g/dL without evident neurodevelopmental sequelae.[J]. SAGE open medical case reports, 2020, 8：2050313X20941984.

[12] CHRISTENSEN, LAMBERT, BAER, Et al. Severe neonatal anemia from fetomaternal hemorrhage：report from a multihospital health-care system [J]. Journal of Perinatology, 2013,33(6)：429-434.

[13] SIMES M, VALE G, LACERDA C, et al. Fetomaternal hemorrhage：a clue to intraplacental choriocarcinoma and neonatal malignancy [J]L Matern Fetal Neonatal Med, 2021：1-3. doi.

[14] DAVIS BH. Enumeration of fetal red blood cells, hemoglobin specific RBC cells, and Freticulocytes in human blood [J]. Curr Proto Cytom, 2019, 90：e56.

[15] MACGREGOR C, GRABLEI. Strip of the month：decreased fetal movement and abnormal fetal heart rate monitoring [J].Neoreviews. 2020, 21：e55.

[16] STANIC Z, ATANISIC L, FURE R, et al. Fetomaternal hemorrhage：can we use hemoglo-

bin electrophoresis as a diagnostic tool？［J］. ZGeburtshilfe Neonatol，2020，224：150-152.

[17] KIM Y A，MAKAR R S.Detection of fetomaternal hemorrhage[J]. Am J Hematol，2012，87（4）:417-423.

[18] HUISSOUD C，DIVRY V，DUPONT C，et al. Large fetomaternal hemorrhage：Prenatal predictive factors for perinatal outcome[J]. Am J Perinatol，2009，26（3）：227-233.

[19] ADENIJI AO，MABAYOJE VO，RAJI AA，et al. Fetomaternal haemorrhage in parturients：Incidence and its determinants[J]. J Obstet Gynaecol，2009，28（1）：60-63.

[20] DENBESTEN G，VANDER WK，SCHUERMAN FABA et al. Establishing the cause of anemia in a premature newborn infant [J].LabMed，2018，49：e74.

[21] 刘莹. 产前母血胎儿有核红细胞、甲胎蛋白水平与胎母输血综合征的相关性分析 [J]. 中国妇幼保健，2017，32（20）：4963-4965.

[22] BELLUSSI F，PEROLO A，GHI T，et al.Diagnosis of Severe Fetomaternal Hemorrhage with Fetal Cerebral Doppler：Case Series and Systematic Review[J].Fetal Diagnosis & Therapy，2017，41（1）:1-7.

[23] KIM Y A，MAKAR R S.Detection of fetomaternal hemorrhage[J]. Am J Hematol，2012，87（4）:417-423

[24] 赵友萍，黄醒华. 胎母输血综合征对围产儿影响的研究进展 [J]. 中华妇产科杂志，2008，43（8）：632-634.

病例 36　大量自发性胎母输血致新生儿重度贫血一例

【背景知识】

胎母输血综合征（fetomatemalhernorrhage，FMH）是指一定量胎儿红细胞通过破损胎盘绒毛间隙进入母体血循环，引起胎儿不同程度失血及母体溶血性输血反应的临床症候群。该病极为少见，发病隐匿，临床表现不典型，围生儿死亡率较高。近期我院成功救治 1 例因胎 - 母输血致新生儿重度贫血的病例，现报告如下。

【病例简述】

患儿，男，主因"呼吸困难 35 分钟"入院。该儿系 1 胎 1 产，胎龄 31 周+²。其母孕期血糖血压均正常。孕期规律产检，无外伤及羊膜腔穿刺史。产前 1 天其母自觉胎动少，生产日产检胎心监护无反应型，考虑胎儿宫内窘迫，紧急剖宫产。羊水清，量中，脐带正常，胎盘正常。患儿生后无自主呼吸，肤色苍白，四肢松软，无菌操作下初步复苏，予塑料薄膜保温，摆正体位，清理呼吸道后，心率 30 次 /min，立即予气管插管 -T 组合正压通气（PIP 25cmH₂0，PEEP 6cmH₂O，FiO₂ 100%）30 s，生后 1 分钟患儿无自主呼吸，肤色苍白，听诊心率 110 次 /min，经皮血氧饱和度未测出，四肢松软，生后 1 分钟 Apgar 评分 2 分（心率 2 分、余项各 0 分），继续予气管插管 -T 组合正压通气。生后 5 分钟患儿出现不规则自主呼吸，肤色苍白，肌张力差，心电监护下心率 130~148 次 /min，SPO₂：60%，5 分钟 Apgar 评分 4 分（呼吸 1 分、心率 2 分、肌张力 1 分、反射 0 分、肤色 0 分），毛细血管再充盈时间延长，建立脐静脉并给予生理盐水 30mL 静推扩容纠酸,生后 10 分钟患儿呼吸困难,肌张力略减低,肤色苍白,心电监护下心率 138~150 次/min,SPO_2:70%,Apgar 评分 5 分(呼吸 1 分、心率 2 分、肤色 1 分,反射 0 分,肌张力 1 分)。予呼吸机 SIMV 模式辅助通气($PIP 25cmH_2O$,$PEEP 6cmH_2O$,RR 40 次/min,$FiO_2 100\%$)转运至新生儿科。出生体重 1700 g。入室查体:T 36.2 ℃ P 146 次/min R 62 次/min。血压 54/25(34)mmHg。精神反应差,皮色苍白,囟门平坦,张力不高。呼吸困难,胸廓对称,三凹征阳性。心音正常,律齐,肝脾未及肿大。化验:$TcSO_2$ 85%,血压 38/22(29mmHg)。血气分析:pH 6.88,PCO_2 69.7mmHg,PO_2 65mmHg,BE -20mmol/L,Lac 13.61mmol/L,Glu 54 mg/dL,Na 137mmol/L,K 4.0mmol/L,Ca 1.49mmol/L,Hb 测不出,提示代谢性酸中毒,高乳酸血症。予纠酸治疗。该儿生后呼吸困难进行性加重,考虑新生儿呼吸窘迫综合征,予固尔苏 360 mg 气管内给药,应用呼吸机 SIMV 模式辅助呼吸治疗。血常规(出生 0.5 小时):血红蛋白 1.3 g/dL,红细胞压积 0.048,予静脉输注悬浮红细胞 100mL。生后 3 小时血常规血红蛋白 6.6 g/dL,红细胞压积 0.250,生后 12 小时血常规:HB11.1 g/dL,HCT 0.334,生后第 2 天予血浆支持治疗。血培养阴性,TORCH 阴性,Coombs 试验阴性. 其母甲胎蛋白(AFP)>1210.0 ng/mL,明显高于正常。积极治疗后,患儿病情逐渐改善生后 7 天停呼吸机改 CPAP 辅助通气,生后 11 天停用 CPAP。生后查头颅超声提示;双侧脑室增宽 双侧脑室后角向枕部伸展、后角比值 >0.5、双侧脉络形态欠规则、脑室旁白质回声增强。生后 4 天超声心动;卵圆孔未闭、二、三尖瓣反流(轻度)。生后 18 天头颅 MRI:①考虑双侧侧脑室室管膜下少量出血灶。②双侧大脑半球白质高度水肿。③透明隔间腔存在。生后 26 天眼底筛查:视网膜血管未发育至周边。生后 39 天眼科会诊示:颞侧视网膜可见分界线(3 区)。ROP I 期 3 期,建议 2 周后复查。住院 40 天患儿一般情况好,出院,在随后 6 个月的随访中发育正常。

【病例分析和思考】

自发性胎母输血是指无创伤既往史且无临床和组织病理学胎盘早剥证据的胎母出血。绝大多数自发性 FMH 的出血量少,不具有血流动力学意义[1]。母体循环中的胎儿红细胞的量达到多少为大量 FMH,目前还没有公认的标准来定义。目前已经提出了 20mL、30mL、80mL 或 150mL 的出血量来界定为大量[2, 3]。根据不同的界值,报告的大量 FMH 患病率在 0.2/1000 和 3/1000 之间[3]。

FMH 可以在怀孕期间的任何时间发生,临床症状不典型。目前公认的 FMH 产前表现包括胎动减少或消失,胎儿水肿及胎心率监护曲线呈正弦波形,胎动减少是早期表现,胎儿水肿是晚期表现,出生后最常见表现是贫血貌[4]。与本例一致。通常,母亲是无症状的,但偶尔会出现典型的输血反应(发烧、寒战、恶心)[5]。这就需要产科医生早期识别此病。早期发现 FMH 有利于通过宫内输血治疗贫血胎儿,这不仅可以显著提高胎龄,还可以减少新生儿输血[6]。此外,有研究显示,产前宫内输血治疗可以降低新生儿持续肺动脉高压和严重脑损伤的风险[7]。

在本例患儿中,未发现任何危险因素,孕期平稳。最初的预警信号是其母自觉胎动减少,胎心监护无反应型,新生儿的重度贫血和代谢性酸中毒表明胎儿大量快速失血并且胎儿开始代偿。大量自发性 FMH 非常罕见且可能会造成严重的后果,如死产、缺氧缺血性脑病或严重新生儿贫血 [3] 和不良的神经发育结局 [8]。

Kleihauer-Betke 酸洗脱法和流式细胞术都可用于诊断 FMH。可以计算出胎儿失血量占估计胎儿胎盘血容量的百分比 [9]。但 K-B 实验对实验室技术人员有很高的技术要求,这使得它不仅难以标准化,而且容易给出错误的结果 [10]。另一方面,流式细胞术在设备和人员成本方面存在局限性,并且对大量 FMH 估计不足 [9]。我们医院没有 K-B 试验,因此无法确定从胎儿到母体循环的准确失血量。近年来有研究证明,母体血清甲胎蛋白(alpha fetal protein, AFP)是确认大量 FMH 的可靠指标 [11]。AFP 由胎儿肝脏产生,并由肾脏分泌到羊水中,在妊娠期存在生理性升高 [2]。通常情况下,AFP 在妊娠 32 周时增加,然后下降。它在血清中的半衰期约为 5 天 [2]。母体甲胎蛋白的正常范围低于 200ng/mL [12]。由于母体和胎儿中的 AFP 浓度存在显著差异,AFP 可作为 FMH 的标志物 [13],一旦胎儿血清进入母体循环,母体血清 AFP 将显著升高。据推测,AFP 上升超过 40% 表明 FMH 显著 [13]。本例其母 AFP>1210.0 ng/mL,明显高于正常,提示存在 FMH。

此前报道胎母输血致新生儿贫血的 Hb 最低值是 1.2 g/dL,该患儿在随后 18 个月的随访中预后良好 [14]。本病例新生儿 Hb 低至 1.3 g/dL 的早产儿在随后 6 个月的随访也是预后良好的。据报道 [15],新生儿 Hb 水平低于 5.0 g/dL 的患者出现不良结局(死亡、脑室内出血、脑室周围白质软化、缺氧缺血性脑病、支气管肺发育不良)的风险更高,预后不良率高达 71%。本病例的新生儿 Hb 水平为 1.3 g/dL,远低于 Christensen 等人报告的不良结局的 5.0 g/dL 阈值。

总之,大量 FMH 导致的新生儿重度贫血是一种罕见的且危及生命的事件。即使患有严重贫血,重度 FMH 也可能无症状。在这些情况下,当出现产前胎动减少,尤其是胎心监护正弦波,以及原因不明的新生儿贫血时,产科医护人员应警惕 FMH,并联系新生儿团队做好准备。孕妇血清 AFP 检测对确认产后大量 FMH 有价值。尽管新生儿出生时贫血严重,经生后复苏和输血,呼吸支持治疗,大量 FMH 存活的新生儿可能有良好的神经预后。

天津市中心妇产科医院　王娜

【参考文献】

[1] BOWMAN JM, POLLOCK JM, PENSTON LE. Fetomaternal transplacental hemorrhage during pregnancy and after delivery[J]. Vox Sang. 1986; 51(2): 117-21. doi: 10.1111/j.1423-0410.1986.tb00226.x. PMID: 3095989.

[2] MAIER JT, SCHALINSKI E, SCHNEIDER W, et al.Fetomaternal hemorrhage(FMH), an update: review of literature and an illustrative case[J]. Arch Gynecol Obstet. 2015 Sep; 292(3):595-602. doi: 10.1007/s00404-015-3686-1. Epub 2015 Mar 17. PMID: 25778871.

[3] WYLIE BJ, D'ALTON ME. Fetomaternal hemorrhage[J]. Obstet Gynecol. 2010 May; 115 (5):1039-1051. doi: 10.1097/AOG.0b013e3181da7929. PMID: 20410781.

[4] KECSKES Z. Large fetomaternal hemorrhage: clinical presentation and outcome[J]. J Matern Fetal Neonatal Med. 2003 Feb;13(2):128-32. doi: 10.1080/jmf.13.2.128.132. PMID:

12735414.

[5] CARLES D, ANDRÉ G, PELLUARD F, et al. Pathological Findings in Feto-maternal Hemorrhage[J]. Pediatr Dev Pathol. 2014 Mar-Apr; 17(2): 102-6. doi: 10.2350/13-12-1419-OA.1. Epub 2014 Feb 27. PMID: 24575782.

[6] TROIA L, AL-KOUATLY HGB, MCCURDY R, et al. The recurrence risk of fetomaternal hemorrhage[J]. Fetal Diagn Ther. 2019; 45(1): 1–12. doi: 10.1159/000491788. Epub 2018 Sep 17. PMID: 30223274.

[7] GIJTENBEEK M, LOPRIORE E, STEGGERDA SJ, et al.Persistent pulmonary hypertension of the newborn after fetomaternal hemorrhage[J]. Transfusion. 2018; 58(12): 2819–2824. doi: 10.1111/trf.14932. Epub 2018 Oct 13. PMID: 30315664.

[8] KADOOKA M, KATO H, KATO A, et al. Effect of neonatal hemoglobin concentration on long-term outcome of infants affected by fetomaternal hemorrhage[J]. Early Hum Dev. 2014;90(9):431–434. doi: 10.1016/j.earlhμmdev.2014.05.010. Epub 2014 Jun 22. PMID: 24964226.

[9] KIM YA, MAKAR RS. Detection of fetomaternal hemorrhage[J]. Am J Hematol. 2012 Apr;87(4):417-23. doi: 10.1002/ajh.22255. Epub 2012 Jan 9. PMID: 22231030.

[10] BANERJEE K, KRIPLANI A, KUMAR V, et al. Detecting fetomaternal hemorrhage after first-trimester abortion with the Kleihauer–Betke test and rise in maternal serum alpha-fetoprotein[J]. J Reprod Med. 2004;49(3):205–209. PMID: 15098891.

[11] TAO E, YE D, LONG G, et al. Severe neonatal anemia affected by massive fetomaternal hemorrhage: a single-center retrospective observational study[J]. J Matern Fetal Neonatal Med. 2020 Nov 12: 1-7. doi: 10.1080/14767058.2020.1845313. Epub ahead of print. PMID: 33183095.

[12] DEN BESTEN G, VAN DER WEIDE K, SCHUERMAN FABA, et al.Establishing the Cause of Anemia in a Premature Newborn Infant[J]. Lab Med. 2018 Jul 5; 49(3): e74-e77. doi: 10.1093/labmed/lmy026.

[13] LACHMAN E, HINGLEY SM, BATES G, et al. Detection and measurement of fetomaternal haemorrhage: serum alpha-fetoprotein and the Kleihauer technique[J]. Br Med J. 1977;1(6073):1377–1379. doi: 10.1136/bmj.1.6073.1377. PMID: 67873.

[14] MIYAHARA J, SMGIURA H, OHKI S. Survival of an infant with massive fetomaternal hemorrhage with a neonatal hemoglobin concentration of 1.2 g/dL without evident neurodevelopmental sequelae[J]. SAGE Open Med Case Rep. 2020 Jul 17; 8: 2050313X20941984. doi: 10.1177/2050313X20941984. PMID: 32733681.

[15] CHRISTENSEN RD, LAMBERT DK, BAER VL, et al. Severe neonatal anemia from fetomaternal hemorrhage: report from a multihospital health-care system[J]. J Perinatol. 2013 Jun;33(6):429-34. doi: 10.1038/jp.2012.142. Epub 2012 Nov 29. PMID: 23196720.

第三节　双胎输血综合征

病例 37　双胎输血综合征一例

【背景知识】

双胎输血综合征(twin-twin transfusion syndrome，TTTS)是单绒毛膜性双胎妊娠特有的严重并发症,占单绒毛膜性双胎并发症的 10%~15%。TTTS 的发病机制尚不明确,但主要与单绒毛膜性双胎共用 1 个胎盘,在胎盘层面有大量的血管吻合有关,有意义的多为动脉 - 静脉吻合,一胎儿的血液通过胎盘血管吻合支输送给另一胎儿,导致另一胎儿呈多血状态,另一胎儿贫血状态的综合征。有较高的围产期死亡率,占所有双胎妊娠围产期死亡率的17%,严重者可导致胎死宫内,存活者可出现多种并发症,包括贫血、休克、出生窒息、红细胞增多症、心功能不全、肾损害、新生儿高胆红血症、感染、脑损伤等。TTTS 可发生在妊娠的任何时期,也可以发生于分娩期。产前可依据超声诊断,可行胎儿激光镜进行治疗,产后可通过胎盘差异、血红蛋白及体重差异行进诊断[1]。

【病例简述】

本病例是单绒双羊双胎妊娠,胎龄 35 周双胎,剖宫产娩出。

双胎大女,出生体重 2540 g,羊水清,量多,脐带正常,胎盘正常。该儿生后 1 分钟 Apgar 评分 3 分, 5 分钟 Apgar 评分 7 分, 10 分钟 Apgar 评分 9 分。其母急诊超声提示 TTTS[宫内孕,双胎,双臀位(F1 超声相当于孕 35^{+1} 天,胎儿胸腹腔积液,心脏稍大, F2 超声相当于孕 32 周胎儿小于孕周胃泡显示不清脐动脉 S/D 增高)],生后逐渐出现呼吸困难,伴呻吟,三凹征阳性,全身水肿。查体: T 36.3 ℃ P146 次 /min R66 次 /min。精神反应稍弱, T 组合正压通气下皮肤尚红润,全身水肿,前囟平坦,张力不高。呼吸困难,胸廓对称,三凹征阳性,有鼻翼扇动,有呻吟,双肺呼吸音稍粗,可闻及湿啰音。心音正常,律齐,各瓣膜听诊区未闻及杂音。腹部软稍胀,脐带正常,无渗血,未见异常分泌物,肝脾未及肿大,肠鸣音正常。四肢末梢温,肌张力正常,拥抱反射阳性。测血糖: 1.7mmol/ L。查血气分析示: pH 7.08, PCO_2 51mmHg, PO_2 65mmHg, BE -18mmol/L, Lac 17.57mmol/L, Glu 2 mmol/l, Na 137 mol/L, K 3.6mmol/L, Ca 1.26 mmol/L,示呼酸合并代酸,高乳酸,低血糖。胸片:右下肺透过度减低,肋膈角模糊。立腹:肠管充气尚可。初步诊断:出生窒息、新生儿双胎输血综合征、新生儿低血糖症、早产儿、新生儿呼吸窘迫综合征、胸水、双胎儿(大女)、新生儿短暂性代谢性酸中毒、高乳酸血症、新生儿呼吸性酸中毒。住院后诊疗经过:①入院后予以保温,维持体温正常,进行血糖及生命体征监测,静脉输注葡萄糖维持血糖正常水平。②维持内环境稳定,入院查血气示代酸、高乳酸血症,予碳酸氢钠纠正酸中毒,小剂量多巴胺改善微循环,后复查血气分析示代酸、高乳酸血症逐渐纠正。全身水肿,应用呋塞米利尿消肿治疗。③入院后应用拉氧头孢预防感染治疗,生后 3 天血小板明显低于正常,予输入血小板支持治疗,生后 6 天白细胞计数 3.73×10^9/L 低于正常,升级抗生素至舒普深抗感染治疗,复查感染指标逐渐正常,血小板计数升至正常,临床无感染表现,舒普深应用 7 天停用。④呼吸支持,入院后应用呼吸机辅助通气 3 天,改头罩吸氧 1 天,患儿呼吸转平稳。⑤部分换血治疗,该儿水肿逐渐消退,生后 3 天复查 HCT:0.732,HB:237 g/L,该儿较双胎之小女体重高 52%,血红蛋白高 58 g/L,支持双胎输血综合征,为受血儿予部分血液置换治疗 1 次,换血量根据公式 [体重 × 80 ×(实际 RBC 压积 - 预计 RBC 压积)]/ 实际红细胞压积,用生理盐水等量置换,复查 HCT:0.556,HB192 g/L。⑥营养支持治疗,生后 1 天少量开奶,并予部分静脉补液治疗,视喂养耐受情况逐渐增加奶量,生后 5 天患儿便血 1 次,查立位腹平片示肠管充气可,查凝血功能异常,予禁食及血浆支持治疗,生后 10 天开奶,喂养耐受逐渐加奶量,至生后 13 天,停用静脉营养,完全经口喂养。⑦对症支持治疗,生后 1 天查血钙 1.69mmol/L,予静脉补钙治疗,复查血钙正常。超敏肌钙蛋白 T0.137ng/mL,提示心肌损伤,予磷酸肌酸治疗 7 天,肝功能 ALT219u/L,AST1924u/L,提示存在肝损害。生后 3 天胆红素高于正常范围,给予间断蓝光退黄治疗,胆红素逐渐降至正常范围。⑧完善检查:生后 1 天查头颅超声:脑室旁白质回声增强,住院期间定期复查头颅超声无明显改变。生后 2 天查超声心动:房水平分流,动脉导管未闭(2.3 mm),三尖瓣返流(轻度),肺动脉压增高(42mmHg),室间隔稍厚,射血分数 58%。生后 16 天复查超声心动:房水平分流,三尖瓣返流(轻度)。生后 4 天完善腹部超声:肝脾未见明显异常;腹水(少量)- 较深处约 6 mm;未禁食,胆囊范围约 25 mm × 4 mm 胆总管显示欠清晰;肾脏彩超:肾脏未见明显异常。胸部彩超:双侧胸腔积液 - 左侧深约 3 mm,右侧深约 4 mm。住院 19 天病情平稳,予出院。出院诊断:新生儿双胎输血综合征、出生窒息、新生儿低血糖症、早产儿、双胎儿(大女)、新生儿短暂性代谢性酸中毒、高乳酸血症、新生儿呼吸性酸中毒,新生儿高胆红素血症、特发于围生期的感染、新生儿低钙血症、心肌损害、肝损害、短暂性新生儿血小板减少、动脉导管未闭。

双胎小女,出生体重 1670 g,女。羊水量无,脐带正常,胎盘正常。患儿生后 1 分钟 Apgar 评分 7 分,生后 5 分钟 Apgar 评分 9 分,生后 10 分钟 Apgar 评分 10 分。查体:T36.2 ℃ P 148 次 /min R 48 次 /min。精神反应稍弱,皮色苍白,囟门平坦,张力不高。呼吸平稳,胸廓对称,三凹征阴性,无鼻翼扇动,无呻吟,双肺呼吸音清,未及干湿啰音。心音正常,律齐,各瓣膜听诊区未闻及杂音。腹部软,脐带正常,无渗血,未见异常分泌物,肝脾未及肿大,肠鸣音正常。四肢末梢温,肌张力正常。拥抱反射阳性。化验:$TcSO_2$ 95%,血糖:4.1mmol/L。血气分析示:pH 7.22,$PaCO_2$ 32.6 mmHg,PO_2 129mmHg,BE -14mmol/L,Glu 4.4mmol/L,Na 137mmol/L,K 3.7mmol/L,Ca 1.33mmol/L,示代酸。胸片:双肺透过度可。初步诊断 新生儿双胎输血综合征、早产儿、出生窒息、小于胎龄、低出生体重儿、双胎儿(小女)、新生儿短暂性代谢性酸中毒。住院后诊疗经过:①患儿入院后予以保温,维持体温正常,进行生命体征及血糖监测。②维持内环境稳定:入院查血气分析示代酸,予生理盐水扩容后复查血气示代酸仍存,予碳酸氢钠纠酸,后监测血气正常。③入院后予拉氧头孢钠预防感染,生后 1 天查血常规示白细胞计数 $3.19 × 10^9$/L 低于正常,提示存在特发于围生期的感染,予升级抗生素至舒普深抗感染治疗 7 天,复查血常规、CRP 正常,临床无感染表现,予停用抗生素。④营养支持:生后予禁食,生后 1 天尝试开奶,喂养耐受,逐渐增加奶量,同时应用静脉营养治疗,至生后 7 天,停用静脉营养,完全经口喂养。⑤对症支持治疗:生后 2 天查血钙 1.67 mmol/L,低于正常,予静脉补钙后复查正常。生后 4 天经皮胆红素偏高,予光疗降黄治疗,胆红素逐渐降至正常范围内。生后 22 天查血常规示血红蛋白 139 g/L,贫血,予口服铁剂改善贫血。⑥完善化验检查:住院期间完善超敏肌钙蛋白 T 0.034ng/mL,正常。查肝肾功能大致正常。生后 1 天完善头颅超声:脑室旁白质回声轻度增强。生后 15 天复查头颅超声:脑室旁白质回声轻度增强。生后 5 天完善心脏超声:卵圆孔未闭(2.9 mm)、三尖瓣返流(轻度)。住院 23 天患儿一般情况可,病情平稳,予出院。出院诊断:新生儿双胎输血综合征、特发于围生期的感染、早产儿、出生窒息、小于胎龄儿、低出生体重儿、双胎儿(小女)、新生儿短暂性代谢性酸中毒、新生儿低钙血症、新生儿高胆红素血症、卵圆孔未闭、早产性贫血。

双胎转归:目前随访至生后 6 个月,双胎均已实现追赶性生长,体重及头围、身长均在同年龄的第 10% 至 50% 水平之间,尤其双胎供血儿与受血儿生长水平相近,神经系统均发育良好。

【病例分析和思考】

本例双胎输血综合征,产前超声提示羊水差异考虑 TTTS,产前已明确诊断,生后双胎儿有体重相差 >20%,HB 相差 >50 g/L,诊断明确,供血儿及受血儿生后均有生后窒息,代酸、高乳酸血症等内环境紊乱、感染情况,供血儿存在宫内生长受限,系小于胎龄儿,受血儿存在水肿,呼吸窘迫,水肿消退后复查血常规示红细胞增多症予部分换血治疗,经积极治疗均预后良好,未发现脑损伤,可能与发生胎龄较大 35 周,处理及时有关。双胎输血综合征是单绒毛膜双胎妊娠的严重并发症,孕 24 周前未经治疗的 TTTS,其胎儿病死率可达 90%~100%,存活胎儿中发生神经系统后遗症的比例高达 17%~33%。因此产前对于此类孕妇应严密监测。目前产前对于双胎输血综合征的诊断主要依据超声,TTTS 的诊断标准是:单绒毛膜性双胎超声检查中,一胎儿出现羊水过多(孕 20 周前羊水最大深度 >8 cm,孕 20 周后羊水最大深度 >10 cm),同时另一胎儿出现羊水过少(羊水最大深度 <2 cm)。关于 TTTS 的分期,目前最常用的是 Quintero 分期[2],由美国 Quintero 医师于 1999 年首次提出,Ⅰ期受血儿羊水过多(孕 20 周前羊水最大深度 >8 cm,孕 20 周后羊水最大深度 >10 cm),同时供血儿羊水最大深度 <2 cm。Ⅱ期 超声检查观察 60 分钟,供血儿的膀胱仍不显示。Ⅲ期 任一胎儿出现多普勒血流异常,如脐动脉舒张期血流缺失或倒置,静脉导管血流,大脑中动脉血流异常或脐静脉出现搏动。Ⅳ期 任一胎儿出现水肿。Ⅴ期 一胎儿或两胎儿发生宫内死亡。产前对于 TTTS 的治疗,最早的方法是羊水减量术,旨在通过降低羊膜腔压力而延长孕周,术后至少一胎存活率为 50%~60%。与羊水减量术相比,胎儿镜激光凝固胎盘间吻合血管术能明显改善 TTTS 患儿的预后。目前,胎儿镜激光术治疗 TTTS 的指征为 Quintero Ⅱ~Ⅳ 期[3]。对于 TTTS Ⅰ期的患儿,对其是否进展的不确定性是采用期待治疗、羊水减量术治疗还是胎儿镜激光术治疗,目前尚存争议。胎儿镜激光术治疗 TTTS 的最佳孕周为孕 16~26 周,目前国内已有多家中心开展此项治疗技术[4]。产后诊断:依据产前病史,及生后表现,两个胎儿体质量相差 20%,血红蛋白(Hb)相差 50 g/L。TTTS 供血儿预后差,有很

高的病死率,随着胎儿激光镜治疗发展,受血儿生存率相对较高,影响围产期结局的因素包括,发生 TTTS 孕龄 <27 周,预后不良,发生脐动脉舒张末期血流速度减低或消失,甚至反向,甚至死亡,新生儿病死率达 50% 以上,预后差 [1]。

由于产前助孕技术的发展,双胎妊娠发生率有所增加,因单绒毛膜双胎妊娠易发生TTTS,孕期要加强超声监测,加强对孕妇及家属的宣教。对怀疑有 TTTS 的单绒毛膜双胎妊娠孕妇在分娩前尤其应做好产儿科医生沟通,提前准备复苏团队,因供血儿通常存在贫血,在生产时可依据胎儿生后情况对于供血儿选择延迟结扎脐带或快速挤压脐带以适当增加供血儿血容量及血红蛋白水平 [5],以减少生后输血,产前充分的复苏准备,可使胎儿生后即刻接受到良好的复苏,以尽可能地减少不良预后的发生。对于 TTTS 的新生儿管理,注意评估心肺功能,必要时行通气及循环支持治疗,评估内环境情况维持内环境稳定;评估血红蛋白水平以做相应治疗;应用抗生素预防感染;评估神经系统发育情况,对症支持治疗。

天津市中心妇产科医院　张亚娟　田秀英　王晓鹏　刘雪静　王娜

【参考文献】

[1] 邵肖梅, 叶鸿瑁, 丘小汕. 实用新生儿学 [J]. 人民卫生出版社, 2011,22-23.

[2] QUINTERO RA, MORALES WJ, ALLEN MH, et al. Staging of twin-twin transfusion syndrome. J Perinatol[J]. 1999 Dec;19(8 Pt 1):550-5. doi:10.1038/sj.jp.7200292. PMID:10645517.

[3] 中国妇幼保健协会双胎妊娠专业委员会. 胎儿镜激光治疗双胎输血综合征技术规范(2021 年更新版)[J]. 中国实用妇科与产科杂志,2021,37(1):67-69.

[4] 中华医学会围产医学分会胎儿医学学组;中华医学会妇产科学分会产科学组. 双胎妊娠临床处理指南(第二部分)双胎妊娠并发症的诊治 [J]. 中华妇产科杂志, 2015,(9):641-647.

[5] 中国医师协会新生儿科医师分会,中国妇幼保健协会新生儿保健专业委员会,《发育医学电子杂志》编辑委员会. 胎盘输血在产科特殊情况新生儿中应用的专家共识 [J]. 发育,2021,9(5):321-328.

第四节　新生儿复苏

病例 38　新生儿复苏病例与分析

【背景知识】

胎儿—新生儿过渡异常是发展中国家新生儿窒息死亡的主要原因,而生后早期有准备地正确实施新生儿复苏能最大程度降低窒息发生率和伤残率。只有认识到我们目前复苏工作中存在的问题,严格以新生儿复苏指南为指导,理论学习和实际操作相结合,加强多学科合作,完善复苏设备,坚持培训,坚持定期考核,才能真正提高复苏技能,降低新生儿窒息和窒息后脏器损伤的发生。

【病例简述】

新生儿 A：产妇 25 岁，于 2022-03-04 21：58 主因"孕 29 周，下腹痛 1 小时"入院。患者平素月经规律，LMP：2021-08-13，停经 60 余天测尿 HCG（＋），查 B 超示宫内早孕，无早孕反应，孕 4 个月自觉胎动，活跃至今，孕期间断住院保胎治疗，孕早期空腹血糖 7.77mmol/L，糖化血红蛋白 6.5%，诊断为妊娠合并糖尿病，予饮食控制，未监测血糖，无创 DNA 低风险，孕期定期孕检，测血压正常。于入院前 15 天因先兆流产给予保胎（具体不详）及地塞米松针促胎儿肺成熟治疗一疗程，入院前 9 天因血糖控制欠佳，于天津市中心妇产医院住院予胰岛素控制血糖（具体不详）。今日于中心妇产医院出院。既往曾行剖宫产一次。彩超：宫内孕，单胎，头位，羊水少，考虑球拍状胎盘。胎心搏动规律，胎心 142 次 /min，胎盘位于后壁，成熟度 0 级，脐带插入点位于胎盘边缘。羊水深度 2.9 cm，透声好，胎儿颈周未见脐带血流信号。专科检查：患者宫缩规律，胎心 140 次 /min。PV：宫颈消，宫口开 3 cm，先露头 S-3，双侧坐骨棘不突，骶骨下段中弧，骶尾关节活动。入院诊断：①孕 3 产 1 孕 29 周；② LOA；③瘢痕子宫；④早产临产；⑤妊娠合并糖尿病；⑥球拍状胎盘。入院后给予地塞米松针 10 mg 入壶促胎肺治疗。

分娩及复苏过程：因早期早产，产前已通知新生儿科医师及麻醉科医师提前进入产房，且已备齐新生儿复苏物品。于 2022-03-04 22：39 在会阴保护下助娩一男活婴，体重 1000 g，一分钟 Apgar8 分，羊水清，量约 500mL，球拍状胎盘，脐带绕颈两周，绕体一周，出血 350mL。新生儿生后呼吸及哭声好，心率大于 100 次 /min，给予保暖、清理呼吸道、刺激等措施后，生后阿氏评分如下，吸氧状态下转入新生儿科继续治疗（表 2-4-1）。

表 2-4-1　新生儿 A 生后 Apgar 评分

出生时间	呼吸	心率	肌张力	反射	肤色	总分
1 分钟	2	2	1	2	1	8
5 分钟	2	2	1	2	1	8
10 分钟	转入儿科					

新生儿 B：产妇 30 岁，于 2022-04-05　07：42 主因"孕 28（+2）周，下腹痛 4 小时余"入院。患者平素月经规律，LMP：2021-09-20，停经 30 余天自测尿 HCG 阳性，停经 50 余天查彩超示宫内早孕，与孕周相符。早孕反应较轻，未予治疗自行缓解，孕 5 个月余自觉胎动，活跃至今，早期查空腹血糖正常。孕中期行 OGTT 检查，未见化验单，自诉诊断为妊娠期糖尿病，运动饮食控制，未用药，未定期监测血糖。孕期定期孕检。既往体健。辅助检查：彩超：宫内孕，单胎，头位，脐带绕颈一周。胎心搏动规律，胎心 138 次 /min，胎盘位于前壁，成熟度 I 级，羊水深度 5.1 cm，透声好，胎儿颈后可见 u 形压迹。患者胎心监护：II 类，胎心基线率 170 次 /min。专科检查：患者宫缩规律，胎心 170 次 /min。PV：宫颈消，宫口开 3 cm，先露头 S-3，双侧坐骨棘不突，骶骨下段中弧，骶尾关节活动。入院诊断：①孕 1 产 0 孕 28（+2）周；② LOA；③早产临产；④妊娠期糖尿病；⑤胎儿宫内窘迫？入院给予吸氧输液，给予地塞米

松 10 mg 入壶促胎肺成熟治疗。

分娩及复苏经过:因早期早产,产前已通知新生儿科医师及麻醉科医师提前进入产房,且已备齐新生儿复苏物品。患者于 2022-04-05 10:30 在会阴保护下分娩一男活婴,体重 1200 g,一分钟 Apgar1 分,羊水清,量约 1000mL,胎盘、脐带正常。生后无自主呼吸,全身肤色发绀,四肢松软,对刺激无反应,心率大于 60 次/min,立即予保暖、摆正体位、清理呼吸道、刺激、T 组合复苏器正压通气等处理,约 30 秒患儿仍无自主呼吸,心率较前下降,大于 60 次/min,再次摆正体位、清理气道,T 组合复苏器正压通气(FiO$_2$100%)处理后,约生后 1 分钟,患儿仍无自主呼吸,心率 <60 次/min,立即予气管插管下 T 组合复苏器正压通气,胸外按压,约 30 秒后患儿心率逐渐上升至 100 次/min,约生后 7 分钟患儿出现自主呼吸,心率 >100 次/min,肌张力及反应均好转,肤色发绀好转,但仍有口周、四肢末端皮肤青紫,气管插管复苏囊正压通气下转入新生儿科(表 2-4-2、2-4-3)。

表 2-4-2　新生儿 B 生后 Apgar 评分

出生时间	呼吸	心率	肌张力	反射	肤色	总分
1 分钟	0	1	0	0	0	1
5 分钟	0	1	0	0	1	2
10 分钟	2	2	1	1	1	7

表 2-4-3 新生儿 A 和新生儿 B 病例分析对比

	新生儿 A	新生儿 B
其母年龄(岁)	25	30
合并症	妊娠合并糖尿病(胰岛素治疗)	妊娠期糖尿病(饮食运动控制)
孕产次及孕周	G3P1 孕 29 周	G1P0 孕 28 (+2)周
孕期促胎肺治疗	是(入院前 15 天)	否
入院时胎儿宫内情况	良好	II 类监护,胎心 170 次/min,考虑胎窘?
入院后促胎肺治疗情况	地塞米松 10 mg 入壶	地塞米松 10 mg 入壶
分娩方式	阴道分娩	阴道分娩
分娩过程	顺利	顺利
胎儿附属物	羊水清,量约 500mL,球拍状胎盘,脐带绕体 2 周,绕颈 1 周,出血 350mL	羊水清,量约 1000mL,胎盘、脐带正常,出血 230mL
新生儿性别	男	男
新生儿体重	1000 g	1200 g
1 分钟阿氏评分	8 分	1 分

【病例分析和思考】

1. **产前治疗分析**　新生儿 A 与 B 均为男性,孕周接近,均为早期早产儿,且其母均合并糖尿病,但出生时 1 分钟阿氏评分情况差别较大,考虑主要与新生儿 A 出生前 15 天其母曾给予 1 疗程促胎肺成熟治疗有关。产前糖皮质激素治疗可降低新生儿病死率、呼吸窘迫综合征、脑室内出血等。一项 Cochrane 荟萃分析强调无论胎膜破裂与否,产前糖皮质激素治疗均有益,并指出:所有类型的早产都可在产前常规给予单疗程糖皮质激素进行治疗 [1]。

产前治疗不足之处在于未给予硫酸镁对胎儿进行神经保护。产前应用糖皮质激素和出生后使用表面活性物质可改善早产儿结局,但出生后神经系统障碍是影响早产儿健康的另外一个重要问题。与早产相关的临床严重神经系统不良结局包括脑性瘫痪(cerebral palsy,CP)和运动损伤,其他不良结局包括失明、耳聋、发育迟缓、认知延迟、学习成绩差和行为障碍。早产是 CP 最常见的原因。虽然早期诊断和干预可改善神经可塑性和功能,但目前尚无治愈 CP 的方法,因此有效的预防措施显得尤为重要,而产前使用硫酸镁可能成为产前干预的重要措施之一。2019 年 SOGC 指南将产前使用硫酸镁保护胎儿神经的孕龄上限修订为 34 周。指南推荐对于即将早产(≤ 33 +6 周)的女性,应考虑产前使用硫酸镁进行胎儿神经保护(ⅠA)。其中"即将早产"至少包含以下一种情况:①宫颈扩张≥ 4 cm,伴或不伴未足月临产前胎膜早破;②胎儿或母体指征所致的计划性早产。根据新生儿 A 及 B 病史,均应产前给予硫酸镁进行胎儿神经保护 [2]。因此我院应进一步严格掌握硫酸镁的应用时机。

2. 复苏过程分析　两例病例复苏的成功之处在于,产科儿科及麻醉科多个相关科室在产妇分娩前进行的良好沟通,产妇分娩前已电话告知新生儿科及麻醉科医生产妇情况,以便经验丰富的复苏团队提前进入产房对新生儿进行及时有效的复苏。

同时复苏过程也存在一定不足。对于新生儿 B,因我院既往收治早期早产儿病例较少,故对于早期早产儿出生后复苏缺乏经验。复苏过程组长和成员分工不够明确,复苏过程略显慌乱。2021 年中国新生儿复苏指南指出参与新生儿复苏的团队和个人,包括医疗机构中所有产科、儿科、麻醉科等参与分娩的医护人员,均要熟练掌握相关知识和技能,具备有效的执行力。持续的强化培训可以改善新生儿复苏的结局,故应至少每 2 年进行一次复训,更频繁的复训会更有利于知识和技能的巩固。各分娩机构应将定期复苏培训和考核制度化,注重复苏技能的操作演练,推荐以案例模拟和参与式反馈为主要培训形式 [3]。因此我院应加强新生儿复苏的理论学习和技能培训。定期进行考核,以提高我院新生儿复苏团队的团队协作能力与新生儿救治能力,提高新生儿远期生存能力等。

天津市宁河区医院　李艳艳　张金芝

【参考文献】

[1] ROBERTS D, DALZIEL S, DALZIEL S.Antenatal corticosteroids for accelerating fetal lung maturation for women at risk of preterm birth[J].Cochrane Database Syst Rev, 2006, (3):CD004454.

[2] 唐宇平,韩欢,应豪."2019 SOGC 临床实践指南:硫酸镁对胎儿的神经保护作用" 解读[J]. 国际妇产科学杂志,2019,46(4):440-443+471.

[3] 中国新生儿复苏项目专家组,中华医学会围产医学分会新生儿复苏学组,朴梅花. 中国新生儿复苏指南(2021 年修订)[J]. 中华围产医学杂志,2022,25(1):4-12.

第五节　围产期窒息

病例39　脐动脉血气 pH 减低与新生儿多脏器损害

【背景知识】

围生期窒息是指胎儿在宫内缺血缺氧产生低氧血症及高碳酸血症,或出生后短时期内未能建立有效的自主呼吸,并伴有一系列的呼吸循环障碍的临床表现,其中包括宫内窒息和新生儿窒息。窒息本质是缺氧,可导致新生儿生后出现各个器官损伤和功能不全,而脐动脉血气分析能够准确反患儿宫内缺氧情况[1-2],为指导新生儿科医生对高危新生儿采取及时准确的诊疗措施提供了必要的依据。

【病例简述】

患儿男,第 1 胎第 1 产,胎龄 40⁺³ 周,分娩前胎心减慢,最低至 75~90 次 /min,持续约 3 分钟,因"胎儿宫内窘迫?"胎头吸引助娩出生,总产程接近 8 小时,母亲 24 岁,自然受孕,孕期体健,否认高血压及糖尿病史,否认感染性疾病病史,分娩时否认大出血史,羊水、脐带、胎盘未见异常。出生体重 3350 g, Apgar 评分 8(肌张力、肤色各减 1 分)-10-10,出生即刻脐动脉血气分析示: pH: 6.949, BE(B)-6.1mmol/L, Lac 7.8mmol/L。生后 5 分钟患儿面色尚红润,躯干及四肢肤色略苍白,呼吸平稳,经皮血氧饱和度 90%~95%,患儿生后 20 分钟出现吐沫,且皮肤苍白逐渐加重,测血压 54/33mmHg,完善动脉血气分析示: pH 7.252,氧分压 83.7mmHg,二氧化碳分压 41.5mmHg,氧饱和度 95%,碳酸氢根 18.5mmol/L, BE(B)-8.6mmol/L, Lac9.32mmol/L,立即予生理盐水扩容治疗后收入院。母亲血型 B 型, RHD+,父亲血型 O 型, RHD+。入院查体:(生后约 50 分钟): T36.5 ℃, P113 次 /min, R45 次 /min, BP59/35mmHg,未吸氧下经皮血氧饱和度 100%,呼吸平稳,刺激后哭声稍低,躯干及四肢皮肤稍苍白,颜面尚红润,头颅无畸形,顶枕部可触及弥漫性肿物,范围约 5 cm×6 cm,边界不清,跨越骨缝,无明显波动感,前囟平软,张力不高,双侧面颊不对称,右侧略饱满,双眼球无震颤,鼻耳咽部查体无异常,鼻扇、三凹征阴性,颈部软,无抵抗,未触及肿物,触诊无哭闹,双肺听诊可闻及湿性啰音,心音有力,律齐,无心音低钝和奔马律,腹软,未触及包块,触诊无哭闹,肝脾无肿大,肠鸣音正常,脊柱四肢未见异常,肛门外生殖器未见异常,可纳肛表,肌张力正常,活动对称,原始反射存在。 入院诊断:①新生儿休克;②新生儿肺炎;③新生儿代谢性酸中毒;④高乳酸血症;⑤头皮水肿。

入院后诊疗情况:患儿生后 20 分钟查动脉血气分析提示代谢性酸中毒伴高乳酸血症,血压偏低,予扩容治疗后,血细胞分析:白细胞 20.83×10⁹/L;中性粒细胞百分比 67.50%;淋巴细胞百分比 19.80%;单核细胞百分比 10.1%;血红蛋白 140 g/L,血小板 233×10⁹/L; C 反应蛋白 1.32 mg/L。补充诊断:新生儿贫血,需要进一步查找贫血原因。入院 6 小时后多功能监护示心率频繁下降,最低降至 85 次 /min,不伴青紫及血氧饱和度下降,无呼吸暂停和抽搐,肌酸激酶 1214U/L;乳酸脱氢酶 641U/L;肌酸激酶同工酶 80U/L; a - 羟丁酸脱氢酶

368U/L,心电图回报:窦性心律(98 次/min),ST-T 改变,下壁异常 Q 波,超声心动心功能(EF)70%,卵圆孔未闭(2.6 mm),补充诊断:缺血缺氧性心肌损害,予磷酸肌酸钠营养心肌治疗,心率下降频次逐渐减少,入院 72 小时心率逐渐恢复正常,复查心电图、心肌酶正常。入院 10 小时复查血气分析(体温 36.7 ℃,吸氧浓度 21%):pH7.386,氧分压 56.4mmHg,偏低,二氧化碳分压 44.3mmHg,碳酸氢根 26.9mmol/L,氧饱和度 88.3%,BE(B)1.5mmol/L,Lac 2.73mmol/L。酸中毒纠正,乳酸明显降低。氧分压偏低,血氧饱和度偏低,有休克史,故予氧气吸入,离子钙低于 1.0mmol/L,补充诊断:新生儿低钙血症,予静脉补钙治疗。入院约 24 小时出现频繁肢体抖动,无凝视、眼球震颤及血氧饱和下降,无尖声哭叫及意识障碍,颅脑超声未见异常,初步考虑新生儿缺氧缺血性脑病,予苯巴比妥钠镇静、脑保护、拮抗自由基、限制液量等治疗,并预约头颅核磁。生后约 72 小时肢体抖动消失。完善头 MRI 示:后颅窝异常信号,考虑蛛网膜下腔出血,补充诊断:蛛网膜下腔出血,结合凝血四项:凝血酶原时间 13.4 秒;凝血酶时间 21.5 秒;凝血酶原活动度 58.70%;纤维蛋白原 1.08 g/L;活化部分凝血活酶时间 44.5 秒。血浆 D 二聚体测定:1726.0ng/mL,补充诊断:低纤维蛋白原血症、凝血功能异常,继续给予维生素 K1 第二剂肌肉注射。患儿入院后 24 小时尿量 0.75mL/(kg·h),偏少,在扩容基础上予多巴胺 2μg/kg.min 持续静脉泵入改善肾动脉供血。肾功能示:肌酐 76.8μmol/L ;尿酸 317μmol/L;钾 5.03mmol/L ;钠 134.7mmol/L ;葡萄糖 2.83mmol/L;血清镁 0.77mmol/L;血清钙 2.29mmol/L;阴离子间隙 8.6mmol/L 偏低;尿素 3.27mmol/L。36 小时后监测尿量正常。患儿生后 20 分钟出现吐沫,双肺可闻及湿性啰音,且啰音 24 小时后未消失,胸片回报:双肺纹理增多,确定诊断:新生儿肺炎,予加强呼吸道管理,头孢噻肟钠静点抗感染治疗。肺内啰音 48 小时后消失。因存在围产期缺氧因素:入院后予禁食水,患儿在 24 小时内有自主排便,生后 36 小时无腹胀呕吐、肠鸣音正常,予开奶,后逐渐长奶顺利,未出现消化系统异常症状体征。患儿生后不足 24 小时出现皮肤黄染,补充诊断:新生儿病理性黄疸,考虑与窒息、感染、颅内出血、早期肝酶活性不足有关,予间断蓝光治疗,黄疸消退顺利。患儿共住院 5 天,病情平稳,吃奶好,无呼吸道症状,查体未见异常表现,监测生命体征平稳,血氧饱和度稳定,感染指标正常,胆红素处于安全范围,准予出院。

【病例分析和思考】

通过本患儿诊治过程,提示我们宫内缺氧时间长短及程度与新生儿预后密切相关。该患儿母亲虽孕期无高血压高血糖等健康问题,但分娩前存在胎儿宫内窘迫病史,胎头吸引助娩,出生 Apgar 评分未达到新生儿窒息诊断标准,但脐动脉血气 pH 小于 7.0,入院时患儿存在严重酸中毒伴高乳酸血症,生后 24 小时出现神经系统异常体征,头 MRI 提示蛛网膜下腔出血,考虑存在新生儿缺氧缺血性脑病[3-4]。心肌酶:CK-MB 大于 40U/L,伴心电图异常,心率减慢,提示存在心肌损害[5]。生后予保证入量,24 小时尿量 0.75mL/(kg·h),小于 1mL/(kg·h),考虑存在肾脏损伤[6]。加上电解质紊乱、凝血功能异常,存在 3 个以上系统功能损害,故诊断新生儿多器官损害。足见对于 Apgar 评分并未达到新生儿窒息诊断标准,但患儿存在宫内窘迫表现,生后及时完善脐动脉血气分析的重要性。

目前以 Apgar 评分诊断新生儿窒息仍存在局限性，主要因为以下几个方面：①早产儿由于肌张力弱和对刺激反应差，Apgar 评分应相对低，但可能不是缺氧造成。② Apgar 评分敏感性高而特异性较低。③受主观因素影响较大，容易出现假高分情况，故可靠性降低。

脐动脉血气分析反应胎儿代谢状况，当患儿存在宫内窘迫时，胎儿供氧和血流减少，反应性的增加氧消耗，出现低氧和高碳酸血症，导致脐动脉血气的 pH 降低。如果缺氧持续，胎儿无氧代谢增加，乳酸堆积，BE 负值增加，从而出现酸中毒及高乳酸血症，并且能提示缺氧、酸中毒及其程度。对高危新生儿，能够指导何时开始神经重症监护，何时进行亚低温治疗在内的神经保护干预措施。当脐动脉血气分析 pH<7.0，和 / 或 BE<-12mmol/L，和 / 或乳酸水平 ≥ 6mmol/L，提示胎儿酸血症，即便 5 分钟 Apgar 评分是正常范围，仍需要高度重视，是有潜在可能发生神经系统预后不良的高危新生儿。当脐动脉血气分析 pH<7.0，和 / 或 BE<-12mmol/L，同时 5 分钟 Apgar 评分 0-3 分，新生儿存在神经系统异常体征，多器官功能障碍时，多提示新生儿预后不良 [7]。说明脐动脉血气分析对于新生儿缺氧性损害诊断比 Apgar 评分更客观、更具有特征性。应该受到产科和新生儿科医生的特别关注。

天津市武清区人民医院　李娟　罗天侠

【参考文献】

[1]　熊丽. 新生儿脐血血气分析与新生儿围生期窒息关系 [J]. 医药卫生科技，2014，12（34）：19-20.DOI：10.14033/j.cnki.cfmr.2014.34.011.

[2]　张真，曹利敏. 新生儿脐血血气分析的临床应用 [J]. 医药卫生科技，2012，10（17）：191-192.DOI：10.15912/j.cnki.gocm.2012.17.447.

[3]　张振斌，潘义广. 新生儿缺氧缺血性脑病的综合诊断（综述）[J]. 安徽卫生职业技术学院学报，2008，7（3）：37-38.DOI：10.3969/j.issn.1671-8054.2008.03.018.

[4]　张飞. 新生儿缺氧缺血性脑病诊断治疗进展 [J]. 中国社区医师，2021，37（16）：6-8.DOI：10.3969/j.issn.1007-614X.2021.16.002.

[5]　薛丹. 新生儿心肌损伤诊断的研究进展 [J]. 临床儿科杂志，2021，30（9）：891-894.DOI：10.3963/j.issn.1000-3606.2012.09.024.

[6]　丁方睿，田秀英，郑军. 新生儿急性肾损伤诊断标准进展 [J]. 中华新生儿科杂志，2021，36（4）：71-74.DOI：10.3760/cma.j.issn.2096-2932.2021.04.020.

[7]　中华医学会围产医学分会新生儿复苏学组. 新生儿脐动脉血气分析临床应用专家共识（2021）[J]. 中华围产医学杂志，2021，24（6）：401-405.DOI：10.3760/cma.j.cn.113903-20210413-00346.

第三章 新生儿科学

第一节 早产儿

病例 40 超早产儿成功救治一例

【背景知识】

随着新生儿诊治水平的提高，越来越多的超早产儿救治成功，在早产儿管理中，胎龄 <32 周或出生体重 <1500 g 临床问题较多，病死率较高，是早产儿管理的重点[1]，本例患儿就属于该范围，超早产儿的后期管理的好坏，已经影响社会的稳定、家庭的幸福。

【病例简述】

患儿刘某某，年龄 15 分钟，胎龄 27^{+6} 出生体重 1150 g 入院，分娩前足疗程促肺成熟，患儿 G1P1 臀位、脐带先露，剖宫产娩出，母亲合并妊娠期糖尿病，生后 Apgar 评分 3 分，（心率、反应、肤色）脐带正常，羊水清，查体：T36 ℃，P142 次 /min，呼吸机频率 40 次 /min，Bp：53/24mmHg，发育幼稚，营养中等，精神反应可，人机同步，无呻吟、吐沫，肤色红润，三凹征阴性，右下肢及右上肢可见散在淤青，无黄染，前囟平软，双肺呼吸音粗，可闻及湿性啰音，心音有力，律齐，心率 142 次 /min，未闻及杂音，腹平软，肝脾无肿大，脐带已结扎，无渗血四肢活动自如肌张力减弱，原始反射未引出。

该患儿是胎龄 27^{+6} 出生体重 1150 g，属于超早产儿，其母孕期糖尿病，剖宫产娩出，诊断糖母儿。生后阿氏评分 3 分，诊断重度窒息，患儿出现黄疸结合其母血型为 O 型，患儿为 A 型诊断新生儿溶血症，患儿出现反复呼吸暂停伴血氧和心率下降诊断呼吸暂停诊治中，重注患儿呼吸支持、喂养、黄疸、神经系统的观察，更加注重合并症的观察，在药物应用方面，注意药物不良反应，护理方面严格注重院内感染的防护，使患儿平稳度过最危险阶段。

呼吸管理：因患儿生后无呼吸，早产儿指南中要求首先头罩吸氧，持续气道正压通气，氧合低于 85% 或有呼吸困难予以有创呼吸机，24 小时后改为 CPAP，该患儿出生前应用了足疗程的促肺成熟，患儿没有出现呼吸窘迫，没有使用肺表面活性物质，由此可以说明促肺成熟的措施是有效的，在后期出现呼吸暂停是由于感染和呼吸中枢发育不成熟，常规使用了咖啡因，住院 24 天出现频繁呼吸暂停，血培养金黄色葡萄球菌予以咖啡因，抗感染美罗培南加万古霉素应用，呼吸暂停好转，33 天停用无创辅助呼吸。

黄疸管理：生后不足 24 小时经皮胆红素 9.6 mg/dL，母 "O" 患儿 "A" IG 抗 A 效价 1∶16，释放试验，游离试验阳性。经蓝光照射，输注免疫球蛋白，黄疸降至正常水平。

营养管理：生后进食，低敏奶开奶，喂养过程中添加母乳增强剂，静脉营养，补充维生素、微量元素、纠正贫血。有乳糖不耐受，加用乳糖酶，住院 53 天达全奶喂养，出院时体重 2200

克,住院期间未发生 NEC。

静脉输液管理:生后脐静脉插管,第 10 天后改为 PICC.

抗生素管理:生后拉氧头孢加青霉素,生后 45 天出现腹胀,反复呼吸暂停,血培养金黄色葡萄糖改用美罗培南,后经药敏,改为万古霉素。

中枢神经系统损伤的防治:该患儿头颅 B 超提示早产儿脑,双侧脑室旁白质回声增强。患儿无神经系统异常表现生后 50 天复查头颅 B 超早产儿脑,脑实质内囊状结构,双侧脑室旁回声欠,左侧室管膜下出血部分吸收期。

出院诊断:①超早产儿(适于胎龄儿)胎龄胎龄 27+6 出生体重 1150 g;②新生儿窒息(重度)Apgar 评分 3 分(心率、反应、肤色各 1 分,呼吸、肌张力为 0 分);③极低体重儿体重 1150 g;④糖尿病母亲新生儿;⑤新生儿溶血症(ABO 血型不合)母"O"患儿"A"IG 抗 A 效价 1∶16,释放试验,游离试验阳性;⑥新生儿呼吸暂停;⑦贫血;⑧新生儿败血症(金黄色葡萄球菌感染);⑨乳糖不耐受;⑩早产儿视网膜病(3 区 1 期)。共住院 76 天。

【病例分析和思考】

随着新生儿诊治水平的提高,越来越多的超早产儿救治成功,在早产儿管理中,胎龄 <32 周或出生体重 <1500 g 临床问题较多病死率较高是早产儿管理的重点[1],本例患儿就属于该范围,超早产儿的后期管理的好坏,已经影响社会的稳定、家庭的幸福。该患儿其母妊娠期糖尿病,胎位异常,脐带先露,剖宫产娩出,其母病史就给患儿后期留下了后患,这里产儿科合作起到非常重要的作用。我院对这类患儿要求提前通知新生儿科医生到生产现场,组织一个由产科、新生儿科、产房助产士组成的复苏团队,通力合作,该患儿出生后出现了严重的窒息,进行了快速精确的复苏。

该患儿孕周 <28 周,虽然体重 1150 g,属于超早产儿,该类患儿有高的并发症,高的死亡率,高的致残率,该患儿合并了重度窒息,糖母儿,新生儿溶血症(ABO 血型不合),后期出现了频繁的呼吸暂停,经过对症治疗,患儿康复。通过这个病例,提示我们超早产儿的诊治重点为,病史的采集,复苏的团队,入院后呼吸管理、营养管理、神经系统检测、院内感染防控,专业的护理队伍,出院后的随访至关重要。每次患儿的病情变化都来自于护理人员的专业经验,为医生的精准治疗提供第一手资料。

天津市滨海新区塘沽妇产医院　高凤霞

【参考文献】

[1] 《中华儿科杂志》编辑委员会,中华医学会儿科学分会新生儿学组.早产儿管理指南 [J].
中华儿科杂志,2006,44(3):188-191.DOI:10.3760/j.issn:0578-1310.2006.03.009.

病例 41　超早产儿综合管理一例

【背景知识】

超早产儿是指出生胎龄 <28 周的早产儿,由于超早产儿各器官发育极不成熟,生后容易发生各种合并症,死亡率和致残率较高。近年来,随着新生儿救治水平的不断提高,超早产儿的救治成活率及远期预后有了大幅度改善,但相关的并发症诸如新生儿呼吸窘迫综合征、

支气管肺发育不良、颅内出血、脑白质软化、新生儿坏死性小肠结肠炎、早产儿视网膜病变等,成为困扰新生儿科医护人员以及早产儿家属的难题。因此,需要通过多学科密切沟通协作、预防院内感染、重视母乳喂养和发育支持护理等精细化管理措施,不断提高超早产儿的成活率,改善生活质量。

【病例简述】

患儿女,胎龄 23^{+4} 周,系体外受精 - 胚胎移植(in vitro fertilization-embryo transfer, IVF-ET)术后,因胎膜早破 6 d,其母产前感染,促肺成熟后臀位助产分娩,出生体重 620 g,羊水、胎盘、脐带均无异常。患儿生后无自主呼吸,予气管插管正压通气,复苏初始吸入氧浓度(fraction of inspired oxygen, FiO_2)30%,根据生后导管前目标氧饱和度正常范围调节 FiO_2。生后 4 min 产房内补充猪肺表面活性物质 200 mg/kg,生后 6 分钟建立自主呼吸,Apgar 评分 1、5、10 min 分别为 3、6、8 分,气管插管转运呼吸机支持下转入新生儿重症监护病房(neonatal intensive care unit,NICU)。

入室查体:体温 36.3 ℃,心率 146 次 /min,呼吸 45 次 /min,血压 6.52/3.99 kPa(49/30mmHg);身长 31 cm,头围 21 cm,胸围 19 cm。早产儿貌,机械通气下双肺送气音均匀对称,心脏及腹部查体无异常,四肢肌张力低,原始反射未引出, New ballard 胎龄评估 23 周。

1. 呼吸系统　入院后继续 SIMV 呼吸支持 [初始参数: PIP1.2 kPa(12 cmH₂O), PEEP 0.5 kPa(5 cmH₂O),Ti 0.35 s,RR 45 次 /min,FiO_2 30%],持续监测经皮 CO_2,定期复查动脉血气分析,适时调节呼吸机参数,自生后 1 天开始应用咖啡因兴奋呼吸中枢(首剂 20 mg/kg,维持 5~10 mg/kg,一直用至校正胎龄 34 周),共应用有创呼吸机 14 d、无创呼吸机 56 d 后成功撤机。

2. 感染　因其母存在产前感染,患儿生后 1 天血常规白细胞 3.68×10^9/L、CRP 24.4 mg/L、PCT 12.4ng/mL,均支持感染,予美罗培南 + 青霉素抗感染治疗,并加用氟康唑预防真菌感染,患儿临床症状逐渐好转,感染指标逐渐下降,降阶梯为拉氧头孢 + 氟康唑序贯抗感染,抗生素总疗程 21 d,至出院前未再出现感染征象。

3. 营养　入量自 100mL/(kg・d)逐渐增至 160mL/(kg・d),肠外营养中氨基酸由 2.0 g/(kg・d)逐渐增至 3.5 g/(kg・d),脂肪乳由 1.0 g/(kg・d)逐渐增至 3.0 g/(kg・d)。生后 24 h 开始微量喂养深度水解蛋白配方奶,生后 6 d 改为母乳喂养,经口喂养量达 50mL/kg 时开始添加母乳强化剂,首先为半量强化, 3 d 喂养耐受后改为全量强化,直至 25 d 达到完全肠内营养。期间患儿体重增加不理想,分析原因为母乳收集方法不当,仅将前奶吸出送到病房,而将后奶冷冻到冰箱里,给予指导后患儿逐渐实现追赶性生长。

4. 其他　头颅超声示室管膜下出血,予止血及对症治疗后复查出血已吸收。生后 3 d 超声心动示有显著血流动力学意义的动脉导管未闭、室间隔缺损、卵圆孔未闭,第 4~6 d 予口服布洛芬关闭导管治疗,生后 8 d 复查动脉导管已关闭。生后 28 d 血红蛋白降至 86 g/L,红细胞压积降至 0.288,且体重增长欠佳,予输注红细胞及应用促红细胞生成素后改善。眼底筛查中发现患儿出现早产儿视网膜病变(retinopathy of prematurity, ROP)3 区 I 期,定期复查。总共住院 111 d，出院时校正胎龄 39⁺³ 周，体重、头围均在第 3 百分位，身长小于第 3 百分位。出院后继续予母乳＋半量母乳强化剂喂养，体重追赶满意，达 25 至 50 百分位后逐渐停用强化剂，改为纯母乳喂养。目前患儿生后 16 月龄，校正 12.5 月龄，体重和头围位于 60 百分位，身长位于 40 百分位，神经系统发育正常，超声心动示室间隔缺损及卵圆孔均已闭合，眼底检查示 ROP 未进展，视网膜血管已发育至周边。

【病例分析和思考】

本病例为 23 周的超早产儿，胎龄小，体重低，治疗难度大。总结其顺利出院和预后良好的经验主要有以下三方面：一是产儿科的协同合作；二是对院内感染的预防措施；三是母乳的恰当使用。

超早产儿由于新生儿呼吸窘迫综合征发病率极高，如生后需要气管插管稳定时建议在产房使用肺表面活性物质（pulmonary surfactant，PS）[1]。本病例能够在产房顺利应用 PS 依赖于产儿科的积极协作。我科每天有专人去产科了解产妇情况，对于即将分娩的小胎龄早产儿与家属进行详细沟通，告知患儿生存率、预后、预计住院时间和住院费用等，了解家属的救治意愿，并询问如需要，是否同意产房内补充 PS。当产妇即将分娩，新生儿科可以根据患儿情况针对性地派出复苏小组进行及时有效的复苏，必要时在产房内补充 PS。产后也经常组织产儿科疑难病例联合查房，便于新生儿科医生了解母亲情况，也将患儿生后情况反馈给产科医生，便于其反思分娩时机及分娩方式的选择是否恰当等。

感染是新生儿尤其是早产儿不良结局的主要原因之一[2]，防治院内感染是提高超低出生体重儿成活率的重要环节。本病例救治成功的原因之一是未出现院内感染，故院内感染重在预防。本中心的经验是加强手卫生，对所有进入病区的人员均严格要求，保证依从性；参与管理病人的医护人员相对固定；对气管插管、中心静脉置管等有创操作严格无菌；NICU 用品不与其他病区混用，复苏用品均消毒灭菌；感染病例悬挂醒目的隔离标识；采用集中护理方式，减少护理操作次数；有创机械通气时应用密闭式吸痰管等。通过多项措施降低院内感染的发生风险，保障早产儿安全。

除此之外，本病例中母乳也发挥了重要作用。母乳对于早产儿不仅是营养的来源，更是一种有效的治疗方式。在 NICU 虽然母婴分离，但本中心通过加强宣教、每隔 3 小时收奶一次、开展袋鼠式护理等方法，使超低出生体重儿的母乳喂养率达到 90% 以上。每晨交班时有专人宣读前一天送母乳的名单，既方便医生调整喂养医嘱，也便于主管医生督促未送母乳的家属及时将母乳送至病房。当然，纯母乳不能满足早产儿的需要，对于体重 <2000 g 的早产儿推荐使用母乳强化剂以保证达到满意的追赶生长[3]。母乳强化剂的减量和停用需要根据患儿情况个体化制定。对于母乳喂养早产儿体重增加不理想时，需要详细排查各种可能的因素，除患儿疾病因素之外，还应尤其注意患儿所处环境的温湿度、摄入热量是否充足等方面。众所周知，母乳分为前奶和后奶，前奶含水量丰富，碳水化合物含量较高，后奶脂肪含量丰富，热卡高于前奶。为了保证患儿营养摄入，亲喂者应吸空一侧乳房后再吸吮另一侧；而对于无法亲喂的母亲应将乳房全部排空后混匀，再根据需要进行奶瓶喂养。本病例的不足之处在于家长在生后第 6 天才将母乳送至病房，母乳喂养开始的时间稍晚，未来可以通过

加强产前母乳喂养宣教、产后床旁指导母亲吸奶方法以及为产妇提供母乳暂存场所等方法进行不断改进,尽早开始母乳喂养。

此外,家长的参与对超低出生体重儿的发育和促进也是具有重要意义的。在病情不稳定阶段,家长可以进行床旁探视;在病情逐渐稳定后,家长开始参与袋鼠式护理;在出院前阶段,医护人员通过家长课堂,手把手教家长喂奶、换尿布、洗澡、抚触等护理操作的方法,以及发生异常情况的识别和处理措施,以加强出院后家长的育儿能力,有效改善早产儿神经系统预后,以及降低再入院率。

注:本病例内容已被《中华新生儿科杂志》收录。张婉娴,田秀英,郑军,等. 超低出生体重儿综合管理一例 [J]. 中华新生儿科杂志,2019,34(3):217-218.

天津市中心妇产科医院　张婉娴　田秀英　郑军　刘鸽

【参考文献】

[1] 柯华,李占魁,余倩,等.2016 欧洲呼吸窘迫综合征管理指南介绍 [J]. 中华新生儿科杂志,2017,32(1):76-78.

[2] 李天浩,林新祝. 新生儿细菌感染的预防性管理策略 [J]. 中华新生儿科杂志,2017,32(6):473-476.

[3] 庄思齐. 中国新生儿营养支持临床应用指南(2013 年更新版)解读 [J]. 临床儿科杂志,2014,(9):801-803.

第二节　感染性疾病

病例 42　新生儿化脓性脑膜炎

【背景知识】

新生儿化脓性脑膜炎是指出生后 4 周内化脓菌引起的脑膜炎症,是常见的危及新生儿生命的疾病,本病常为败血症的一部分或继发于败血症,一般新生儿败血症中 25% 会并发化脓性脑膜炎。其发生率约占活产儿的 0.2‰~1‰,早产儿可高达 3‰。其临床症状常不典型(尤其早产儿),颅内压增高征出现较晚,又常缺乏脑膜刺激征,故早期诊断困难,故疑有化脓性脑膜炎时应及早检查脑脊液,早期诊断,及时彻底治疗,减少死亡率和后遗症。

【病例简述】

患儿,男,年龄 15 分钟,生后主因"反应弱 15 分钟"入院,患儿系第三胎,第二产,其母孕 33⁺³ 周顺产娩出,血性羊水,量 400mL,胎盘早剥 I 级,出生时 1 分钟 Apgar8 分(肌张力、肤色各减 1 分),经初步复苏后,5 分钟 9 分(肌张力减 1 分),10 分钟 10 分,出生体重 2200克。入院时患儿呼吸浅促,口周无发绀,无呻吟及吐沫,无鼻煽,无尖叫,三凹症(-)。生后已排尿,未排胎便。生后脐静脉血糖 5.7mmol/L。其母孕早期空腹血糖 5.38mmo1/L,经运动及饮食控制,监测孕期血糖:空腹 4.9~5.3mmol/L,餐后 2 小时血糖 6~7mmol/L,糖化血红蛋白 5.5%。否认高血压等其他病史。

入院查体:体温 36.5 C,脉搏 140 次 /min,呼吸 60 次 /min,血压 55/30mmHg,早产儿貌,体重 2.2 kg,身长 45 cm,头围 32 cm,胸围 30 cm,腹围 30 cm,反应稍弱,呼吸急促,口周无发绀,无呻吟及吐沫,无鼻煽,三凹征(-),未见抖动及抽搐,前囟平软,张力不高,颈软,周身皮肤洁,四肢末梢循环可,未见皮疹及出血点,CRT 1 s。双肺呼吸音清,对称,未闻及干湿性啰音,心音有力,律齐,未闻及杂音,腹平软不胀,肝脾未及,脐洁,无渗血,未见脓性分泌物,四肢肌张力正常。双侧睾丸已降。新生儿拥抱反射、握持反射、觅食反射、吸吮反射正常。胎龄评估 34 周(足底纹前半部红痕不明显,乳晕呈点状,边缘突起,直径 <0.75 cm,指甲已达指尖,皮肤光滑,中等厚度)。

抗感染治疗是主线:患儿入院后予青霉素预防感染,但于生后第 4 天出现发热,考虑存在新生儿感染,升级舒普深抗感染,随后追问患儿母亲胎盘病理回报绒毛膜羊膜炎,结合患儿发热、易激惹,偶有肢体异常抖动,反应欠佳,哭声欠有力,监测白细胞进行性下降,考虑存在新生儿败血症,腰穿提示新生儿化脓性脑膜炎,随即进一步升级抗生素为美罗培南联合万古霉素抗感染,疗程 21 天,期间静点氟康唑预防真菌感染、丙种球蛋白支持治疗,鲁米那镇静。

住院院期间辅助检查:

(1)血常规 + 快速 CRP 变化:2020-08-05 生后即刻血常规 + 快速 C 反应蛋白:快速 C 反应蛋白: <0.499 mg/L;血红蛋白浓度: 179.00 g/L;淋巴细胞百分比: 29.5%;中性粒细胞百分比: 54.2%;血小板计数: 293.00 × 10^9/L;白细胞计数: 9.68 × 10^9/L;白细胞数稍低于正常。于生后 24 小时、48 小时、72 小时、96 小时复查血常规 + 快速 C 反应蛋白:快速 C 反应蛋白均 <0.499 mg/L;但白细胞呈进行性下降,分别为: 10.63 × 10^9/L、6.31 × 10^9/L、5.33 × 10^9/L、4.56 × 10^9/L。

(2)脑脊液变化:2020-08-09 脑脊液常规:颜色:红色,透明度:微混,蛋白:阳性;细胞总数: 42.231 × 10^9/L;白细胞数: 0.231 × 10^9/L;多核细胞: 64.5%;单个核细胞: 35.5%;红细胞数: 42 × 10^9/L。脑脊液生化:氯: 119.7mmol/L;葡萄糖: 0.65mmol/L;钾: 2.80mmol/L;钠: 142.5mmol/L;蛋白: 1.78 g/L。当时末梢血: 5.7mmol/L。患儿脑脊液白细胞计数增多,糖降低,蛋白增高,考虑新生儿化脓性脑膜炎。2020-08-17(抗感染治疗 8 天)后复查脑脊液常规:颜色:黄色;透明度:微混;蛋白:弱阳性(±);细胞总数: 1.010 × 10^9/L;白细胞数: 0.010 × 10^9/L;多核细胞: 20.0%;单个核细胞: 80.0%;红细胞数: 1.0 × 10^9/L;白细胞数基本正常。复查脑脊液生化:氯: 116.5mmol/L;葡萄糖: 1.12mmol/L;钾: 3.18mmol/L;钠: 140.3mmol/L;蛋白: 1.25 g/L;同期血糖: 4.53mmol/L,患儿脑脊液葡萄糖值仍低,蛋白值正常。2020-08-25(抗感染治疗 14 天)后复查脑脊液常规:颜色:淡黄色;透明度:透明;蛋白:弱阳性(+/-);细胞总数: 0.009 × 10^9/L;白细胞数: 0.009 × 10^9/L;红细胞数: 0;多核细胞: 33.3%;单个核细胞: 66.7%,均处于正常范围内。脑脊液生化:氯: 117. 4mmol/L;葡萄糖: 2.33mmol/L;钾: 3.25mmol/L;钠: 141.0mmol/L;蛋白: 0.91 g/L,同期血糖: 4.23mmol/L。三次脑脊液培养结果均为阴性。

(3)2020-08-09 患儿母亲胎盘病理:胎盘母面绒毛干基地可见大量中性粒细胞浸润,胎膜可见大量中心粒细胞浸润,考虑腔内感染伴绒毛膜羊膜炎不除外。

（4）住院期间查降钙素原均正常。血气＋电解质＋乳酸、肝肾功能心肌酶未见明显异常。胸片:肺心膈未见异常。B族链球菌DNA:阴性,痰培养、血培养均无细菌生长。

（5）血糖变化:2020-08-05末梢血糖:1.9mmol/L,静脉血糖:1.23mmol/L;故考虑存在新生儿低血糖,予10%葡萄糖5 mL静脉慢推,半小时后复测血糖为3.4mmol/L,后监测血糖均未见异常。

（6）头颅B超变化:2020-08-05头颅B超示:脑室管膜下及尾状核出血(急性期)。2020-08-08头颅B超示:双侧脑室管膜下及尾状核出血(吸收期),2020-08-19头颅B超示:①双侧脑室管膜下陈旧性出血(已大部分吸收);②双侧脑白质回声较前恢复。

（7）影像学检查:头颅CT示①脑室内及蛛网膜下腔出血;②双侧大脑半球密度减低。

入院后头颅MR示:考虑缺氧缺血性脑病,右侧额叶-基底节区血肿破入脑室内;考虑双侧小脑半球微出血灶;左侧顶部、双侧枕部、后颅窝、大脑镰旁硬膜下血肿。出院前头颅MR:缺血缺氧性脑病;右侧额叶-基底节区血肿破入脑室内,较前有所吸收;双侧枕部、后颅窝硬膜下血肿,较前有所吸收,左侧顶部、大脑镰旁血肿消失;考虑双侧小脑半球微出血灶。

（8）心脏彩超示:卵圆孔未闭;动脉导管未闭;三尖瓣反流(轻度);二尖瓣反流。

【病例分析和思考】

本例化脓性脑膜炎的治疗经过:患儿入院后予青霉素预防感染,但于生后第4天出现发热,动态监测血常规示白细胞均偏低,考虑存在新生儿感染,调整舒普深抗感染,随后追问患儿母亲胎盘病理,结果回报绒毛膜羊膜炎,结合患儿发热、易激惹,偶有肢体异常抖动,反应欠佳,哭声欠有力,监测白细胞进行性下降,考虑存在新生儿败血症,同时行腰穿,结合脑脊液化验白细胞计数增多,多核细胞比例升高,糖降低,蛋白增高,考虑存在新生儿化脓性脑膜炎,调整抗生素为美罗培南联合万古霉素抗感染,疗程21天,期间静点氟康唑预防真菌感染、丙种球蛋白支持治疗,鲁米那镇静。复查两次脑脊液直至各项指标恢复正常。

化脓性脑膜炎诊断依据:

1. 脑脊液检查 （1）常规及生化①压力:常>2.94~7.84 kPa(3~8cmHO)。②外观:不清或混浊,早期偶可清晰透明,但培养甚至涂片可发现细菌。③蛋白:足月儿>0.1~1.7 g/L,早产儿>0.65~1.5 g/L。若>6.0 g/L,脑积水发生率高。④白细胞数:足月儿日龄<1周,>32×10^6/L;>1周,>10×10^6/L;早产儿,>29×10^6/L ⑤白细胞分类:多核白细胞可>57%~61% ⑥潘迪试验:常＋＋～＋＋＋。⑦葡萄糖:<1.1~2.2mmol/L(20~40 mg/dL)或低于当时血糖的50%。⑧其他:乳酸脱氢酶常>1000U/L,乳酸增高,但只要脑缺血、缺氧、糖无氧酵解均可增高乳酸的含量。患儿所有常规数值均正常者<1%,一般总有些异常。

（2）细胞计数:新生儿腰穿较易损伤,血性脑脊液也应作细胞计数,如其白细胞与红细胞之比明显高于当日患儿血常规白细胞与红细胞之比,则表明脑脊液中白细胞增高。

2. 血培养 阳性率可达45%~85%,尤其是早发型败血症及疾病早期未用过抗生素者,其阳性率很高,亦可做尿培养,有时亦可阳性。

本案我们可以得到以下启示:①对于早产儿、胎盘早剥、产程延长的新生儿,要特别警惕脑膜炎的发生。一旦出现难以解释的体温不稳定,精神、哭声、拒乳、面色不好时,应仔细检查有无激惹、易惊、尖叫、嗜睡、凝视或前囟紧张、饱满、骨缝增宽等提示颅内感染的表现。惊厥、颈强直、前囟隆起等不一定出现[1]。②高度重视新生儿不明原因的白细胞进行性下降,重视详细的全身体格检查,以发现蛛丝马迹。③重视产儿的沟通与合作,及时了解孕母的产前、产时、产后及胎盘病理的情况,以辅助新生儿危重症的预警评判。④新生儿败血症在寻找病原过程中不要忽略泌尿系的感染。⑤对任何怀疑有脑膜炎者,应立即做腰椎穿刺,并留取脑脊液送检。

天津市人民医院儿科　　于卫卫　　刘莹

【参考文献】

[1]　郑孟秋,曹传顶,丁颖,等.81例新生儿化脓性脑膜炎临床分析[J].中国感染控制杂志,
　　　2020,19(5):440-446.

病例43　一例新生儿化脓性脑膜炎病例报道

【背景知识】

新生儿化脓性脑膜炎是由各种细菌引起的中枢神经系统感染性疾病,当原发病灶的细菌突破血脑屏障,抵达中枢神经后将会导致化脓性脑膜炎的发生。多由革兰氏阴性菌引起的,如大肠埃希菌、副大肠埃希菌等。本文报道一例诊断为新生儿化脓性脑膜炎,经抗炎等对症治疗后疾病转归,为新生儿化脓性脑膜炎临床诊治提供参考。

【病例简述】

患儿,男,生后30 min,主因"胎龄35周,呻吟伴体温增高30分钟"入院。其母G2P1,宫内孕35周,出生体重:2800 g。羊水清亮,约50mL,脐带、胎盘正常。生后Apgar评分1、5、10分钟9分(肤色-1)。患儿为急产娩出,其母合并胎膜早破(破水3+天),产前感染、胎儿窘迫、羊水过少。患儿查体:T39.5 ℃ P136次/min R70次/min BP:62/24mmHg,神智清,反应稍差,尚未开奶,尚未排尿及胎便,前囟张力稍高,约1cm×1 cm,颈软,稍抵抗,呻吟,三凹征(-),呼吸促,约70次/min,监测血氧饱和度90%~95%。双肺呼吸音粗,未闻及明显啰音。心音有力,律齐,约136次/min,未闻及杂音,腹软不胀,巴氏征(±),克氏征(-);男性外生殖器,双侧睾丸降至阴囊。入院后主要化验指标:血常规:白细胞$8.19×10^9$/L,红细胞$5.39×10^{12}$/L,血红蛋白204 g/L,红细胞比容65.5 %,血小板$247×10^9$/L,中性粒细胞32.2%,淋巴细胞百分数42.4%,单核细胞百分数12.1%,CP R22.48 mg/L,PCT 7ng/mL。电解质:钠137.3mmol/L,钾3.96mmol/L,总蛋白45.2 g/L,白蛋白33.4 g/L,球蛋白11.8 g/L,丙氨酸氨基转移酶5U/L,总胆汁酸7.6U/L,肌酐58μmol/L,尿酸343μmol/L, CK-MB65U/L。脐动脉血气分析:pH 7.138,二氧化碳分压52.4mmHg,氧分压17mmHg,标准碱剩余-11.7mmol·L-1,HCO_3 17.4 mmol·L-1)。血糖(生后1 h)8.68mmol/L。初步诊断:①早产儿;②新生儿败血症;③新生儿脑膜炎;④新生儿肺炎;⑤子宫内低氧症;⑥急产婴儿。

入院后诊疗过程:①抗感染治疗,予以头孢哌酮舒巴坦静点;②改善呼吸,予盐酸氨溴索静点;③营养心肌,予以能量合剂静点;④营养支持,予口饲稀释奶;⑤进一步完善腰穿、胸

片、血培养、颅脑超声等相关检查。

完善的相关化验指标：脑脊液常规（外观：无色透明，潘氏蛋白 阴性，红细胞计数 15/ul，白细胞计数 1200 /ul，中性粒细胞百分数 2%，淋巴细胞百分数 98%）. 脑脊液生化（蛋白 98.32Mg/dL 氯化物 121mmol/L，葡萄糖 3.94mmol/L ）. 超声心动：房间隔卵圆孔处回声分离；约 1.7 mm. 颅脑超声：未见异常 CR：双肺纹理粗乱；不除外新生儿肺炎，如图 3-2-1。

结合患儿脑脊液及临床表现，符合新生儿化脓性脑膜炎的诊断[1]，故调整治疗为：①升级抗生素为美罗培南静点；②支持治疗，静点人免疫球蛋白；③静点甘露醇降颅压；④肌注苯巴比妥予以镇静；⑤余治疗同前。

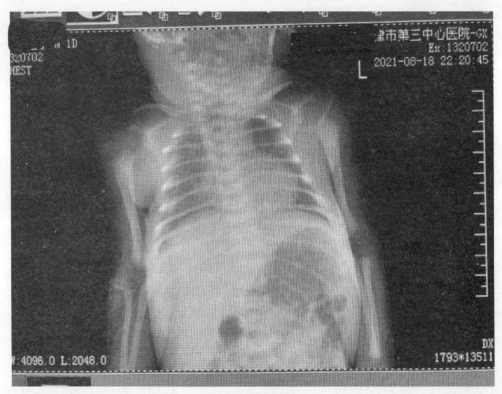

图 3-2-1 胸片结果

治疗 10 天后复查脑脊液常规（外观：无色透明，潘氏蛋白 阴性，红细胞计数 50/μL，白细胞计数 10 /μL，中性粒细胞百分数 10%，淋巴细胞百分数 90% ），脑脊液生化（蛋白 81.48Mg/dL 氯化物 122.4mmol/L，葡萄糖 2.57mmol/L ），脑脊液细菌培养阴性。序贯治疗 14 天后复查脑脊液常规（外观：无色透明，潘氏蛋白 +/-，红细胞计数 1980/μL，白细胞计数 125 /μL ）。脑脊液生化（蛋白 76.84Mg/dL 氯化物 121.9mmol/L，葡萄糖 2.9mmol/L ）。脑脊液细菌培养阴性。复查血常规、CRP、PCT 等炎症指标较前无明显变化。脑脊液常规白细胞计数再次升高集合患儿化验指标及治疗周期考虑颅内感染尚未治愈，立即调整予青霉素钠静点联合治疗，10 日后复查脑脊液常规（外观：无色透明，潘氏蛋白阴性，红细胞计数 50/μL，白细胞计数 10 /μL ），脑脊液生化（蛋白 83Mg/dL 氯化物 120mmol/L，葡萄糖 2.88mmol/L ），脑脊液细菌培养阴性,炎症指标均正常。患儿共住院 25 天治愈出院。出院诊断:①新生儿化脓性脑膜炎;②新生儿败血症;③新生儿肺炎;④早产婴儿;⑤与早产有关的新生儿黄疸;⑥卵圆孔未闭;⑦子宫内低氧症;⑧急产婴儿。

【病例分析和思考】

化脓性脑膜炎是新生儿常见的中枢神经系统感染,大多数与菌血症和脓毒血症有关。新生儿化脓性脑膜炎分早发型和晚发型两种,早发型在出生后 24 ~ 48 h 起病,常有产科并发症和早产,感染发生于临产前或分娩时,经母亲胎儿感染,有起病急、进展快的特点。晚发型多在生后 7 天发病,为母婴垂直传播、水平传播或经留置导管、污染的器械、呼吸机治疗等有关,不及早发型凶险,死亡率较早发型低,国外报道其死亡率为 20%。特异性血清型 B 组链球菌Ⅲ型、大肠埃希 K1 菌株和李斯特Ⅳb 型是 3 种引起新生儿脑膜炎的最主要的细菌菌株,70% ~ 80% 的新生儿脑膜炎由上述细菌的特异性菌株引起。脑脊液培养作为诊断的金标准,但由于种种原因脑脊液培养的阳性率较低,脑脊液常规生化检查作为主要诊断标准。国内临床诊断化脓性脑膜炎的患儿中,脑脊液培养阳性率在 10% 左右,故临床上仍以经验性应用抗生素治疗为主[2]。抗生素治疗原则为:①早期、联合、足量、保证疗程、个体化治疗、经验性抗生素治疗。②抗生素治疗 2~3 d 后,根据药敏试验结果调整抗生素治疗;若培养结果非阳性,则继续经验性抗生素治疗[3]。

本病例其母早破水(> 18 h)、产前发热,且患儿生后体温明显升高,均为早发型败血症及化脓性脑膜炎的高危因素[4],针对早发型败血症及化脓性脑膜炎早期对患儿病情的分析、诊断尤为重要,要及时完善脑脊液、血常规、血培养等相关检查。早期合理应用有效的抗生素抗感染治疗,能有效地降低患儿死亡率;与此同时联合降颅压、镇静、纠正内环境紊乱、营养支持和全面的护理等综合治疗,能降低智力障碍、中度或重度感音神经性聋或视力障碍、癫痫、致神经运动性残疾的脑积水等并发症的出现。化脓性脑膜炎治疗过程中易出现反复,本病针对脑脊液常规中白细胞降至正常后再次升高做出及时处理,及时联合或更换抗生素达到治愈效果,治疗过程中足疗程、个体化治疗尤为重要。

天津市第三中心医院 刘印

【参考文献】

[1] 金汉珍. 实用新生儿学 [M].3 版. 北京:人民卫生出版社,2003:349.

[2] 刘瑛,刁玉霞,鞠秀明,等. 新生儿化脓性脑膜炎的早期临床特征 [J]. 中国妇幼保健,2012,27(10):1481-1483.

[3] 曹云,程国强,侯新琳,等. 新生儿细菌性脑膜炎病因、诊断与治疗 [J]. 中华围产医学杂志,2016,19(12):881-884. DOI:10.3760/cma.j.issn.1007-9408.2016.12.001.

[4] Verani J R , Mc Gee L , Sehrag SJ, et al. Prevention of perinatal group Bstreptococcal disease-revised guidelines from CDC, 2010[J]. MMW R R eeomm R ep, 2010, 59(R R·10):1-36.

病例44 单核细胞增多李斯特菌败血症脑膜炎

【背景知识】

李斯特菌是典型的胞内寄生菌,传播途径主要为粪-口传播,也可通过胎盘和产道感染新生儿。对由产道传播的新生儿李斯特菌感染,若不及时治疗,病死率高达100%,若及时治疗可下降至30%,并且越早治疗病死率越低[1].新生儿李斯特菌感染多发生于早产儿,早发型为宫内感染,多通过胎盘或产道感染胎儿或新生儿,羊水污染,表现为出生时或出生不久即出现窒息、呼吸困难、发热、循环障碍或弥散性血管内凝血等,呼吸道症状常为首发症状,病死率极高。李斯特菌可直接通过血脑屏障进入脑实质及脑干引起脑膜脑炎及脑干脑炎,致死率可达20%~50%,存活婴儿30%~50%留有严重神经系统后遗症,包括脑积水、智力障碍、癫痫、耳聋、皮质盲等[2]。疑有该病时临床上需动态监测血白细胞、血小板及CRP、PCT等指标的变化。由于李斯特菌对头孢类抗生素天然耐药,可选用青霉素类药物,如对青霉素过敏者可选用氨基糖苷类、红霉素、万古霉素等[3]。虽然并不主张首选美罗培南以针对李斯特菌感染,但美罗培南在体外对李斯特菌有很强的灭菌作用,临床也有应用美罗培南治疗李斯特菌感染成功的报告[4]。

【病例简述】

患儿胎龄32^{+2}周,因胎儿窘迫行剖宫产娩出。患儿母亲产前间断发热2周伴咳嗽、血常规白细胞及CRP升高,生产中所见羊水Ⅲ°粪染,宫腔散发臭味,生后Apgar评分3分,经抢救后5分钟、10分钟均8分。生后直入新生儿病房。入院查体:体重1850 g,神清,精神反应弱,呼吸表浅,皮肤薄嫩,有少许胎脂覆盖,前囟平软,全身皮肤发绀,躯干及四肢可见散在出血点,鼻扇,颈软,三凹征阳性,双肺呼吸音粗,可闻及中小水泡音,心率118次/min,心音有力,律齐,脐部无渗血,腹膨隆,肝脾未及肿大,四肢活动少,拥抱反射未引出,末梢凉,脉有力,CRT3 s。经皮测血氧饱和度46%。入院后予无创呼吸机辅助通气(SiPAP),动脉血气分析:pH6.980,PCO_2 71.7mmHg,PO_2 73.9mmHg,BE(B)-16.3mmol/L,Lac3.67mmol/L,抢救后复查正常;C反应蛋白94.52 mg/L;降钙素原5.12ng/mL;纤维蛋白原5.21 g/L,白蛋白23.5 g/L,心脏彩超示动脉导管未闭、卵圆孔未闭;颅脑彩超示颅内结构未见明显异常。胸腹片示重症肺炎。予氨苄西林静点联合头孢噻肟钠抗感染;禁食补充电解液;暖箱保温;监测生命体征及血氧、血糖;预防出血等对症治疗;多巴胺持续静点2天改善循环。住院1天,予人免疫球蛋白1 g/(kg·d)治疗,连用2天,住院2天,皮肤黄染,予蓝光照射;复查血常规白细胞数目$52.3×10^9$/L,予静点美罗培南联合氨苄西林抗感染治疗。住院3天,予人血白蛋白1 g/kg治疗,住院4天,血培养示单核细胞增多李斯特菌,符合新生儿败血症诊断。住院6天,复查纤维蛋白原正常,降钙素原正常,复查总蛋白52.0 g/L;球蛋白25.3 g/L;白蛋白26.7 g/L;复查胸片好转,家长同意脑脊液检查,白细胞$80×10^9$,中性15% 淋巴85%,蛋白1941.2 mg/L,葡萄糖2.43mmol/L,符合新生儿化脓性脑膜炎诊断。第8天予微量喂养,渐增加奶量;住院9天,停无创呼吸机辅助通气;住院15天,复查血常规及C反应蛋白正常。住院17天,患儿颜面及四肢末梢发绀,心脏杂音明显,予口服布洛芬促进动脉导管闭合及吸氧治疗。住院 20 天及 26 天,分别复查脑脊液常规、生化正常,停抗生素静点;血红蛋白 117 g/L;诊断新生儿贫血,予补铁剂治疗。住院 28 天,停氧气吸入;住院 30 天,头 MRI 示左侧侧脑室稍扩张,邻近脑回稍变浅,脑沟稍增宽;双侧侧脑室前后角周围白质信号略减低。共住院 31 天经口喂养早产奶 35mL,每 3 h1 次,体重增至 2090 g,出院。该患儿抢救治疗效果明显,出院后 1 个月随访,患儿一般情况好。出院诊断:①早产儿;②新生儿窒息(重度);③新生儿呼吸衰竭;④新生儿肺炎(重症);⑤新生儿败血症;⑥新生儿化脓性脑膜炎;⑦代谢性酸中毒;⑧早产儿脑病;⑨新生儿皮肤出血;⑩高纤维蛋白原血症;⑪ 低白蛋白血症;⑫ 新生儿高胆红素血症;⑬ 动脉导管未闭;⑭ 卵圆孔未闭;⑮ 中性粒细胞减少症;⑯ 新生儿贫血。

【病例分析和思考】

李斯特菌感染病情凶险,进展快,早期诊断及治疗是改善预后的关键。早期新生儿产母存在发热等明确感染及生食史,存胎膜早破,羊水臭,Ⅲ°污染,CRP 增高,伴感染征象时应及时给予合理有效地抗菌、支持治疗及足够疗程,及时完善细菌学等相关检查。

对于李斯特菌感染性疾病产科应从孕晚期孕妇保健及饮食宣教即开始。应告知避免食用生冷食物,不吃久存冰箱食物。

早期新生儿出现败血症征象时,应及时与产科沟通,详细了解产母孕产史,掌握线索指导用药。

如孕期有相关饮食史,新生儿一旦出现发热等表现需要警惕李斯特菌感染,应注意李斯特菌的耐药情况及对抗菌药抗菌谱的要求,早期经验性给予合理治疗。

天津市宝坻区人民医院　孙鹏超

【参考文献】

[1] CHAN BT, HOHMANN E, BARSHAK MB, et al. Treatment of listeriosis in first trimester of pregnancy [J]. Emerg Infect Dis, 2013, 19(5): 839-841.

[2] HSIEH WS, TSAI LY, JENG SF, et al. Neonatal listeriosis in Taiwan, 1990-2007[J]. Int J Infect Dis, 2009, 13(2): 193-195.

[3] CHEUNG VY, SIRKIN WL.Listeriosis complicating pregnancy [J]. CMAJ, 2009, 181（ 11 ）: 821-822.

[4] 张欣 , 王颖 , 郭在晨 . 新生儿李斯特菌败血症三例 [J]. 中国新生儿科杂志 , 2006, 21（ 5 ）: 303-304.

病例45　无乳链球菌致新生儿坏死性筋膜炎一例

【背景知识】

无乳链球菌致新生儿坏死性筋膜炎在国内未有报道。本文报道一例出生胎龄 29 周的极早产儿,于生后 62 天以感染性休克起病,逐渐出现右侧肩背部皮肤软组织坏死,血培养及局部坏死组织引流液培养均为无乳链球菌,后被诊断为坏死性筋膜炎。在抗感染、纠正休克等综合治疗效果欠佳的情况下,予以外科切除坏死筋膜、清创引流换药 44 天,患儿痊愈。随访至 3 岁,局部无功能障碍,遗留瘢痕。无乳链球菌可以致新生儿坏死性筋膜炎,在抗感染、抗休克治疗的同时,积极外科清创引流可以改善患儿结局。

【病例简述】

患儿女,62天,矫正胎龄37^{+6}周,因"发热1小时伴发绀"收住院。出生胎龄29周,双胎之甲孩,出生体重1000 g,在我院新生儿科住院52天矫正胎龄36^{+3}周,体重1850 g出院。出院后混合喂养,吃奶好,尿便正常,10天体重增加350 g。患儿入院前1小时无明显诱因出现发热,体温37.7° C,伴发绀。发病前无流涕、咳嗽、呻吟及气促表现,无易激惹、嗜睡及抽搐表现,无呕吐、腹泻及拒乳表现。否认发热病人、呼吸道感染病人接触史。入院查体:体温37.3° C,脉率190次/min,呼吸26次/min,血压41/31mmHg。营养欠佳,神志模糊,反应迟钝,呼吸浅慢,全身发绀。全身未见皮疹、出血点。前囟平软,无颈抗。双肺呼吸音增粗,可闻及密集湿性啰音。心音有力,律齐,心率190次/min,心前区未闻及杂音。前臂毛细血管再充盈时间4秒。腹部平软,肝右肋下1.0 cm,质软边锐,脾肋下未触及。脐部干燥。四肢无自主活动,肌张力低,原始反射未引出。入院后常压吸氧下急查血气:pH6.971,Pa-CO$_2$69.7mmHg,PaO$_2$99mmHg,BE-16mmol/L,Lac12.91mmol/L。急查血常规:WBC 2.5×10^9/L,N12.4%,L82.9%,Hb80 g/L,PLT394×10^9/L。炎症指标CRP 7.19 mg/L、PCT 21.82ng/mL。入院诊断:①发热原因待查;②新生儿肺炎;③呼吸衰竭;④休克。

住院后予以如下抢救治疗措施:予气管插管下呼吸机使用,美罗培南联合青霉素抗感染,生理盐水及碳酸氢钠扩容纠酸,多巴胺及多巴酚丁胺升压改善循环,新鲜冰冻血浆及肝素改善凝血功能,悬浮红细胞纠正贫血,丙种球蛋白支持治疗,并予镇静、止抽、保肝、营养心肌、禁食、肠外营养支持等对症治疗。入院24小时血培养回报为无乳链球菌,青霉素敏感。入院24小时休克纠正、体温正常。入院3天复查凝血功能恢复正常(入院当日APTT83.3秒)。入院4天胃肠道功能恢复正常开始喂养。入院6天撤离有创呼吸支持、复查血培养转阴、CRP降至57.57 mg/L(入院3天最高216.3 mg/L)、PCT降至2.69 ng/mL、血小板恢复正常(入院2天最低29×10^9/L)、白细胞升至31.49×10^9/L。入院第2天患儿右侧肩、背、腰、脚踝部位出现散在、边界不清、大小不等、形状不规则、颜色深浅不一的紫红色瘀斑,此后右侧肩背腰处皮损面积增大并融合成片、颜色逐渐加深成灰蓝色,其上逐渐出现水泡、表皮剥脱、脓性渗出、露出白色坏死筋膜组织,周围皮肤红肿。入院第9天,患儿再次发热,复查血常规:WBC34.04×10^9/L,N76.4%,CRP141.22 mg/L。请烧伤整形外科医生会诊,考虑坏死性筋膜炎(necrotizing fasciitis,NF)。予留取渗出物培养后切除坏死筋膜组织、每日清创换药、应用万古霉素联合美罗培南抗感染治疗。坏死渗出物培养回报为无乳链球菌(青霉素敏感)。入院第11天体温平稳、炎症指标逐步下降、创面培养转阴。入院第14天转上级医院进一步行外科治疗。出院诊断:①坏死性筋膜炎;②感染性休克;③弥漫性血管内凝血;④新生儿败血症;⑤新生儿肺炎;⑥呼吸衰竭2型;⑦低钾血症;⑧低钙血症;⑨低钠血症;⑩新生儿贫血;⑪肝功能损坏;⑫心肌损害;⑬应激性溃疡;⑭抽搐原因待查;⑮低蛋白血症。在上级医院继续治疗39天,创面疤痕愈合,未行植皮。随访至3岁,生长发育正常,局部无功能障碍,遗留瘢痕。患儿皮损部位照片见彩图7。

【病例分析和思考】

·无乳链球菌又称 B 族链球菌,系革兰阳性、成对或成短链状排列的细菌。常正常寄居于妇女阴道和人体肠道,也是婴儿鼻咽、直肠及皮肤的定植菌。该菌为条件致病菌,在孕妇、新生儿或老年有基础疾病等免疫力低下人群中,可引起侵袭性感染。可造成孕妇的绒毛膜羊膜炎,导致流产、胎膜早破及产褥感染。可引起新生儿肺炎、败血症、化脓性脑膜炎、坏死性小肠结肠炎、化脓性骨关节炎等[1]。在非孕期成年人中,主要引起泌尿道感染,也会引起呼吸道、皮肤软组织感染[2]。无乳链球菌引起 NF 的临床病例罕有报道,主要见于有糖尿病等基础疾病的免疫力低下人群[3],尚未在中文期刊中检索到该菌引起新生儿 NF 的病例报道。

NF 是临床较少见的一种疾病,发展迅速、病情凶险,以皮肤、皮下组织及深浅筋膜进行性坏死为特征的软组织感染,并多伴有全身炎症反应。1871 年该病首次在教科书中被描述[3]。1924 年 Meleney 和 Brewor 提出 NF 是由多种细菌感染所致[4]。因多年来该病名称比较混乱,2018 年 Yildiz 和 Yombi 将 NF 按照致病菌不同分为四型[5]:Ⅰ型由多种细菌混合感染引起,多继发于严重创伤后;Ⅱ型为单一细菌感染引起,最常见病原菌为 A 组溶血性链球菌,表皮葡萄球菌、无乳链球菌、肠球菌、大肠埃希菌也有报道[3];Ⅲ型为海洋弧菌感染引起;Ⅳ型为耐药性金黄色葡萄球菌所致。当致病菌入侵皮肤软组织后,首先在皮下浅深静脉引起炎症反应,然后蔓延,在血管和淋巴管内形成血栓阻塞血运和淋巴液回流,导致大面积皮肤和皮下浅深筋膜坏死。NF 虽为临床少见疾病,但文献报道[6]近年发病率有逐年上升趋势需引起临床医生警觉。NF 可继发于严重创伤,也可继发于皮肤黏膜的微小创伤如刺伤、蚊虫咬伤等,甚至非开放性软组织损伤。NF 表现为在严重的全身感染的同时,皮肤表面出现红斑、水肿,红斑很快变为紫罗兰色,继而出现水泡、破溃[7]。新生儿 NF 损伤位置经常发生于腹壁、肛周会阴部,也可见于颈胸部、四肢及背部,本病例即发生于肩背部(见上图)。NF 的诊断一旦成立,在积极抗休克抗感染治疗的基础上早期行多位点切开引流,并应该给予丙种球蛋白、血浆等积极的支持治疗,腹胀明显的需禁食、静脉营养[7-8]。由于 NF 早期缺乏特异性的临床表现,往往因早期诊断困难而延误治疗,2002—2017 年英国 NF 的病死率仍高达 16%[9]。新生儿 NF 病死率明显高于其他年龄段儿童[6]。

由于早期不认识此病,此患儿发病 8 天后经外科医生会诊才明确诊断,延误切开引流治疗使得患儿软组织坏死广泛,并最终永久遗留疤痕。新生儿内科医生遇到严重感染病例时,要高度警惕 NF 的可能、仔细查体、遇到可疑病例及时请外科医生会诊争取尽早诊断及切开引流治疗,以期最大程度改善患儿预后。

注:本病例内容已被《中华新生儿科杂志》收录。刘红玉,张平平,陈宗南,等. 新生儿坏死性筋膜炎 1 例 [J]. 中华新生儿科杂志,2022,37(4):359-360.

天津市滨海新区塘沽妇产医院 赵月霞 刘红玉

【参考文献】

[1] 邵肖梅,叶鸿瑁,丘小汕. 实用新生儿学. 第 5 版 [M]. 北京:人民卫生出版社,2019:516.

[2] 王艳艳,任静,徐燕,等. 无乳链球菌在非孕妇成人患者中的临床分布特点与耐药性分

析 [J]. 中国医药科学,2013,3(7):87-88.

[3]　HOLMSTROM B,GRIMSLEY EW.Necrotizing fasciitis and toxic shock-like syndrome caused by group B streptococcus.[J].Southern Medical Journal, 2000,93(11):1096-1098.

[4]　MARK EP,RICHARD JH.Necrotizing fcschiitis.Surg Gynecol Obstet. 1985,161(2):357-361.

[5]　YILDIZ,HALIL,YOMBI,et al. Necrotizing Soft-Tissue Infections[J]. 2018,378(10).

[6]　N. ARIF, S. YOUSFI, C. VINNARD. Deaths from Necrotizing Fasciitis in the United States, 2003–2013. Epidemiol Infect . 2016,144(6):1338-1344.

[7]　牟弦琴,李振东,张道荣. 婴幼儿急性坏死性软组织感染 25 例 [J]. 中华小儿外科杂志,1986,7(2):102-103.

[8]　林宇,张炳,吴典明. 婴幼儿急性坏死性筋膜炎 8 例诊治分析 [J]. 福建医药杂志，2015,37(3):54-55.

[9]　BODANSKY DMS,BEGAJ I,EVISON F,et al. A 16-year Longitudinal Cohort Study of Incidence and Bacteriology of Necrotising Fasciitis in England[J].World J Surg. 2020 ,44(8):2580-2591.

病例 46　双胎共患早发及晚发 GBS 感染二例临床分析

【背景知识】

B 族链球菌(Group B Streptococcal, GBS)是引起新生儿败血症和脑膜炎的常见病原菌,根据新生儿感染 GBS 的时间分为早发型(<7 d)和晚发型(≥ 7 d)。早发型主要表现为肺炎及败血症,少数合并细菌性脑膜炎,致病 GBS 来源于母体阴道定植菌的垂直传播。晚发型主要表现为脑膜炎及严重的脓毒血症,可导致严重的神经系统后遗症,致病的 GBS 来源于母体水平传播、院内感染或社区感染。治疗首选青霉素类,难治性可选万古霉素或利奈唑胺。对产前 GBS 筛查阳性及高危因素(产时发热≥ 38 ℃、早产、未足月胎膜早破、胎膜破裂≥ 18 h)的产妇进行产时抗生素干预,可以有效降低早发型 GBS 感染的发病率,对晚发型发病率虽无明显改善,但可推迟症状出现的时间,并减轻疾病的严重程度。

【病例简述】

1. 病例 1　女,G1P2,胎龄 37[+4] 周,双胎之小女,因"双胎妊娠"行剖宫产,羊水清,量多(2000mL),脐带、胎盘正常, Apgar 评分 1 分钟 9 分,出生体重 2650 g,生后入母婴同室,混合喂养,吃奶可,尿便正常。生后 4 天出现呻吟、发绀,吃奶差、反应差,心率增快 190 次 /min,转入当地医院新生儿科治疗。母亲孕期血糖血压正常,甲状腺功能减低,口服优甲乐治疗,产前超声提示羊水轻度增多。予"拉氧头孢钠 150 mg/(kg·d)联合青霉素 10wu/(kg·d)"抗感染治疗, nCPAP(FiO$_2$ 21%~25%,PEEP 6cmH$_2$O)辅助呼吸,血培养回报无乳链球菌,为进一步治疗生后 7 天转入我院新生儿科。查体: T 36.6 ℃ P 150 次 /min R 50 次 /min Bp74/42mmHg ,精神反应稍弱,前囟平软,张力不高,呼吸平稳,双肺呼吸音清晰,未闻及干湿啰音,心音有力,律齐,未闻及杂音,腹部(-),四肢肌张力正常,生理反射可引出。化验:血气分析、血糖正常,血常规(外院生后 4 天 WBC12.34×10⁹,N%: 83%,Hb 171 g/L,PLT 272×10⁹,CRP<0.499,PCT 0.277ng/mL,生后 5 天血常规 WBC 26.12×10⁹,N%: 73.8%,Hb 164 g/L,PLT 256×10⁹,CRP18.28 mg/L,PCT 8.073ng/mL)胸片:左肺内中带及右下肺小片状阴影,生后 7 天血培养:无乳链球菌。入院后查 PCT 0.9844ng/mL,血常规正常,两次血培养无菌生长,肝肾功能及电解质正常,脑脊液常规及生化正常,头颅 MRI 左侧枕叶小片状异常影,双侧大脑半球白质水肿,透明隔腔存在。予美罗培南联合青霉素抗感染治疗 2 周,痊愈出院,出院后随访一般情况好,无严重并发症。

2. 病例 2　男,病例 1 双胎之兄,G1P1,胎龄 37 周 +4,双胎之大男,剖宫产,羊水、脐带、胎盘正常,Apgar 评分 1 分钟 10 分,出生体重 2700 g,生后混合喂养,吃奶好,体重增长好,生后 13 天,无明显诱因出现发热,体温 38.9 ℃,无咳嗽咳痰,无流涕,无腹胀腹泻,因"发热 1.5 h"收入我院新生儿科,查体: T 38.1 ℃ P 200 次 /min R 66 次 /min Bp89/66(77)mmHg,精神反应弱,皮肤苍黄发花,前囟饱满,张力稍高,呼吸急促,双肺呼吸音清晰,未闻及干湿啰音,心音有力,律齐,未闻及杂音,腹软,肠鸣音弱,四肢肌张力正常,生理反射可引出。入院查化验:血气分析: pH 7.33,PCO₂ 31.4mmHg,PO₂ 83 mmHg,BE -9mmol/L,Lac 6.69 mmol/L,血糖正常,血常规 WBC3.75×10⁹,N%: 61.3%,Hb 142 g/L,PLT 281×10⁹,CRP 15.65,PCT 39.14ng/mL,入院 2 小时出现抽搐,双眼凝视,角弓反张,前囟饱满,四肢肌张力增高,予苯巴比妥钠 20 mg/kg 镇静,腰穿脑脊液:脓性脑脊液,有核细胞计数 233.2×10⁶/L,以单个核细胞为主,黏蛋白定性阴性,比密 1.010,不凝,蛋白 1.92 g/L,糖 0.5mmol/L,肝肾功能电解质正常,有创呼吸机通气,住院 1 天 CRP170.52,血、脑脊液培养回报无乳链球菌,对青霉素、氨苄西林、利奈唑胺、万古霉素敏感,头颅 MRI:①右侧额、顶、颞及双侧枕叶多发血肿。②双侧大脑半球内散在多发缺血灶。③双侧大脑半球蛛网膜下腔出血。④双侧大脑半球白质水肿,胼胝体膝部、压部及内囊后支高度水肿,前囟膨出。⑤左侧额、顶及双侧枕部皮下软组织水肿。予美罗培南联合青霉素及万古霉素治疗,甘露醇降颅压,有创呼吸机机械通气治疗,患儿病情危重,家属考虑预后不良住院 8 天放弃治疗。

【病例分析和思考】

B 族链球菌(Group B Streptococcal,GBS)又称无乳链球菌,是一种兼性革兰阳性菌,孕妇的阴道或直肠定植率为 10%~30%,大约 50% 的 GBS 定植孕妇把细菌传播给新生儿,在没有产前抗生素预防的情况下,1%~2% 的新生儿会出现早发型 GBS 感染(group B streptococcal early-onset disease,GBS-EOD),造成肺炎、败血症和化脓性脑膜炎。新生儿出生时 GBS 可存在于鼻咽、直肠中并持续数周至数月,也可存在于皮肤数周。GBS 是欧美国家新生儿败血症和脑膜炎的常见病原菌。在中国,以往认为新生儿 GBS 感染很少见,近几年国内一些学者研究发现,新生儿 GBS 感染发病率和死亡率明显上升,GBS 已成为我国孕妇阴道定植及新生儿细菌感染性疾病的主要细菌之一[1]。根据新生儿或婴儿感染 GBS 的时间分为 GBS-EOD 和晚发型 GBS 感染(group B streptococcal late-onset disease,GBS-LOD)。GBS-EOD 发生在分娩后 7 d 内,主要发生于产后 12~48 h,链球菌血清型多以 I a 为主,多以呻吟、呼吸困难为首发症状,易合并休克,主要表现为肺炎及败血症,少数合并细菌性脑膜炎,致病 GBS 来源于母体的垂直传播。GBS-LOD 发生于产后 7 d 至 3 个月,链球菌血清型多以Ⅲ型为主,致病性较强,对血脑屏障内皮细胞具有特殊粘附性,可直接造成脑细胞溶解坏死,所以骨、软组织感染、脑膜炎和脑积水比例高。与早发 GBS 感染相比,晚发感染婴儿不太可能出现严重休克,主要表现为脑膜炎及严重的脓毒血症,可导致严重的神经系统后遗症及听力丧失等不可逆损害,致病的 GBS 来源于母体水平传播、院内感染或社区感染,对于 GBS 脑膜炎患儿,可同时采集母亲阴道拭子、肛肠拭子和乳汁进行病原体的培养来寻找感染来源。GBS-EOD 进展快,但转归及预后相对较好,而 GBS-LOD 进展相对较慢,但新生儿神经系统损害大。本文双胎为剖宫产出生,其母产前未进行 GBS 筛查及预防,其一为 GBS-EOD,另一为 GBS-LOD, GBS-EOD 患儿表现为 GBS 败血症,临床症状轻,以呼吸困难、呻吟为主,随访预后好;GBS-LOD 患儿表现为化脓性脑膜炎,症状重,治疗效果欠佳,家属放弃治疗。

针对 GBS 感染抗生素选择上首选青霉素类,难治性可选万古霉素或利奈唑胺,合并 GBS 脑膜炎时可联合应用透过血脑屏障的抗生素,应早期及时、足量、足疗程,尽早控制感染,减少并发症的发生,双胎之一患有 GBS 败血症时应同时对另一胎儿进行治疗。GBS 对青霉素、氨苄西林、头孢曲松、美罗培南、万古霉素、利奈唑胺均敏感,但 PG 是体外试验中抗菌谱最窄及抗菌活性最好的药物,为指南推荐 GBS 脑膜炎目标治疗的首选, PG 治疗 GBS 脑膜炎需使用较常规推荐更大的剂量。虽体外敏感,但 PG 对 GBS 的 MIC 值相对其他链球菌更高。相对于治疗肺炎链球菌,PG 每天 30 万 U/kg 的给药剂量,晚发型 GBS 脑膜炎所需的药物推荐剂量更高,每天 45 万 ~50 万 U/kg,分 4~6 次给药[2, 3],抗感染疗程及抗生素选择在早发型及晚发型无明显差异,主要取决于感染部位,对于治疗的持续时间推荐如下:无病灶脓毒症 10d、脑膜炎 14~21d、脓毒性关节炎 14~21d、骨髓炎 21~28d。

研究显示对孕妇进行产前 GBS 定植高危因素识别或孕晚期 GBS 普遍筛查,依据适应证进行产时抗生素干预(intrapartum antibiotic prophylaxis, IAP),是当前预防围生期 GBS 感染的最有效措施[4]。IAP 对晚发型发病率虽无明显改善,但可推迟症状出现的时间,并减轻疾病的严重程度[5]。推荐在 36~37^{+6} 周对所有孕妇行阴道 - 直肠 GBS 筛查。孕期患 GBS 菌尿或既往有新生儿 GBS 病史者可不筛查,按照 GBS 阳性处理。但对于条件不足的机构,推荐基于危险因素(产时发热 ≥ 38 ℃、早产不可避免、未足月胎膜早破、胎膜破裂 ≥ 18 h)的预防性治疗。对于计划剖宫产的孕妇,如果未临产和无胎膜破裂,无论孕周大小,即使 GBS 阳性,均无需针对 GBS 进行产时抗生素预防[6]。

研究显示,普遍性筛查后采取预防性治疗,较基于危险因素的预防性治疗更能预防 GBS-EOD 的发生[7]。以往认为我国孕产妇 GBS 定植率低,原因可能与我国 GBS 筛查的取材、检测时机和方法与国外不同有关,但缺乏大规模流行病学调查资料。

天津市中心妇产科医院　马俊苓

【参考文献】

[1]　ZHU Y, HUANG J, LIN XZ, et al. Group B Streptococcus colonization in late pregnancy and invasive infection in neonates in China: a population-based 3-year study[J]. Neonatolo-

gy，2019，115（4）：301-309. PMID：30808831.DOI：10.1159/000494133.

[2]　PANNARAJPS，BAKERCJ. Group B streptococcal infections.In：Feigin and Cherry′s text-book of pediatric infectious diseases[M].7th ed.Saunders，Elsevier Inc，2014：1153-1169.

[3]　WILSON CB，NIZET V，MALDONADOYA，et al.Group B streptococcal infections.In：remington and Klein′s infectious diseases of the fetus and newborn infant [M].8th ed.Else-vier Saunders，Philadelphia，2016：429-474.

[4]　祝垚，高磊，黄仲玲，等. 新生儿 B 族链球菌感染现状的多中心前瞻性研究 [J]. 中国当代儿科杂志，2021，23（9）：889-895.DOI：10.7499/j.issn.1008-8830.2105018.

[5]　BERARDI A，ROSSI C，LMGLI L，et al. Group B streptococcus late-onset disease：2003-2010[J]. Pediatrics，2013，131（2）：e361-e368. DOI：10.1542/peds.2012-1231.

[6]　ACOG.Prevention of group B streptococcal early-onset disease in newborns：ACOG Com-mittee Opinion Summary，Number 782[J].Obstet Gynecol，2019，134（1）：206-210.

[7]　SCHRAG SJ，ZELL ER，LYNFIELD R，et al.A population-based comparison of strategies to prevent early-onset group B streptococcal diseasein neonates. Active Bacterial Core Sur-veillance Team [J].N Engl J Med，2002，347：233-239

病例 47　先天性巨细胞病毒感染一例

【背景知识】

巨细胞病毒（cytomegalovirus，CMV）为 DNA 病毒，在人群中广泛存在、呈潜伏感染状态，宿主免疫功能低下时可呈活动性感染。免疫功能低下群体，如新生儿易发生母婴垂直传播造成先天感染，也容易通过母乳喂养、密切接触病毒携带者或输血等途径导致生后获得性感染[1]。新生儿宫内感染为先天感染，出生 3 周内 CMV 病原检测呈阳性。先天症状性感染可致患儿多系统损伤，部分遗留永久性损伤，及时诊断和治疗可有效控制病情进展、改善预后。因此，有必要尽早诊断先天性新生儿 CMV 感染，以尽早进行治疗。

【病例简述】

患儿女，系 1 胎 1 产，胎龄 38^{+5} 周，顺产，出生体重 2300 g。羊水 III°，量中，脐带正常，胎盘正常。Apgar 评分 10 分。生后发现患儿面部、躯干及四肢皮肤可见散在瘀斑及出血点，查血常规示血小板计数 36×10⁹/L，生后 10 小时因"发现血小板降低 10 小时"由外院转入我院。入室查体：体温 36.3 ℃，心率 146 次 /min，呼吸 48 次 /min，血压 67/35mmHg；身长 47 cm，头围 33 cm，胸围 32 cm。小样儿貌，精神反应正常，呼吸平稳，双肺呼吸音清，未及干湿性啰音。心音正常，律齐，各瓣膜听诊区未闻及杂音。腹软，肠鸣音正常。肌张力正常。周身可见散在出血点，面部及下肢可见瘀斑，不高于皮面，压之不褪色。入院诊断：血小板减少性紫癜 足月小样儿

生后第 1 天查凝血功能：凝血酶原时间 13.4 s，活化部分凝血活酶时间 38.7 s，纤维蛋白原浓度 1.28 g/L，凝血酶时间 21.4 s，D- 二聚体 3.26 mg/L。血常规：白细胞计数 12.9×10⁹/L，中性粒细胞百分比 77.2%，血红蛋白 106 g/L，血小板计数 25×10⁹/L，C 反应蛋白 1.57 mg/L，

予丙种球蛋白封闭血小板抗体治疗,急查库姆试验阴性,排除溶血性贫血,予全血纠正贫血治疗,予血小板输注治疗,同时予拉氧头孢抗感染治疗。生后第 2 天头颅超声示:考虑双侧室管膜下出血(已液化呈囊腔),双侧脑室增宽,双侧脑室后角向枕部伸展,后角比值 >0.5,双侧基底核区带状偏强回声,脑室旁白质回声轻度增强。腹部超声:肝脾未见明显异常。生后第 7 天致畸四毒示:巨细胞病毒 IgM 1.63 COI,高于正常,生后第 9 天眼科会诊:患儿眼底异常(颞侧视网膜可见小片状灰白色病灶),考虑可能与 CMV 阳性有关。生后第 12 天头颅 MRI:①双侧侧脑室内少量出血,双侧侧脑室增宽。②双侧大脑半球白质水肿。③透明隔间腔存在。尿液 CMV-DNA 定量:1.95E+06 copies/mL,(最低监测下限 4.00E+02),血浆 CMV-DNA 定量: 3.46E+03 copies/mL,(最低监测下限 4.00E+02),母乳 CMV-DNA 定量 $<1 \times 10^3$,诊断先天性巨细胞感染,予更昔洛韦抗病毒治疗及经低温巴氏消毒母乳喂养。生后第 18 天血常规:白细胞计数 6.14×10^9/L,中性粒细胞百分比 18.9%,血红蛋白 101 g/L,血小板计数 115×10^9/L,C 反应蛋白 1.02 mg/L。生后第 30 天尿液 CMV-DNA 定量:1.95E+06 copies/mL,(最低监测下限 4.00E+02),血浆 CMV-DNA 定量: 3.46E+03 copies/mL,(最低监测下限 4.00E+02),期间监测肝肾功能大致正常。生后 30 天听力筛查通过,生后 34 天患儿病情平稳出院。出院后继续口服缬更昔洛韦抗病毒治疗。

出院后进行随访,生后第 56 天血浆 CMV-DNA 定量 <4.00E+02,生后第 73 天眼底:视网膜散在灰白色病灶,出血减少。生后 89 天听力筛查未通过。第 91 天尿液 CMV-DNA 定量 <4.00E+02。

【病例分析和思考】

新生儿先天性巨细胞病毒感染主要由 CMV-IgM 阳性的孕妇通过胎盘垂直传播而引起,尤其是妊娠早期的 CMV 活动性感染与母婴垂直传播密切相关。先天性巨细胞病毒感染对胎儿、新生儿、婴儿危害大。本病例为先天性巨细胞感染,以血小板减少性皮肤瘀点瘀斑为首发,典型临床表现为:皮肤瘀点瘀斑、低体重儿、血小板减少、脉络膜视网膜炎、脑室周围钙化。先天性巨细胞病毒感染引起血小板减少,是因为 CMV 不但可以直接破坏造血干细胞,还可以破坏骨髓的基质细胞和造血微环境,抑制骨髓的造血功能。

目前,更昔洛韦是治疗先天性巨细胞病毒感染的一线药物。更昔洛韦是一种广泛抗 DNA 病毒药物,具有较好的抑制作用。该药物是第一个对人体先天性巨细胞病毒感染进行治疗的药物,作用机制为:通过对病毒 DNA 聚合酶选择性发挥抑制作用,阻断病毒 DNA 合成过程,同时还可渗入到病毒 DNA 中,阻止其进一步延伸,从而对病毒复制发挥显著的抑制效果 [2]。本病例经过积极治疗后,皮肤瘀点瘀斑消退,血小板恢复正常、脉络膜视网膜炎较前好转,未出现严重的肝肾功能损害及中性粒细胞的减少。但对听力的损伤却呈进行性。

总之,应该对具 CMV 感染高危因素的新生儿进行筛查,及早发现,予以防治,降低死亡率和病残率。

天津市中心妇产科医院　肖宪玲

【参考文献】

[1]　中国医师协会新生儿科医师分会, 中国医师协会新生儿科医师分会感染专业委员会,

中华新生儿科杂志编辑委员会.新生儿巨细胞病毒感染管理专家共识[J].中华新生儿科杂志,2021,36(6):1-7.

[2] 李俊武.更昔洛韦治疗新生儿先天性巨细胞病毒感染的临床分析[J].当代医学,2015,20(3):128-129.

病例48　换血治疗在重症感染病例中的应用

【背景知识】

感染、早产和出生窒息一直是全球新生儿死亡的三大主要原因。我国至 2020 年婴儿死亡率为 5.6‰,其中三分之一的婴儿死亡是因感染所致。在 NICU 中重症感染患儿的救治一直是摆在新生儿医生面前的一道难题。经积极抗生素抗感染、输入新鲜血浆、丙种球蛋白后,仍有患儿症状没有明显缓解,甚至皮肤出现出血、紫癜等情况。这时进行换血治疗有时可以得到意想不到的效果。

【病例简述】

患儿女,胎龄 40 周,足月顺产,于当地医院出生,出生体重 3320 g。产时羊水 I 度,量少(100mL),脐带、胎盘正常。生后 Apgar 评分 1 分钟、5 分钟、10 分钟均 10 分。生后 3 小时＋出现呻吟、吐沫,继而出现呼吸困难,周身青紫,予患儿气管插管,可见大量血色泡沫自口中涌出,立即予立止血气管内注入及静脉推入止血治疗。胸片示:新生儿肺炎及气胸,予有创呼吸机高频振荡模式(MAP12cmH$_2$O 振幅 35mmbar 频率 10 Hz FiO$_2$100%),并予哌拉西林他唑巴坦抗感染治疗,生后 12 小时,患儿气管插管内再次涌出大量鲜血,予复苏囊加压给氧并予立止血气管内注入、静脉推入止血治疗,生后 15 小时复查胸片示气胸基本吸收,存在严重肺损伤,予气管内注入肺表面活性物质(珂立苏)280 mg,生后 21 小时患儿体温升至 38.2 ℃,予升级抗生素至美罗培南、并加用青霉素联合抗感染治疗,生后 25 小时气管插管内涌出大量鲜红色血液,予复苏囊加压给氧并再次予立止血气管内注入、静脉推入止血治疗,复查胸片示右侧气胸,行胸腔穿刺术,抽出气体约 40mL,复查胸片较前好转。测微量血糖 20.2 mmol/L,予胰岛素 0.1U/(kg·h)静点。生后 31 小时复查胸片示右侧气胸及纵隔气肿,查血气:pH6.921,PCO$_2$89mmHg,PO$_2$ 13mmHg,BE-14mmol/L,Lac 10.93mmol/L,行胸腔穿刺术,抽出气体约 50mL,复查气体较前减少,再次予气管内注入肺表面活性物质(珂立苏)340 mg,测血压 57/28(33)mmHg,予多巴胺 10μg/kg/min 升压,并予碳酸氢钠纠酸,予气管插管呼吸机辅助通气(SIMV 模式,参数 PIP 25cmL120,PEEP 7cmH$_2$O,RR60 次/min,FiO$_2$ 100%)治疗。因患儿病情危重,为进一步诊疗,于生后 33 小时在呼吸机辅助通气下,转院至我院 NICU。入院查体:T36.5° C　P148 次/min　血压 81/57(65)mmHg　无规律自主呼吸。精神反应弱,皮肤尚红润,囟门平坦,张力不高。胸廓对称,双肺送气音对称,未闻及干湿啰音。心音正常,律齐,各瓣膜听诊区未闻及杂音。腹部软,脐带正常,无渗血,未见异常分泌物,肝脾未及肿大,肠鸣音正常。四肢末梢温,肌张力减退。拥抱反射阴性。化验:TcSO$_2$ 92%,血糖:4.7mmol/l。血气分析示:pH 7.27,PCO$_2$59.3mmHg,PO$_2$40mmHg,BE-1mmol/L,Glu 5.0mmol/L,Na 140mmol/L,K 3.8mmol/L,Ca 0.96mmol/L。胸片:纵隔气

肿。入院诊断：起源于围生期的气胸、起源于围生期的肺出血、纵隔气肿、特发于围生期的感染、新生儿呼吸性酸中毒

治疗经过：入院后立即予保温，置于适中温度中，进行生命体征监测。继续呼吸机辅助呼吸治疗、美罗培南联合青霉素抗感染，延迟喂养及静脉输液，多巴胺改善微循环。完善相关检查。CRP 146.35 mg/L，PCT 59.81ng/mL，明显高于正常，提示该儿重症感染，继续予美罗培南抗感染治疗，并予输入血浆及丙种球蛋白支持治疗。因心脏超声示卵圆孔未闭（3.9 nm）动脉导管未闭（2.7 mm）三尖瓣反流（轻度）肺动脉高压 59mmHg，予 NO 吸入治疗减轻肺血管阻力。Ca 0.63mmol/L，予补钙治疗。TORCH-IgM 阴性，细菌培养未见致病菌。住院 3 天患儿凝血功能异常，皮肤出现大面积紫癜，精神反应弱，全身水肿明显，无尿。因患儿存在重症感染，重症肺炎合并肺动脉高压，经抗感染及支持治疗后症状无明显缓解，遂予换血治疗。换血过程中曾有一过性血小板减低，后恢复正常，换血后 CRP 明显下降，全身炎症反应及肺部症状均有改善，尿量逐渐恢复正常。住院 5 天停用 NO 吸入治疗，住院 12 天血红蛋白 98 g/L，红细胞压积 0.291，予悬浮红细胞输入纠正贫血。复查床旁超声：卵圆孔未闭，三尖瓣反流（轻度），肺动脉压 38mmHg。住院 16 天复查肝肾功能电解质大致正常，自主呼吸好转，肺部炎症逐渐改善，停用呼吸机通气改头罩吸氧。予氨溴索化痰、布地奈德、异丙托溴胺及乙酰半胱氨酸雾化减轻气道炎症。住院 18 天复查感染指标降至正常，美罗培南降级至舒普深继续巩固治疗 3 日后停用。复查感染指标均处正常范围。头颅超声提示：脑结构未见异常。住院 21 天自主呼吸平稳，无缺氧表现，停吸氧治疗。患儿早期予静脉营养支持治疗，呼吸改善后恢复喂养，并逐渐增加奶量。住院 21 天完全经口喂养，停用静脉营养。住院 23 天，病愈，出院。患儿换血治疗前后照片见彩图 8。

【病例分析和思考】

本病例为一足月儿，产时并无窒息缺氧情况，生后 3 小时出现肺出血，此时在排除缺氧、温度变化等诱发因素后，应高度怀疑感染情况。此时如同时留取标本更容易找到致病菌，从而更有针对性地进行抗生素的选择。而在已经使用抗生素后再留取标本，细菌培养的阳性率会有很大的下降。

本病例入我院后即予以积极抗感染治疗，血浆及丙种球蛋白支持治疗，但效果欠佳。患儿于入院 3 日出现 DIC、皮肤紫癜、无尿等症状。此时选择进行换血治疗，因无法获得全血，故我们使用的是 O 型悬浮红细胞与 AB 型血浆进行混合后使用。悬浮红细胞与血浆的比例为 2：1。换血量为该儿血容量（80mL）的两倍。换血前予患儿禁食、置于红外线热辐射床上，连接心电监护；选择合适的动静脉消毒，进行套管针穿刺后连接三通管，从动脉端抽出血，从静脉端注入血，抽与注同时进行，同步、等量、等时。在外周动脉端经三通管连接注射器及放置废血容器；在静脉端三通管上分别连接储血袋及注射器，先关闭三通管的静脉端，用注射器抽取储血袋中的血液，关闭三通管的储血袋端，将血液慢慢注射入静脉血管[1]。整个换血通路应尽量保持密闭，整个换血过程要严格无菌操作，避免继发感染。整个换血过程在 90~120 分钟内完成。换血过程中需观察呼吸、血压、心率、尿量等生命体征变化，并在换血前中后监测血气、凝血功能、肝肾功能、电解质、血糖、血氧饱和度、胆红素情况。

换血疗法基本原理是去除细菌,细菌毒素和循环促炎细胞因子;改善灌注和组织氧合作用;纠正凝血系统异常;并增强免疫防御机制(增加循环中的 C3 及 IgA、IgG、IgM 的水平,改善调理素受体对病原体的活性,增强中性粒细胞功能)。从而达到增加白细胞及中性粒细胞数量,纠正异常凝血过程,消除 DIC 潜在危险,改善尿量,调节体内酸碱平衡的作用[2]。

对于经积极抗感染、支持治疗后,效果不满意的重症感染患儿,可考虑尽早进行换血治疗。在挽救重度感染患儿的生命过程中换血治疗起到了重要作用。经多项相关研究显示同步换血是抢救危重新生儿败血症的一种安全、有效、直接、快速的方法,如把握好换血的时机,严格规范进行无菌操作,可以有效提高重症感染患儿的救治成功率[3]。

天津市中心妇产科医院　赵颖

【参考文献】

[1]　RAMASETHU J. Seo S MacDonald's Atlas of Procedures in Neonatology[M] .2020，368-376.

[2]　PMGNI L，RONCHI A，BIZZARRI B，et al.Exchange Transfusion in the Treatment of Neonatal Septic Shock：A Ten-Year Experience in a Neonatal Intensive Care Unit[J]. Int J Mol sci.2016；17(5)：pii：E695

[3]　ARADHYA, A. S., SUNDARAM, V., KUMAR, P., et al. Double Volume Exchange Transfusion in Severe Neonatal Sepsis[J]. The Indian Journal of Pediatrics，83(2)，107–113.

第三节　呼吸系统疾病

病例49　一例难治性足月新生儿呼吸窘迫综合征病例报道及分析

【背景知识】

新生儿呼吸窘迫综合征(RDS，respiratory distress syndrome)为肺表面活性物质缺乏所致的两肺广泛肺泡萎陷损伤渗出的急性呼吸衰竭,多见于早产儿和剖宫产新生儿,生后数小时出现进行性呼吸困难、青紫和呼吸衰竭。病理上出现肺透明膜,又称肺透明膜病。择期剖宫产新生儿 RDS 发生率 0.9%~3.7%[1]。本文就我院 1 例择期剖宫产足月新生儿生后反复呼吸困难的诊疗过程做一回顾及分析。

【病例简述】

患儿女,1 天,因"呻吟伴血氧饱和度低于正常 1 小时"入院。患儿系 G_3P_1,宫内孕 38^{+1} 周,因横位、妊娠期高血压、妊娠期糖尿病、窦速行剖宫产娩出,产时羊水清亮,量约 500mL,脐带、胎盘未见异常,生后 1 分钟 Apgar 评分 9 分(肤色 -1),生后 5、10 分钟 Apgar 评分 10 分,出生体重 3600 g,生后 1 小时出现呻吟、呼吸不规则,伴口周发绀,监测血氧饱和度 86%,入我科进一步诊治。查体: T35 ℃,P140 次 /min,R55 次 /min,BP60/45mmHg,$SPO_2$86%。精神反应弱,无兴奋、抑制及易激惹,呻吟,呼吸不规则,50~60 次 /min,三凹征(+),口周微绀,余皮肤红润,监测血氧饱和度 86% 左右,前囟平软,张力不高,约 1 cm×1 cm,双肺呼吸音低,未闻及湿罗音,心音有力,律齐,心率 140 次 /min,未闻及杂音,腹平软,四肢肌张力正常,四肢末梢皮温稍低,无花纹,CRT<3 秒,双侧锁骨区连续无压痛,Ortolanti 征阴性,女性外阴,原始反射可引出。

入院予保温,吸痰,监测血糖正常,头罩吸氧治疗(吸入氧流量 1 L/min,吸入氧浓度 25%),静脉输注盐酸氨溴酸促进肺表面活性物质生成及头孢呋辛钠预防感染。化验血气分析:pH7.331,二氧化碳分压 30.9mmHg,氧分压 63.7mmHg,实际碳酸氢根浓度 16.0mmol/L,标准碳酸氢根浓度 17.6mmol/L,总二氧化碳 16.9mmol/L,碱剩余 -8.6mmol/L,碱剩余(细胞外)-10.0mmol/L,氧饱和浓度 91.3%,乳酸(动脉)4.17mmol/L,考虑代谢性酸中毒伴呼吸性碱中毒。白细胞 13.70×10^9/L,红细胞 4.78×10^{12}/L,血红蛋白 169 g/L,红细胞比容 48.5%,血小板 257×10^9/L,中性粒细胞百分数 47.6%,淋巴细胞百分数 36.7%, C 反应蛋白 <0.50 mg/L;大致正常。生后 1 小时全定量降钙素原 0.52ng/mL(参考值 <0.5ng/mL),稍高于正常,提示感染。生化回报未见明显异常。第 1 次胸片(生后 6 小时,见图 3-3-1)回报:两肺纹理粗乱,不除外新生儿肺炎;两下肺可疑含气支气管征,不除外肺透明膜病;上纵隔略宽,考虑胸腺影。

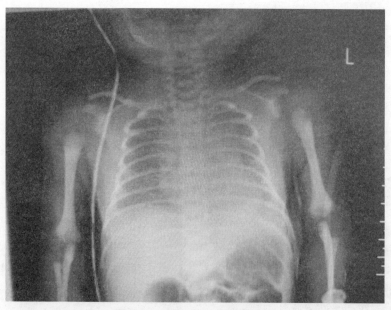

图 3-3-1　患儿第 1 次床旁胸片

患儿头罩吸氧下呻吟越来越明显,伴进行性呼吸困难,予提高吸氧浓度后无明显好转,结合胸片表现,诊断新生儿呼吸窘迫综合征,生后 5 余小时予无创呼吸机 CPAP 模式(PEEP-$6cmH_2O$, $FiO_2$30%)改善呼吸,但患儿病情仍不稳定,逐渐上调呼吸机参数至(PEEP7cm-H_2O, $FiO_2$35%),并于生后 6 小时予气管插管打入牛肺表面活性物质(350 mg),患儿呼吸困难逐渐缓解,逐渐下调呼吸机参数至(PEEP $6cmH_2O$, $FiO_2$27%)。但患儿于生后 32 小时左右再次出现进行性血氧饱和度下降,仍伴呼吸困难,逐渐上调呼吸机参数至(PEEP$6cmH_2O$,$FiO_2$32%)后血氧饱和度可维持稳定。查心脏超声回报右心增大,卵圆孔未闭 2.2 mm,动脉导管未闭 1.3 mm,肺动脉收缩压 37mmHg,动脉及房水平探及左向右分流。头颅 B 超未见异常。复查床旁胸片(图 3-3-2)示①两肺纹理粗乱,考虑新生儿肺炎,较前略好转;②两下肺可疑含气支气管征,不除外肺透明膜病;③上纵隔略宽,考虑胸腺影。复查血气气分析 pH7.308,二氧化碳分压 42.4mmHg,氧分压 164.1mmHg,实际碳酸氢根浓度 20.8mmol/L,碱剩余 -5.3mmol/L,碱剩余(细胞外)-5.5mmol/L,乳酸(动脉)2.75mmol/L,提示呼吸性酸中毒。感染指标示血常规白细胞 12.21×10^9/L,红细胞 4.37×10^{12}/L,血红蛋白 151 g/L,红细胞比容 43.6%,血小板 209×10^9/L,中性粒细胞百分数 73.0%,淋巴细胞百分数 17.1%,单核细胞百分数 6.9%,C 反应蛋白 12.78 mg/L,生后 49 小时全定量降钙素原 59.15ng/mL(参考值 <2ng/mL),中性粒细胞比例、CRP 及 PCT 明显高于正常,考虑存在感染,改为头孢哌酮钠舒巴坦钠加强抗感染治疗。同时查生化显示总钙 1.50mmol/L,低于正常,余正常,予补钙治疗。

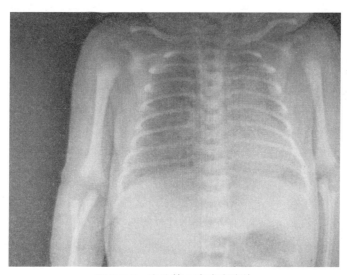

图 3-3-2　患儿第 2 次床旁胸片

生后 78 余小时再次出现一过性血氧饱和度波动,微调呼吸机参数后即好转,考虑为呼吸机参数下调过快有关。后逐渐下调呼吸机参数,患儿未再出现呼吸及血氧饱和度波动。生后第 6 天复查白细胞 15.79×10^9/L,红细胞 4.26×10^{12}/L,血红蛋白 146 g/L,红细胞比容 41.5%,血小板 261×10^9/L,中性粒细胞百分数 51.4%,淋巴细胞百分数 28.7%,单核细胞百分数 12.8%,C 反应蛋白 1.43 mg/L,全定量降钙素原 2.22ng/mL,感染指标均较前明显下降,总钙 1.93mmol/L,升至正常。血培养回报阴性。第 7 天再次复查胸片(图 3-3-3)示:①两肺纹理粗乱,较前吸收;②上纵隔略宽,考虑胸腺影。停用呼吸机,患儿病情未再反复。患儿于生后 20 余小时出现病理性黄疸,并逐渐升高,查溶血试验回报库姆试验阴性,释放试验阳性,游离试验阴性,IgG 抗 B 效价 1∶16,考虑新生儿 ABO 溶血性黄疸,口服金双歧及间断蓝光照射,并于生后第 3 天静点丙种球蛋白(3.4 g)治疗后患儿黄疸逐渐下降并消退。

共治疗 11 天,患儿生命体征平稳,复查白细胞 11.50×10^9/L,红细胞 3.42×10^{12}/L,血红蛋白 119 g/L,红细胞比容 33.7%,血小板 530×10^9/L,中性粒细胞百分数 35.9%,淋巴细胞百分数 35.2%,单核细胞百分数 25.1%,C 反应蛋白 <0.50 mg/L;全定量降钙素原 <0.05ng/mL;

生 化：钠 136.5mmol/L，钾 4.98mmol/L，氯 100.2mmol/L，二 氧 化 碳 23mmol/L，总 钙 2.27mmol/L，镁 0.84mmol/L，总胆红素 31.0μmol/L，游离胆红素 25.9μmol/L，尿酸 99μmol/L；感染指标及生化均正常，红细胞及血红蛋白低于正常，考虑新生儿 ABO 溶血性贫血，患儿病情好转出院。

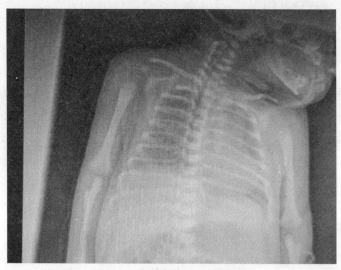

图 3-3-3　患儿第 3 次床旁胸片

【病例分析和思考】

虽然 RDS 多见于早产儿，但随着临床经验的总结，人们发现足月儿 RDS 也并非罕见，多为综合因素所致。该患儿虽为足月女孩，但生后进行性呼吸困难，双肺呼吸音低，存在呼吸性酸中毒，胸片透过度减低并支气管充气征，新生儿 RDS 诊断明确。分析该患儿呼吸窘迫综合征原因：该患儿孕周 38^{+1} 周，小于 39 周，为择期剖宫产儿，其母合并妊娠期高血压及糖尿病，且存在宫内感染，均为足月新生儿呼吸窘迫综合征高危因素。择期剖宫产儿由于缺少产道挤压、导致肺液清除延迟，呼吸开始后，潴留在肺泡内的液体迅速吸收和蒸发，而不能吸收的纤维蛋白类等物质黏附在肺部及支气管壁上，形成嗜伊红的透明膜而致新生儿 RDS，且由于剖宫产缺少宫缩应激导致体内儿茶酚胺水平较低、内源性糖皮质激素相对不足，可使促进肺液吸收的 Na^+ 离子转运通道不成熟或受损，从而不利于胎肺成熟及肺表面活性物质（pulmonary surfactant，PS）生成[2]。并且该患儿胎龄未达 39 周即进行了剖宫产，有研究发现胎龄 37~39 周（包括 37 周）择期剖宫分娩足月 RDS 患儿明显高于胎龄 39~42 周（包括 39 周）择期剖宫产[3]。母亲妊娠合并高血压，可导致胎盘供血不足，降低胎盘营养转运，引起胎儿血流灌注不足，出现宫内慢性缺氧，导致胎儿 II 型上皮细胞血供不足，影响肺部发育，从而 PS 减少[4]。妊娠期糖尿病可导致磷脂酰甘油分泌延迟，而磷脂酰甘油是 PS 的必需脂质成分，同时升高的胰岛素还会抑制上皮细胞中表面活性剂蛋白 A 和 B 的基因表达[5-6]。同时，该患儿还在存在明显的宫内感染，感染引起的炎症反应也会导致肺发育成熟障碍及肺损伤，导致 PS 合成及分泌减少。

患儿生后进行性呼吸困难，双肺呼吸音低，胸片可见含气支气管征，新生儿 RDS 诊断明确。根据 NRDS 的特征性胸片改变,考虑为 2 级。患儿于生后 5 余小时上机,6 余小时牛肺治疗。欧洲 RDS 管理指南[7]建议新生儿 RDS 确诊后及早给予 PS 治疗,生后 1~2 小时给予 PS 为早期治疗,2 小时后给药为晚期治疗。该患儿虽然症状出现时间较早,但生后化验感染指标偏高,临床倾向新生儿肺炎或是重症感染,待患儿症状进行性加重,且生后 6 小时完成床旁胸片后,临床确诊新生儿 RDS,予呼吸机及 PS 治疗,且经治疗,患儿症状能够快速好转,均提示为新生儿 RDS。从中吸取经验为今后有产前高危因素的患儿生后出现呼吸系统症状应更积极联系床旁胸片,及早完成检查,更早上机或应用 PS,也许能够更好的改善症状。目前考虑产前高危因素为胎龄、低出生体重是其独立危险因素,并且与妊娠期高血压疾病、男性、胎膜早破、多胎妊娠及羊水混浊密切相关[9]。

患儿应用 PS 后 28 小时出现病情恶化,考虑为原因之一为人工 PS 代谢后的减少,以及感染进行性加重导致 PS 的大量消耗超过 PS 的产生。其次,患儿应用 PS 的剂量不足 100 mg/kg,给药时间偏晚,也可能是原因之一。有研究[10]发现,出生窒息、NRDS 病情重、首次 PS 给药时间晚、合并败血症、合并休克是足月儿需重复使用 PS 的独立危险因素[8]。而且,该患儿在生后 78 余小时第 3 次出现了病情的反复,是否也提示 PS 再次应用的必要,值得我们的思考及经验总结。该患儿经过反复呼吸机参数调整,病情逐渐稳定下来,虽然避免了再次应用 PS,但调高呼吸机参数这种情况也容易存在气压/容量伤、生物伤等加重肺损伤,形成气漏、肺出血、呼吸机相关性肺炎以及反复低氧、酸中毒后引起的新生儿持续性肺动脉高压的严重合并症可能。欧洲 RDS 指南指出对于有持续高氧需求的 RDS 患儿,若能排除其他问题,则应给予第二剂,个别给予第三剂 PS。而且也有分析[10]发现,与牛 PS 相比,猪 PS 治疗 NRDS 更能有效降低病死率、重新给予 PS 率,提高 72 小时拔管率,缩短氧暴露时间,且并发症发生的风险较小。因此,新生儿 RDS 应用 PS 的种类及重复应用 PS 的时间和指征值得临床医生的认真总结。同时,足月新生儿在机械通气治疗过程中,呼吸机参数未变而血氧分压或氧饱和度不稳定,并且临床表现与胸部 X 线表现不成比例并除外气胸及先天性心脏病时,应警惕新生儿持续性肺动脉高压可能。在所有呼吸衰竭新生儿中伴有不同程度的肺动脉高压比例可高达 10%[11]。该患儿在病情反复时,第 1 时间检查胸部影像较前好转,查心脏超声显示收缩肺动脉压超过 35mmHg,但未存在右向左的分流,且经临床调整治疗后患儿症状明显好转,因此未应用吸入型 NO。

由于患儿病情较重且恢复不理想,我们特别追溯了患儿母亲的病情,发现患儿母亲于分娩前 1 天入院,分娩当天体温最高 37.2 ℃,分娩后第 2 天体温最高 37.3 ℃,第 3 天最高 38.4 ℃,后体温正常。分娩前 1 天白细胞 8.75×10⁹/L,血红蛋白 122 g/L,中性粒细胞百分数 76.9%,分娩后第 2 天白细胞 10.36×10⁹/L,中性粒细胞百分数 85.1%,分娩第 3 天白细胞 10.71×10⁹/L,血中性粒细胞百分数 85.1%;第 4 天白细胞 8.14×10⁹/L,中性粒细胞百分数 74.6%,C 反应蛋白 91.80μg/mL;查血培养均为阴性。产妇虽未考虑产前感染,但产后感染指标明显高于正常,不除外产前潜在感染可能,患儿生后感染指标即高于正常,且生后第 2 天感染指标呈明显上升趋势,提示宫内感染明确。经三代头孢抗感染治疗后 3 天感染指标即明显下降,提示感染治疗有效。但考虑产妇未行产前 B 组溶血性链球菌筛查,应同时应用青霉素联合抗感染治疗效果可能会更理想。同时,患儿生后第3天因新生儿ABO溶血症静脉丙种球蛋白,也间接对于患儿感染起到了免疫支持作用,同和合并抗生素的作用,从而导致患儿感染指标的快速下降。虽然目前尚未有定论,但已有研究[12]认为,宫内感染可能会增加新生儿RDS的发病率。因此,虽然该患儿未达到新生儿败血症的诊断标准,在有显著呼吸系统异常的情况下,应更加积极抗感染并给予更稳妥的相关支持治疗。

健康足月新生儿生后24~48小时血清钙会有生理性降低。低钙血症是新生儿较为常见的一种疾病[13],肌肉及神经的兴奋性提高是低钙血症的主要病理特点,患儿可能会出现手足抽搐、震颤、呕吐等,严重者可伴有心 率及呼吸频率改变、紫绀甚则窒息、喉痉挛。 据报道[14],新生儿血清中钙水平的高低与其低钙血症的病情程度无明显相关性。该患儿低钙血症考虑原因为糖尿病母亲婴儿从母体经胎盘转运的钙增加,抑制甲状旁腺激素释放有关,且患儿生后RDS明显,组织缺氧,磷释放增加同时钙摄入减少,使血钙降低。该患儿经过治疗后,血钙很快升至正常。

因此,该病例是1例新生儿临床常见但治疗相对曲折的病例,其中的诊断、鉴别、治疗及根据病情随时调整方案的过程,使我们新生儿医生学到了很多相关临床知识,希望能对今后的工作起到承前启后的作用。

天津市第三中心医院

王少华　周信英　廖玲玲　何国芳　陈瑞芳　姜雪　田颖　王越　翟谦宇　菅旭禾

【参考文献】

[1] 邵肖梅,叶鸿瑁,丘小汕,等.实用新生儿学[M].第5版.北京:人民卫生出版社,2019:575-578.

[2] 刘云,朱云龙.分娩方式对足月新生儿急性呼吸窘迫综合征的影响[J].蚌埠医学院学报,2019,44(10):1370-1372.

[3] 卢志兰.择期剖宫分娩足月儿呼吸窘迫综合征的临床分析[J].当代医学,2019,25(7):45-47.

[4] 赵西,阿丽米热·麦麦提,朱梦兰,等.体外受精—胚胎移植 术后单胎妊娠早产相关因素的临床研究[J].中华产科急救电子杂志,2019,8(3):169-173.

[5] LIY, WANG W, ZHANG D. Maternal diabetes mellitus and risk of neonatal respiratory distress syndrome:ameta — analysis[J]. Acta Diabetol,2019,56(7):729-740.

[6] WERNER EF, ROMANO ME, ROUSE DJ, et al. Association of Gestational Diabetes Mellitus With Neonatal Respiratory Morbidity[J]. ObstetGynecol,2019,133(2):349-353.

[7] SWEET, DAVID G, CARNIELLI V , GREISEN G , et al. European Consensus Guidelines on the Management of Respiratory Distress Syndrome-2019 Update[J]. Neonatology,2019, 115(4):432-451.

[8] 郑婉婷,潘石蕾,黄郁馨,等.晚期早产儿与足月新生儿呼吸窘迫综合征的母体高危因素比较[J].广东医学,2021,42(7):773-776.

[9] 鲁志力,李松.足月和近足月新生儿呼吸窘迫综合征患儿重复应用肺表面活性物质的

高危因素分析 [J]. 中国妇幼保健,2018,33（5）:1069-1072.

[10] 梅昭均,李丹丹,凌宝田,等.猪肺表面活性物质与牛肺表面活性物质治疗新生儿呼吸窘迫综合征疗效比较的 Meta 分析 [J].儿科药学杂志,2021,27（9）:4-9.

[11] 邵肖梅,叶鸿瑁,丘小汕,等.实用新生儿学.第 5 版 [M].北京:人民卫生出版社，2019:604-609.

[12] 尹金明,蓝裕英,陈光明,等.宫内感染对新生儿呼吸窘迫综合征影响研究 [J].临床军医杂志,2017,45（7）:691-693.

[13] CHEN X, LIN B, XIONG X, et al. The utility of comprehensive metabolic panel tests for the prediction of bronchopulmonary dysplasia in extremely premature infants[J]. Disease Markers, 2019, 2019:1-7.

[14] SERRANO RM, RODEFELD MD, ALEXY R. Late manifestation coarctation of the aorta in a premature infant 4-month post-percutaneous device closure of a patent ductus arteriosus[J]. Cardiol Young, 2019,29（12）:1556-1558.

病例 50　足月儿 NRDS 一例

【背景知识】

新生儿呼吸窘迫综合征（NRDS）为肺表面活性物质缺乏所致的两肺广泛肺泡萎陷、损伤、渗出的急性呼吸衰竭,多见于早产儿,胎龄越小发生率越高,表现为生后数小时内出现进行性呼吸困难、青紫和呼吸衰竭,择期剖宫产新生儿也可发生 RDS,发生率 0.9%~3.7%[1]。下面介绍一例足月 NRDS。

【病例简述】

患儿男,40 分钟,2020.5.15 15:19 入院。G_3P_2,胎龄 38^{+2} 周,因瘢痕子宫（子宫下段 0.08 cm）择期剖宫产娩出。母亲孕期未规律产检,否认妊娠期合并症,无胎膜早破及胎儿宫内窘迫史,产前无特殊用药史。患儿生后肤色发绀,伴呻吟、鼻扇、三凹征（＋）。予以常压吸氧,发绀略缓解。Apgar 评分 8（肤色、肌张力减 1 分）-9（肤色减 1 分）-9（肤色减 1 分）。羊水清,量 2500mL,脐带、胎盘正常,出生体重 4100 g。因呼吸困难不缓解,生后 40 分钟转入 NICU 病房。入院查体:体温 36 ℃,脉率 120 次 /min,呼吸 60 次 /min,血压 58/23mmHg。监测 $S_pO_2$67%。精神反应差,呼吸促,呻吟、吐沫、鼻扇、三凹征（＋）。全身肤色青紫,无出血点、黄染及皮疹。浅表淋巴结未及肿大。前囟平软。双肺呼吸音粗,未闻及啰音。心音有力,心率 120 次 /min,律齐,未闻及杂音。腹平软,肝右肋下 1 cm,质软边锐,脾肋下未触及。脐部结扎无渗血。肌张力正常,新生儿原始反射引出不完全。脐动脉血气分析 pH 7.177 ,PCO_2 63.5mmHg,PO_2 18mmHg,BE -5mmol/L,HCO_3^- 23.5mmol/L ,SO_2 18%,Lac 5.24mmol/L。入室血糖 3.3mmol/L。入院初步诊断:呼吸困难原因待查:新生儿湿肺,新生儿呼吸窘迫综合征,新生儿肺炎;巨大儿。诊治经过:①抗感染:拉氧头孢钠 30 mg/kg 次,静滴,每 12 h1 次;青霉素钠 5 万 U/kg 次,静滴,每 12 h1 次。连续监测 CRP 正常,生后 3 天血培养及胃液培养无细菌生长,停止预防性应用抗生素。②呼吸管理:入病房后立即 NCPAP 呼吸支持

（压力 6cmH$_2$O，吸氧浓度 40%），经皮氧饱和度可维持在 95% 左右，呼吸困难缓解不明显。入院后完善胸片检查示：双肺透光度减低。完善血气分析（生后 2.5 小时）：pH 7.190，PCO$_2$ 67.2mmHg，PO$_2$ 106mmHg，BE -3mmol/L，HCO$_3^-$ 25.7mmol/L，SO$_2$ 95%，Lac 1.18mmol/L。计算氧指数 2.25。因 CO$_2$ 潴留无改善，改用 NIPPV 模式（Phigh 15cmH$_2$O，Plow 6cmH$_2$O，Thigh0.5 秒，Tlow1.5 秒，吸氧浓度 0.28）。呼吸困难症状一度稍减轻，后又逐渐加重。经皮氧饱和度逐渐下降，在吸氧浓度升至 50% 下经皮氧饱和度维持不到 90%，复查血气分析（生后 8 小时）：pH7.254，PCO$_2$ 57.2mmHg，PO$_2$ 46mmHg，BE-2mmol/L，HCO$_3^-$ 25.3mmol/L，SO$_2$ 73%。计算氧指数 9.0。考虑 NRDS，生后 8$^+$ 小时气管插管，予以牛肺表面活性物质 100 mg/kg 气管内注入，然后拔除气管插管继续 NIPPV 使用。生后 9 小时吸氧浓度降至 35%，生后 11 小时吸氧浓度降至 28%，呻吟、吐沫症状消失，仍伴有轻度气促及三凹征。复查血气分析（生后 26 小时）：pH 7.302，PCO$_2$ 40.5mmHg，PO$_2$ 71mmHg，BE-6mmol/L，HCO$_3^-$ 20mmol/L，SO$_2$ 92%。计算氧指数 3.23。逐渐下调呼吸机参数，生后 7 天停止氧疗。
3. 对症及支持治疗：苯巴比妥钠镇静；口饲喂养，部分静脉营养支持；监测经皮胆红素，间断光疗；磷酸肌酸营养心肌。住院 9 天痊愈出院。住院期间化验检查结果：血常规及 CRP（15/5）：WBC 19.95 × 10^9/L，N39.7%，L52.8%，Hgb 190 g/L，PLT 243 × 10^9/L，CRP <1 mg/L。血常规及 CRP（16/5）：WBC 12.98 × 10^9/L，N74.9%，L 18.1%，Hgb 223 g/L，PLT 224 × 10^9/L，CRP2.95 mg/L。血生化（2020.5.15）：钠 145mmol/L，钾 5.1mmol/L，氯 112mmol/L，钙 2.31mmol/L，镁 0.62mmol/L，磷 3.0mmol/L，ALT 3U/L，AST 68U/L，ALP 132U/L，TBIL 41.2μmol/L，DBIL 9.3μmol/L，TP 46.8 g/L，ALB 41 g/L，UREA 2.2mmol/L，CREA55μmol/L，CK942U/L CK-MB 227U/L。复查心肌酶正常。查头颅超声提示双侧脑室旁白质回声增强。

【病例分析和思考】

　　该患儿为足月新生儿，生后数小时出现进行性呼吸困难，查胸片提示双肺透过度减低，且患儿应用 PS 替代治疗效果明显，符合 NRDS 的诊断。足月新生儿 NRDS 常见于择期剖宫产、糖尿病母亲、有缺氧、酸中毒等情况的新生儿。择期剖宫产新生儿没有经过正常分娩的宫缩和应激反应，儿茶酚胺和糖皮质激素没有大量释放，PS 分泌和释放不足，所以剖宫产新生儿新生儿呼吸窘迫综合征发生率较高[1]。糖尿病母亲新生儿在胎儿期血糖偏高，胰岛素分泌相应增加，胰岛素可抑制糖皮质激素，而糖皮质激素刺激 PS 合成，因此糖尿病母亲新生儿也易发生 NRDS[1]。另外缺氧、酸中毒等情况影响 PS 合成和分泌，故也易出现 NRDS。所以提示临床大夫，当新生儿有 NRDS 易患因素时需警惕该病的发生，必要时尽早给予相应处理及治疗，以免延误诊断及治疗。

天津市滨海新区塘沽妇产医院　刘红玉　赵月霞

【参考文献】

[1] 邵肖梅,叶鸿瑁,丘小汕. 实用新生儿学. 第五版 [M]. 北京：人民卫生出版社,2019: 575-576.

病例51　胎粪吸入综合征合并气漏

【背景知识】

新生儿胎粪吸入综合征（MAS）是一种威胁新生儿生命的呼吸系统疾病，导致的新生儿死亡率高。MAS可导致新生儿出现呼吸衰竭、气漏综合征、持续肺动脉高压、多脏器功能损伤等严重并发症。[1]近年尽管围生医学取得较大进展，但是新生儿MAS发病率和导致的患儿病死率仍然较高。文献报道，出生时胎龄为41周新生儿的MAS发病率高达38%，在新生儿死亡率中，新生儿MAS导致的占36.9%[2]。"儿科机械通气共识会议（PEMVECC）"建议，对重症MAS患儿的最佳机械通气策略，为提供足够的氧气压力、吸气时间，以增加患儿所需氧合，并最大限度减少可能导致其发生漏气综合征的肺损伤[3]。对于重症新生儿MAS常导致的新生儿漏气综合征、PpHN、严重CO_2储留、严重呼吸衰竭，目前临床常直接选用高频呼吸机辅助通气（HFOV）治疗，而非待常频通气失败后再转为HFOV治疗，必要时可联合iNO治疗，改善患儿顽固性低氧血症。

【病例简述】

患儿因呼吸困难1天，加重1.5小时入院。系G3P2，产道分娩，脐带绕颈一周，羊水Ⅲ°粪染，生后Apgar评分1分钟9分，5分钟、10分钟均10分。生后呼吸困难、呻吟，加重1.5小时吸氧状态下入院。入院查体：体温36.5℃，呼吸64次/min，脉搏143次/min，血压75/37mmHg；体重3520g，身长52cm，经皮血氧饱和度84%，神志清，精神反应尚好，哭声有力，前囟平软，全身皮肤青紫，双侧颈部、双侧胸壁及右侧肩部可触及握雪感，右侧腋下可见直径约10cm的隆起，可触及握雪感，鼻扇、呻吟，颈软，三凹征阳性，双肺呼吸音粗，可闻及痰鸣音，心率143次/min，心音有力，律齐，各瓣膜听诊区未闻及杂音。腹部平坦，肝脾未及肿大，四肢肌张力正常，吸吮反射、拥抱反射可引出。经皮血氧饱和度84%。

入院后予头孢噻肟钠联合氨苄西林钠抗感染，100%氧气吸入治疗及静脉营养等治疗，床旁胸片示：右侧气胸；考虑右肺炎性病变；双侧颈部、双侧胸壁及右侧肩部皮下气肿；肠胀气，查血常规、凝血四项、肝肾功能、电解质、超敏肌钙蛋白、血气分析未见异常，C反应蛋白45.72mg/L；TORCH、乙肝两对半＋丙肝、梅毒+HIV均阴性，血培养阴性，心脏彩超示卵圆孔未闭，肝胆胰脾泌尿系未见异常。胸CT示：考虑双肺吸入性肺炎；右侧大量气胸；纵隔气肿；双侧颈部及胸壁皮下气肿，入院12小时症状明显减轻，逐渐下调吸氧浓度至35%，入院16小时家长同意应用一次性中心静脉导管予患儿实施胸腔闭式引流术治疗，1天后予奶粉奶喂养。住院2天皮下气肿减轻，呼吸困难缓解，复查胸片示气胸、纵隔气肿已吸收，住院3天复查CRP降至正常，住院5天患儿皮下气肿明显吸收，复查胸片未见气胸及纵隔气肿，予拔除胸腔闭式引流管。逐渐下调吸氧浓度，住院10天停氧气吸入，共住院13天，无呼吸困难，吃奶吸吮有力，精神反应好，出院。出院诊断：①新生儿胎粪吸入综合征；②新生儿肺炎；③新生儿气漏综合征；④新生儿呼吸衰竭；⑤卵圆孔未闭；⑥新生儿高胆红素血症。出院后1个月、2个月随访预后好。

【病例分析和思考】

该患儿生后即出现呼吸困难,如治疗无缓解应及时转诊。对于有穿刺引流指征的气漏,应反复与家属沟通,争取取得配合治疗。对于气漏综合征应密切观察病情进展情况,及时给予适宜的呼吸支持。危重儿出现气漏综合征时可多学科联合诊治,请胸外科等相关科室参与诊疗,对患儿预后有帮助。

天津市宝坻区人民医院　孙鹏超

【参考文献】

[1] 刘莉,唐军.新生儿胎粪吸入综合征的防治研究现状 [J/CD].中华妇幼临床医学杂志(电子版),2020,16(3):249-256.

[2] DENG Y, WANG R, ZHOU X, et al.Fetal, neonatal, and infant death in central China(Hubei): A 16-year retrospective study of forensic autopsy cases [J].Medicine(Baltimore), 2019, 98(23): e15788. DOI: 10.1097/ MD.0000000000015788.

[3] KNEYBER M, DE LUCA D, CALDERINI E, et al.Recommendations for mechanical ventilation of critically ill children from the Paediatric Mechanical Ventilation Consensus Conference(PEMVECC)[J].Intensive Care Med, 2017, 43(12): 1764-1780.DOI: 10.1007/ s00134-017-4920-z.

病例 52　新生儿心包积气病例一例报道

【背景知识】

新生儿心包积气是新生儿气漏综合征的一种,1844 年首次报道。新生儿气漏综合征包括间质性肺气肿(PIE)、纵隔气肿、心包积气、皮下气肿、气腹、血管内积气和气胸等,均起源于间质性肺气肿 [1],心包积气最为少见,分为自发性及正压通气导致的心包积气,常由间质性肺气肿沿大血管进入心包腔而形成,由于气体在心包腔内造成的压力,可影响心房、心室充盈,而使每搏输出量降低,最终使心搏输出量和血压降低,病死率在 70%~80% [2]。高危因素有:出生后窒息的复苏操作;早产儿呼吸窘迫综合征(RDS);足月儿的胎粪、血液、羊水等吸入;肺炎;先天畸形等 [3]。

气漏的病理生理特点是肺泡通气不均匀和气体滞留。RDS 时肺泡萎缩和胎粪吸入综合征(MAS)的小气道阻塞都可引起不均匀的肺泡通气,相对顺应性好的肺单位接受较多的通气,易产生非常高的经肺压使肺泡破裂的发生机会增加。在气道部分阻塞如血液、羊水或胎粪吸入时,由于吸气为主动过程,气体容易进入气道;而呼气为被动过程,加之部分阻塞造成的活瓣作用,肺内气体积聚,易使肺泡破裂。在新生儿期,由于肺泡间缺乏侧孔,使通气与非通气肺泡间的气体难以均匀分布,更进一步加重气漏的发生机会。气体从破裂的肺泡漏出,进入间质,引起 PIE。PIE 和纵隔气肿可进入心包腔引起心包积气。机械通气的应用使气漏的发生率明显增加 [4],但近年随着肺泡表面活性物质的应用和广泛采用肺保护通气策略即低潮气量通气、允许性高碳酸血症[5]和高频通气包括高频震荡通气(HFOV)和高频喷射通气(HFJV)的应用[6],其发生率已明显降低。

新生儿心包积气时常表现为血流动力学改变,心动过速,脉搏微弱,并很快导致心动过缓、发绀、心音低钝、低血压等心包填塞症状[7]。张力性心包积气是新生儿心脏骤停的病因之一,病死率高,是正压机械通气常见的合并症[8]。多发生于机械通气过程中,由气压伤引起。心包穿刺为其确诊依据。在无机械通气的新生儿,突然出现无法解释的心脏骤停也应考虑到张力性心包积气的可能。胸部X线片具有诊断价值,表现为心脏被气体环绕,其中心脏底部有气体存在具有确诊意义。因心包腔积气,使心脏与心包分离,心包腔内的空气形成一种天然的空气对比。胸部X线片通常表现为包绕心脏边缘的低密度影[9]。如果合并有心包积液行立位X线片检查时心包腔内可见气液平面。因心包腔积气,常有心影增大及心影变淡等表现。在透视下观察,包绕心脏的低密度影随心脏的搏动而同步搏动。心电图检查可见低电压等表现。

心包积气的治疗及处理:对于未接受机械通气治疗的无症状心包积气,临床可以密切注意生命体征和脉压等。对于有症状的心包积气,最严重的后果是心包填塞。穿刺排气常能缓解急性期症状,由于心包积气常会复发,可放置引流管持续引流。

【病例简述】

患儿男,4.5小时,于2017年7月1日主因"皮色发绀、呼吸困难3小时"收入我科。患儿系第3胎,第2产,胎龄38周,剖宫产娩出,出生体重3750 g,喂养白开水5mL,入院前3小时出现皮色发绀、呼吸困难(鼻扇、呻吟、呼吸促及三凹征阳性),遂转入外院新生儿科,查血气分析(FiO$_2$21%):pH7.14,PCO$_2$10.2mmHg,PO$_2$55.3mmHg,BE-9.9mmol/L;胸腹片提示"双肺小斑片影、腹部肠管积气";心脏彩超示"动脉导管未闭(2 mm)、肺动脉高压(65mmHg)、卵圆孔未闭(4 mm)",给予头罩吸氧,并逐渐上调吸氧浓度至50%,呼吸困难进行性加重,转入我科。入院查体:体温35.6 ℃,心率134次/min,呼吸84次/min,血压63/36(49)mmHg,血氧饱和度48%。精神反应弱,皮色发绀,无皮疹及黄疸。头颅正常,前囟平软,双眼无凝视、对光反射存在,颈软,胸廓对称,呼吸促,有呻吟、吐沫,三凹征阳性,双侧呼吸对称、音低,心音可,律齐,未闻及杂音,腹软,肝肋下1.5 cm,剑下1 cm,肠鸣音正常,脐带残端结扎,脐周无红肿及渗液,肌张力正常,握持反射可引出。双侧阴囊内可触及睾丸。初步诊断:新生儿呼吸窘迫综合征,肺动脉高压,动脉导管未闭,卵圆孔未闭。

入院即刻应用无创辅助通气,模式Biphasic,参数:FiO$_2$60%,PIP7~8cmH$_2$O,PEEP5~6cmH$_2$O,RR40次/min,Ti0.6 s,查血气分析(FiO$_2$60%):pH7.071,PCO$_2$40.9mmHg,PO$_2$84.4mmHg,BE-18.1mmol/L,胸片提示双肺透过度减低(图3-3-4),入院1.5小时(生后6 h)气管内滴入肺表面活性物质(PS),病情不断进展,入院5小时改应用机械通气,模式HFO,初始参数:平均压12cmH$_2$O,振幅24mbar,频率12 Hz,吸氧浓度100%,入院7小时复查胸片仍提示双肺透过度减低(图3-3-5),入院约10小时(生后14.5 h)再次应用PS,病情继续进展、持续低氧,予 NO 吸入治疗,初始浓度 20 ppm,根据呼吸及血氧饱和度调整呼吸机参数及 NO 浓度,查血气分析(FiO$_2$100%):pH7.255,PCO$_2$51.4mmHg,PO$_2$28.1mmHg,BE-5.59mmol/ L,且入院 16 h 出现心率减慢、血压下降、心音低钝、股动脉搏动减弱,予静点肾上腺素,紧急复查胸片提示心包积气(图 3-3-6),即刻于床旁超声定位下行心包穿刺及闭式引流术(彩图 9);穿刺后呼吸、心率、血氧饱和度逐渐稳定,逐渐下调呼吸机参数及 NO 浓度,引流 25 小时后复查胸片好转(图 3-3-7)夹闭引流管,夹闭 24 小时病情稳定,复查胸片气体消失(图 3-3- 8),拔除引流管、停用呼吸机,复查心脏彩超:卵圆孔未闭、三尖瓣少量反流。患儿住院 12 天,治愈出院。

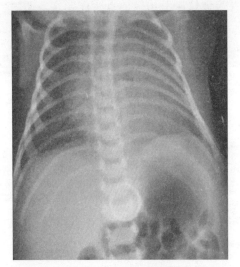

图 3-3-4　入院即刻胸片

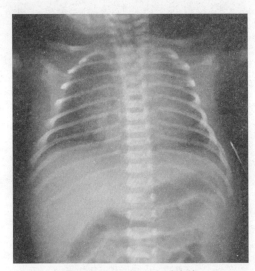

图 3-3-5　入院 7 小时胸片

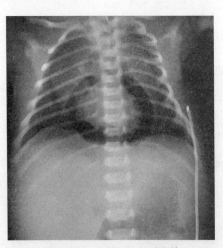

图 3-3-6　入院 16 小时胸片

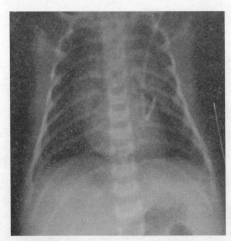

图 3-3-7　引流 25 小时后胸片

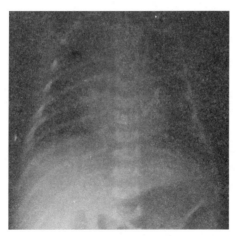

图 3-3-8　闭式引流夹闭 24 后胸片

【病例分析和思考】

本例患儿主因"皮色发绀、呼吸困难 3 小时"入院,呼吸困难进行性加重,诊断新生儿呼吸窘迫综合征,同时合并肺动脉高压,肺顺应性差,并应用机械通气支持呼吸治疗,这些均为发生心包积气的高危因素。

在给予积极呼吸支持治疗下患儿出现心率减慢、血压下降、心音低钝、股动脉搏动减弱等心包填塞症状,经胸部 X 线片检查证实为心包积气;并即刻给予心包穿刺并应用中心静脉导管作为闭式引流装置,使患儿得以成功救治。

此病例提示我们对各种原因导致的呼吸系统疾病应积极给予对因对症支持治疗,对存在多种高危因素患者应尽量采用保护性治疗方案如呼吸机模式参数的合理调整,对进行性加重、难以纠正的情况应考虑到肺动脉高压、气漏综合征等情况,并及时选用合适的检查手段,采取多学科合作选取合适的治疗方案以达到最有效的治疗结局。

天津市第一中心医院　张金艳　张平平

【参考文献】

[1]　JOSEPH LJ, BROMIKER R, TOKER O, et al.Unilateral lung intubation for pulmonary air leak syndrome in neonates:a case series and a review of the literature[J].Am J Perinatol,2011,28(2):151-156. DOI:10.1055/s-0030-1263298.

[2]　邵肖梅,叶鸿瑁,丘小汕. 实用新生儿学. 第 4 版.[M] 北京:人民卫生出版社,2011:413-416.

[3]　NGERNCHAM S, KITTIRATSATCHA P, PACHARN P. Risk factors of pneumothorax during the first 24 hours of life[J]. J Med Assoc Thai,2005,88 Suppl 8:S135-141.

[4]　刘春峰. 机械通气并发症及处理 [J]. 中国实用儿科杂志,2010, 25(2):104-106.

[5]　庄思齐. 新生儿肺保护性通气策略 [J]. 中国新生儿科杂志, 2010, 25(1): 6-10.DOI:10.3969/j.issn.1673-6710.2010.01.003.

[6]　JENG MJ, LEE YS, TSAO PC, et al.Neonatal air leak syndrome and the role of high-frequency ventilation in its prevention[J].J Chin Med Assoc, 2012, 75(11): 551- 559. DOI:

10.1016/j.jcma. 2012.08.001.

[7] 孙眉月. 新生儿肺气漏早期诊断及治疗 [J]. 中国实用儿科杂志, 2003, 18(11): 646-647. DOI: 10.3969/j.issn.1005-2224.2003. 11.003.

[8] HALBERTSMA FJ, DIJKMAN KP.Fatal tension pneumopericardium in a ventilated neonate[J].Acta Paediatr, 2010, 99(7):959-960.DOI: 10.1111/j.1651-2227.2010.01775.x.

[9] EDMONDS L, IRELAND S. What is that around the heart? Pneumopericardium[J].J Paediatr Child Health, 2015, 51(3):347348. DOI: 10.1111/ jpc.12572.

病例 53　新生儿 PPHN 一例

【背景知识】

新生儿 PPHN 是一种出生后严重的循环病理状态, 因严重的低氧血症导致循环、呼吸衰竭进而危及生命, 致死率约为 50%。本例患儿为 31^{+6} 周早产儿, 男婴, 生后呻吟吐沫, 入院后予暖箱保暖, 予双水平呼吸机模式辅助呼吸支持治疗, 应用珂立苏气管注入, 静点头孢他啶联合青霉素防治感染。生后 26 小时出现病情变化, 导管前后经皮血氧饱和度相差 10%~15%, 考虑继发新生儿肺动脉高压, 经高频通气, 西地那非, 关闭动脉导管及对症支持治疗后病情好转出院, 出院后随访至今, 发育未见异常。

【病例简述】

患儿男, 15 分钟, 主因"孕 31+6 周早产儿, 呻吟吐沫 15 分钟"于 2020-11-24 18: 00 入院。患儿系第 1 胎第 1 产, 其母因"早破水 10 小时"顺产娩出, 产前未足量应用地塞米松促肺成熟, 无宫内窘迫史, 生后促啼哭, 哭声响亮, Apgar 评分 1 分钟 9 分(肤色 -1)5 分钟、10 分钟 10 分, 羊水清亮、量正常, 无脐带绕颈, 胎盘正常, 生后不久出现呻吟吐沫, 无苍白多汗及紫绀, 无呼吸暂停及抽搐, 未开奶, 未排尿便。入室查体: T 36 ℃　P130 次 /min　R 62 次 /min, W1870 g, 查体 :早产儿貌, 神志清楚, 反应弱, 呼吸促, 三凹征(±), 全身胎脂覆盖, 右侧头顶部可见一 4 cm×9 cm 大小的头皮血肿, 前囟平坦, 张力不高, 口周发绀, 乳头明显可见, 乳晕淡平, 直径小于 0.75 cm, 双肺呼吸音粗糙, 未闻及干湿性罗音, 心音有力, 律齐, 心率 130 次 /min, 各瓣膜听诊区未闻及病理性杂音, 腹软不胀, 未见胃肠型及蠕动波, 脐部残端无渗血, 肝脾肋缘下未触及肿大, 肠鸣音弱, 四肢末梢皮肤发绀, 毛细血管再充盈时间 <2 秒, 肌张力正常, 指趾甲未达指趾端, 足底红痕小于前半部。新生儿反射引出完全。胎龄评估:27+ 皮肤 1+ 指甲 1+ 乳头形成 1+ 足底纹 2=32 周。

辅助检查:入室微量血糖 5.4mmol/L。入院后血气分析情况见表 3-3-1, 入院后胸片情况见表 3-3-2。肝肾功能 / 心肌酶 / 电解质大致正常。头颅彩超:早产儿脑。腹部彩超:左肾盂轻度分离(3.3 mm)。入院诊断:①新生儿呼吸窘迫综合征;②早产儿适于胎龄儿;③新生儿肺炎;④头皮血肿。

表 3-3-1 入院后血气分析情况

日龄	pH	氧分压	标准碳酸氢根	二氧化碳分压	BE	乳酸
15 分钟	7.201	78.5	-	46.6	-	-
19 小时	7.339	42	21.4	42.3	-3.1	3.2
39 小时	7.306	52.5	22.5	50.5	-2.1	2.2
3 天	7.339	53.8	23.2	46.3	-1.4	1.7

表 3-3-2 入院后胸片情况

日龄	胸片
15 分钟	考虑肺透明膜病、新生儿肺炎。
19 小时	双肺门影增强，双肺纹理增多，双肺野可见片状密度增高影。
32 小时	双肺门影增重，右肺野纹理增多，边缘模糊，左肺野可见大片状密度增高影。
4 天	双肺透过度明显好转

入院后予暖箱保暖，血氧饱和度监测，双水平呼吸机模式辅助呼吸支持治疗，应用珂立苏 140 mg 气管注入 2 次，静点头孢他啶 0.09g，每 12h1 次，联合青霉素 9 万单位，每 6h1 次，静点防治感染。生后 26 小时，患儿经皮测氧饱和度波动于 85%~89% 之间，呼吸促，70 次 / min，三凹征（±），上调氧浓度 30%~35%，血氧维持不好，继续上调氧浓度 40%、60%、80%，未见好转，导管前后血氧饱和度相差 10%~15%，由双水平呼吸机改用有创呼吸机辅助通气模式，最后换用高频震荡模式。生后 42 小时床旁心脏彩色多普勒检查结果：卵圆孔未闭 动脉导管未闭 肺动脉压增高（轻度）左室舒张功能减低 二、三尖瓣少量反流，予西地那非 0.5 mg/kg 使 NO 通路的血管扩张效果持续。生后 72 小时病情逐渐转平稳，应用高频震荡 3 天，有创呼吸机 SIMV 模式 1 天，无创呼吸机 NIPPV 模式 1 天后停呼吸机。生后第 8 天改为暖箱吸氧，导管前后经皮血氧饱和度波动在 90%~94%，予布洛芬 10 mg/kg 第 1 剂口服，24 小时及 48 小时后予 5 mg/kg 第 2、3 剂口服关闭动脉导管。生后第 11 天复查心脏彩超：动脉导管未闭（2.8 mm）、房水平分流、三尖瓣轻度反流。共住院治疗 20 天，患儿能自行允吸母乳 50mL/ 次，每 3 h1 次，能耐受，纠正胎龄 34^{+5} 周。体重 1920 g，皮肤无黄染，病情好转出院。出院后定期随访，生长发育未见异常。

【病例分析和思考】

新生儿持续肺动脉高压（persistent pulmonary hypertension of the newborn，PPHN）是指生后肺血管阻力持续性增高，使由胎儿型循环过渡至正常"成人"型循环发生障碍，而引起的心房和（或）动脉导管水平血液的右向左分流，临床出现严重低氧血症等症状。常见于过期产儿、足月儿和近足月儿，存活新生儿中其发生率约为 2‰（0.4‰~6.8‰），病死率可达 4%~33%，但在所有呼吸衰竭新生儿患儿中伴有不同程度的肺动脉高压的比例可高达 10%[1-2]，并有相对较高的死亡率。经典的 PPHN 多见于足月儿或过期产儿，但近年来由于极低或超低出生体重儿存活率增加，支气管肺发育不良（bronchopulmonary dysplasia，BPD）并发的肺动脉高压开始受到重视;这种慢性肺动脉高压可出现在新生儿后期,甚至在新生儿重症监护病房(NICU)出院后在儿科病房被诊断。2013 年法国 Nice 第 5 次世界肺高压论坛(WSpH)对新生儿肺动脉高压分类强调新生儿期不同肺疾病在肺动脉高压发生发展中的作用 [3],分为:①根据新生儿期特殊解剖和生理特性所形成的肺动脉高压,患儿在生后肺血管阻力不能有效地下降,即新生儿 PPHN;②肺动脉高压基于肺部疾病和(或)低氧,属于发育性肺疾病范畴,如产前、产后影响肺发育的肺泡、肺血管和结缔组织损伤,常见有 BPD 并发的肺动脉高压。PPHN 是一个多因素综合作用的结果,宫内缺氧、窒息及肺实质性疾病如胎粪吸入综合征等是引发 PPHN 的常见危险因素,主要病理特征为持续高水平的肺动脉血管阻力,血管反应性增高,平滑肌重建障碍和血管生成减少。该病可遗留神经发育异常、认知和听力异常等长期后遗症 [4]。临床上对 PPHN 的治疗包括维持酸碱、离子平衡和血流动力学稳定等常规治疗,呼吸支持、吸入型 NO 和表面活性物质的使用有助于改善预后 [5]。

临床表现:患儿多为足月儿、过期产儿或近足月儿;可有围产期窒息、羊水被胎粪污染、胎粪吸入等病史。生后除短期内有呼吸窘迫外,在 24 h 内可发现有发绀,如有肺部原发性疾病,患儿可出现呼吸窘迫的症状和体征,如气促、三凹征或呻吟;动脉血气分析显示严重低氧,动脉血二氧化碳分压($PaCO_2$)相对正常。应强调在适当通气情况下,任何新生儿早期表现为严重的低氧血症且与肺实质疾病的严重程度或胸部 X 线表现不成比例并除外气胸及先天性心脏病时,均应考虑 PPHN 的可能。PPHN 患儿常表现为明显发绀,吸氧后一般不能缓解;通过心脏听诊可在左或右下胸骨缘闻及三尖瓣反流(TR)所致的收缩期杂音。因 PAP 增高而出现第二心音增强。当新生儿在应用机械通气时,呼吸机参数未变而血氧合不稳定,应考虑有 PPHN 可能。因肺实质性疾病存在通气/血流失调时,也可出现血氧分压的不稳定,故该表现并非 PPHN 特有 [1]。

诊断:①临床诊断:通过病史和体检,同时结合动脉导管开口前(右上肢)与动脉导管开口后(下肢)动脉血氧分压差 10~20 mmHg(1 mmHg=0.133 kPa),或常用经皮血氧饱和度(SaO_2)差 5% 或以上(下肢测定值低于右上肢),提示 PPHN 存在动脉导管水平的右向左分流;当患儿仅有心房卵圆孔水平右向左分流时,不出现上述氧分压或 SaO_2 差,此时也不能排除 PPHN。传统的高氧(100%)和高通气试验,因有高氧肺损伤和过度通气影响脑血流等不良作用以及常规超声检查评估肺动脉压力技术的普及,近年来较少应用 [6]。对于有明显低氧血症且与 X 线片所示的肺部疾病程度不成比例时,应考虑存在 PPHN;但应该与发绀型先天性心脏病鉴别。此外,典型的 PPHN 起病很少超过生后 1 周,或经 2 周常规治疗或经 ECMO 应用无效时,应考虑 ACD、肺表面活性物质蛋白缺乏 [7]、ABCA3 基因缺陷 [8] 等并发的 PPHN;可行肺部 CT 检查、肺组织活检和相关基因如 FOX 转录因子基因检测等辅助诊断 [9]。②超声心动图检查:在 PPHN 诊断中,评估 PAP 十分重要;超声多普勒方法几乎成为确诊肺动脉高压、监测不同干预方法治疗效果的"金标准"。超声检查可排除发绀型先天性心脏病和评估心脏功能;有多种超声心动图指标可直接或间接评估 PAP;而对于 PVR,尚无可靠的无创评估方法。推荐新生儿有持续低氧血症时,请有经验的儿科超声医生评估 PAP[6]。

治疗:PPHN 的程度从轻度低氧伴轻度呼吸窘迫到严重低氧血症伴心肺功能不稳定。

PPHN 的治疗目的是降低 PVR，维持体循环血压，纠正右向左分流和改善氧合。除治疗原发疾病外，应给予支持治疗 [1]。一般支持：给予最佳的环境温度和营养支持、避免应激刺激，必要时镇静和止痛。肌松剂可能会增加病死率，应尽可能避免使用。对确诊的 PPHN 的治疗原则：①保持最佳肺容量，用温和的通气；因人工呼吸机高通气使 $PaCO_2$ 降低而减少脑灌注，应该避免；②维持正常心功能；③纠正严重酸中毒，使 PPHN 急性期血 pH>7.25，7.30~7.40 最佳，但应避免过度碱化血液；④肺血管扩张剂的应用：近年来，PPHN 的治疗技术在不断地发展及完善，除 NO 吸入及高频振荡通气技术外，通过环磷酸鸟苷（cGMP）、环磷酸腺苷（cAMP）和内皮素等途径发挥扩血管作用的某些药物，也取得了一定的疗效，如西地那非（sildenafil）、L- 瓜氨酸、可溶性鸟苷酸环化酶（sGC）激活剂、前列腺素（PGI2）及其类似物、米力农、内皮素等药物 [10]。 PPHN 是 NICU 中的常见重症。 在发达国家，一氧化氮（nitrix oxide，NO）吸入已成为 PPHN 的常规治疗手段 [3]。虽然目前较多研究结果不支持早产儿常规 NO 吸入，但对于合并 PPHN 的严重 RDS 早产儿，仍可考虑使用。由于早产儿存在 RDS 时，常并发 PAH，动脉导管重新开放，使低氧血症难以纠正，NO 可降低 RDS 患儿的肺动脉压，改善其通气血流比值，从而纠正低氧血症，降低死亡率 [11]。NO 是无色小分子气体，是生物体内第 1 个被证实的气体信息分子，具有重要的生理功能。NO 具有舒张血管、降肺动脉压力的作用，其机制主要是通过环磷酸鸟苷（cyclic guanosine monophosphate，cGMP）途径造成细胞内钙离子浓度降低 [3]。NO 激活平滑肌细胞内的鸟苷酸环化酶，使细胞内 cGMP 含量升高，后者经蛋白激酶 G 引起多种蛋白质磷酸化；进而抑制钙离子通道受体介导的钙离子内流，抑制钙离子从细胞内钙库向外释放，抑制三磷酸肌醇的产生、阻止三磷酸肌醇触发钙离子从肌质网中向胞浆释放，激活细胞膜上的钙泵、加速钙离子外排。同时收缩蛋白对钙的敏感性减低，肌细胞膜上钾通道活性下降，从而引起血管扩张。NO 的禁忌证为：①严重的左心发育不良，或动脉导管依赖的 CHD；②致命性的先天性缺陷和充血性心力衰竭；③先天性高铁血红蛋白血症；④严重出血，如颅内出血、脑室内出血、肺出血。⑤ ECMO 的应用：由于新生儿颈部血管细、静脉回流量有限，静脉插管穿刺成功率低，同时国内缺乏双腔静脉穿刺插管，因此我国新生儿多采用静脉 - 动脉 ECMO 模式治疗（venoarterial-ECMO，VA-ECMO）[12]。VA-ECMO 原理与常规体外循环类似，ECMO 治疗开始后，动脉导管在高氧合血刺激下痉挛收缩多可自然闭合，对无法闭合的动脉导管，可使用布洛芬促进其闭合，但若动脉导管仍然开放，左向右持续分流则需手术结扎。ECMO 治疗适应证与禁忌证：ECMO 适用于严重呼吸衰竭和（或）心功能衰竭，主要适应证包括：胎粪吸入综合征、PPHN、新生儿呼吸窘迫综合征、脓毒症和先天性膈疝等患儿，积极接受机械通气，病情无明显缓解，呼吸困难持续恶化出现以下任一情况 [3, 4, 5, 6]：①氧合指数（oxygen index，OI）>40 持续 4 h，氧合指数 =（平均气道压 × 氧浓度）/ 氧分压；② OI>20 持续 24 h 或呼吸困难持续恶化；③积极呼吸支持下，病情迅速恶化，出现严重低氧血症；④血 pH<7.15，血乳酸≥ 5 mmol/L，尿量 <0.5 mL/（kg·h）持续 12~24 h；⑤ PPHN 导致右心室功能障碍，调整正性肌力药物仍无法维持心功能稳定。ECMO 禁忌证：①致死性凝血功能障碍；②Ⅲ级或Ⅲ级以上脑室内出血；③难以控制的出血；④其他不可逆的脑损伤。ECMO 相对禁忌证：①不可逆气管损害（等待器官移

植除外);②体重 <2 000 g;③胎龄 <34 周;④机械通气 >14 d。PDA 治疗方式选择:① PDA 用药指征:ECMO 治疗开始后动脉导管持续开放时,若转变为左向右分流时, 24 h 后仍未闭合首先使用布洛芬(用药方法: 3 剂为 1 疗程,每天 1 次,第 1 天 10 mg/kg,第 2 天 5 mg/kg,第 3 天 5 mg/kg)促进动脉导管闭合。② PDA 外科结扎指征:ⓐ超声评估左向右分流。ⓑ存在 hsPDA[7, 8, 9]:动脉导管内径比主动脉内径 >40%;左房内径比主动脉内径 >1.2;动脉导管内径的平方除以体重 >9。PDA 结扎术由本院心脏专科医生完成。③ PDA 治疗禁忌证:ⓐ严重肺动脉高压导致动脉导管右向左分流;ⓑ依赖 PDA 的复杂先天性心脏病。

天津市蓟州区人民医院　李雅娟

【参考文献】

[1]　杜立中,薛辛东. 新生儿肺动脉高压诊治专家共识 [J]. 中华儿科杂志,2017 年 55(3):163-167.

[2]　SHARMA V, BERKELHAMER S, LAKSHMINRUSIMHA S. Persistent pulmonary hypertension of the newborn[J]. Matern Health Neonatol Perinatol,2015,1:14.

[3]　洪小杨,花少栋. 一氧化氮吸入治疗在新生儿重症监护病房的应用指南(2019 版)[J].2019 年 7(4):241-245

[4]　NAIR J,LAKSHMINRUSIMHA S. Update on PpHN : Mechanisms andtreatment [J]. Semin Perinatol,2014,38(2):78-91.

[5]　杜立中. 早产儿呼吸支持药物应用的几个里程碑 [J]. 中国实用儿科杂志,2018,33(5):321-323.

[6]　LAKSHMINRUSIMHAS, KESZLER M.Persistent pulmonary hypertension of the newborn[J].Neoreviews,2015,16(12): e680-e692.DOI:10.1542/ne16-12-e680.

[7]　HAMVAS A, COLE FS, NOGEE LM, et al.Genetic disorders of surfactant proteins[J].Neonatology,2007,91(4):311-317 DOI.101159/000101347.

[8]　SHULENIN S, NOGEE LM, ANNILO TET AL. ABCA3 gene mutations in newborns with fatal surfactant deficiency[J].N Engl J Med2004 350(13): 1296-1303.DOI: 101056/NEJMoa032178

[9]　STANKIEWICZ P, SEN P, BHATT SS, et al.Genomic and genicdeletions of the FOX gene cluster on 16q24.1 and inactivating mutations of FOXF1 cause alveolar capillary dysplasia and other malformations[J].Am JHum Genet, 2009, 84(6): 780-791. DOI: 10.1016/j.ajhg.2009. 05.005.

[10]　陈亿仙,富建华. 新生儿持续性肺动脉高压药物治疗的应用进展 [J]. 中国实用儿科杂志,2020,35(02):163-168

[11]　陈超. 实用新生儿学第 5 版.

[12]　王辉,王刚,陈曦,等. 中国医师协会新生儿科分会. 持续肺动脉高压新生儿体外膜肺氧合治疗状态下动脉导管未闭治疗策略的研究 [J] . 中华新生儿科杂志,2021,36(1):36-39. DOI:10.3760/cma.j.issn.2096-2932.2021.01.008.

病例 54　新生儿肺出血一例

【背景知识】

肺出血是一种急性、灾难性、经常危及生命的事件,可导致婴儿临床状况突然恶化,其特征是新鲜持续的血性液体从 ETT 或下呼吸道流出。组织学上定义为肺泡腔或肺间质的新鲜出血,早期诊断和治疗比较困难,病死率高。此例是由于分娩前脐带脱垂,胎儿宫内窘迫,出生后存在重度窒息,复苏抢救过程,于生后 7 小时发生病情恶化,心率及经皮氧饱和度急剧下降,但当时并未判断出肺出血,直至生后 8 小时突然见到从口、鼻涌出大量鲜红色血液,意识到发生严重的肺出血,积极进行抢救,最后脱离危险。

【病例简述】

患儿男,40 分钟,因重度窒息复苏后 40 分钟于 2020-07-22 11:04:47 入院。患儿第 1 胎第 1 产,孕 36+5 周因"臀位足先露,脐带脱垂、胎儿窘迫(胎心突然减慢至 50~70 次 /min)"行急症剖宫产娩出,早破水 1 小时,生后患儿四肢松软,全身青紫,无自主呼吸,心率 48 次 /min,立即给予气管插管,胸外按压,(给氧浓度 100%), 1 分钟评分 3 分(心率 1 分,呼吸 1 分,肤色 1 分),继续气管插管下正压通气,心率逐渐上升至 100 次 /min,5 分钟评分 4 分(呼吸 1 分,反射 1 分,心率 2 分), 10 分钟评分 6 分(呼吸 1 分,心率 2 分、肤色 2 分、反射 1 分),羊水极少,胎盘正常。复苏后患儿反应差,四肢肌张力低下,无多汗,呼吸一直不规律,未排胎便及尿,由手术室气管插管正压通气下急转入新生儿科。孕 11+2 周因阴道少量出血于我院妇科保胎治疗。产前 2 月当地孕检验空腹血糖 5.53mmol/L,诊断妊娠期糖尿病,分娩期血糖 5.06mmol/L,糖化血红蛋白:4.93%。产前 1 小时无明显诱因出现阴道流水,就诊我院急诊,急诊行胎心监护过程中胎心突然减慢至 50~70 次 /min,考虑脐带脱垂,行急症剖宫产。孕期否认毒物接触史,孕期否认高血压、甲减及腓肠肌痉挛史。孕期轻度贫血。入室查体:T 35℃ P130 次 /minR 40 次 /min W3330 g BP:BP:56/42(45)mmHg 早产儿貌,神志清楚,反应差,皮肤发花,周身皮肤凉,于气管插管下呼吸不规则,颜面及口周发绀,前囟平坦,张力不高,双侧胸廓对称无畸形,乳头明显可见,乳晕成点状,边缘不突起,直径小于0.75 cm,双肺呼吸音粗糙,可闻及粗湿性罗音,心音有力,律齐,心率 130 次 /min,各瓣膜听诊区未闻及病理性杂音,腹软不胀,未见肠型及蠕动波,脐部残端无渗血,肝脾肋缘下未触及肿大,肠鸣音弱,双下肢青紫,毛细血管再充盈时间 4 秒,四肢肌张力低下,指趾甲达指趾端,足底红痕大于前半部,胎龄评估:27+ 皮肤 3+ 指甲 2+ 乳头形成 2+ 足底纹 2=36 周。足跟微量血糖 7.8mmol/L。辅助检查:入室血气酸碱分析(住院):实际碱剩余 -11.2 mmol/L;钙离子浓度 1.23 mmol/L;吸氧浓度 100.0 %;葡萄糖浓度 9.8 mmol /L;标准碳酸氢根 15.9 mmol/L;乳酸浓度 8.2 mmol /L;二氧化碳分压 35.2 mmHg;酸碱度 7.252。

入室后立即连接呼吸机,SIMV 模式,PIP18CMH20,PEEP5CMH20,R45 次 /min,氧浓度40%,静点生理盐水 10mL/kg 扩容,碳酸氢钠 3.5mL/kg 纠酸,予头孢他啶 0.16g,每 12h1 次,联合青霉素 16 万单位,每 12h1 次,静点抗感染治疗。予多巴胺及多巴酚丁胺 4μg/kg·min泵维改善微循环,静点氨溴索 7.5mg,每日 2 次,改善肺通气。静点维生素 C 营养心肌细胞。

维生素 K_1 静推防自然出血症。鲁米那镇静降低脑耗氧量,肌酸激酶同功酶 374.80 U/L;予大剂量维生素 C 营养心肌,生后 7 小时,患儿突然出现经皮氧饱和度降至 40%,心率降至 50 次 /min,立即断离呼吸机给予气囊加压给氧,同时配合胸外按压,予 1:10000 肾上腺素 0.3mL 静推,5 分钟后再次评估患儿,心率 55 次 /min,经皮测氧饱和度为 70%,再次予 1:10000 肾上腺素 0.6mL 静推,碳酸氢钠 0.5 g 静点纠酸。1 分钟后心率升至 65 次 /min,停止胸外按压,继续予气囊加压给氧。抢救约半小时后患儿心率 140 次 /min,经皮测氧饱和度为 95%,但患儿仍全身苍白,四肢末梢发冷,CRT 3 s。接上呼吸机后,SIMV 模式,PIP25cmH_2O,PEEP5cmH_2O,R45 次 /min,氧浓度 80%,经皮测氧饱和度降至 85%,换成高频模式,但是不显示振幅图形,考虑可能有堵管,拔出气管插管后,发现气管尖端有约 1 cm 血栓,随后见口、鼻涌出大量鲜红色血液,经皮测氧饱和度降至 60%,立即再次予气管插管,同时予注射用白眉蛇毒血凝酶 0.5KU 气管及静脉分别注入,患儿全身苍白,心电监护下心率 58 次 /min,经皮测氧饱和度降至 40%,并持续下降,予 1:10000 肾上腺素 1mL 静推及 1:10000 肾上腺素 1mL 气管注入止血,纳洛酮兴奋呼吸,继续予正压同期联合胸外按压,心率升至 65 次 /min,经皮测氧饱和度降至 70%,停心外按压,给予呼吸机高频震荡通气振幅 40mbar,平均气道压 20mbar,频率 10HZ,I:E50:50,肾上腺素 0.5ug/(kg·min)泵维,同时输入悬浮红细胞补充红细胞及血浆补充凝血因子,生后 9 小时患儿心率升至 90 次 /min,经皮测氧饱和度 85%,继续予高频辅助通气治疗。生后 10 小时复查血气酸碱分析(住院急):酸碱度 7.112;实际碱剩余 -15.6 mmol/L;乳酸浓度 17mmol /L;二氧化碳分压 42.5mmHg;氧分压 316mmHg;再次予碳酸氢钠纠酸,下调肾上腺素剂量至 0.4ug/kg*min 继续泵维,并给予多巴胺及多巴酚丁胺静点,患儿病情逐渐稳定,生后 20 小时患儿肤色较前红润,四肢出现自主活动,复查血气酸碱分析(住院):实际碱剩余 3.3 mmol/L;葡萄糖浓度 4.0 mmol /L;标准碳酸氢根 27.4 mmol/L;乳酸浓度 7.3 mmol /L;二氧化碳分压 42.4 mmHg;酸碱度 7.430;标准碱剩余 3.8 mmol/L;氧分压 204 mmHg;血氧饱和度 99.5 %;逐渐下调氧浓度。血常规:红细胞压积 44.80 %;血红蛋白 152.00 g/L;中性粒细胞百分比 74.10 %;血小板数 177.00 10^9/L;红细胞数 4.44×10^{12}/L;白细胞数 15.70×10^9/L;C 反应蛋白:<0.500 mg/L。PCT:43.76 ng/mL

明显增高,考虑宫内感染较重,故升级抗生素应用美罗培南 20 mg/(kg1 次),每 12h1 次,联合青霉素静点抗感染治疗。第 2 天发现患儿全身水肿明显,血白蛋白 17.1 g/L;总蛋白 25.6 g/L,给予输注人血白蛋白 1 g/kg 补充白蛋白。给予甘露醇 9mL,每 12h1 次,静推利尿,减轻水肿,共用 1 天。地塞米松 1mg,每 12h1 次,静推减轻毛细血管渗透性,共用 2 天。生后 48 小时患儿于呼吸机高频通气振幅 30mbar,平均气道压 17mbar,频率 10HZ,I:E50:50,氧浓度 21%,经皮测氧饱和度 96%,心电监护下心率 128 次 /min。复查床旁胸片:与老片对比两肺纹理结构较前清晰。试停有创呼吸机,予呼吸机 nIPPV 模式辅助通气,参数:PIP12mbar,PEEP 5.4mbar,氧浓度 25%,吸气时间 0.4 s 应用无创呼吸机 2 天后停用,继续抗感染治疗,住院第 8 天。头颅核磁回报:符合新生儿缺血缺氧性脑病;右侧颞顶部头皮软组织略肿胀。脑电图回报:新生儿期异常脑电图(各导部分低电压),建议定期复查。心脏彩超:卵圆孔未闭(2.0 mm)、动脉导管未闭(2.0 mm)、三尖瓣轻度反流。共住院治疗 16 天,患儿体温正常,吃奶好,反应好,新生儿反射引出完全,病情好转,通知出院。出院诊断:①新生儿缺氧缺血性脑病(重度);②新生儿窒息(重度);③新生儿低血容量性休克;④新生儿肺出血;⑤子宫内低氧症;⑥新生儿肺炎;⑦早产儿大于胎龄儿;⑧代谢性酸中毒;⑨新生儿缺血缺氧性心肌损害;⑩糖尿病母亲的婴儿综合征;⑪新生儿高血糖症;⑫卵圆孔未闭;⑬动脉导管未闭;⑭新生儿低钙血症;⑮新生儿低钾血症;⑯新生儿低蛋白血症;⑰新生儿高胆红素血症。后期随访,预后好,生长发育正常,无脑瘫及智力低下等表现。

【病例分析和思考】

新生儿肺出血(neonatal pulmonary hemorrhage,NpH)是一种急性、灾难性、经常危及生命的事件,可导致婴儿临床状况突然恶化,其特征是新鲜持续的血性液体从 ETT 或下呼吸道流出。组织学上定义为肺泡腔或肺间质的新鲜出血[1]。常由护士发现有血性分泌物从患儿气管导管内(ETT)涌出。其起病凶险,如得不到及时恰当的治疗则病死率高[2-3],肺出血的发生率从 1‰到 12‰不等,早产、宫内生长受限等高风险患儿可能高达 50‰,其中早产儿死亡率可高达 50%[1]。现阶段的部分研究显示,早产、出生低体重儿、心力衰竭、液体负荷过重、症状性动脉导管开放以及感染等属于该疾病发病的主要危险因素[4-6]。其中 NICU 中新生儿肺出血出现的高危因素包括血气 pH<7.0、败血症、氧和指数≤100 等。要对各种原发病进行积极治疗,并对患儿病情变化情况加强监测,因而提前预防、早期诊断和及时治疗是抢救成功的关键[7]。在没有呼吸机的情况下,不及时转诊,死亡率近 100%[8]。

病理生理:缺氧酸中毒是肺出血常见的病因。严重缺氧时各器官组织缺氧,当心肌缺氧时影响心脏功能,使心搏出量减少,静脉回流量减少,肺血管淤血,静脉压增高,毛细血管渗透性的增加。同时,缺氧产生酸中毒,更增加血管渗透性,因而发生肺水肿和肺出血[9]。目前有许多感染引起肺出血的相关报道[10],关于感染引起新生儿肺出血的免疫复合物损伤学说,即通过免疫复合物与毛细血管壁基底膜的结合造成肺组织损伤,引起血管渗透性增加,而发生肺水肿和出血[11]。

临床表现:通常发生在早产婴儿生后第 2~4 天,出现心肺功能突然恶化和呼吸道有血性分泌物。临床症状各异,婴儿可表现为:苍白、乏力、无反应,及人机对抗(通常足月儿),也有的看起来良好。婴儿可能出现发绀、心动过缓、呼吸暂停、呼吸困难、低血压、烦躁、缺氧或高碳酸血症,或者呼吸做功增加,需要更多的呼吸支持。在肺出血前,可有泡沫状、略带红色、血性气管分泌物的前驱症状。

辅助检查:没有特异性。①全血计数与血小板计数:肺炎、败血症或其他感染患儿的结果可能不正常,可见血小板减少。检查红细胞压积(Hct)以确定是否失血过多。②凝血功能:通常在肺出血前凝血功能正常,但在肺出血后异常。肺出血常常合并继发性 DIC。③动脉血气分析:检查是否有严重缺氧、高碳酸血症和代谢性酸中毒。出血后氧合指数明显升高。④影像学和其他检查:ⓐ胸片:表现各异且特异性差。肺出血在 X 线片上通常看起来像肺炎,两者很难区分。局灶性出血:斑片状、线性、毛玻璃影;结节状密度;或绒毛样混浊。肺叶出血:肺一叶出血导致实变。大量出血:影像显示完全变白,仅可见充气支气管征或弥漫性毛玻璃影。在肺出血早期胸片也可能清晰。ⓑ肺超:可用于肺出血的诊断。肺出血超声检查主要表现为肺实变伴支气管充气征(83%)、碎片征(92%)和胸腔积液(84%)、胸膜线异常及 A 线消失(100%)。碎片征诊断肺出血的灵敏性为 91%,特异性为 100%。ⓒ心超:排除左向右分流的 PDA,评估心室功能,确定血管内容量过多(左心房扩张,有时是左心室扩张),并评估对血管活性药物的需要。

治疗如下。

1. 紧急处理　①立即给予气管插管,连接复苏气囊正压通气,气管内入肾上腺素(0.1 mL/kg 1:10 000 稀释)(有争议)。血凝酶是一种从蝮蛇提纯的酶混合物,可减少出血时间,帮助凝血。有研究显示早产儿每 4~6 小时经气管插管使用血凝酶(0.5 KU)治疗,直到出血停止,再加上机械通气治疗肺出血,结果令人满意;与对照组相比,通气时间、肺出血和死亡率均降低。②给予氧疗。增加吸入的氧气浓度,以维持正常血氧饱和度。③如果没有使用机械通气,考虑使用。④如果已使用呼吸机,增加 MAP 来逆转或减缓出血性肺水肿。增加 PEEP 至 6~8 cmH$_2$O(可能更高)。压迫肺毛细血管,迫使水肿回到肺血管床,改善通气和氧合。增加 PEEP 的风险包括高碳酸血症和过度通气。考虑增加吸气时间。有些使用较长的吸气时间(0.4~0.5 秒)。考虑增加 PIP,如果出血没有消退,以改善通气和提高MAP。⑤常规机械通气失败后,可使用高频振荡通气,HFO 已被用于婴儿大量肺出血的抢救治疗,降低氧合指数并明显改善临床表现。

2. 其他方法　①使用容量补充(胶体)和正性肌力药支持和纠正血压。血管活性药物可能是必要的。②在婴儿病情稳定后,应通过缓慢输注红细胞恢复血容量和红细胞压积。大多数婴儿没有容量严重不足,过多的液体量可能会使情况恶化(增加肺水肿)。③通过纠正低血容量、缺氧和低心输出量来纠正酸中毒。如果在通气充足和容量恢复后,代谢性酸中毒仍存在,可考虑输注碳酸氢盐,但不推荐常规输注(有争议)。④治疗潜在疾病。PDA 的早期识别和治疗至关重要,特别是在超早产儿中。考虑药物或手术治疗 PDA。因为消炎痛会加剧出血,首选手术治疗。使用抗生素治疗脓毒症/感染。完善血液培养后开始使用抗生素。胸部 X 光看起来像肺炎,通常会开始使用抗生素。纠正潜在的凝血障碍。可能需给予血小板和维生素 K。

3. 如果上述方法无效,考虑以下措施(有争议)　①抢救用 PS。在呼吸支持稳定后考虑使用单剂 PS。虽然表面活性剂可能是肺出血的一个因素,但有报道单剂 PS 改善婴儿氧合指数和呼吸状态。美国儿科学会胎儿和新生儿委员会认为 PS 治疗是合理的。②利尿剂。如果有明显的液体超负荷,有学者建议利尿剂治疗(速尿 1 mg/kg)。速尿对肺水肿患者的呼吸功能有好处(减少肺淋巴流量,改善通气/灌注不匹配),但没有直接证据表明对肺出血有效。③激素。由于慢性炎症在肺出血的婴儿肺活检中被发现,且更多婴儿肺出血在使用类固醇后存活,可以考虑使用类固醇。有报道甲基强的松龙(住院期间每 6 小时 1 mg/kg,此后每天 1 mg/kg,4 周后停用)有益。④特定靶向治疗:直接鼻气管或口气管创伤。如果在经口气管插管或经鼻气管插管后立即出现明显的出血,最可能由外伤引起,需要外科会诊。

研究表明肺表面活性物质作为主要治疗方法能有效改善氧合指数及防止 pH 复发。呼吸支持、肾上腺素、纠正凝血障碍和托拉唑啉作为主要治疗方法对 pH 有效 [12]。总之在发生新生儿肺出血后应及早发现、及早治疗,快速有效地给予患儿肺部止血处理,并给予呼吸机、补液治疗,防止患儿出现休克等情况,维持机体内环境的稳定[13]。

小结:对缺氧或感染非常严重的病例,须密切观察临床表现如发生呼吸困难或呼吸暂停,同时一般状况较差,应在发生肺出血之前早期进行机械通气。此例患儿存在宫内窘迫及出生重度窒息病史,入院后一直病情不稳定,且于生后7小时发生病情进一步恶化,心率及经皮氧饱和度急剧下降,但当时并未判断出肺出血,直至突然见到从口、鼻涌出大量鲜红色血液,意识到发生严重的肺出血,才进行积极抢救治疗,虽然救治成功,但应该吸取教训。

天津市蓟州区人民医院　李雅娟　郭立艳

【参考文献】

[1] TRICIA LACY GOMELLA, FABIEN G. EYAL, FAYEZ BANY-MOHAMMED.GOMELLA'S NEONATOLOGY Management, Procedures, On-Call Problems, Diseases, and Drμgs EIGHTH EDITION[M]. New York Chicago San Francisco Athens London Madrid Mexico City, 2020: 719-725.

[2] LODHA A, KAMALUDDEEN M, AKIERMAN A, et al. R ole of hemocoagulase in pulmonary hemorrhage in preterm infants: a systematic review [J]. Indian J Pediatr, 2011, 78(7): 838-844.

[3] VOBRUBA V, GRUS T, MLEJNSKY F, et al. Management of severe pulmo- nary hemorrhage in a neonate on veno-arterial ECMO by the tempo- rary clamping of the endotracheal tube-a case report[J]. Perfusion, 2018,33(1): 77-80.

[4] SU BH, LIN HY, HUANG FK, et al. Circulatory ManagementFocusing on Preventing Intraventricular Hemorrhage and PulmonaryHemorrhage in Preterm Infants[J] . Pediatr Neonatol, 2016, 57(6): 453-462.

[5] VOBRUBA V, GRUS T, MLEJNSKY F, ET AL. Management ofsevere pulmonary hemorrhage in a neonate on veno-arterial ECMO bythe temporary clamping of the endotracheal tube - a case report[J] .Perfusion, 2018, 33(1): 77-80.

[6] USEMANN J, GARTEN L, BÜHRER C, et al. Fresh frozen plasmatransfusion-a risk factor for pulmonary hemorrhage in extremely low birthweight infants? [J] . J Perinat Med, 2017, 45(5): 627-633.

[7] 田秀英, 郑军,刘鸽,等 NICU 中新生儿肺出血的高危因素及策略分析 [J]. 实用心脑肺血管病杂志. 2019,27(S2): 107-109.

[8] TEKSAM O, KALE G. The effects of surfactant and antenatal corticoste- roid treatment on the pulmonary pathology of preterm infants with re- spiratory distress syndrome[J]. Pathol R es Pract,2009,205(1): 35-41

[9] FERREIRA CH, CARMONA F, MARTINEZ FE. Prevalence, risk factorsnand outcomes associated with pulmonary hemorrhage innewborns[J]. J Pediatr(Rio J),2014,90(3):316-322.

[10] 杨祖钦,余坚,何笑笑,等. sTREM-1 与 PCT 对围生期宫内感染合并肺炎新生儿肺出血的影响研究 [J]. 中华医院感染学杂志,2016,26(16):3816-3818.

[11] SU BH, LIN HY, HUANG FK, et al. Pulmonary hemorrhage in very-low-birth-weight in-fants[J]. Pediatr Neonatol,2014,55(4):326-327.

[12] 石永言. 新生儿肺出血管理的系统综述 [J] . 国际儿科学杂志, 2022, 49（2）: 113-113. DOI: 10.3760/cma.j.issn.1673-4408.2022.02.103.

[13] 史静,陈新,战雪丽,等. 机械通气联合血凝酶气管内注入治疗新生儿肺出血的临床研究叽. 中国医药导刊,2010,12(1):62-64.

病例 55　　新生儿乳糜胸病例报告

【背景知识】

新生儿乳糜胸是由于任何原因导致的乳糜液漏入胸腔而形成胸腔积液,引起严重呼吸、营养及免疫障碍的一种疾病。该病较罕见,发病率约为 1/10000,病死率高达 20%~50%[1]。本病病因常分为先天性和获得性,先天性乳糜胸系胸导管发育缺如或部分梗阻及狭窄,和（或）淋巴管发育畸形所致,此类患儿多在生后即出现呼吸困难,甚至产检即可发现胸腔积液、胎儿水肿等表现,且多合并有染色体异常;而获得性乳糜胸主要由于生后胸导管或淋巴管损伤所致,以往产时颈椎及胸椎过度仰伸是导致获得性乳糜胸的主要原因 [2],近年来,中心静脉置管、胸腔手术所致的乳糜胸已成为获得性乳糜胸的主要原因。

【病例简述】

患儿女, 3 日,主因发现"胸腔积液 3 天"于 2018 年 7 月 20 于我院就诊。入院前 3 天（即出生当天）母亲常规行产前 B 超发现"胎儿胸腔积液",随后患儿即"羊水早破",顺产出生,出生胎龄 34[+6] 周,生后即出现呼吸困难,当地医院予"无创呼吸机辅助通气、抗感染、胸腔穿刺引流"等治疗 3 天,胸腔积液反复增加,呼吸困难无明显缓解,转入我院。入院查体:体重 2810 g,身长 50 cm,头围 34 cm,胸围 33 cm,腹围 32 cm,体温 35.6 ℃,呼吸 60 次 /min,脉搏 132 次 /min,血压 65/35mmHg,神志清,精神弱,呼吸促,三凹征（＋）,颜面及肢端皮肤发绀明显,经皮测血氧饱和度 78%,前囟张力不高,双侧胸廓基本对称,双肺呼吸音减低,右侧为著,双肺可闻及痰鸣音,心音有力、律齐,未闻及杂音,腹软不胀,肝脏右肋下1.0 cm,手足末梢温暖,脉搏尚有力,前壁内侧毛细血管再充盈时间 2 s。急诊胸片示"新生儿肺炎、右侧胸腔积液";B 超是双侧胸腔积液（右侧约 40 mm,左侧约 28 mm）。入院诊断:①新生儿胸腔积液。②新生儿肺炎。患儿住院后即行右侧胸腔穿刺、胸腔闭式引流,可见大量黄色液体流出（彩图 10）,留取标本送检胸水常规、生化及病原检查。结果示:外观黄浊,蛋白 +,白细胞 9.03 × 10⁹/L,单核 8.9 × 10⁹/L,多核 0.18 × 10⁹/L,胆固醇 1.02mmol/L,甘油三酯 4.57mmol/L,细菌培养阴性,考虑诊断为乳糜胸。后予患儿头罩吸氧、持续胸腔闭式引流、禁食、完全肠外营养,静脉补充免疫球蛋白、人血白蛋白、血浆支持等保守治疗;住院 10 天胸腔引流量减少,行胸部非增强 MRI 扫描,发现患儿"胸导管于主动脉弓下方胸导管局部扩张"（图 3-3-9）。住院 18 天行胸片示未见胸腔积液,开始予患儿深度水解蛋白奶喂养,逐渐长奶,患儿一般状况良好,住院 23 天好转出院。住院期间查血、尿、便常规(-);血生化:电解质、血糖、肝肾功能、心肌酶均正常;血甘油三酯 0.7mmol/L,胆固醇 2.2mmol/L,正常;血 TROCH、MP、CP、细小病毒 B19、真菌,血培养(-); Ig 正常;尿代谢病筛查:阴性;染色体:46XY。出院诊断:①新生儿先天性乳糜胸。②新生儿肺炎。出院后于我科随诊,逐渐增加奶量,至出院后半年更换为普通配方奶喂养,患儿无不适表现,至目前患儿辅食添加正常,精神运动发育适龄。

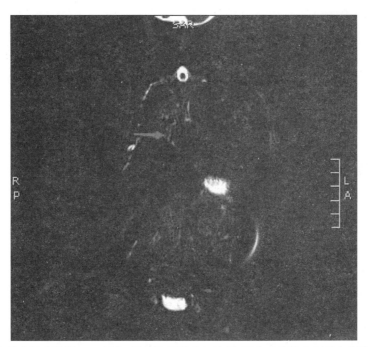

图 3-3-9　患儿胸部非增强 MRI 影像,提示胸导管走行连贯,于主动脉弓水平下方胸导管局部扩张

【病例分析和思考】

先天性乳糜胸的诊断标准有 [3]:出现症状时日龄小于 28 天;入院时年龄小于 2 个月;存在胸腔积液;胸水淋巴细胞数占 80% 以上,或甘油三酯含量 >1.24mmol/L 和(或)外观呈牛奶样,但若穿刺时患儿尚未开奶,胸腔积液可呈淡黄色澄清液与血清相似。本患儿宫内即发现胸腔积液,生后即刻出现呼吸困难,胸腔积液检测提示淋巴细胞为主,甘油三酯含量异常升高,符合先天性乳糜胸诊断。先天性乳糜胸病因多因胸导管发育缺如或部分梗阻及狭窄,和(或)淋巴管发育畸形所致。目前显示胸导管的影像学方法讨论最多的有直接淋巴管造影术、核素淋巴显像及核磁。本病例中我院使用非增强 MRI 胸导管成像,结果提示胸导管于主动脉弓水平下方胸导管局部扩张,清楚显示了胸导管走行及病变部位。淋巴管造影术是直接经淋巴管或者淋巴结注入造影剂,进行淋巴系统显像;核素淋巴显像是通过皮肤注射放射性核素示踪剂,再用闪烁照相机得到核素在体内分布,以显示淋巴管结构及功能。直接淋巴管造影术是淋巴管成像的“金标准”,核素淋巴显像是目前临床最常用的检查方法 [4],但上述两种方法均为有创,需引入外源性对比剂、有对比剂过敏风险,耗时长,有核素辐射等

不足。此外,淋巴管有自发收缩功能,以及存在结构异常可能,这些因素均可能导致造影剂及核素在淋巴管出滞留,而不能上行至整个胸导管。相比之下,非增强 MRI 检查不需要对比剂、无创、对于软组织有很高的分辨率。Hayashi 等[5] 在 1999 年即利用非增强 MRI 来显示胸导管,其后技术不断更新,胸导管显示率可达 94%[6]。其缺点有不能反映淋巴管动态信息,以及存在由于自身生命活动所产出的影像伪影。综合考虑新生儿期选择无创、无核素辐射以及对于胸导管显示率亦较高的非增强 MRI 检查更实用且容易得到家属的配合。

新生儿乳糜胸多采取内科保守治疗,保守治愈率可达 75%[7]。Bialkowski 等[8] 一项前瞻性研究显示,90% 以上乳糜胸患儿在早期需要呼吸机辅助通气。大量胸腔积液引起呼吸困难时胸腔穿刺术和胸腔闭式引流术是呼吸支持的重要组成部分;同时,持续胸腔引流可使得脏层胸膜和壁层胸膜贴合,以阻止淋巴液漏出。由于中短链脂肪酸可以直接吸收入血,而长链脂肪酸经多种生化作用形成乳糜液,故保守治疗的重要措施就是要减少或禁止长链脂肪酸的摄入,饮水亦会引起胃肠道淋巴循环增加,故早期治疗一般以禁食及全肠外营养为主,以减少乳糜液的产生。一般禁食至 2 周以上,胸腔积液减少可考虑逐渐恢复喂养,目前多选择给予低脂、高蛋白、高热量、富含中链三酰甘油(medium chain triacylglycerol,MCT) 配方奶,以减少乳糜液形成,MCT 喂养临床应用已经较为普遍,一般喂养至生后 6 个月,胸腔积液无反复可改为普通配方奶喂养及添加辅食[9]。乳糜液中含有大量蛋白、脂肪、电解质及淋巴细胞等成分,故患儿胸腔积液丢失大量乳糜液后可出现感染、血栓、营养不良、电解质紊乱、免疫低下等并发症,治疗过程中,通常需补充血免疫球蛋白、白蛋白及血红蛋白,必要时给予血浆输注、补充蛋白及凝血因子,改善循环[10]。最后为药物治疗,目前常用为生长抑素治疗,奥曲肽是一种长效的天然生长抑素类似物制剂,它主要通过抑制消化液分泌及释放,引起血管收缩、减少淋巴液产生、回流及肠吸收,使胸导管漏口愈合[11]。其副作用有肝肾功能损害、暂时性甲状腺功能、血糖水平异常甚至 NEC 等。目前奥曲肽应用指征目前尚无统一标准,Pefisson 等[12] 研究显示,奥曲肽治疗组和对照组患儿病情恢复差异无统计学意义。多数患儿经内科 2~4 周保守治疗后均可治愈,内科治疗无效后少数需外科手术治疗,主要手术方法包括胸导管结扎术、胸膜腹膜分流术、胸膜剥离术、胸膜固定术等。由于需外科干预患儿多为胸水反复增加、水肿明显、营养状况较差,患儿预后效果欠佳。

新生儿乳糜胸是一种较罕见疾病。病因以先天性胸导管及淋巴管发育异常多见。可通过胸腔积液中淋巴细胞数量,甘油三酯、胆固醇水平等指标确诊。胸导管非增强 MRI 检查无创、无辐射,可以为新生儿进一步寻找病变部位提供帮助。大多患者保守治疗有效,以胸腔引流、饮食调整、营养支持为主,药物治疗目前以奥曲肽应用最广,但疗效不确定。保守治疗失败,特别是出现并发症者,可选择手术治疗。

天津市儿童医院 / 天津大学儿童医院   张艳   刘洋

【参考文献】

[1] CAREY, BARBARA E. Neonatal Chylothorax[J]. Neonatal Network, 20(2):53-55..

[2] WASMUTH-PIETZUCH A, HANSMANN M, BARTMANN P, et al. Congenital chy-lothorax: lymphopenia and high risk of neonatal infections [J]. Acta Paediatrica, 2010, 93

（2）：220-224.

[3]　韩冬, 张巍. 新生儿乳糜胸的诊断治疗进展 [J]. 中华新生儿科杂志（中英文）, 2017, 32（3）：229-232.

[4]　BELLINI C, BOCCARDO F, CAMPISI C, et al. Lymphatic Dysplasias in Newborns and Children：The Role of Lymphoscintigraphy[J]. Journal of Pediatrics, 2008, 152（4）：587-589。

[5]　S, HAYASHI, M, MIYAZAKI.Thoracic duct：visualization at nonenhanced MR lymphography--initial experience.[J].Radiology, 1999, 212（2）：598-600.

[6]　OKUDA I, UDAGAWA H, TAKAHASHI J, et al. Magnetic resonance-thoracic ductography：imaging aid for thoracic surgery and thoracic duct depiction based on embryological considerations[J]. Gen Thorac Cardiovasc Surg, 2009, 57（12）：640-646.

[7]　付雪梅, 巨容, FUXUE-MEI, et al. 新生儿乳糜胸的诊治策略 [J]. 中华实用儿科临床杂志, 2010, 25（14）：1040-1042.

[8]　BIALKOWSKI A, POETS C F, FRANZ A R. Congenital chylothorax：a prospective nationwide epidemiological study in Germany[J]. Archives of Disease in Childhood - Fetal and Neonatal Edition, 2015, 100（2）：F169-F172.

[9]　BELLINI C, ERGAZ Z, RADICIONI M, et al. Congenital fetal and neonatal visceral chylous effusions：neonatal chylothorax and chylous ascites revisited. A multicenter retrospective study[J]. Lymphology, 2012, 45（3）：91-102.

[10]　BELMA SAYGILI, KARAGOL, AYSEGUL, et al. Therapeutic management of neonatal chylous ascites：report of a case and review of the literature.[J].Acta paediatrica（Oslo, Norway：1992）, 2010, 99（9）：1307-1310.

[11]　TESTONI D, HORNIK C P, NEELY M L, et al. Safety of octreotide in hospitalized infants[J]. Early Human Development, 2015, 91（7）：387-392.

[12]　CAROLINE, PERISSON, NADIA, et al. An idiopathic congenital chylothorax：surgery or conservative management？[J].BMJ case reports, 2014, 2014.

[13]　张艳, 刘洋. 新生儿乳糜胸 1 例并文献复习 [J]. 临床荟萃, 2020, 35（7）：643-646.

病例 56　新生儿水痘合并肺囊性病变

【背景知识】

先天性肺囊肿是一种先天性肺内良性病变, 与胚胎期支气管胚芽发育异常有关, 好发于幼年或青年 [1]。囊肿可多发或单发, 薄壁, 内衬假复层纤毛状柱状上皮, 可见息肉样上皮细胞突起和成簇的黏液细胞 [2]。根据囊肿发生的部位不同, 位于纵隔内者称为支气管源性肺囊肿, 位于肺组织内者称为肺囊肿。

肺囊肿的临床表现缺乏特异性, 部分患者终生无症状, 在临床上容易被误诊、漏诊。肺囊肿易反复发生感染, 出现并发症, 在无急性炎症情况下, 所有诊断肺囊肿患者, 包括无症状者,均应早期进行外科手术治疗。大多数选择肺叶切除术,以确保完全切除和避免以后发生恶变可能。

【病例简述】

患儿男,36 分钟,于 2021-03-31 因"母产前 1 天出水痘"收入我院新生儿科。胎龄 38 周,母产前感染(产前 1 天出现水痘,体温最高 38.6 ℃)、胎儿窘迫、胎膜早破 6 小时、妊娠期糖尿病,剖宫产娩出,羊水清,出生体重 3660 g,生后 Apgar 评分 1、5、10 分钟均为 10 分,未喂养,未排二便。

入院查体:体温 36.0 ℃,心率 132 次/min,呼吸 52 次/min,血压 78/45mmHg,经皮血氧饱和度 95%;精神反应可,皮色红润,头颅无异常,颜面部不对称,前囟平软,颈软,胸廓对称,呼吸平稳,双肺呼吸音清,未闻及啰音,心音正常,律齐,无杂音。腹部平软,未见肠型及蠕动波,肝肋下 1 cm,脾肋下 0 cm,肠鸣音正常,双侧睾丸降入阴囊,四肢活动自如,肌张力正常,原始反射可引出。初步诊断:新生儿水痘、糖尿病母婴综合征、胎儿宫内缺氧、新生儿红斑。

入院后查带状疱疹病毒 IgM 阴性,生后 10 天出现全身水痘样皮疹,逐渐出现发热,期间臀部部分水疱破溃(彩图 11),取疱液细菌培养示金黄色葡萄球菌,考虑合并皮肤感染,于阿昔洛韦软膏外用,出疹后 10 天患儿疱疹全部形成结痂,破溃处结痂基本脱落。生后 13 天出现发热、呼吸困难,查血常规等 WBC12.39×10⁹/L,N%41.3%,L51.7%,M%6.2%,PCT0.24ng/mL,CRP8.2 mg/L,胸片双肺透过度减低(图 3-3-10),诊断新生儿肺部感染,予无创辅助通气支持呼吸,舒普深静点抗感染 5 天,呼吸困难缓解,体温正常,停用抗生素及呼吸支持后患儿再次出现发热、呼吸困难,监测 WBC15.23×10⁹/L,N%52.7%,CRP4.4 mg/L,PCT0.12ng/mL,血培养回报阴性,复查胸片右中上肺囊状影(图 3-3-11),查胸部 CT 提示肺脓肿形成(图 3-3-12),继予无创辅助通气支持呼吸 4 天,舒普深联合斯沃抗感染治疗 21 天,体温正常,生命体征平稳,出院前复查胸部 CT 示右肺含气囊腔,结合数次检查,考虑脓肿吸收伴气囊形成或含气囊肿并感染,左肺囊腔消失,左肺上叶感染灶减少(图 3-3-13)。共住院治疗 42 天后好转出院。出院后监测患儿生命体征平稳,呼吸平稳,3 个月复查胸CT:右肺上叶含气囊肿(图 3-3-14)。

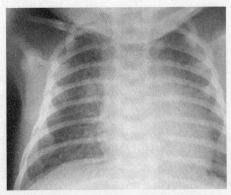

图 3-3-10　生后 13 天胸片表现

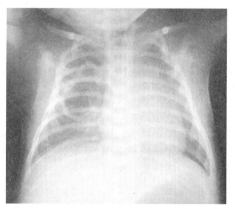

图 3-3-11 生后 18 天胸片表现

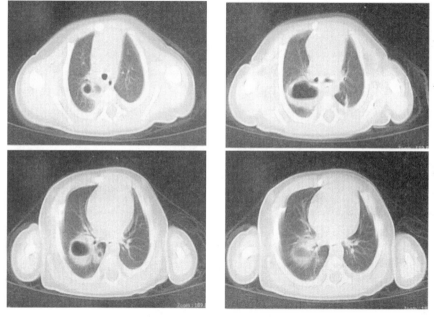

图 3-3-12 生后 18 天 CT 表现

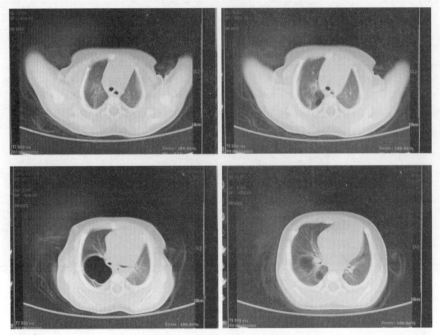

图 3-3-13   出院前 CT 表现

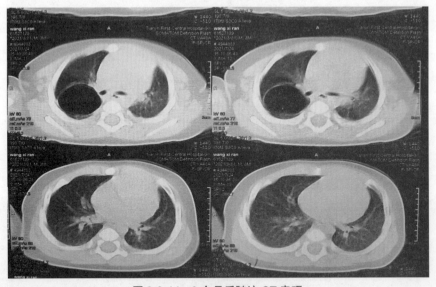

图 3-3-14   3 个月后随访 CT 表现

【病例分析和思考】

本例患儿因母亲产前患水痘住院,诊治过程中患儿出现了新生儿水痘的典型表现,同时合并有肺部感染,通过影像学检查发现肺部改变,经过治疗、定期复查胸部 CT 考虑为肺囊肿。先天性肺囊肿是一种先天性肺内良性病变,囊肿可多发或单发,薄壁,根据囊肿发生的部位不同,位于纵隔内者称为支气管源性肺囊肿,位于肺组织内者称为肺囊肿。

症状的严重程度取决于囊肿的数量和大小,通常表现为反复的呼吸道感染。有些小的囊肿患者无任何临床症状,可能在成年后期偶然行胸部影像学检查发现。大的囊肿常在继发感染后或囊肿增大并压迫周围组织时才表现出不同症状,出现咳嗽、咳痰、呼吸困难、发热、喘鸣等症状[3]。

肺囊肿的临床表现缺乏特异性,部分患者终生无症状,在临床上容易被误诊、漏诊。肺囊肿的诊断主要通过影像学检查,尤其胸部 CT 检查已成为其诊断的主要方法。胸部 CT 检查可以判断囊肿发生的部位、大小、数量及其与邻近脏器的关系。胸部 CT 片上显示肺囊肿多呈边缘光整的圆形或椭圆形阴影,其内密度均匀,周围边界清楚[4]。肺囊肿可发生于肺的任何叶段,但大多数位于下肺。肺囊肿主要以单发为主,未发生感染前囊腔内含浆液及黏液, CT 值近似水样密度,反复感染可引起肺叶或肺段发生突变,使病变分叶形成不规则形。部分为多发,多个肺囊肿可聚集成堆,合并感染时可见多个气液平堆聚在一起。如囊肿与支气管相通,气体可以进入形成含气囊肿或气液囊肿,囊肿可含液、含气或含气液,注意与肺脓肿、肺大疱、囊状支气管扩张、肺部良性肿瘤及气胸等鉴别。CT 增强扫描有助于确定囊壁和囊腔内容物的强化程度,其强化特征为囊内容物未发生强化,囊壁可强化,是由于囊壁含有平滑肌成分,如合并感染、肉芽组织增生,囊壁可增厚、强化[5]。

肺囊肿易反复发生感染,出现并发症,在无急性炎症情况下,所有诊断肺囊肿患者,包括无症状者,均应早期进行外科手术治疗。大多数选择肺叶切除术,以确保完全切除和避免以后发生恶变可能。

此病例启示我们先天性肺囊肿临床表现无特异性,部分患者无症状,容易被漏诊、误诊及不重视,需通过影像学检查和病理学检查进一步确诊,尽早手术治疗。临床医师应提高对该病的诊治能力,尽早做出诊断和治疗,避免误诊误治,减少并发症的发生。

天津市第一中心医院 张金艳 张平平

【参考文献】

[1] 汪全治,朱普,林承露.肺囊肿的 CT 表现与病理对照分析 [J].安徽医药,2008,29（1）:74-75.

[2] JAGANATHAN VENMGOPAL,MANOJ KUMAR. PanigrahiAsymptomatic man with a large lung cyst[J]. Lung India,2016,33（2）:234-236.

[3] 王厚金,鲍喜福.支气管肺囊肿的影像学诊断 [J].中国医药导报,2010,7（2）:72-73.

[4] 刘剑,黄鹏,王敬华,等.先天性肺囊肿的诊断与外科治疗 [J].中国医师杂志,2017,19（4）:591-592.

[5] 王新强,柴修山.先天性支气管肺囊肿 CT 表现特点及临床病理分析 [J].中国中西医结合影像学杂志,2013,11（5）:529-531.

第四节　消化系统疾病

病例57　先天性胃壁肌层缺损

【背景知识】

先天性胃壁肌层缺损(congenital defects of gastric musculature)是新生儿少见的消化道疾病,也是新生儿胃穿孔的首要原因[1],多于生后一周内发病。目前认为先天性发育缺陷是胃穿孔的主要发病机制,主要的病理变化是胃壁肌层缺损。胃穿孔前无明显前驱症状,故早期诊断困难,一旦胃穿孔则表现为突发腹胀和呼吸系统障碍,病情进展迅速,病死率较高。

【病例简述】

患儿男,5天,因"突发腹胀伴呼吸困难5小时"入院。患儿系G1P1,孕34+5周,双胎之大。因妊娠高血压、双胎妊娠及胎儿宫内窘迫行剖腹产。出生体重为1330 g,生后无明显缺氧病史,Apgar评分10分,无窒息抢救病史。生后早期微量奶粉喂养,吃奶可,无呕吐等特殊表现,有自主排尿及排便。生后5天患儿突然出现腹胀,精神反应差,拒奶。全身皮肤苍黄、发花,CRT>3 s,呼吸浅快、三凹征阳性,双肺呼吸音稍弱,未闻及痰鸣音。腹胀明显,腹壁皮肤发红,发亮,腹肌紧张,压痛及反跳痛阳性,肠鸣音消失。患儿发病时照片见彩图12。予以紧急气管插管呼吸机辅助通气治疗。腹部X线:大量气腹,肠管形态欠佳,膈肌抬高,见图3-4-1。

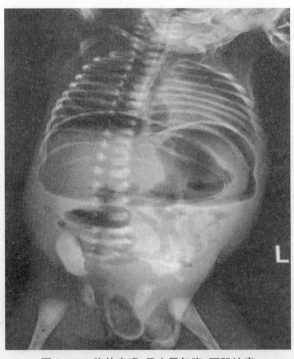

图3-4-1　胸片表现,见大量气腹,膈肌抬高

　　转入我院后急症手术治疗。采用上腹横切口,探查发现为先天性胃壁肌层缺损伴胃穿孔,穿孔部位位于胃大弯 - 胃底 - 近贲门,缺损面积 5 cm×4 cm(彩图 13)。先将坏死、薄弱和不正常的胃壁全部切除,再行胃穿孔修补术,再做浆肌层间断缝合进行加固,术后残胃约 10~15mL(彩图 14)。

　　术后呼吸机辅助呼吸、胃肠减压、暖箱保暖,静脉使用美罗培南抗感染、奥美拉唑抑酸,血浆及白蛋白等支持治疗。术后 1 天拔除气管插管,术后 5 天助推泵经胃管缓慢点滴糖水 5mL,每 8h1 次,试喂养,每日增加 2 mL/(kg·d),至鼻饲葡萄糖水达 10~15mL,每 8h1 次,后改为鼻饲配方奶,缓慢增加鼻饲奶至 20mL,每 3h1 次后,经口试喂养,最终停止鼻饲奶,经口喂养至 35mL,每 3h1 次,体重逐渐增长至 1.92 kg 出院。病理结果:镜下见少许胃黏膜层组织,其内血管淤血伴广泛出血,散在急慢性炎细胞浸润(彩图 15)。

　　随访:随访 1 年,生长发育情况基本正常。

【病例分析和思考】

　　新生儿胃壁肌层缺损是新生儿胃穿孔的首要原因,也是严重威胁新生儿生命的疾病,多在生后 1 周内发病。发病率低,而死亡率高,早产、低出生体重儿病死率更高[1]。具体病因仍存争议,多数支持胃壁肌层在胚胎发育过程中发生障碍学说[2],在临床资料中胃壁肌层缺损穿孔部位多是胃底部近贲门处及胃前壁胃大弯处。胃壁肌层缺损发生穿孔前多无明显特异性前驱症状,多为突发穿孔后确诊。近来有报道对呕吐、拒奶、上腹膨隆、有胃型、X 线检查显示巨大胃泡影、胃肠减压后胃泡影变化不明显且上消化道造影提示胃蠕动能力减弱的新生儿,要高度怀疑先天性胃壁肌层缺损,可以考虑腹腔镜探查,并在胃壁破裂之前成功诊断该病并成功实施手术[3],避免了急性胃穿孔后引起的感染休克及败血症等并发症,降低该病的病死率,值得借鉴。一旦胃穿孔后短时间内即可出现大量气腹,典型体征为呼吸急促、进行性腹胀、腹膜炎体征、肠鸣音减弱甚至消失,随着病情发展,毒素吸收,全身情况迅速恶化,短时间内可出现中毒性休克、呼吸衰竭等,病死率较高[4],存活率与胃壁肌层缺损面积及就诊时间早晚有很大的关系,有研究显示发病至手术时间大于 12 h 者死率 >75%[5],早诊断并在最短时间内做好术前准备 ,早期手术明显提高患儿存活率。

　　先天性胃壁肌层缺损多发生于早产儿,早期早产儿较晚期早产儿呼吸衰竭、败血症、死亡的发生率更高。Babayigit 报道[6]早产儿合并极低出生体重儿胃穿孔术后死亡率高达 62%。我们在早产儿的抢救治疗经验有:①建立包括 PICC 在内至少两条静脉通路,不仅保证抢救药品的及时输入,还提供胃肠外静脉营养支持保障;②一旦因消化道穿孔出现突发腹胀,可于中上腹穿刺排气,缓解腹胀,改善呼吸,为手术治疗赢得时间;③一旦确诊,短时间内实施手术;④术后生命支持管理,术后呼吸机辅助支持 2~5 天。因为多数患儿合并电解质紊乱、感染性休克等严重并发症,术后需使用广谱抗生素、质子泵抑制剂,血制品等支持治疗,必要时使用血管活性药物,直至呼吸、循环稳定;⑤术后通过助推泵早期缓慢鼻饲奶喂养能促进胃肠功能的恢复,避免胃潴留,提高喂养耐受性,加速患儿康复。 也有文章报道术中留置空肠营养管,术后实行早期微量肠内营养可加速患者体重增长及肠功能恢复的进程,并有助于维持机体电解质及酸碱平衡,值得借鉴。

综上,针对新生儿先天性胃壁肌层缺损致胃穿孔,根据临床表现,结合病史、体征及腹部立位 X 片大部分不难诊断,诊断明确或有相应手术指征应尽早进行手术探查,缩短就诊手术时间是提高存活率的关键,彻底切除病变,结合有效抗感染、抗休克及呼吸、循环、营养支持可降低该病死亡率,术后通过助推泵缓慢鼻饲奶喂养能促进胃肠功能的恢复,加速患儿康复,获得良好治疗效果。

天津市儿童医院/天津大学儿童医院　胡博

【参考文献】

[1] 王凯,陈永卫,蔡思雨,等.新生儿胃穿孔特点及预后相关研究[J].中华小儿外科杂志,2018,39(4):274-278.

[2] 时红光,鲁颂献,陈琦.新生儿胃穿孔的临床特点及预后分析[J].中国实用医刊,2019,46(13):39-41.

[3] 赵宝红,任红霞,孙小兵.腹腔镜早期诊治先天性胃壁肌层缺损[J].中华小儿外科杂志,2020,41(2):162-165.

[4] SARAÇ M,BAKAL Ü,AYDIN M,et al. Neonatal gastrointestinal perforations:the 10-year experience of a reference hospital[J].Indian J Surg,2017,79(5):431-436.

[5] CHEN TY, LIU HK, YANG MC, et al. Neonatal gastric perforation:a report of two cases and a systematic review[J].Medicine(Baltimore).2018;97(17):e0369.

[6] BABAYIGIT A , OZAYD N S , CETINKAYA M , et al. Neonatal gastric perforations in very low birth weight infants:a single center experience and review of the literature[J]. Pediatric Surgery International,2017.

病例58　先天性肠旋转不良的诊断

【背景知识】

先天性肠旋转不良是新生儿中常见的消化系统疾病,是指肠管在胚胎发育过程中肠管以肠系膜上动脉为轴心的旋转不完全或固定异常使肠管解剖位置发生变异和肠系膜附着不全可引起十二指肠梗阻、中肠扭转、游动盲肠、空肠梗阻甚至肠反向旋转等并发症[1]。当合并中肠扭转时,可能发生急性完全性肠梗阻,导致肠管严重缺血坏死。因此,提高先天性肠旋转不良的诊断水平,早期识别肠旋转不良及肠扭转至关重要。

【病例简述】

病例一:患者,男,12 天,主因"间断呕吐 11 天,加重 1 天"入院。患儿系第 1 胎,第 1 产,胎龄 40 周,因"羊水量少"行剖宫产娩出,出生体重 3495 g。生后 6 小时开始喂养,生后第 3 天开始母乳喂养,每日 5~6 次。生后 27 小时始排胎便,持续约 1 天。入院前 11 天开奶后出现间断呕吐,2~6 次/日不等,均为奶后 2~3 小时出现,夜间为著,非喷射性,呕吐物为黄色黏液,近 1 天呕吐加重。发病以来,无发热、拒乳、惊厥、腹泻等症,精神尚可,食欲稍差,排黄糊便, 4~5 次/日,尿量减少每日 4~5 次。曾自服"妈咪爱"3 天,无明显好转,今去塘沽妇产医院就诊,拍立位腹平片示腹部少量肠管充气。查胃超声示未见幽门肥厚梗阻征象,为进一步诊治,来我院,门诊以新生儿呕吐、新生儿脱水、新生儿黄疸收入院。入院查体:发育正常,营养不良,精神反应稍弱,哭声响亮,颜面、躯干、四肢及巩膜黄染。皮肤干燥,弹性差。前囟稍凹陷,骨缝重。双眼可见少许黄白色分泌物,眼窝稍凹陷。双肺呼吸音粗,未闻及罗音。心率 142 次 /min,节律齐。心音正常,杂音无。末梢循环情况良好。腹部软,肠型无,肠鸣音正常,肝肋下 0.5 cm,边锐质软,脾未触及,腹包块未触及,脐部可见少许血性渗出,肛门无畸形。四肢肌张力正常,拥抱、握持、觅食、吸吮反射可引出。睾丸已降,四肢脊柱无畸形。辅助检查:腹平片(8.25 外院):腹部少量肠管充气,未见气液平面,腹 部肠管充气少。胃超声(8.25 外院):未见幽门肥厚梗阻征象。末梢血糖:4.8mmol/L,经皮胆红素:18 mg/dL。

诊疗过程:入院后据患儿为 12 天新生儿,生后开奶后即出现间断呕吐,入院后完善肠管超声示肠旋转不良伴中肠扭转,故诊断肠旋转不良伴中肠扭转。患儿尿量减少,查体皮肤干燥,弹性差。前囟稍凹陷,眼窝稍凹陷,出生体重 3495 g,现体重 2760 g,体重较出生下降 21%,故诊断新生儿脱水。血气分析示度修正 pH7.743,钠 123mmol/L,氯 74mmol/L,血生化示钠 123.3mmol/L,钾 5.69mmol/L,氯 72.3mmol/L,诊断代谢性碱中毒、电解质紊乱:高钾血症、低钠血症、低氯血症。患儿现生后 12 天,查体颜面、躯干、四肢、巩膜黄染明显,血生化示总胆红素 294.5μmol/L,结合胆红素 14.2μmol/L,未结合胆红素 280.3μmol/L,可诊断新生儿病理性黄疸。患儿查体双眼可见少许黄色分泌物,可诊断双眼结膜炎。入院后完善血常规、CRP 检查大致正常。给予补充电解质液纠正脱水、电解质紊乱、酸碱失衡、禁食、胃肠减压、兰光照射退黄。共住院 4 小时,因外科疾病,家属要求转天津市儿童医院继续诊治。

病例二:患者,女,25 小时,主因"间断呕吐 25 小时"入院。患儿系第 1 胎,第 1 产,胎龄 37+ 周,因瘢痕子宫行剖宫产娩出,破膜至胎儿娩出时间 7 小时。出生体重 3050 克。生后约半小时予葡萄糖水配方奶哺喂,约 10mL,后予配方奶 10~15mL 哺喂,间隔 2-3 小时。生后约 3 小时出现呕吐,呕吐物初为未消化奶,后渐变为黄色胃液及羊水样物质,5~6 次,生后排胎便 3 次。母孕期合并妊娠期糖尿病史。入院查体:精神反应好,呼吸平稳,无发绀,颜面皮肤稍黄染,未见皮疹、出血点,皮肤弹性可,前囟平软。颈无抵抗。双肺呼吸音粗,未闻及啰音,心音有力,律齐,心率 126 次 /min,未闻杂音,腹软,不胀,肝脾未及肿大,肠鸣音可。辅助检查:末梢血糖:3.9mmol/L。经皮胆红素 6.5 mg/dL。

诊疗经过:患儿为生后 25 小时足月新生儿,开奶后出现呕吐,洗胃无好转,奶后均有呕吐,查体肠鸣音逐渐减弱,完善腹部超声示先天性肠旋转不良,腹部 X 线片示"双泡征",小肠无充气,儿外科会诊,诊断先天性消化道畸形:十二指肠降部梗阻? 中肠扭转? 患儿入院后查体颜面、躯干皮肤出现轻度黄染,化验血总胆红素 213.9μmol/L,诊断新生儿黄疸;入院化验血生化示总二氧化碳 17.9mmol/L,诊断代谢性酸中毒;患儿母孕期合并妊娠期糖尿病史,患儿生后监测末梢血糖正常,诊断妊娠期糖尿病母亲婴儿。完善头颅、肝胆胰脾肾超声未见异常。化验肝酶、心肌酶、肾功能未见显著异常。儿科 TORCH 阴性。新型冠状病毒核酸(伯杰)阴性。入院后监测血压及血糖,心电血氧监护。予洗胃,禁食,静脉营养补充入量及热卡。监测经皮胆红素水平,间断光疗。头孢曲松抗感染。共住院 3 天,因外科疾病,同意转至天津市儿童医院治疗。

【病例分析和思考】

1. 鉴别诊断　认真梳理患儿的病史、查体及相关检查等,综合分析患儿的临床特点,进行逐层递进式鉴别诊断。①新生儿咽下综合征:对于刚出生的新生儿,生后出现呕吐,临床上首先警惕新生儿咽下综合征。患儿多表现为生后 1~2 天多次呕吐,呕吐物为清水混合絮状物、黄色片状。本病例中患儿呕吐与吃奶有关,予洗胃未见好转,其中一患儿持续至生后 12 天,不支持新生儿咽下综合征诊断。②胃食管反流(GER):患儿奶后出现吐奶,需鉴别此症,此症一般情况良好,不影响生长发育,一般不需处理,但患儿已出现酸碱平衡失调及电解质紊乱,且体位治疗未见缓解,不能单纯用胃食管反流解释。③新生儿坏死性小肠结肠炎:患儿新生儿期起病,以呕吐为主要表现,但无腹胀、腹泻、血便等,无窒息、感染等病史,无精神萎靡、反应差、体温不升、黄疸、休克等,不支持该诊断。④肥厚性幽门狭窄:患儿变现吃奶后不久出现呕吐,临床需注意鉴别此病,但患儿呕吐生后不久即出现多于生后,呕吐物无酸臭味,查体时腹软不胀,未见胃肠型及蠕动波,中上腹部未触及包块,胃超声未见幽门肥厚梗阻征象,不支持该诊断。⑤先天性肠旋转不良:患儿生后 24 小时内出现呕吐,常于喂乳后不久即吐,呕吐物含胆汁,生后有正常胎便排出,完善腹部平片示十二指肠完全或不完全梗阻,肠管超声示肠旋转不良伴中肠扭转,故明确诊断为先天性肠旋转不良伴中肠扭转。

2. 诊断及确诊依据　诊断:先天性肠旋转不良伴中肠扭转。确诊依据:以呕吐为首发症状,结合放射线检查、彩超、CT[2-3]。①腹部平片:十二指肠水平的部分或完全性梗阻征象,即双泡征、三泡征,远端肠管有少量气体或无气体。②上消化道造影:ⓐ走向异常,十二指肠空肠连接部及小肠位于脊柱的右侧。ⓑ造影剂通过受阻;十二指肠肠弯变小,拐角角度消失,呈小 "C" 形,十二指肠空肠曲消失。ⓒ空肠起始段呈现 "螺旋型" 或 "扭曲丝带状"。ⓓ盲肠位置异常。③腹部彩超:肠系膜上动静脉的位置异常,肠系膜及肠系膜上静脉围绕肠系膜上动脉旋转形成一个螺旋状包块。④腹部 CT:显示 "旋涡征" "靶征" "肠系膜团块" 等。

3. 临床思考　①先天性肠旋转不良是新生儿常见急腹症之一,新生儿期主要表现为胆汁性呕吐,间歇性发作,年长儿症状不典型,常被延误诊断。本病例中患儿表现为间断呕吐,均为奶后不久出现,呕吐物为黄色黏液,生后正常排胎便,其中病例二患儿因十二指肠完全性梗阻,出现大便异常,完善腹部平片及超声检查,为明确诊断提供了重要的临床资料。②抽丝剥茧,合理选择相关检查,有的放矢加以甄别也是一项重要技能 [4]。腹部平片可以大致推断梗阻部位的高低及程度,但对梗阻原因的鉴别帮助不大。上消化道造影是诊断准确性较高,但口服造影剂可引起残留或误吸,目前更推荐静脉用造影剂。彩超检查因无创、方便、可重复、快捷、无辐射等优点,已被广泛应用于临床,且准确率极高,但与彩超医师的个人技术密切相关。新生儿增强腹部 CT 在缺少增强的情况下,不能准确判断血管走向,对肠管的位置分布显示不如消化道造影具体、明确,故不作为首选。③先天性肠旋转不良极易合并中肠扭转,且早期无阳性体征,当出现血便,伴随腹胀、压痛、肌紧张,往往提示肠管缺血坏死、肠穿孔,影响手术成功率,降低以后的生活质量,甚至失去手术救治机会。对于以胆汁性呕吐为主要症状且腹部体征不多,曾有胎便排出者,应考虑本病,可早期完善腹平片或腹部超声,当腹部平片提示"双泡征",腹部彩超见"旋涡征"时应高度怀疑肠旋转不良,应立即手术治疗。最终目的在于早期对患儿进行干预治疗。越早明确诊断,及早规避无效治疗,以提高患儿存活率,改善生存质量,延长生存期。

天津市第五中心医院　姚玲　张晓宇

【参考文献】

[1] 章露尹,陈锐,钭金法.胎儿肠旋转不良及肠扭转的产前诊断进展 [J].中华小儿外科杂志,2021,42(10):940-943.DOI:10.3760/cma.j.cn421158-20200814-00558.

[2] 柴雪娥.先天性肠旋转不良的 X 线诊断 [J].临床小儿外科杂志,2008,7(3):65-66.DOI:10.3969/j.issn.1671-6353.2008.03.026.

[3] 陈永卫.肠旋转不良的诊断 [J].临床外科杂志,2011,19(8):520-521.DOI:10.3969/j.issn.1005-6483.2011.08.007.

[4] 陈兰萍.新生儿肠旋转不良诊治现状 [J].中华实用儿科临床杂志,2013,28(23):1768-1769.DOI:10.3760/cma.j.issn.2095-428X.2013.23.004.

病例 59　新生儿阑尾炎

【背景知识】

新生儿阑尾炎(acute appendicitis)极为罕见,国内文献多为个案报道。由于临床症状不典型,诊断困难,穿孔率和死亡率均较高,常经手术或尸检证实。据文献统计,新生儿阑尾炎占小儿阑尾炎的 0.04%~0.1%,多数患儿为男性[1]。

【病例简述】

患儿,男,生后主因"吐沫 13 分钟"入院。患儿系第一胎,第一产,孕 32+4 周,其母绒毛膜羊膜炎、胎膜早破、妊娠合并球拍状胎盘、妊娠合并子宫肌瘤,且其母产前白细胞进行性升高。患儿经剖宫产娩出,羊水清,量 200mL,出生体重 1800 g,生后 Apgar 评分 1 分钟 9 分,5 分钟及 10 分钟均 10 分。入院时患儿呼吸尚平稳,口中吐沫,无口周发绀及呻吟,鼻煽(-),无尖叫,三凹症(-),未排胎便及尿。

入院查体:体温 36.2 ℃,脉搏 140 次 /min,呼吸 45 次分,血压 67/36mmHg。体重:1800 g,早产儿貌,神志清,反应稍弱,周身皮肤无皮疹及出血点。呼吸尚平稳,吐沫,无口周发绀,无呻吟,鼻煽(-),无尖叫,三凹症(-)。前囟平软,双肺呼吸音粗,未闻及干湿性啰音。心音有力,律齐,心率 140 次 /min,腹平软,肝、脾肋下未及,脐洁,无渗血,未见脓性分泌物,四肢肌张力正常。拥抱反射弱,左手握持反射弱,右手握持反射弱,觅食反射弱,吸吮反射弱。胎龄评估 33 周(甲缘达指尖,红痕 > 前半部,褶痕 < 前 1/3,皮肤薄而光滑,乳头点状,乳晕淡、平、直径 <0.75 cm)。

1.感染　患儿因其母绒毛膜羊膜炎、胎膜早破,且产前发热、白细胞进行性升高,结合患儿早产病史,故入院后即予静点青霉素预防感染。患儿生后血常规 + 快速 C 反应蛋白:快速 C 反应蛋白: <0.499 mg/L;血红蛋白浓度: 207.00 g/L;淋巴细胞百分比: 12.8%;中性粒细胞百分比: 73.3%;血小板计数: 94.00 × 10⁹/L;白细胞计数: 19.90 × 10⁹/L;降钙素原: 0.221ng/

mL,后多次复查均未见异常,青霉素静点满 7 天后停用。后患儿出现哭闹、便血,复查血常规、快速 C 反应蛋白、降钙素原均较前升高,加予舒普深静点抗感染治疗。患儿入院后病原学检查:咽拭子培养、血液培养均阴性。B 族链球菌 DNA 阴性。

2. 消化系统　患儿于入院第一天生命体征平稳,予早产儿配方奶喂养,2mL/Q3 h,辅以予静脉营养等支持治疗。患儿于入院第二天开始出现间断呕吐,初为不消化奶液及少许陈旧性血渣,后出现呕吐黄色或黄绿色奶液,1~2 次 / 日,量 1~5mL 不等,多于停奶一次后好转。在此期间,患儿生命体征平稳,腹软不胀,后逐渐由早产儿奶过渡为纯母乳喂养,奶量逐渐增加,减停静脉营养。患儿纯母乳喂养后呕吐较前缓解,逐渐涨奶,并予母乳 + 母乳添加剂喂养。

患儿于生后第十三天再次出现呕吐 2 次,为黄色奶液,2~4mL/ 次,后出现哭闹,排出少量咖啡色大便。查体示腹胀,肠鸣音减弱,立即予肛管排气,排出约 8mL 气体及少许暗红色大便,送检便常规 + 潜血:便潜血阳性,黏液便,白细胞 1~2 个 /HPF,红细胞 0~2 个 /HPF。立位腹平片示:肠管胀气、扩张。考虑新生儿坏死性小肠结肠炎 I 期,禁食水,持续胃肠减压,继予静脉营养。患儿后持续腹胀,排少量血便,请新生儿外科会诊,转入新生儿外科进一步治疗。

患儿于新生儿外科行腹部超声:提示右下腹病变,阑尾坏死、包裹。腹穿:可见脓性液。全麻下行开腹探查,肠粘连松解术,阑尾切除术,梅克尔憩室切除术,回肠造瘘术,腹腔引流术等。术后病理回报:坏疽性阑尾炎穿孔伴阑尾周围炎,符合梅克尔憩室。

3. 其他　考虑患儿早产,生后即予维生素 K_1 及酚磺乙胺预防出血。脐血及生后血气 + 电解质 + 乳酸、肝肾功能均未见异常。便血后行凝血四项 +D- 二聚体定量:血浆凝血酶原时间:17.9 秒;PT-INR:1.50;活化部分凝血活酶时间:46.5 秒;血浆凝血酶时间:18.0 秒;血浆纤维蛋白原:2.84 g/L; D- 二聚体定量: 0.39 mg/L。心脏彩超示:①卵圆孔未闭;②三尖瓣反流(少量)。头颅 B 超示:脑结构未见异常。

【病例分析和思考】

本病例是早产儿,易出现喂养不耐受的情况,出现腹胀呕吐等症状,同时患儿合并产前感染,这些都给临床鉴别诊断造成困难。

新生儿阑尾炎根据病史和临床表现,很难明确诊断,腹胀和呕吐是最主要的症状,而发热、血常规白细胞计数对诊断无意义。绝大多数病例在腹部区线片上发现气腹,因此常诊断为消化道穿孔,很少能在术前诊断阑尾炎。术前应与坏死性小肠结肠炎、先天性巨结肠、胎粪性腹膜炎等鉴别,术中也应探查阑尾炎与这些疾病之间是否存在因果关系。

新生儿阑尾炎易误诊,新生儿不能用语言准确描述身体不适部位,导致不能准确提供临床病史并配合体格检查。同时新生儿阑尾炎临床表现无明显特异性,与很多儿内科疾病不易鉴别,临床医师较难区分。同时此病极其罕见,得不到临床医师重视,可能因经验不足而导致误诊、漏诊。

患儿出现以下情况时应当高度怀疑阑尾炎:①发病早期多有哭闹不安、拒乳,呕吐可较频繁,有些患儿伴有发热,还可能伴有脱水和酸中毒、炎性指标的升高等表现。个别患儿可能出现肠梗阻症状。②腹胀严重、腹肌紧张、下腹壁红肿,腹壁静脉曲张,肝浊音界消失。③腹部 X 线检查可见膈下游离气体,有时可见腹腔积液于右下腹部,且腹壁增厚、腹壁脂肪线消失。④右下腹腔穿刺有脓性液体,需观察其颜色、透明度、气味,常规送检。⑤超声显示右下腹有脓肿者[2]。

临床工作中,应加强对新生儿阑尾炎相关知识的学习,熟悉本病的临床特点、诊断方法,了解本病的不典型症状。仔细查体,掌握新生儿腹部查体技巧,尽可能排除查体不合作等因素,必要时可给予镇静。及时行腹部 X 片、B 超、腹部穿刺等检查,同时结合临床症状体征及各项化验结果,仔细鉴别诊断。必要时转诊新生儿外科行手术探查以明确病因,避免误诊。

天津市人民医院 陈倩 刘莹

【参考文献】

[1] 史晓端,张立霄,段春胜,等. 新生儿阑尾炎的发病特点及误诊原因 [J]. 临床误诊误治,2021,34(4):24-27.

[2] 王四维,王晓曼,贾立群. 新生儿阑尾炎临床及超声图像特点分析 [J]. 中华医学超声杂志,2019,16(3):193-197.

病例 60 新生儿巨大肝脏间叶错构瘤伴甲胎蛋白升高一例

【背景知识】

肝脏间叶错构瘤(mesenchymal hamartoma of the liver, MHL)是比较罕见的主要发生于儿童的肝脏肿瘤良性病变,本病由 Maresch 于 1903 年首次报道,1956 年 Edmondson 正式命名,占小儿肝脏良性肿瘤的 18%~29%,约为原发性肝肿瘤的 5%~8%,男比女略高,国内报道多见于 2 岁以下,国外的病例多见于 1 岁以内 [1],偶有胚胎期、成人的报道 [2-3]。 目前发病机制尚不明确,传统观点认为与胆管胚基发育畸形有关,是肝脏间叶组织发育成熟过程中的先天性缺陷所致良性"肿瘤"。但目前研究发现在其周围卫星样改变提示本病存在一个逐步发育的过程,认为周围卫星样改变是本病一个特征性标志,有报道认为本病源于局部缺血,近来报道发现本病与未分化胚胎性肉瘤存在同样 19q13.4 染色体转位,更支持 MHL 可能为一真性肿瘤的推测 [4]。

本病早期常无症状,随着肿瘤的不断增大,多以腹部膨隆、腹围异常增大就诊,部分患儿仅有非特异性的腹痛、腹胀,当肿瘤增大压迫邻近器官、组织或血管,可导致各种并发症,如纳差、呕吐、腹泻或便秘、腹腔积液、黄疸、下肢水肿、腹壁静脉曲张,甚至充血性心力衰竭和呼吸窘迫 [5]。体格检查可在右上腹或上腹部扪及质地不一的肿块,表面光滑,一般呈囊性感,多无压痛,随呼吸运动移动或不移动。生化、肝肾功能指标多正常,如肿瘤压迫胆道引发黄疸,可出现胆红素升高。少数 AFP 可为阳性,其他肿瘤标志物多为阴性。超声检查可作为本病的首选检查方法,通常表现为肝内多房性囊实性混合回声,多以囊性为主,内有高回声分隔,囊壁较厚,内可有实性团块回声 [6]。CT 主要表现为囊性伴分隔、囊实性和实性为主的肿块,其中以囊实性多见。CT 平扫时瘤体内囊腔呈液体样低密度,其程度因囊内成分的不同而不同；厚薄不均的分隔及软组织密度的实性成分信号一般低于周围正常肝组织，瘤体一般边界清，钙化少见，可呈斑点状；增强扫描实性成分及间隔强化，但囊内容物不强化[7]。

手术完整切除肿瘤是治疗 MHL 的最佳方法，尽管本病是良性病变，但存在复发和恶变可能，应首选肿瘤局部切除术或规范性肝切除术，术后预后良好，但若肿瘤侵犯范围较大或侵犯肝门部大血管及肝管时，可选择肿瘤抽吸术或姑息核除术，切勿强行追求规范性肝切除术而危及生命。

【病例简述】

患儿男，生后 1 月，于 2018 年 2 月因"发现腹胀及水肿 15 小时"入住我院。患儿生产及病史不详，入院前 15 小时发现患儿反应弱，哭声弱，腹胀，双下肢、腰骶部及阴囊水肿，喂养配方奶 3~5mL，吃奶差，排墨绿色便，排少量尿。母孕期情况不详。入院查体：体温 36.6 ℃，心率 134 次 /min，呼吸 50 次 /min，血压 68/37mmHg，体重 3340 g，身长 47 cm，头围 31 cm，胸围 30 cm，腹围 39 cm。反应弱，营养状态差，皮下脂肪薄，皮色欠红润，无皮疹及黄疸，口唇黏膜、手足、甲床苍白。头颅正常，前囟平软，胸廓对称，呼吸平稳，双肺呼吸音清，心律齐，音可，未闻及杂音，腹膨隆，腹壁颜色正常，腹壁静脉清晰可见，未见肠型及蠕动波（彩图 16），肝脾触诊不满意，肠鸣音存在、弱，四肢肌张力正常，原始反射可引出。双下肢、腰骶部水肿。双侧阴囊肿胀明显，双侧睾丸触诊不满意，无触痛，皮色皮温正常，透光试验阳性。

入院完善血气分析、电解质等（体温 36.3 ℃，吸氧量 0.21）：pH7.433，$PCO_2$35.3mmHg，$PO_2$60.2mmHg，Na^+130.7mmol/L，K^+3.97mmol/L，Ca^{2+}1.214mmol/L，Cl^-109.2mmol/L，Clu3.0mmol/L，Lac<1.0mmol/L，BE-0.9mmol/L；血常规：白细胞 9.77×10^9/L，红细胞 2.66×10^{12}/L，血红蛋白 96 g/L，红细胞压积 29.1%，血小板 633×10^9/L，中性粒细胞比例 38.5%，淋巴细胞比例 38.3%；肝功能：r- 谷氨酰转肽酶（GGT）220U/L，白蛋白（ALB）20.9 g/L，丙氨酸氨基转移酶（AST）17.5U/L，天门冬氨酸氨基转移酶（ALT）27.8U/L，总胆红素（TBIL）68.2μmol/L，直接胆红素（DBIL）7.14μmol/L，间接胆红素（IBIL）61.06μmol/L，总胆汁酸（TBA）33.3μmol/L；甲胎蛋白（AFP）>1210ng/mL。立位腹平片：腹腔右侧团块影；腹部超声：腹盆腔探及巨大混合回声包块，上至剑突下，下至盆腔，左右达肾区，内部回声不均，可见无回声区，与肝脏分界不清，腹腔未见明显液性暗区；泌尿超声：右肾大小、形态尚可，集合系统未见明显分离，左肾受腹腔包块影响显示不清，膀胱充盈差；腹部 CT 描述肝实质下缘可见不规则形低密度影，内可见分隔影，边界较清，考虑腹腔巨大肿物，来源于肝脏？，胆囊、胰腺显示欠清，肿物压迫所致？（图 3-4-2）；腹部增强 CT 描述肝实质强化不均匀，可见斑片状强化减低影，右叶为著，肝实质下缘可见巨大不规则低密度影，内可见轻度强化分隔影，余大部分未见强化，考虑肝右叶外生性乏血供肿物，恶性不除外，肝多发强化减低影，灌注异常，左侧腹股沟疝，双侧腹壁皮下软组织肿胀。完善检查同时给予合理喂养、补充白蛋白、吸氧等支持对症治疗。

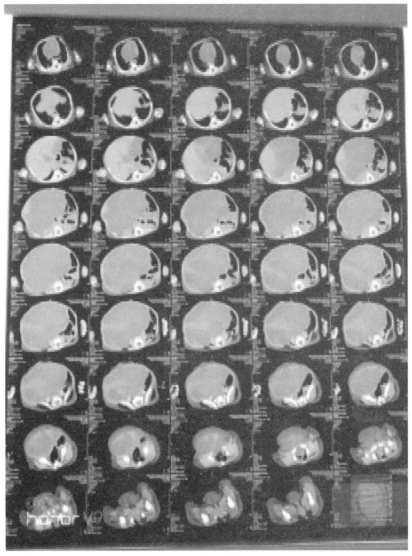

图 3-4-2　患儿腹部 CT 表现

入院 5 天行腹腔探查手术,术中诊断肝占位,占位位于右肝 6 段,外生型,占据大半腹腔,约 16 cm³×15 cm³×14 cm³,重约 800 g,肿瘤包膜完整(彩图 17),与周围组织无粘连,故行肿物及肝部分切除术,距肿瘤边缘 0.5 cm 确定切肝线。术中术后应用呼吸机支持呼吸,术后体重 2890 g,腹部平软,双下肢、腰骶部及阴囊水肿明显减轻(彩图 18)。术后病理诊断:(肝肿物)肝间叶性错构瘤,切缘阴性。术后 5 天复查 AFP>1210ng/mL,肝功能:GGT 108U/L, ALB 27.5 g/L, ALT 22U/L, AST 22.1U/L, TBIL 12.31μmol/L, DBIL 3.63μmol/L, IBIL 8.68μmol/L, TBA 6.80μmol/L;术后 1 周复查肝功能:GGT 133U/L, ALB 38.2 g/L, ALT 12.5U/L, AST 26.6U/L, TBIL 10.91μmol/L, DBIL 3.55μmol/L, IBIL 7.36μmol/L, TBA 18.3μmol/L。术后 10 天拆线,伤口愈合良好。术后 2 周复查 AFP>1210ng/mL,甲胎蛋白异质体 272.75, AFPL3/AFP0.00%;复查腹部超声:胆囊壁厚,胆囊沉积物,胆总管增宽,胆总管内高回声团

（沉积物？）。患儿住院 22 天治愈出院。

【病例分析和思考】

MHL 的诊断特点为：婴幼儿尤其是 2 岁以下小儿，发现右侧腹部进行性增大的无痛性包块，B 超、CT 或 MRI 可见腹腔内囊实性分隔性团块，可考虑本病，确诊靠手术后病理检查。

本例患儿具体病史不详，推测年龄 1 月，以腹胀水肿就诊，腹胀表现为腹部膨隆明显，腹围异常增大（胸围 30 cm，腹围 39 cm），腹壁静脉清晰可见，水肿集中在身体下半部即腰骶部、双下肢及阴囊，考虑与肿物压迫导致静脉或淋巴管回流受阻有关，且经手术切除肿物后水肿明显消退证实上述推测。

本例腹部超声示腹盆腔探及巨大混合回声包块，上至剑突下，下至盆腔，左右达肾区，内部回声不均，可见无回声区，与肝脏分界不清，腹腔未见明显液性暗区；CT 描述肝实质下缘可见不规则形低密度影，内可见分隔影，边界较清；增强 CT 示肝实质下缘可见巨大不规则低密度影，内可见轻度强化分隔影，余大部未见强化，符合 MHL 表现；术后病理确诊肝脏间叶错构瘤。

通过文献学习了解新生儿 AFP 平均为 62.7ng/mL，生后 1 个月达到高峰，平均为 1200ng/mL，3 个月后降至 3.15ng/mL 达到正常成人水平[8]。AFP 并非单一成分，在儿童肿瘤的诊断特异性及敏感性并不完美，根据其与植物凝集素亲和力的不同存在多种异质体，其中 AFP-L3 主要由原发性肝癌和肝母细胞瘤产生[8]，对于肝细胞癌的诊断已经是公认非常有效的一个指标，可以用比率方式即 AFP-L3/AFP × 100% 来表示[9]，2005 年 FDA 把 AFP-L3 诊断肝癌的阳性值界定为 10%。Kinoshita 等[10]研究表明，AFP-L3 异质体不存在生理性升高，可区分肝母细胞瘤及良性畸胎瘤。故提示在肝脏肿瘤诊断方面可检测 AFP/AFP-L3 联合影像学检查协助疾病诊治。

天津市第一中心医院　张金艳　张平平

【参考文献】

[1] YEN JB, KONG MS, LIN JN.Hepatic mesenchymal hamartoma[J].J Pediatr Child Health, 2003,39:632-634.

[2] KAMATA S, NOSE K, SAWAI T, et a1.Fetal mesenchymal hamartoma of the liver：Report of a case[J].J Pediatr Surg,2003,38:639-641.

[3] COOK JR, PFEIFER JD, DEHNER LP.Mesenchymal hamartoma of the liver in the adult：Association with distinct clinical features and histological change[J].Human pathology, 2002,33:893-898.

[4] RAKHEJA D, MARGRAF LR, TOMLINSON GE, et al.Hepatic mesenchymal hamartoma with translocation involving chromosome band 19q13.4：A recurrent abnormality [J].Cancer Genet Cytogenet,2004,153:60-63.

[5] CHIOREAN L, CUI XW, TANNAPFEL A, et al.Benign liver tumors in pediatric patients-review with emphasis on imaging features[J].World J Gastroenterol, 2015, 21（28）：

8541-8561.

[6]　王晓曼,贾立群,胡艳秀. 儿童肝脏间叶错构瘤超声表现 [J]. 中华医学超声杂志:电子版,2012,9(6):516-520.

[7]　于彤,周春菊,高军,等. 儿童肝脏间叶错构瘤 CT 影像特点 [J]. 中国医学影像技术,2015,31(11):1720-1723.

[8]　TAKETA K.Alpha-fetoprotein: reevaluation in hepatology [J].Hepatology，1990, 12(6): 1420-1432.

[9]　张爱英,陈怡,侯传浩,等. 甲胎蛋白异质体分离方法的优化 [J]. 现代生物医学进展,2014,14(24):4630-4633.

[10]　KINOSHIITA Y，TAJIRI T，SOUZAKI R，et a1.Diagnostic value of lectin reactive alpha-fetoprotein for neoinfantile hepatic tumors and malignant germ cell tumors: preliminary study[J].J Pediatr Hematol Oncol,2008,30(6):447-450.

病例 61　新生儿巨大肝被膜下血肿一例

【背景知识】

新生儿肝破裂发病率低,但病死率高达 80%[1],属于新生儿急危重症。肝破裂分型:肝包膜下破裂(肝包膜完整,血液积聚包膜下形成血肿);真性肝破裂(包膜与实质同时破裂,血液与胆汁流入腹腔);中央型肝破裂(肝实质中央破裂出血,包膜完整,肝脏内部形成血肿)。原因主要有产伤、凝血机制障碍和细菌感染 [2],其他因素包括红细胞增多症、先天性梅毒、孕母糖尿病等引起的肝肿大以及肝血管瘤、血友病等 [3]。

新生儿肝破裂早期临床表现常发生于生后 2~5 天,早期症状常不典型,随着出血量增加,可表现为不同程度的皮肤苍白、黄疸、烦躁不安、腹部膨隆和呼吸窘迫,大量失血可迅速进展为低血容量和休克。所以新生儿肝破裂出血的病程一般分两个阶段:①包膜下血肿形成;②包膜破裂,大量腹腔出血导致患儿病情恶化。当腹腔内的积血通过尚未闭合的鞘状突进入阴囊,使之肿大青紫,临床上可表现为阴囊青紫[4],可以作为内脏出血的一个信号,阴囊血肿可能被误诊为睾丸扭转、出血而与内脏出血混淆,需引起产科和新生儿科医生重视 [5]。

腹部超声是首选检查,可以区分肝破裂和肿瘤,肝破裂显示存在腹腔积液或肝包膜下出血,而且还可用于出血进展监测;CT 检查对诊断肝破裂的敏感性、特异性及准确性均很高,对肝破裂部位、范围和程度具有重要诊断价值,而增强 CT 还可以观察破裂肝组织的供血情况,从而判断预后 [6];腹腔穿刺可见不凝血,提示肝破裂。

不同程度的肝破裂所采取的治疗方法及预后各不相同,分为保守治疗和手术治疗,如果出血局限在包膜下或出血缓慢未影响血流动力学时,可以采用输血及纠正凝血障碍等保守治疗,但须严密、连续监测生命体征、血红蛋白和腹腔内出血进展,如果情况稳定、出血停止,可继续观察;若出血不止、包膜下血肿破裂或血流动力学不稳定,应立即手术止血 [7]。

【病例简述】

患儿男,11 小时,于 2018 年 1 月主因"发现皮色苍白、呼吸困难 4 小时"收入我科。患儿系第 2 胎,第 1 产,胎龄 39 周,顺产娩出,羊水清,出生体重 3750 g, Apgar 评分正常,生后 2 小时喂养配方奶 15mL,间断呕吐白色黏液 3~4 次,生后 7 小时皮色苍白,伴有呼吸困难,表现为呻吟、吸气性肋下凹陷,给予面罩吸氧后症状无缓解,转入我院。患儿母亲 22 岁,血型 A 型、RHD+,孕期无特殊病史。入院查体:体温 36 ℃,心率 136 次 /min,呼吸 52 次 /min,血压 51/24（34）mmHg, SpO$_2$98%。精神反应弱,皮色苍白,无黄疸,双侧腹股沟及臀部散在皮肤淤青。头颅正常,前囟平软,双眼无凝视,双侧瞳孔等大等圆,对光反射存在。颈软,胸廓对称,有呻吟、吸气性肋下凹陷,双肺呼吸音清,未闻及啰音,心律齐,心音可,未闻及杂音,腹部饱满、软,腹围 34.5 cm,未见肠型及蠕动波,肠鸣音正常,肝肋下 1.5 cm,剑下 1 cm,脾肋下未及,四肢肌张力正常,原始反射可引出。双侧阴囊肿大,双侧睾丸降入阴囊内,右侧阴囊淤青,皮温正常,触痛（ - ）（彩图 19）。入院后完善血常规:白细胞 30.83 × 10^9/L,红细胞 2.99 × 10^{12}/L,血红蛋白 100 g/L,红细胞压积 33.9%,中性粒细胞比例 63.9%,淋巴细胞比例 24.1%;血型 O 型;网织红细胞计数 3.77%,出凝血时间及纤维蛋白原大致正常。予无创辅助通气支持呼吸、纠酸、扩容、改善循环提升血压、输入悬浮红细胞纠正贫血、抗感染等综合治疗,病情逐渐稳定,复查血红蛋白 133 g/L。入院 53 小时出现血压下降、尿量减少,查红细胞 1.69*10^{12}/L,血红蛋白 56 g/L,红细胞压积 18.6%,紧急输血,急查腹部超声:肝内多发不均匀回声病变（血肿? 占位病变不全除外）,腹腔积液（透声差,液深 2.5 cm）;泌尿超声:双肾未见明显异常;阴囊超声:阴囊壁增厚,双侧睾丸鞘膜积液。腹部及盆腔 CT 示肝周多发包裹性积血积液、腹腔积血积液、右侧阴囊增大伴混杂密度影、右侧腹壁皮下血肿、盆腔皮下水肿（图 3-4-3）。腹腔穿刺抽出不凝血。

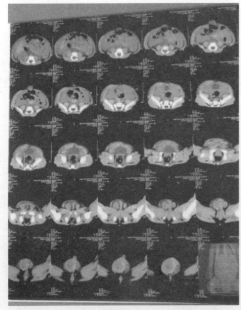 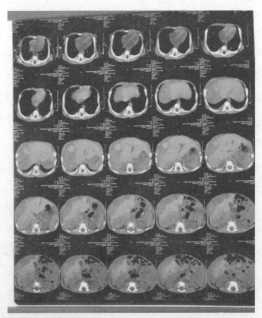

图 3-4-3　腹部及盆腔 CT 表现

行急诊剖腹探查术,术中见肝脏右叶膈面巨大被膜下血肿（彩图 20）,行被膜下血肿清除术,清除血块约 200mL(彩图 21),肝表面渗血予电凝止血,手术过程顺利,再次探查无明显出血后逐层关闭腹腔,放置肝被膜下及盆腔引流管。术后病理:(肝脏)检材肝组织,汇管区少量淋巴细胞浸润,肝细胞广泛轻 - 中度水样变性,部分区域出血,边缘肝组织电灼变性显著。

术中术后呼吸机支持呼吸,共输入红细胞 240mL,术后严格静脉补液、改善循环、抗感染等综合治疗,术后 6 小时复查红细胞 3.56×10^{12}/L,血红蛋白 109 g/L,红细胞压积 30.3%,术后 15 小时复查红细胞 4.88×10^{12}/L,血红蛋白 147 g/L,红细胞压积 41.5%,术后 35 小时停用呼吸机,术后 3 天停吸氧并拔除肝被膜下引流管,复查腹部超声:肝实质回声不均,腹腔少量积液,肠管扩张;术后 6 天拔除盆腔引流管,术后 10 天伤口愈合良好、拆线。复查腹部 CT:符合肝周积血积液术后改变,腹腔积血积液较前减少,右侧下腹壁皮下血肿消失。术后观察双侧阴囊逐渐减小,腹股沟及阴囊淤青逐渐吸收。患儿住院 14 天治愈出院。

【病例分析和思考】

本例患儿主因“发现皮色苍白、呼吸困难 4 小时”入院,入院查体精神反应弱,皮色苍白,双侧腹股沟及臀部散在皮肤淤青,双侧阴囊肿大,双侧睾丸降入阴囊内,右侧阴囊淤青,存在贫血,予无创辅助通气支持呼吸、纠酸、扩容、改善循环提升血压、输入悬浮红细胞纠正贫血、抗感染等综合治疗,病情逐渐稳定;但入院 53 小时出现血压下降、尿量减少、血红蛋白骤降等病情进展,急查腹部超声:肝内多发不均匀回声病变(血肿? 占位病变不全除外),腹腔积液(透声差,液深 2.5 cm);腹部及盆腔 CT 示肝周多发包裹性积血积液、腹腔积血积液、右侧阴囊增大伴混杂密度影、右侧腹壁皮下血肿、盆腔皮下水肿;腹腔穿刺抽出不凝血;紧急手术证实肝破裂。此病例验证了肝破裂早期症状常不典型,随着出血量增加,可表现为不同程度的皮肤苍白、黄疸、烦躁不安、腹部膨隆和呼吸窘迫,大量失血可迅速进展为低血容量和休克。当腹腔内的积血通过尚未闭合的鞘状突进入阴囊,使之肿大青紫,临床上可表现为阴囊青紫,可以作为内脏出血的一个信号,阴囊血肿可能被误诊为睾丸扭转、出血而与内脏出血混淆,需引起产科和新生儿科医生重视。

总之,新生儿肝破裂症状和体征缺乏特异性,病死率高,对新生儿肝破裂应提高认识,尽早做出正常诊断,严密观察,且选择合适的手术时间并预防术后并发症至关重要。本例患儿成功救治得益于对病情观察细致,且治疗及时。

天津市第一中心医院　张金艳　张平平

【参考文献】

[1] OSHIO T,HINO M,NAKAMIZO H,et al.A case of subcapsular rupture of liver in a neonate associated with hemophilia A[J].J Pediatr Surg,2006,41(8):1470-1472.

[2] RAGHAVAN M,STANSFIELD J.Spontaneous liver hemorrhage during laparotomy in a preterm infant[J].Pediatr Anaesth,2008,18:671-672.

[3] HAASE R,HINZ L,LIESER U,et al.Liver rupture in preterm infants with a gestational age <28 weeks[J].Z Geburtshilfe Neonatal,2008,212:53-56.

[4] GONCALVES C,AGUILAR S,PRIOR AR,et al.Hepatic subcapsular haematoma in a pre-

mature newborn[J].BMJ Case Rep,2013,pii:bcr2013009074.

[5] 张栋香,施景阳. 新生儿肝破裂误诊 1 例报道 [J]. 中国现代医生,2008,46(2):108.

[6] 李芮冰、张蔓莉、叶明侠,等. 妊娠合并遗传性凝血因子 VII 缺乏 1 例 [J]. 发育医学电子杂志,2014,2(4):242-243.

[7] ANJAY MA, SASIDHARAN CK, ANOOP P. Hepatic Subcapsular Hematoma:two Neonates with Disparate Presentations.Pediatrics and Neonatology. 2012 April; 53（2）: 144-146.

第五节　心血管系统疾病

病例 62　新生儿肺静脉异位引流病例一例

【背景知识】

完全性肺静脉异位引流(total abnormal pulmonary venous drainage, TAPVD)是指四支肺静脉均不回流入左心房,而是直接或间接地通过异常连接回流入右心房,发病率在先心病中占 1%~1.3%[1],是新生儿紫绀少见的原因之一,其严质量程度取决于有无肺静脉回流梗阻和肺动脉高压。该疾病也是少数几种需要在新生儿期急诊手术的心脏畸形之一。

【病例简述】

患儿女,患儿生后 8 个小时,主因 "呼吸促伴发绀 8 小时" 由外院转入。该儿系 1 胎 1 产,胎龄 37^{+4} 周,剖宫产,出生体重 2290 g 女,羊水清,量少,脐带胎盘末诉异常。生后 Apgar 评分不详,生后有呼吸促,不伴呻吟,持续无缓解,伴发绀,氧饱最低降至 70%,持续无缓解,予吸氧下转入我院,其母孕期血糖血压均正常。

入室查体:(吸氧下)体温 36.2 ℃,心率 146 次 /min,呼吸 62 次 /min,血压 70/50mmHg;身长 45 cm,头围 33 cm,胸围 32 cm。发育正常,营养中等,精神反应稍弱,心音正常,律齐,未闻及明显杂音,呼吸稍促,听诊无异常,腹部查体无异常,四肢肌张力正常,原始反射引出。

诊疗过程:入院查胸片示双肺透过度减低,可见叶间积液,考虑新生儿湿肺,查血气分析示 pH 7.378, PCO$_2$ 42.7mmHg, PO$_2$ 33mmHg, BE 0mmol/L, Lac2.43mmol/L,提示低氧血症,予禁食输液治疗,头罩吸氧下(FiO$_2$ 25%)治疗,氧饱维持在 88%~98%,生后 2 天试停吸氧仍不耐受,完善超声心动提示:考虑肺静脉异位引流(心下型)可能,卵圆孔未闭(patent foramen ovale, PFO,右向左分流 4.0 mm),动脉导管未闭(patent ductus arteriosus, PDA,双向分流,2.9 mm),三尖瓣、肺动脉瓣返流(轻度),肺动脉压增高(pulmonary hypertension,pH),予前列地尔维持导管开放,限制入量保护心功能治疗。请胸外科会诊示肺静脉异位引流(心下型)PFO PDA pH,嘱:同意目前治疗,及早手术,转入心外科进一步治疗,出院诊断:先天性心脏畸形(肺静脉异位引流)、足月小样低体重儿、新生儿高胆红素血症、特发于围生期的感染、动脉导管未闭、卵圆孔未闭。

【病例分析和思考】

关于新生儿紫绀,临床病因多,涉及呼吸、循环、神经、代谢等多方面,多见于呼吸系统疾病及心脏系统疾病,而紫绀型先心病多为心脏复合畸形,心内存在静脉血分流至左心或动静脉血混合,导致动脉血氧饱和度下降,是先天性心脏病中最严重的一组,以大动脉转位、法洛士四联症、单心室等多见[2],而随着产前诊断的发展,复杂先心病因产前超声检查的普及及进展,其产前诊断率逐渐升高,但完全性肺静脉引流因其解剖的复杂性,往往伴有心内及心外的复杂畸形,产前诊断仍容易漏诊,本病例产前超声未提示先心病,生后以呼吸促及发绀起病、患儿剖宫产、胸片可见叶间积液,且心脏听诊无显著异常,紫绀不重,以新生儿湿肺收入院,但当患儿持续吸氧无缓解,血气持续提示低氧血症不符合新生儿湿肺的病程,应重视其他系统疾病的检查,而心脏彩超是无创诊断新生儿先天性心脏病的最基本和最主要方式[2],虽对复杂先天性心脏病的确诊有一定难度和局限性,但可指导临床进一步进行其他检查,胸片、心电图有一定参考价值,结合心脏超声学造影及心血管造影等有创检查可提高复杂先天性心脏病的确诊率,是青紫新生儿先天性心脏病的首选筛查手段。

完全性肺静脉异位引流血流动力学改变为:从肺静脉回流的含氧血流入右心房,通过未闭的动脉导管、卵圆孔、或缺损的房间隔,使混合血流入左房、左室,经主动脉供应体循环,而右房混合血入右室、肺动脉,供应肺循环,致使全身循环为混合血,出现血氧下降。该疾病自然预后差,50% 完全性肺静脉异位引流的患者将在出生后 3 个月内死亡,80% 的患者死于 1 岁以内[3]。TAPVC 一旦诊断就应尽早手术。因为尚无有效的药物治疗手段可缓解梗阻型 TAPVC 的病情,原则上有严质量低氧血症和酸中毒的新生儿应在建立超声心动图诊断后立即送至手术[4],避免延误导致病情恶化。新生儿 TAPVC 的手术风险大,通过加强围手术期的管理、良好的心肌保护、精细的手术操作可取得满意的手术结果。术后要密切随访肺静脉梗阻的情况,一旦发现应及早处理[5]。

天津市中心妇产科医院　黄婷婷

【参考文献】

[1]　邵肖梅,叶鸿瑁,丘小汕.实用新儿科学.第 5 版 [M].北京,人民卫生出版社,2018.

[2]　吴清玉,沈向东,杨秀滨,等,大动脉调转手术的临床应用 [J].中华医学杂志,2003,83（6）:480.

[3]　BURROMGHS JT, EDWARDS JE.Total anomalous venous connection.Am Heart J, 1960, 59:913.

[4]　JONAS RA.先天性心脏病外科综合治疗学.第 2 版 [M].上海:上海世界图书出版公司.2016:533-536.

[5]　王刚,周更须,王辉,等.67 例新生儿完全性肺静脉异位引流的外科治疗及早中期结果 [J].心肺血管病杂志,2021,40(01):56-59.

第六节　血液系统疾病

病例63　一例新生儿ABO溶血性黄疸的诊治体会

【背景知识】

黄疸是新生儿期常见的一个临床症状,分生理性黄疸和病理性黄疸。其中ABO溶血性黄疸好发于母亲血型为O型,患儿血型为A型或B型的人群,是新生儿病理性黄疸的常见原因之一。早期发现、早期诊断、早期阻断溶血,积极光疗,预后会非常好。但如果因为各种原因导致溶血过程没有被及时阻断,血中游离胆红素过高,游离胆红素透过血脑屏障会导致急性胆红素脑病,甚至听力损害、意识障碍、惊厥,死亡等严重并发症,急性胆红素脑病没有及时正确处理,就会发展成慢性胆红素脑病,出现核黄疸四联征。所以母儿血型不合的患儿家长,应该积极听从医生的建议,及时住院监测胆红素、完善血清学,早期阻断溶血,退黄,达到换血标准要积极换血治疗,以减少上述严重并发症。

【病例简述】

患儿女,5日,主因"发现皮肤黄染3天"入院。患儿第1胎第1产,胎龄39^{+1}周顺产,出生体重3050g,Apgar评分9-10-10,母亲血型O型,RH D+,孕期血糖血压正常,否认肝炎病史及其他疾病史,父亲否认肝炎病史。人工喂养,每次吃奶60mL,每3小时一次,吸吮有力,无腹胀呕吐,大小便颜色正常,无发热,无抽搐及扭转痉挛,无哭声尖细或低哑,大便正常。生后第2天出现皮肤黄疸,生后第4日来院测经皮胆红素18mg/dL,拒绝住院,后自行到某三级儿童专科医院就诊,再次建议住院,家长仍拒绝。生后第5日,再次辗转回到我院,门诊测血清胆红素345.4μmol/L,同意住院治疗。

入院时情况:查体:T 36.6℃,P 136次/min,R 44次/min,Bp72/42mmHg,W3075g,精神反应可,呼吸平稳,周身皮肤黄染,皮肤弹性可,头颅无畸形,前囟2.0×1.5cm,平软,巩膜黄染,眼球无震颤,双侧瞳孔等大等圆,对光反射灵敏,耳鼻外观无异常,口唇无苍白或发绀,颈软无抵抗,双肺呼吸音粗,未闻及干湿性啰音,心音有力,律齐,心率136次/min,未闻及心音低钝和奔马律,腹部稍膨隆,未见肠型和蠕动波,全腹软,未触及包块,肝脾无肿大,肠鸣音正常,四肢肌张力正常,活动对称,原始反射均存在,毛细血管再充盈时间2秒。辅助检查:血细胞分析:白细胞12.01×10⁹/L,中性粒细胞百分比43.5%,中性粒细胞数5.23×10⁹/L,淋巴细胞百分比37.1%,淋巴细胞数4.45×10⁹/L,嗜酸性粒细胞百分比5.6%,嗜酸性粒细胞数0.67×10⁹/L,血红蛋白157g/L,红细胞数4.35×10¹²/L,红细胞压积43.6%,网织红细胞百分比3.68%,血小板523×10⁹/L,C反应蛋白1.22mg/L,血型A型,RH D+,肝功能全项:血清总蛋白55g/L,白蛋白31g/L,总胆红素(TBIL)345.4μmol/L,未结合胆红素307.2μmol/L,结合胆红素2.0μmol/L,谷氨酸氨基转移酶(ALT)22U/L,谷氨酰酶(γ-GT)73U/L,天门冬氨酸氨基转移酶(AST)73U/L。入院诊断:①新生儿高胆红素血症;②新生儿ABO溶血性黄疸?

入院后紧急完善血型血清学试验,IgG抗A效价1:16,释放试验弱阳性,符合ABO溶血性黄疸诊断。给予 IVIG 1 g/kg 静点阻断溶血,给予强光疗,口服布拉氏酵母菌补充益生菌,减少肝肠循环,补充维生素 B$_2$,维持内环境稳定等综合治疗,心肌酶、肾功能、电解质、血气分析均正常,前(降钙素原)、凝血四项、D 二聚体均正常,肝胆胰脾 B 超、双侧肾上腺 B 超均无异常,头颅 B 超显示双侧室管膜下无回声区,左侧 19 mm × 4 mm,右侧 17 mm × 5 mm,不除外颅内出血或先天发育异常。完善优生优育全项 单纯疱疹病毒(HSV)- Ⅰ,单纯疱疹病毒(HSV)- Ⅱ,巨细胞病毒(CMV),风疹病毒(RV),弓形虫(TOX)-IgM 均无异常。入院第 2 天患儿出现安静状态下呼吸增快,超过 60 次 /min,一过性发热,体温达 37.5 ℃,未处理体温自动降至正常,肺内无啰音,结合院外胸片肺纹理增多,诊断新生儿肺炎,复查血气分析正常,复查血细胞分析:白细胞 15.32 × 10^9/L,中性粒细胞百分比 40.1%,淋巴细胞百分比40.1%,嗜酸性粒细胞百分比 2.9%,嗜酸性粒细胞数 0.45 × 10^9/L,血红蛋白 168 g/L,红细胞数 4.68 × 10^{12}/L,红细胞压积 46%,血小板 537 × 10^9/L,C 反应蛋白 0.72 mg/L,给予头孢噻肟钠抗感染,第一次静点头孢噻肟钠无任何异常,12 小时后第二次静点头孢噻肟钠约 5 分钟,患儿周身出现红色斑丘疹,伴烦躁不安,立即予停药,更换输液器,15 分钟后皮疹减少,颜色变淡,约 35 分钟后皮疹基本消退。再次追问病史,患儿父亲对青霉素、头孢类抗生素、喹诺酮类抗菌药物均有过敏史。患儿安静状态下呼吸时快时慢,40-70 次 /min,复查胸片心肺隔未见异常,超声心动仅提示卵圆孔未闭(2.7 mm),三尖瓣少量反流,心功能 EF65%,心功能FS 33%,肺动脉收缩压 34mmHg,稍增高。心电图窦性心律,ST-T 改变,未再使用抗生素。复查肝功能全项:血清总蛋白 53.3 g/L,白蛋白 33.4 g/L,TBIL　241.3μmol/L,直接胆红素(DBIL)12.8μmol/L,ALT　9U/L,γ-GT　65U/L,AST　73U/L。入院第 3 天(生后第 7 天)头颅核磁回报:双侧基底节区短 T1 信号影,双侧侧脑室间可见长 T1 长 T2 信号影,考虑胆红素脑病。此时复查肝功能全项:血清总蛋白 60.7 g/L,白蛋白 36.5 g/L,TBIL　171.4μmol/L,DBIL　15.1μmol/L,ALT　11U/L,γ-GT　69U/L,AST　21U/L。此时呼吸频次已经正常,复查血细胞分析:白细胞 11.32 × 10^9/L,中性粒细胞百分比 37.2%,淋巴细胞百分比 45%,嗜酸性粒细胞百分比 3.3%,嗜酸性粒细胞数 0.37 × 10^9/L,血红蛋白 146 g/L,红细胞数4.03 × 10^{12}/L,红细胞压积 40.3%,血小板 512 × 10^9/L,C 反应蛋白 <0.5 mg/L。入院第 7 天,复查肝功能全项:血清总蛋白 56.2 g/L,白蛋白 34.7 g/L,TBIL　89μmol/L,DBIL　11.7μmol/L,ALT　11U/L,γ-GT　82U/L,AST　45U/L。复查血细胞分析:白细胞 10.3 × 10^9/L,中性粒细胞百分比 19.5%,淋巴细胞百分比 60.2%,嗜酸性粒细胞百分比 2.8%,嗜酸性粒细胞数0.29 × 10^9/L,血红蛋白 155 g/L,红细胞数 4.38 × 10^{12}/L,红细胞压积 46%,血小板 849 × 10^9/L,C 反应蛋白 <0.5 mg/L。患儿治愈出院,嘱出院后完善脑干电测听,出院 1 个月复查头颅核磁,注意精神运动发育情况,听力发育情况,注意复查血小板。后随访,患儿仅进行了听力基因筛查,其他均未执行。患儿 1 岁半时随访,生长发育正常,听力正常,运动发育正常,无核黄疸表现。

【病例分析和思考】

该患儿最终发生胆红素脑病的原因:①存在母女 ABO 血型不合,黄疸重,高度怀疑溶血,家长初期拒绝住院,导致丙球阻断、光疗延后。②患儿没有典型急性胆红素脑病的反应低下、嗜睡、轻度肌张力降低、活动减少、哭声高调等表现[1]。③患儿有呼吸时快时慢、一过性发热[2]，医生没有及时警惕，而考虑呼吸系统感染，但感染诊断牵强。

患儿发生严重药物过敏反应原因：①患儿存在遗传体质因素，父亲对青霉素、头孢类抗生素、喹诺酮类抗菌药物均有过敏史，但医生没有在选择抗生素前询问家长药物过敏史。②头孢噻肟钠皮试阴性，第一次静点无任何不适，放松警惕。③高估了β内酰胺类抗菌药物皮试对过敏反应的预测价值。β内酰胺类抗菌药物皮试的主要目的，预测发生Ⅰ型（速发型）过敏反应的可能性，降低发生过敏性休克等严重过敏反应风险，预测Ⅱ、Ⅲ、Ⅳ型过敏反应不是皮试的目的[3]。该儿第一次使用头孢噻肟钠无过敏反应，且数次监测血嗜酸性粒细胞数均正常，不支持Ⅰ型（速发型）过敏反应的特点。

关于血小板增多：患儿血小板进行性增高，分析可能原因：①在骨髓造血中，巨核系和红系有共同祖细胞，患儿存在溶血性贫血，会刺激骨髓红系增生活跃，同时导致巨核系增生活跃，血小板增加，入院时血小板增多分析与此有关。②患儿存在药物过敏反应，药物过敏反应会产生很多细胞因子，患儿过敏反应非速发过敏反应，过敏机制更为复杂，所以后期血小板持续增多考虑与此有关。③患儿凝血四项、D二聚体均正常，无出血倾向，无高黏滞综合征表现，无真性红细胞增多，影像学未发现肿瘤，故不支持骨髓增生异常、恶性肿瘤、真性红细胞增多导致的血小板增多。

天津市武清区人民医院　罗天侠　李娟

【参考文献】

[1] 邵肖梅,叶鸿瑁,丘小汕.实用新生儿学.第5版[M].北京:人民卫生出版社,458.

[2] 国家卫健委办公厅,国卫办医函【2021】188号,β内酰胺类抗菌药物皮肤试验指导原则（2021年版）,2021.04.13.

病例64　遗传性低纤维蛋白原血症一例

【背景知识】

遗传性无（低）纤维蛋白原血症是一组罕见的遗传性出血性疾病。纤维蛋白原由基因 *FGA*、*FGB*、*FGG* 编码,位于染色体4q28-4q31区域内,基因突变使纤维蛋白原表达低下。遗传性无纤维蛋白原血症为常染色体隐性遗传,纤维蛋白原 ≤ 0.1 g/L,临床出血表现异质性大,部分患者可无症状,有症状者可表现为自发出血等,重者可因严重出血而死亡;遗传性低纤维蛋白原血症多为常染色体显性遗传,少数为常染色体隐性遗传,纤维蛋白原0.1~1.5 g/L,患者出血症状较少且轻微。本文报道1例确诊遗传性低纤维蛋白原血症婴儿的临床资料,该患儿新生儿期起病,经基因检测确诊,通过总结分析该患儿临床资料,增加对遗传性无（低）纤维蛋白原血症疾病的认识,争取在已知存在患病风险的情况下对患儿父母做好遗传学指导和产前筛查。

【病例简述】

患儿男,32天,主因"发现纤维蛋白原减低32天,皮肤黄染30天"于我院新生儿内科住院治疗,系 G_4P_2, 37^{+5} 周因"孕母患妊娠糖尿病、高血压、凝血功能异常"无产兆行剖宫产出生,孕期胎儿生长发育迟缓,出生体重 2400 克,生后有窒息,复苏囊正压通气约 30 s 后呼吸好转,Apgar 评分:1 分钟 7 分(肤色 -1,肌张力 -1,反应 -1),5 分钟 8 分(肤色 -1,反应 -1),10 分钟 9 分(肤色 -1),羊水 Ⅱ° 污染,量约 300mL,否认脐带、胎盘异常。患儿母亲 G_1P_1 为 10 岁健康男孩,G_2P_0 孕 1 月余因胎儿发育不良自愿人工流产。患儿母亲本次孕前自诉体健,本次剖宫产前检测凝血功能异常,纤维蛋白原低,术前输注纤维蛋白原,产后无出血倾向及出血表现。患儿父亲数年前车祸受伤手术时查纤维蛋白原低 0.6 g/L,既往无出血倾向及出血表现。患儿生后因"自主呼吸不规则 30 s,肤色发绀 30 分钟"外院住院治疗 19 天,诊断:新生儿窒息复苏术后、新生儿吸入综合征、消化道出血、低纤维蛋白原血症、凝血功能异常、胆囊内胆汁淤积、低出生体重儿、小于胎龄儿等。生后即查凝血功能纤维蛋白原 0.12 g/L,凝血酶原时间、凝血酶时间明显延长,颜面、躯干、四肢皮肤散在瘀斑,生后 8 小时出现消化道出血,生后 12 天无消化道出血方开奶并逐渐长奶。外院予 BiPAP 辅助通气、扩容、抗感染、补充维生素 K1、血浆、纤维蛋白原、静脉营养及对症治疗好转出院。自外院出院后家属自觉患儿黄疸逐渐加重,为求进一步诊治入我科。

入院查体:入院体重 2910 g,肛温 36.8 ℃,呼吸 40 次 /min,脉搏 150 次 /min,血压 68/35mmHg,$TcSO_2$ 98%,神清,精神反应好,呼吸平,无发绀,前囟平软,张力不高,皮肤阴黄,目测胆红素 10~15 mg/dl,周身未见出血点及瘀斑,阴囊皮肤颜色深,心肺查体无异常,腹软不胀,肝脏肋下 3 cm,质软边锐,脾肋下 1 cm,质软边略钝,四肢肌力、肌张力正常,原始反射可引出。

辅助检查:胸腹联合片、心电图、超声心动图未见异常。血糖 4.39mmol/L,血常规 +CRP:白细胞 $5.66 \times 10^9/L$,中性 42%,淋巴 45%,单核 10%,嗜酸 3%,血红蛋白 91 g/L,血小板 $393 \times 10^9/L$,CRP<2.5 mg/L。血气分析、电解质、肾功能、心肌酶、铜蓝蛋白未见异常,肝功能异常(肝酶升高、结合胆红素升高,见表 3-6-1),凝血功能异常(凝血时间延长、纤维蛋白原减低,见表 3-6-2);血氨、血尿代谢病筛查未见异常,TORCH、HPV-B$_{19}$ 病毒、真菌、血培养、ANA+ENA、免疫功能、血尿代谢病筛查未见异常。多次尿常规尿胆原阳性。

入院后诊断低纤维蛋白原血症、婴儿胆汁淤积症、低出生体重儿,予补充维生素 K1、纤维蛋白原,营养支持,监测生长发育曲线,保肝利胆退黄及对症支持治疗,监测患儿纤维蛋白原一直处于较低水平,但患儿无出血倾向。送天津金域医学检验实验室进行遗传病医学外显子组基因测序,发现患儿携带 FGA 基因一个杂合致病变异,患儿母亲杂合携带 c.104G>A,FGA 4q28 NM_021871.2 Exon2 c.104G>A p.(Arg35His),患儿父亲未检测到。出院后按时随访,6 月龄时婴儿胆汁淤积性肝病痊愈,目前患儿 2 岁余,生长发育良好,无出血倾向。

表 3-6-1 患儿肝酶、胆红素情况

日龄	结合胆红素 μmol/L	非结合胆红素 μmol/L	总胆红素 μmol/L	ALT U/L	r-GT U/L	AST U/L	ALP U/L
1 天	0	70.5	70.5	50	76	152	298
8 天	101	87.6	188.6	19	56	49	135

续表

日龄	结合胆红素 μmol/L	非结合胆红素 μmol/L	总胆红素 μmol/L	ALT U/L	r-GT U/L	AST U/L	ALP U/L
15 天	75	37.6	112.6	62	52	139	182
19 天	74	38	112	—	—	—	—
33 天	187.4	40.9	228.3	253	91	360	318
36 天	145.7	43.9	189.6	164	102	209	—
39 天	165.8	31.8	197.6	144	133	207	—
47 天	142.1	26.8	168.9	96	256	153	492
60 天	105.2	11.7	116.9	53	172	91	409
74 天	41.2	6.7	47.9	78	131	80	104
107 天	2	7.1	9.1	151	41	142	464
198 天	3.1	4.9	8	85	14	52	336

表 3-6-2　患儿凝血功能情况

日龄	PT s	PT-INR	APTT s	TT s	FIB g/L	D- 二聚体 mg/L
1 天	34.9	3.22	51.7	91.9	0.12	361
5 天	22.9	2.11	48.3	53.2	0.26	5698
15 天	18	1.65	51.9	36.2	0.47	4800
19 天	17.4	1.6	53.9	31.2	0.86	4662
33 天	18.1	1.6	52.5	40.7	0.254	0.1
36 天	15.1	1.33	44.5	37.9	0.358	—
47 天	15.2	1.33	45.2	38	0.282	—

【病例分析和思考】

人纤维蛋白原由 3 对多肽链（Aα、Bβ、γ）组成，经二硫键连接，共含 2964 个氨基酸残基。三种多肽链（Aα、Bβ、γ）分别由三个独立的基因 FGA、FGB、FGG 编码，在肝细胞合成，正确装配后分泌至肝外。正常人血浆中纤维蛋白原含量为 1.5~3.5 g/L，半衰期约 4 天。本患儿即发生于 FGA 基因 4q28 c.104G>A 杂合错义突变，预计会使所编码蛋白质的第 35 位氨基酸由 Arg 变为 His。错义突变可通过直接影响纤维蛋白原 mRNA 的稳定性和转录效率造成无（低）纤维蛋白原血症，也可致纤维蛋白原的六聚体装配受损及分泌障碍出现无（低）纤维蛋白原血症[1]。错义突变的纯合子或复合杂合子最常导致无纤维蛋白原血症，而低纤维蛋白原血症患者主要是杂合子携带者。杂合错义突变在纤维蛋白原血症中普遍存在，两个热点位于 FGA 的外显子 2 和 FGG 的外显子 8[2]。低纤维蛋白原血症是一种以功能失调的纤维蛋白原水平降低为特征的罕见疾病[3]。患儿父亲未检测到基因突变，患儿母亲杂合携带该突变，故患儿系杂合错义突变，表现为遗传性低纤维蛋白原血症，与基因型相符。

患儿在围产期缺氧窒息等诱因下，出生不久出现消化道出血，在补充外源性人纤维蛋白原数天后复查血中纤维蛋白原始终处于较低水平,考虑由于患儿自身基因突变及外源性人纤维蛋白原半衰期短所致,祛除诱因和经补充血浆、人纤维蛋白原等后,未再出现出血倾向及出血表现。患儿母亲虽杂合携带,但在孕育第一胎(患儿哥哥)及第二次怀孕人工流产等情况下,均未表现出明显出血倾向,仅因本次剖宫产前常规查凝血功能方发现异常,亦符合该病临床表现。

患儿诊断婴儿胆汁淤积症,该病是由于各种病因使得肝细胞毛细胆管胆汁形成减少或胆汁流障碍,导致正常通过胆汁排泄的物质(胆红素、胆汁酸、胆固醇等)在肝细胞内和毛细胆管、胆管淤积,使血结合胆红素升高,临床表现为病理性黄疸,肝大和/或质地改变及肝功能异常[4]。在基因结果未回报的情况下,患儿纤维蛋白原低下、凝血功能异常易误导诊疗思路,通常判断肝功能异常为因,纤维蛋白原低为果,病因分析偏向于引起肝功能异常的众多疾病,从而扰乱对患儿胆汁淤积的预后判断。而当基因结果回报后,患儿无肝胆疾病相关基因缺陷,胆汁淤积原因为消化道出血导致完全性胃肠道外营养时间偏长所致,预后良好。本患儿结合基因检测结果诊断遗传性低纤维蛋白原血症,在出血控制的基础上,即使纤维蛋白原处于较低水平,治疗也可考虑不予补充纤维蛋白原。

疾病诊疗时,详细采集病史包括家族史至关重要,良好的医患沟通更重要。该患儿父母最初并未提供给住院医师自己纤维蛋白原低下的病史且不同意基因检测,经上级医师仔细询问、耐心沟通方配合,而此病史及检测对于判断患儿病因及下一步诊疗十分关键。基因检测结果有利于对本病的认识和治疗,同时应对患儿父母做好遗传学指导。

天津市儿童医院/天津大学儿童医院 郑安洁

【参考文献】

[1] 韦红英,廖宁. 遗传性无(低)纤维蛋白原血症的基因研究进展 [J]. 中国小儿血液与肿瘤杂志,2014,19(3):161-163. DOI:10.3969/j.issn.1673-5323.2014.03.013.

[2] AURÉLIEN LEBRETON, ALESSANDRO CASINI. Diagnosis of congenital fibrinogen disorders[J].Ann Biol Clin(Paris),2016,74(4):405-12. DOI:10.1684/abc.2016.1167.

[3] A CASINI, T BRUNGS, C LAVENU-BOMBLED, et al. diagnosis and clinical features of congenital hypodysfibrinogenemia:a systematic literature review and report of a novel mutation[J]. J Thromb Haemost,2017,15(5):876-888. DOI:10.1111/jth.13655.

[4] 董琛,黄志华. 婴儿胆汁淤积性肝病的诊断及鉴别诊断 [J]. 中华实用儿科临床杂志,2018,33(19):1441-1447. DOI:10.3760/cma.j.issn.2095-428X.2018.19.001.

第七节 神经系统疾病

病例 65 围生期出血性脑卒中病例一例

【背景知识】

围生期脑卒中可能是指在胎龄 20 周至出生后 28 日内发生血管源性脑损伤引起的急性

神经系统综合征,并存在慢性后遗症。这类疾病包括由动脉缺血性脑卒中、脑静脉系统血栓形成和原发性脑内出血导致的局部脑损伤[1]。围生期脑卒中是急性新生儿脑病的常见原因,可表现为惊厥、神志改变和感觉运动障碍,也是慢性神经功能障碍的重要原因。

【病例简述】

该儿男,生后 22 小时,主因间断发绀 5 次入院。该儿系第 1 胎第 1 产,胎龄 37^{+4} 周,其母本院自产,顺产,羊水清,量中,脐带正常,胎盘正常,生后 Apgar 评分一评、二评、三评均 10 分,出生体重 3160 g,入母婴同室,生后 22 小时,间断发绀 5 次,持续数秒至数分钟,发绀与吃奶无明显关系,刺激后可缓解,$TCSO_2$ 最低可降至 75%~85%,不伴心率下降。发绀过后皮色红润,呼吸正常,肌张力正常。其母孕期平顺,血糖血压均正常,生后入母婴同室,配方奶粉喂养,吃奶稍慢,偶有吐奶,呛奶 2 次。家庭情况;父母 30 岁,研究生毕业,职员,身体健康。母亲 O 型血,父亲 B 型血。入室查体:T36.5,P146 次 /min,RR 48 次 /min,血压正常 65/38mmHg。入室体重 3110 g,身长 50 cm,头围 34 cm,胸围 33 cm,腹围 32 cm。发育正常,营养中等,反应正常,面色红润,哭声响。头部:分布正常,无皮疹,无黄疸,眼耳鼻口查体未见异常。HR146 次 /min,心音有力,律齐,未闻及杂音,肝脾未触及肿大。四肢肌张力正常,活动可,睾丸已降,四肢无畸形。入室查胸片回报:双肺纹理稍粗,未见点片影。查血气分析回报:pH 7.348,PCO_2 43.1mmHg,PO_2 79mmHg,BE-2mmol/L,Glu 5.1mmol/L,Na 142mmol/L,K 4.3mmol/L,Ca 1.2mmol/L,大致正常。血型 O,RH(＋)。入室诊断:发绀原因待查。

入院后间断仍间断出现 TCSO2 下降,急查头颅超声回报:右侧丘脑位置处片状强回声团(1. 出血可能 2. 梗死待除外),考虑右侧室管膜下出血? 双侧脑室稍宽,双侧脉络丛形态欠规则,脑室旁白质回声轻度增强。头颅 MRI 显示双侧大脑白质区 T2WI 高信号,DWI 低信号,透明隔存在,宽约 8.4 mm,右侧丘脑区可见大片状混杂信号影,大小约 22 mm×31.8 mm×22.2 mm,以短 T1 短 T2 信号为主,形态不规则,中线受压向左侧移位,DWI 以低信号为主,双侧侧脑室,第三脑室及透明隔间隙课件短 T2 信号,左侧脑室宽 2.2 mm,右侧脑室 4.3 mm,胼胝体受压、水肿、DWI 高信号,小脑蚓部可见,小脑及脑干未见异常信号。考虑右侧丘脑区血肿(陈旧性),中线结构受压,移位。双侧测脑室,第三脑室及透明隔间隙内积血,可疑破入,右侧脑室增宽。胼胝体受压水肿,双侧大脑半球白质水肿。透明隔间腔存在。考虑该儿存在大面积丘脑出血。患儿头颅超声及 MRI 影像见图 3-7-1。该儿住院期间予镇静、止惊、止血、后期康复治疗,出院后 2 周出现脑积水情况,但经随访后,脑积水自行吸收,目前生后 4 个月,一般情况可,可翻身抬头,偶有眼球震颤,生长良好,处于随访过程中。

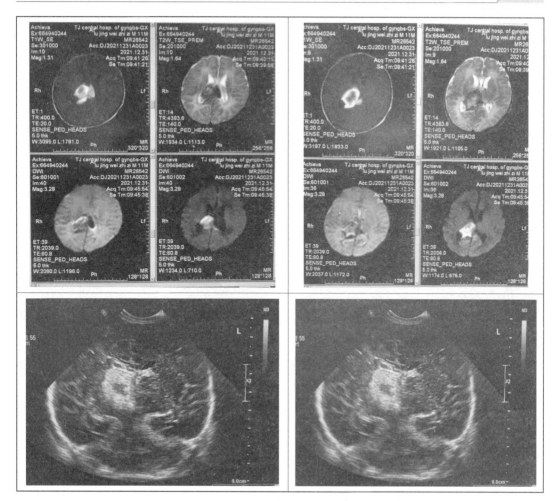

图 3-7-1 患儿头颅超声及 MRI 表现

【病例分析和思考】

围生期脑卒中是急性新生儿脑病的一种常见原因,可表现为惊厥发作、神志改变和感觉运动障碍,是导致慢性神经功能残疾的重要原因之一。新生儿大面积颅内出血属于新生儿脑卒中的一种,新生儿脑卒中涵盖了胎龄 20 周至生后 28 日间发生的脑血管事件。

围生期脑卒中时间分类,基于神经影像检查结果和临床特征,可分为以下 2 类:①急性围生期脑卒中:出生时至生后 28 日发病,可由临床和影像学特征证实;临床表现为新生儿期急性脑病,通常存在惊厥发作和神志改变,少数时候检查可见局灶性神经功能障碍。②推定诊断的围生期脑卒中:根据临床和影像学表现推测发病的确切时间为围生期(出生至生后 28 日);临床表现为在没有急性新生儿脑病的情况下,出生后 1 年内出现慢性静止性局灶性神经功能障碍或惊厥发作,影像学检查可能显示陈旧性动脉供血区域梗死或脑室周围静脉梗死(PVI)。该儿为生后 22 h 内出现抽搐表现,属于急性围生期脑卒中。急性脑卒中主要临床 - 解剖学分型包括:①缺血性脑卒中:梗死部位与动脉供血区血管阻塞相符。②出血性脑卒中:包括脑内、蛛网膜下腔或脑室内出血。③脑静脉窦血栓形成(cerebral sinovenous thrombosis, CSVT),可能会引起脑梗死和出血性梗死,也可能不会。

新生儿颅内出血包括自发性脑内出血（ICH）、孤立性脑室内出血和非创伤性蛛网膜下腔出血[1]。脑内出血是指脑实质内出血或脑实质内出血合并脑室内出血。出血性脑卒中是指由非创伤性颅内出血引起的急性神经系统综合征。主要有两种形式：①动脉或静脉缺血性梗死的出血性转化。②原发性脑内出血。缺血性梗死的出血性转化是新生儿出血性脑卒中的一个主要原因。大多数原发性脑内出血是特发性的，但某些由出血素质（如血小板减少、血友病和其他凝血病）导致，极少数由血管异常，如海绵状血管畸形、动静脉畸形和动脉瘤所致。COL4 A1/COL4 A2突变可能引起宫内出血性脑卒中。

围生期出血性卒中的预测因素包括胎儿窘迫、急诊剖宫产、早产和过期产，但不包括出生体重。病例组和对照组在母体特点方面并无差异。其他危险因素包括：ECMO、主动脉缩窄伴或不伴高血压、静脉血栓形成和维生素 K 缺乏。所有新生儿在出生时均应补充维生素K，以预防维生素 K 缺乏性出血症，新生儿同种免疫性血小板减少症是一种罕见疾病，患病胎儿血小板中某一抗原来自父方，而母方缺乏该抗原。母亲可产生对抗这种外来（父方）抗原的抗体；这种抗体穿过胎盘，与胎儿血小板相结合。清除包覆抗体的血小板可导致胎儿/新生儿血小板减少。颅内出血可能发生在出生前，是大多数 NAIT 并发症和死亡的原因，该儿出生后补充维生素 K，故不考虑此原因。

目前关于新生儿出血性脑卒中临床表现的数据有限，但大多数患儿会在出生后最初数日表现为脑病、惊厥发作、肌张力低下、局部无力、呼吸暂停或喂养困难。围生期脑卒中并不罕见；围生期缺血性脑卒中的估计发病率仅次于老年人缺血性脑卒中，大约是儿童期发病率的 10 倍。故对于任何有不明原因惊厥发作、脑病、嗜睡、肌张力低下、喂养困难、呼吸暂停或局灶性神经功能障碍的新生儿，均应考虑围生期脑卒中的可能。初始评估包括脑成像检查以明确病灶，并进行神经血管成像和实验室检查以查明可能的基础病因。大多数急性症状性脑卒中婴儿会出现惊厥发作，需进行全面的评估以排除惊厥发作的其他病因，包括全身感染。MRI 是优选的影像学检查方式，所有疑似围生期脑卒中或惊厥发作的新生儿均应接受MRI 检查，评估是否存在颅内出血、缺血性脑卒中、颅脑畸形和缺氧缺血性损伤的证据。

治疗：①一般措施：围生期脑卒中采取支持性治疗，旨在治疗基础疾病，并防止进一步损伤。因此，要做到确保充足的氧合和通气，控制惊厥、纠正脱水和贫血，监测并纠正代谢紊乱，包括酸中毒、低血糖、低钙血症和电解质紊乱[1]。如果怀疑感染，在培养结果出来之前，就应开始抗生素治疗。②控制惊厥 - 出现惊厥时，应该用抗惊厥药物治疗。因为临床上对新生儿惊厥的识别不可靠，可能需要使用长程视频脑电图监测，以准确确定临床惊厥与脑电图惊厥的程度、性质和定位。③治疗脑出血：ⓐ纠正明显较低的血小板计数。ⓑ对凝血因子缺乏的新生儿，补充缺乏的凝血因子。ⓒ对脑积水的新生儿进行脑室引流，如果脑积水持续存在，则行分流术。ⓓ需要注意的是，所有新生儿的常规管理中都应预防性使用维生素K1（0.5~1 mg，肌内注射），以防止维生素 K 缺乏性出血。④康复治疗：包含理疗、技能训练和言语治疗的综合项目可能有助于改善围生期脑卒中患儿的功能结局[2]。已开发出结合不同方式的创新康复干预措施；这些包括强化单侧或双侧上肢训练疗法，用或不用强制，有时会联合无创皮质刺激技术。多学科长期临床照护模式为家庭和儿童提供了额外益处。

预后：围生期脑卒中可能对感觉和运动功能造成长期损害（包括脑瘫），并对认知、语言、行为、心境和视觉造成长期损害，还可能导致癫痫。不过，并发症发生率和死亡率的差异很大，部分取决于脑损伤的位置和程度，以及存在的共存疾病。新生儿出血性脑卒中的结局差异很大，但相关数据有限。在不同的研究中，死亡率从 4%~25% 不等[3]。存活者中估计30%~77% 出现不良结局，可能包括脑瘫、认知损害和癫痫[4]。

天津市中心妇产科医院　王晓鹏

【参考文献】

[1] FERRIERO DM, FULLERTON HJ, BERNARD TJ, et al. Management of Stroke in Neonates and Children：A Scientific Statement From the American Heart Association/American Stroke Association[J]. Stroke 2019；50：e51.

[2] BASU AP. Early intervention after perinatal stroke：opportunities and challenges[J]. Dev Med Child Neurol 2014；56：516.

[3] KUO HC, ZEWDIE E, CIECHANSKI P, et al. Intervention-Induced Motor Cortex Plasticity in Hemiparetic Children With Perinatal Stroke[J]. Neurorehabil Neural Repair 2018；32：941.

[4] PORCARI GS, JORDAN LC, ICHORD RN, et al. Outcome Trajectories after Primary Perinatal Hemorrhagic Stroke[J]. Pediatr Neurol 2020；105：41.

病例 66　一例早期诊断 Prader-Willi 综合征的综合管理

【背景知识】

Prader-Willi 综合征（Prader-Willi Syndrome，PWS）是最早被证实的基因组印记疾病，其发病与 15 号染色体异常有关，主要遗传类型包括：父源性缺失（65%~75%）、母源性二倍体（20%~30%）、印记中心缺陷（2%~5%）、核心基因突变（<1%）。PWS 患病率1/15000~1/30000，主要临床表现为婴儿期出现的肌张力低下、喂养困难，婴儿晚期或幼儿期由于食欲过度而逐渐肥胖、身材矮小和 / 或生长速度减慢、智力障碍以及行为问题等，部分患者存在下丘脑功能障碍表现如嗜食、体温不稳定、高痛阈，也可有睡眠呼吸障碍和多重内分泌异常[1]。分子遗传学技术的应用使更多的 PWS 患儿得以早期诊断，针对相关功能障碍的多学科综合管理可改善其远期生存质量。

【病例简述】

患儿男，G1P1，40⁺⁵ 周因"急性胎儿宫内窘迫"行剖宫产，出生体重 3630 g，羊水 Ⅱ° 胎粪污染，胎盘、脐带无异常。生后 Apgar 评分 1 min 8 分（皮肤颜色和呼吸各减 1 分），生后自主呼吸不规则，全身肤色发绀，经清理气道、保暖、吸氧后患儿呼吸及肤色发绀逐渐好转，但仍反应欠佳，口周及手足仍有发绀，呻吟明显，即入新生儿科救治。行头颅 MRI 未见明显异常。动态脑电图可见局部性低电压，右侧前额、额、前颞、中颞区显著，偶见爆发抑制样放电。尿液气液相联合质谱检测示琥珀酸略高，血串联质谱检测未见异常。入院后予生命体征监测、保温、营养支持、对症处理。行基因检测，甲基化特异性多重连接探针扩增（methylation-specific multiplex ligation-dependent probe amplification，MS-MLPA）示患者 15q11-13 区域基因拷贝数正常，甲基化检测异常，提示母源性同源二倍体，结合患儿特殊面容，生后早期肌张力低下、喂养困难，支持诊断 PWS。住院共 28 天，一般情况好转，但仍有喂养困难，吸吮无力等症状，每次饲奶量 30~40 mL，需用时 30 min，饲奶间隔 3 小时左右，遂于生后 28 天主因"生后至今喂养困难"入我科。

入院查体：肛温 36.7 ℃，心率 138 次 /min，呼吸 34 次 /min，血压 68/35mmHg；身长 53 cm，头围 34 cm，胸围 33 cm，腹围 32 cm。足月儿貌，视听反应可，少哭少动，主动发音少，哭声低。肤色白皙，嘴角向下，小下颌，腭弓高，右手通贯掌。咽反射正常存在，主动吸吮力弱，仅能滴服喂养。心、肺、腹部查体未见异常。阴茎短小，阴囊小，左侧阴囊内未及睾丸。四肢肌张力低下，腱反射减弱，双侧跖反射对称伸性。拉起反射头颈弛缓背屈，紧张性迷路反射（+），非对称性紧张性颈反射（+），俯卧位尚不能抬头。觅食反射、吸吮反射、握持反射均可引出。

辅助检查：脑干听觉诱发电位示双侧脑干段异常，双耳听力正常；双上肢体感诱发电位皮层段异常；神经电图示多发周围神经损害。动态脑电图可见局部性低电压，右侧前额、额、前颞、中颞区显著，偶见爆发抑制样放电。超声检查示左侧隐睾并周围积液，右睾丸未见异常。Gesell 儿童发育量表：适应性发育商（Developmental quotient, DQ）69，轻度发育迟缓；大运动 DQ40，中度发育迟缓；精细运动 DQ57，轻度发育迟缓；语言 DQ64，轻度发育迟缓；个人社交 DQ35，重度发育迟缓。外周血染色体核型分析：46,XY。

（1）营养状况：患儿生后即有喂养困难，仅能少量经口饲奶，余入量需经鼻饲补足，至今喂养困难症状无明显缓解。本次入院后予滴服喂养，吞咽功能手法治疗以及环甲肌电刺激治疗后，仍不能完全经口饲奶。遂予催产素喷鼻液喷鼻治疗，4U/ 次，BID[2]，5 天后吸吮功能明显改善，正常奶瓶饲奶 60 mL 可于 2 min 内完成。住院 2 周，患儿奶量已增至 80 mL/ 次，身长、体重均大于正常同龄儿第 50 百分位水平。

（2）泌尿生殖系统：患儿入院查体左侧阴囊内未触及睾丸，超声检查提示左侧阴囊空虚，见少量积液，左侧睾丸位于左侧腹股沟区。予人绒毛膜促性腺激素（human chorionic go-nadotropin，hCG）肌注治疗（250IU/ 次，1 周 2 次，疗程共 6 周）[1]，以改善阴茎及阴囊发育，协助睾丸下降。

（3）神经系统：入院后行 Gesell 儿童发育量表评估，患儿适应性、粗大运动、精细运动、语言能力及个人 - 社交等五大能区发育水平均存在不同程度落后。入院后予运动疗法以改善运动功能，包括头部控制、俯位训练、诱导肢体主动活动等，并增加互动交流。经综合康复治疗，6 月龄时随访，复查动态脑电图大致正常，神经电生理检测示周围神经损害程度较前减轻，Gesell 儿童发育量表示语言、适应性、社交、运动能力均较前明显改善。

（4）生长发育：本次住院治疗期间，患儿的身长及体重均大于正常同龄儿第 50 百分位水平，已对家长进行宣教，建议早期应用生长激素治疗。

【病例分析和思考】

本例因孕晚期宫内窘迫行剖宫产，生后即表现为"四肢松软、喂养困难"，高度怀疑

PWS,在新生儿期即行基因检测以辅助诊断,并早期给予相应的综合管理,使患儿的吞咽功能及精神运动发育得到显著改善。总结其诊疗经验主要有以下三方面:一是早期确诊,对于PWS 的预后起决定性作用;二是对 PWS 早期喂养困难、生殖系统问题进行了针对性干预;三是对预期可能出现的功能障碍进行随访观察,并积极做好对监护人的宣教。

目前国际通行的 PWS 临床诊断标准为 2012 年修正后的标准[1]。回顾本例诊断过程,根据核心特征可早期发现 PWS 的线索。在不同阶段如遇到以下情况,需高度注意患儿罹患PWS 可能:孕期羊水增多或宫内发育不良,必要时应行产前诊断明确;婴儿期出现喂养困难、肌张力低下,有 PWS 特征性面容者在除外其他疾病后要重点考虑该病。MS-MLPA 方法简便易行,可作为 PWS 筛查手段。MS-MLPA 通过设计好的多组特异性探针,可同时检测染色体多个位点的基因缺失、重复变异,结果符合率 >99%,但无法区分单亲二倍体和印记中心甲基化异常,必要时还需结合短串连重复(short tandem repeat,STR)分析。

PWS 患儿早期喂养困难可能由肌张力低下导致的吞咽功能异常、体内激素水平异常、吞咽相关解剖结构异常以及精神行为问题等 4 个方面原因造成[1-2]。回顾本例,其早期仅能滴服喂养,20 日龄时可少量奶瓶饲奶,经查体及辅助检查,未发现存在明确的吞咽功能及解剖结构异常。研究证实,早期 PWS 患儿体内非酰基化胃饥饿素水平升高,这种无功能的胃饥饿素会导致患儿食欲障碍,进而引起喂养困难。催产素短期重复鼻腔给药可提高血液中酰基化胃饥饿素水平,抵消非酰基化胃饥饿素所产生的厌食作用,从而直接增加患儿食欲,改善喂养状况[2]。本例患儿在生后 1 个月经监护人知情同意,应用了催产素喷鼻治疗(4U/次,BID),取得了理想的临床效果,且未观测到明确的不良反应。

PWS 患儿同时存在下丘脑功能低下所致低促性腺激素性性腺功能低下和原发性性腺缺陷。多数出生时即表现有性腺功能减退[3],男性隐睾发生率近 100%,小睾丸 76%,阴囊发育不全 69%;女性阴唇及 / 或阴蒂发育不全 76%,56% 发生原发性闭经,44% 有自发性月经初潮(大多于 15 岁后才出现);14% 有阴毛呈现,3.6% 发生性早熟。男性 PWS 性腺功能减退患儿在生后早期(<6 个月)经睾酮或 hCG 治疗可以改善阴茎大小,促进阴囊发育,并有可能协助睾丸下降到阴囊。hCG 治疗总量不宜超过 15000 IU。由于 PWS 患者手术风险高于普通儿童,为避免手术本身及全身麻醉呼吸并发症的风险,对于远端型隐睾,推荐可先试用hCG 治疗。12 月龄内患儿 hCG 每次 250IU,1 岁以上患儿 hCG 每次 500IU,每周肌注 2 次,共 6 周。疗效不佳者考虑手术治疗,2014 年美国泌尿外科学会共识倾向推荐此类患者 2 岁以内采用手术治疗[1]。本例患儿存在阴茎、阴囊发育不良,左侧隐睾,经与监护人充分沟通,并征求泌尿外科意见后早期予 hCG 肌注治疗(250IU/1 周 2 次,共 6 周),若效果不理想则建议 2 岁以内外科手术治疗。远期随访中若发现性发育延迟,可酌情予激素替代治疗。

几乎所有 PWS 患儿在发育进程中会出现全面性发育迟缓的问题,本例在早期评估过程中语言、适应性、社交、精细运动、粗大运动等均不同程度落后于正常同龄儿水平,并存在多发周围神经损伤及脑电图异常。经综合康复治疗,周围神经损害程度较前减轻,异常脑电消失,语言、适应性、社交、运动能力均较前进步,目前正在随访过程中。早期给予 PWS 患儿个体化的康复策略非常必要。

　　绝大多数 PWS 患儿会因生长激素（growth hormone，GH）缺乏最终导致身材矮小，随年龄增长逐步出现食欲亢进、肥胖以及肥胖相关并发症。2000 年美国 FDA 批准重组人生长激素（recombinant human growth hormone，rhGH）用于治疗 PWS 儿童矮小，而欧洲批准 rhGH 治疗 PWS 主要是用于减轻体重，而不论是否合并矮小。同时有证据指出，rhGH 治疗可以减轻患儿肥胖状态，改善患儿精神运动发育。但对于确切的起治年龄，至今为止国际上尚无统一标准，一般认为初治时间应在婴幼儿早期、肥胖发生前（通常为 2 岁前）。研究发现，早期（生后 3~6 月龄）开始 rhGH 治疗还可改善患儿精神运动发育，同时是改善患儿早期喂养困难的一种选择。建议在不存在明显 GH 使用禁忌证的情况下，宜早于 2 岁开始 rhGH 治疗 [1]。在本例患儿早期确诊 PWS 后，即对其监护人就 PWS 的临床特点、rhGH 的作用及不良反应、早期应用 rhGH 治疗的必要性、rhGH 治疗期间的注意事项等问题进行系统宣教，对近期及可能出现的远期发育及功能障碍拟定了系统干预计划，对患儿治疗的顺利实施起了关键作用。

天津市儿童医院 / 天津大学儿童医院　牛岩　赵澎

【参考文献】

[1]　中华医学会儿科学分会内分泌遗传代谢学组，《中华儿科杂志》编辑委员会. 中国 Prad-er-Willi 综合征诊治专家共识（2015）[J]. 中华儿科杂志，2015，053（006）：419-424.

[2]　TAUBER，MATHÉ，BOULANOUAR K，DIENE G，et al. The use of oxytocin to im-prove feeding and social skills in infants with Prader-Willi syndrome[J]. Pediatrics，2017，139（2）：e20162976.

[3]　NOORDAM C，HYBYE C，EIHOLZER U . Prader–Willi Syndrome and Hypogonadism：A Review Article[J]. International Journal of Molecular Sciences，2021，22（5）：2705.

病例 67　新生儿脊髓性肌萎缩症一例

【背景知识】

　　脊髓性肌萎缩症（spinal muscular atrophy，SMA）是继囊性纤维化后第二常见的致死性单基因常染色体隐性遗传病，其特征是脊髓和脑干的运动神经元丢失、肌肉无力和萎缩 [1]。SMA 的基因携带率为 1/40~1/50，在活产婴儿中发病率为 1/10000，在 95% 的病例中，SMA 是由 SMN1 基因外显子 7 的纯合子缺失引起的，其余 5% 的病例是复合杂合子基因点突变 [2, 3]。SMA 是由 SMN1 基因突变或缺失导致的生存运动神经元蛋白（SMN）减少而引起的。然而，患者总是携带各种 SMN2 副本，基因型 - 表型相关性表明，SMN2 是 SMA 的强效疾病修饰剂，也是潜在治疗 SMA 的主要靶点。根据患者的发病年龄和疾病的严重程度，脊肌萎缩症分为 5 种亚型：0 型：出生前至出生 2 周，多表现为严重的低血压，出生时呼吸功能不全，一般在几周内死亡；Ⅰ型：生后 2 周至 6 个月，表现为严重的肌无力减退、无法独坐或翻身，常在 2 岁内死亡；Ⅱ型：6 个月至 18 个月，能坐但是近端虚弱，无法独立行走，可生存至成年；Ⅲ型：少年型，可能会失去行走能力，寿命可正常；Ⅳ型为成人型，一般仅表现为轻度运动障碍,具有正常寿命[4]。虽然发病率较低,曾经被认为是罕见病,但是在庞大的人群基数下,罕见病并不罕见。通过研究者的不断努力终于研制成功了首个治疗 SMA 的药物诺西那生(spinraza,通用名 nusinersen),并于 2016 年 12 月 23 日在美国上市,该药的 II 期临床研究结果表明,SMA 患儿 SMN 蛋白浓度增加,生命得以显著的延长,而且这些患儿的运动能力也得到明显的改善[5]。因 SMA 的致残性、致死性,所以尽早明确诊断并得到及时的干预尤为重要。新生儿期发病的 SMA 相对较少,本文将对我院收治的一例 SMA 临床特点进行分析,以提高对本病的认识。

【病例简述】

患儿女,因"呼吸促 25 分钟"入住新生儿重症监护病房。胎龄 40 周 +2 天,出生体重 3750 g,剖宫产,Apgar 评分 1 分钟、5 分钟、10 分钟均评 10 分。羊水、脐带、胎盘无异常。生后因呼吸促、不伴呻吟,持续无缓解,未吸氧下经皮血氧饱和度 69%~70% 而收入新生儿科。父母非近亲结婚,母产前 2 周产检发现血压偏高,尿蛋白阴性,未系统监测血压。入院查体:呼吸促,双肺听诊未及异常。右耳耳坠发育畸形,四肢肌张力稍低,余查体大致正常。入院查血常规及 crp 大致正常。入院后查血气分析:pH 7.416,$PaCO_2$ 36.1mmHg,BE -1mmol/L,Lac 3.87mmol/L,入院后胸片示双肺透过度可。入院后予头罩吸氧(FiO2 30%)经皮血氧饱和度正常,吸氧 1 天后呼吸平稳,停氧,后复查血气分析大致正常。生后 1 天查头颅超声:未见明显异常。入院诊断:新生儿湿肺、母体妊娠高血压新生儿。生后 46 小时查体:患儿四肢肌张力减低,不能对抗地心引力,不能上举;完善血气分析大致正常;肌钙蛋白正常;生化全项示:总蛋白 41.7 g/L,白蛋白 29.3 g/L,CK-MB 34U/L;致畸四毒阴性。生后 2 天头颅核磁结果回报:双侧大脑半球白质水肿;透明隔间腔存在。生后 2 天完善高通量测序染色体检测(彩图 22),2 周后结果回报:受检者存在染色体片段重复(22q11.22 区域存在 350kb 重复)。该片段包括 VPREB1、PPM1 F、TOP3B 等 4 个蛋白编码基因或基因片段,无 OMIM morbid 基因。该重复区域与 ClinGen 数据库收录的明确三倍剂量敏感性区域 22q11.2 recurrent region 部分重叠,涵盖比例为 20.2%。该重复片段与 22q11.2 远端重复综合征有关,临床症状表现为轻度至重度生长发育受限,语言障碍,行为异常,肌张力减退,特殊面容等。生后 4 天完善全外显基因检测(图 3-7-2),3 周后结果回报:SLC22 A5 基因缺陷(考虑原发性系统性肉碱缺乏症)检测在 SLC22 A5 中检测到 1 个相关变异(NM_003060.3:c.760 C>T)。在 ClinVar 中,该变异的致病性分级为致病。在 HGMD 专业版中,该变异的致病性分类为有害,对应的疾病为原发性系统性肉碱缺乏症。生后 1 月完善肌电图:双下肢体感通路检测未见明显异常;广泛性神经源性损害(脊髓前角)。生后 2 月 SMN1 检测报告结果:患儿 SMN1 基因外显子 7 纯合缺失、SMN1 基因外显子 8 杂合缺失;患儿哥哥(3 岁)SMN1 基因外显子 7 杂合缺失、SMN1 基因外显子 8 杂合缺失;患儿父亲 SMN1 基因外显子 7 杂合缺失、SMN1 基因外显子 8 未缺失;患儿母亲 SMN1 基因外显子 7 杂合缺失、SMN1 基因外显子 8 未缺失。最后诊断重型 SMA。患儿最终因呼吸衰竭死亡。

染色体位置和 rs 编号	基因个转录本	外显子/ 内含子	核苷栓和氨基酸 改变	基因 型	人群 频率	致病性 分级	疾病（遗传模式）	变异来源
5：131721127 rs121908893	SLC22A5 NM_003060_3	Exon4	c.760C>T p.Arg254Ter	杂合	0.002	致病	原发性系统性肉碱缺乏【AR】	父亲

图 3-7-2　全外显子组检测报告

【病例分析和思考】

脊髓性肌萎缩症主要是脊髓功能障碍,表现为进行性对称肢体和躯干瘫痪,是由于脊髓中 α 运动神经元退化引起,可累及骨骼肌、心脏、肾脏、肝脏、胰腺、脾脏、骨骼、结缔组织和免疫系统功能障碍[6-8]。SMA Ⅰ 型曾经被称为 "Werdnig-Hoffmann 病",约占所有 SMA 患者的 60%。SMA Ⅱ 型约占 30%,这些患者在婴儿后期就表现出虚弱无力。而 SMA Ⅲ 型约占患者总数的 10%。一些临床标记为 SMA 0 型及 SMA Ⅳ 型是较为少见[9]。分型 Ⅱ 至Ⅳ型能够存活到成年,而非常严重的 0 型通常在出生后几周或几个月内致命,而严重的 Ⅰ 型往往在 2 岁时致命。本患儿属于 0 型表型,出生后早期发病,以新生儿湿肺收入新生儿科,入院后短时间内病情出现恶化,46 小时出现肌张力减低,不能对抗地心引力,临床表现属重型 SMA,临床中较为少见。国家统计局发布数据我国 2021 年出生人口总数约为 1062 万,意味着患有 SMA 的患儿将近 1100 人。临床研究表明,早期治疗干预,最好是出现症状前干预,可以取得最佳效果。因此新生儿的早期基因筛查尤为重要,不仅能够让患儿得到及时的照护及干预,同时使预后得到极大的改善。因此目前国际上已有部分国家的省份将本病纳入新生儿早期疾病筛查目录,以促进 SMA 的早期诊断和治疗,从而优化患者的运动功能并延长生存时间[10-12]。

基因诊断是 SMA 确诊的金标准。SMA 主要由位于 5q13.2 染色体上的 SMN1 基因突变引起,该突变产生运动神经元的功能生存运动神经元（SMN）蛋白缺乏,从而导致 SMA 发生[7]。q13.2 号染色体上还有另一个几乎相同的 SMN 基因 SMN2,SMN2 基因中的单核苷酸取代（840 C>T）导致外显子 7 的不同剪接,这改变了 SMN2 mRNA 的剪接模式,从而严重降低了产生的全长 SMN 蛋白水平[13]。大多数 SMA 患者由 5q 上 SMN1 基因突变引起,非 -5q SMA 是罕见的。2012 年芬兰报道发现了 2 例 22q11.2-q13.2 号染色体上的新 SMA 位点,发病时间在 40-50 岁,主要症状是成人出现疼痛抽筋和缓慢进行性的虚弱以及近端和远端肌肉萎缩[14]。通过全基因组连锁分析,晚期发作的脊髓运动神经病变（SMAJ）与 22q11.2 位点相关联。SMAJ,是一种相对良性的 SMA 的常染色体显性形式,主要的早期症状和体征通常出现在 30 至 40 岁之后：以抽筋、肌腱反射减少或缺失、肌酸激酶（CK）升高和手部颤抖为主。这种疾病进展缓慢,导致晚年虚弱和轻度中度肌肉萎缩,患者的预期寿命在正常范围内[15]。而在本病例中,患者于生后 46 小时进行性加重,进一步完善检测发现本例患儿为 22q11.22 出现重复,与以往的一些病例研究是不同的,既往曾有病例被误诊为肌萎缩侧索硬化症,这是需要警惕的。SMN 基因以外的 SMA 严重性调节基因,还包括铂 3（PLS3）和神经钙素 δ（NCALD）,在某些种族中发现,当它们过度表达时,可能会取代特定的细胞 SMN 功能[16-19]。由于多次重复和反转,5q 染色体上人类 SMN 位点的结构非常复杂,因此机制尚未完全阐明。有学者认为 SMN2 位点内的变化,例如删除相邻的 NAIP1(神经元凋亡抑制蛋白基因),也会加重疾病的严重程度[20]。基因检测一般在 2-4 周内会取得结果,在此之前还需要与先天性重症肌无力、肌营养不良等疾病进行鉴别,可完善生化检查关注相关酶学变化如:LDH、CK-MB、CK、AST 等,相关酶学指标数值变化在本病诊断中具有一定的价值,同时完善肌电图必要时行肌活检同样对诊断具有重要意义。尽早明确诊断以期能够提高患者生存率和生存质量。

　　SMA 是导致婴儿死亡的最常见的单基因疾病,在 2016 年之前,没有有效的治疗方法,但是随着研究的深入,这种情况已得到巨大的改善。一般来说,SMA 中的治疗策略可以分为 SMN 依赖性疗法和 SMN 非依赖性疗法。

　　SMA 的 SMN 依赖疗法:SMN2 是经过充分验证的治疗干预靶点。沙丁胺醇是一种 β-肾上腺素能激动剂,已被证明可以增加体内 SMN 转录水平。两项关于沙丁胺醇的试验表明,II 型和 III 型 SMA 患者的 SMN 转录物增加,患者运动功能得到改善[21-23]。诺西那生是一种反义寡核苷酸药物(ASO),由于诺西那生无法穿透血脑屏障,所以除了定期鞘内给药外,没有其他的替代方案。在应用本药物时 SMA 患者需进行腰椎穿刺,因此可能发生呼吸损害、头痛和脑脊液漏出,同时反复鞘内注射对于一些患有严重脊柱侧凸的慢性 SMA 患者也具有一定的挑战[24]。能够穿透血脑屏障的补充腺相关病毒 9(AAV9)被发现是最有希望的。索伐瑞韦(zolgensma,通用名 onasemnogene abeparvovec-xioi)是一种利用非复制型腺相关病毒 9 型(scAAV9)作为载体,能够将正确的 SMN1 基因引入神经元细胞以产生全长 SMN 蛋白的治疗药物[25]。相比 nusinersen 可能需要终生重复的鞘内治疗,scAAV9 基因治疗优势在于可能只需要静脉输液,但是病毒颗粒在全身输送过程中可能出现的不良免疫反应仍然是基于基因替代疗法的给药途径所关注的问题[26]。改良的小分子制剂 RG7800 样化合物 Risdiplam(RG7916)在中枢和外周组织中的分布使利司迪普兰成为解决 SMA 作为全身疾病的有效治疗剂,能够改善运动功能[27]。环氧合酶 2 抑制 Celecoxib 在治疗 SMA 方面目前正在进行临床试验阶段也许在未来有希望可以作为 SMA 的辅助治疗[28]。

　　SMA 的 SMN 非依赖疗法:更多的作用路径是针对 SMN 下游中断的 SMN 独立途径。肌抑素抑制剂 Follistatin、SRK-015(Scholar Rock)可以阻断肌抑素信号通路从而诱导肌肉质量增加,改善肌肉力量和运动功能,目前在临床试验阶段[29, 30]。骨骼肌肌钙蛋白激活剂 Reldesemtiv(CK-2127107)已被证明可以改善 SMA 的肌肉功能和身体状态,双盲第二阶段试验正在进行中[31]。针对神经肌肉连接、突触或神经递质的制剂 pyridostigmine(Mestinon)是一种抗乙酰胆碱酯酶药物,具有激活和加强肌肉的能力因此被批准用于治疗重症肌无力[32]。另有研究表明干细胞移植在一定程度上也能够延长 SMA 患者生存时间。当然还有一些药物尚在动物实验阶段及临床初期试验阶段,研究者也在尝试某些药物联合使用后的效果是否能够得到协同做作用,以提高 SMA 的生存时间和生存质量。本文通过对临床病例的诊疗经过进行回顾,增加儿科医师对本病的认识,以期能够提高本病的早期诊断率。

天津市中心妇产科医院　张丁宁　王晓鹏　李玉红

【参考文献】

[1] FARRAR MA, KIERNAN MC. The Genetics of Spinal Muscular Atrophy：Progress and Challenges[J]. Neurotherapeutics. 2015 Apr；12（2）：290-302.

[2] VERHAART IEC, ROBERTSON A, WILSON IJ, et al. Prevalence，incidence and carrier frequency of 5q-linked spinal muscular atrophy - a literature review[J]. Orphanet J Rare Dis. 2017 Jul 4；12（1）：124.

[3] KEINATH MC, PRIOR DE, PRIOR TW. Spinal Muscular Atrophy：Mutations，Testing，and Clinical Relevance[J]. Appl Clin Genet. 2021 Jan 25；14：11-25.

[4] FARRAR MA, PARK SB, VUCIC S, et al. Emerging therapies and challenges in spinal muscular atrophy[J]. Ann Neurol. 2017 Mar；81（3）：355-368.

[5] FINKEL RS, CHIRIBOGA CA, VAJSAR J, et al.Treatment of infantile-onset spinal muscular atrophy with nusinersen：final report of a phase 2，open-label，multicentre，dose-escalation study[J]. Lancet Child Adolesc Health. 2021 Jul；5（7）：491-500.

[6] YEO CJJ, DARRAS BT. Overturning the Paradigm of Spinal Muscular Atrophy as Just a Motor Neuron Disease[J]. Pediatr Neurol. 2020 Aμg；109：12-19.

[7] LEFEBVRE S , BURGLEN L , REBOULLET S , et al. Identification and characterization of a spinal muscular atrophy - determining gene[J]. Cell. 1995；80（1）：155–65.

[8] ARNOLD WD , KASSAR D , KISSEL JT . Spinal muscular atrophy：Diagnosis and management in a new therapeutic era[J]. Muscle Nerve. 2015；51（2）：157–67.

[9] GLASCOCK J, SAMPSON J, HAIDET-PHILLIPS A，et al.Treatment Algorithm for Infants Diagnosed with Spinal Muscular Atrophy throμgh Newborn Screening[J]. J Neuromuscul Dis. 2018；5（2）：145-158.

[10] MCMILLAN HJ, KERNOHAN KD, YEH E，et al.Newborn Screening for Spinal Muscular Atrophy：Ontario Testing and Follow-up Recommendations[J]. Can J Neurol Sci. 2021 Jul；48（4）：504-511.

[11] CHIEN YH, CHIANG SC, WENG WC，et al.Presymptomatic Diagnosis of Spinal Muscular Atrophy Throμgh Newborn Screening[J]. J Pediatr. 2017 Nov；190：124-129.e1.

[12] BOEMER F, CABERG JH, BECKERS P, et al. Three years pilot of spinal muscular atrophy newborn screening turned into official program in Southern Belgium[J]. Sci Rep. 2021 Oct 7；11（1）：19922.

[13] WIRTH B, BRICHTA L, SCHRANK B, et al.MildLy affected patients with spinal muscular atrophy are partially protected by an increased SMN2 copy number[J]. Hum Genet. 2006 May；119（4）：422-8.

[14] PENTTILÄ S, JOKELA M, HACKMAN P, et al.Autosomal dominant late-onset spinal motor neuronopathy is linked to a new locus on chromosome 22q11.2-q13.2[J]. Eur J Hum Genet. 2012 Nov；20（11）：1193-6.

[15] PENTTILÄ S, JOKELA M, BOUQUIN H, et al.Late onset spinal motor neuronopathy is caused by mutation in CHCHD10[J]. Ann Neurol. 2015 Jan；77（1）：163-72.

[16] HOSSEINIBARKOOIE S, PETERS M, TORRES-BENITO L, et al.The power of human protective modifiers：PLS3 and CORO1 C unravel impaired endocytosis in spinal muscular atrophy and rescue SMA phenotype[J]. Am J Hum Genet 2016；99：647–65.

[17] OPREA GE, KROBER S, MCWHORTER ML, et al.Plastin 3 is a protective modifier of autosomal recessive spinal muscular atrophy[J]. Science 2008；320：524–7.

[18] RIESSLAND M, KACZMAREK A, SCHNEIDER S, et al.Neurocalcin delta suppression protects against spinal muscular atrophy in humans and across species by restoring impaired endocytosis[J]. Am J Hum Genet 2017；100：297–315.

[19] WADMAN RI, STAM M, GIJZEN M, et al.Association of motor milestones, SMN2 copy and outcome in spinal muscular atrophy types 0-4[J]. J Neurol Neurosurg Psychiatry 2017；88：365–7.

[20] VORSTER E, ESSOP FB, RODDA JL, et al. Spinal muscular atrophy in the Black South African population：a matter of rearrangement？[J] Front Genet 2020；11：54.

[21] ANGELOZZI C, BORGO F, TIZIANO F.D, et al.Salbutamol increases SMN mRNA and protein levels in spinal muscular atrophy cells[J]. J. Med. Genet. 2008；45：29–31.

[22] KINALI M, MERCURI E, MAIN M, et al.Pilot trial of albuterol in spinal muscular atrophy[J]. Neurology. 2002；59：609–610.

[23] PANE M, STACCIOLI S, MESSINA S. et al. Daily salbutamol in young patients with SMA type II[J]. Neuromuscul. Disord. 2008；18：536–540.

[24] TALBOT K, TIZZANO E.F. The clinical landscape for SMA in a new therapeutic era[J]. Gene. Ther. 2017；24：529–533.

[25] 杨东铃,阮毅燕. 脊髓性肌萎缩症治疗研究进展 [J]. 中国当代儿科杂志, 2022, 24（02）：204-209.

[26] COLELLA P, RONZITTI G, MINGOZZI F. Emerging Issues in AAV-Mediated In Vivo Gene Therapy[J]. Molecul. Ther. Mol. Ther. Methods Clin. Dev. 2018；8：87–104.

[27] STURM S, GUNTHER A, JABER B, et al. A phase 1 healthy male volunteer single escalating dose study of the pharmacokinetics and pharmacodynamics of risdiplam（RG7916, RO7034067）, a SMN2 splicing modifier[J]. Br. J. Clin. Pharmacol. 2019；85：181–193.

[28] CHEN TH. New and Developing Therapies in Spinal Muscular Atrophy：From Genotype to Phenotype to Treatment and Where Do We Stand？[J] Int J Mol Sci. 2020 May 7；21（9）：3297.

[29] FENG Z, LING K.K, ZHAO X, et al. Pharmacologically induced mouse model of adult spinal muscular atrophy to evaluate effectiveness of therapeutics after disease onset[J]. Hum. Mol. Genet. 2016；25：964–975.

[30] LONG K.K, O'SHEA K.M, KHAIRALLAH R.J, et al. Specific inhibition of myostatin activation is beneficial in mouse models of SMA therapy. Hum. Mol. Genet. 2019；28：1076–1089.

[31] CALDER A.N, ANDROPHY E.J, HODGETTS K.J. Small Molecules in Development for the Treatment of Spinal Muscular Atrophy[J]. J. Med. Chem. 2016；59：10067–10083.

[32] WADMAN R.I, VRANCKEN A.F, VAN DEN BERG L.H., et al. Dysfunction of the neuromuscular junction in spinal muscular atrophy types 2 and 3[J]. Neurology. 2012；79：2050–2055.

病例 68　MTM1 基因突变致新生儿中央核性肌病二例

【背景知识】

先天性肌病是一组病理上以先天性肌纤维结构异常为特征,临床表现为全身性肌张力低下,肌肉萎缩、力弱,病情进展缓慢或相对稳定的一组肌肉疾病。中央核肌病（centronuclearmyopathy）以其结构与肌管相似,又称肌管肌病（myotubtdarmyopathy）,1966 年 spim 首先报道,是一种先天性肌病。现约有 70% 中央核肌病能找到致病基因。按遗传方式不同,分为常染色体隐性和常染色体显性以及 X 连锁隐性遗传。

【病例简述】

病例一:患儿男,生后因"肌张力低下、自主呼吸不规律 34 分钟"入我科。患儿为第 1 胎第 1 产,胎龄 34 周,顺产,出生体重 2120 g,胎膜早破 5 天,羊水清亮,产前胎心胎动无异常。未提供异常家族史。患儿生后四肢松软、自主呼吸不规律,予窒息复苏,1 分钟 Apgar 评分 4 分,5 分钟 6 分。入室查体精神反应弱,自主呼吸表浅不规则,四肢肌张力弱,颈部细,四肢细长,原始反射阴性。初步诊断:早产儿、先天发育异常、新生儿窒息。入院后患儿表现为全身肌无力,四肢松软,呼吸不规则,无法吞咽,无自主运动。予呼吸机辅助通气治疗,生后 1 天查肌酶示肌酸激酶 1971U/L,肌酸激酶同工酶 164U/L。查脑电图示脑电活动成熟度轻度延迟,睡眠周期未出现,原始脑电为不连续波形。生后 13 天复查脑电图示脑电活动成熟度轻度延迟,电压偏低,睡眠周期出现,QS 期为不连续波形,AS 期为交替波形。生后 22 天查头颅 B 超示双侧脑室增宽（左侧 7.1 mm,右侧 6.8 mm）。遗传代谢病检查:无异常。考虑不除外基因遗传病,建议行基因检测。家属同意后提取受试者外周血基因组 DNA,制备文库,通过芯片对目标基因编码区及邻近剪切区的 NDA 进行捕获和富集,最后使用高通量测序平台进行突变检测,目标测序总体覆盖率可达 95% 以上。采用美国医学遗传学与基金组学学会（American College of Medical Genetics and Genomics, ACMG）基因变异分级体系对数据进行分析。对目标序列进行 PCR 后,进行 Sanger 测序验证,并经序列分析软件得到验证结果。患儿在 X 连锁中央核性肌病相关基因 MTM1（chrX-149832040）存在一处半合子突变（c.1602G>A）,导致氨基酸改变（色氨酸 > 终止）。该基因突变与 X 连锁中央核性肌病（centronuclear myopathy, CNM）相关,为 X 连锁染色体隐性遗传,其母为 MTM1 基因的杂合突变（彩图 23）。

病例二:患儿男,患儿为第 1 胎第 1 产,胎龄 39 周,剖宫产出,出生体重 2900 g,产前胎心监护示频繁晚期减速。未提供异常家族史。患儿生后 1 分钟 Apgar 评分 5 分,5 分钟评分 3 分,10 分钟评分 3 分,予复苏后气管插管下由外院转运至我科。患儿入院时精神反应差,偶有自主呼吸,四肢肌张力弱,双侧睾丸未触及。初步诊断:新生儿窒息,新生儿缺氧缺血性脑病。入院后予亚低温及呼吸机辅助通气治疗,亚低温治疗 72 小时停用,因患儿自主呼吸弱,住院期间长期使用呼吸机治疗,患儿四肢肌力及肌张力弱,无改善,原始反射阴性,不能吞咽。生后 1 天查肌酶示肌酸激酶 235U/L,肌酸激酶同工酶 50.1U/L。查振幅整合脑电图示脑电活动轻度异常,睡眠周期未出现,原始脑电为不连续波形。生后 3 天查头颅 B 超示双侧侧脑室增宽(左侧宽 5.8 mm,右侧宽 5.2 mm),双侧脑室旁白质回声轻度增强。生后 33 天查头颅 MRI 检查示双侧大脑半球白质轻度水肿,双侧脑室及第三脑室稍增宽,左枕部硬膜下异常信号,不除外少量出血。生后 37 天复查振幅整合脑电图示脑电活动成熟度好转,睡眠周期出现,QS 期为交替波形,AS 期为连续波形。血尿代谢病检查无异常。因患儿肌力、肌张力低下与检查结果不符,常规临床思维不足以解释病情,故行基因检查。家属于生后 48 天要求放弃治疗,停止治疗后患儿死亡。取受试者外周血 DNA 行 Trio 全外显子高通量测序检测,检测出此患儿存在 1 个致病基因(MTM1_ex13 NM_000252.2),核苷酸变异位点位于 c.1420 C>T,为半合子突变,与该种基因突变相关的疾病为中央核性肌病,其母为此基因的杂合突变,遗传方式为 X 染色体隐性遗传(彩图 24)。

【病例分析和思考】

中央核性肌病(CNM)是一种遗传性神经肌肉疾病,其特点是先天性肌肉异常引发的一系列临床表现,如肌无力、肌萎缩等,其病理特点是肌肉活检中可见中央核[1]。1966 年由 Spim 首先报道。CNM 按遗传方式不同,分为常染色体隐性和常染色体显性以及 X 连锁隐性遗传[2]。其中前两者在发病时间、严重程度、临床特点及预后均不同于 X 连锁遗传方式。一般来说,常染色体显性比 X 连锁遗传起病晚,病情轻,常染色体隐性遗传介于两者中间。

X- 连锁 CNM 主要见于男性,在法国其发病率为每 10 万名男性患儿中有 2 人发病,但目前还没有其他形式的流行病学数据[1]。其临床表现多变,在出生时表现为明显肌无力和肌张力减退、外部眼肌麻痹和呼吸衰竭。大部分的患儿在生后第 1 个月内死亡。若给予呼吸支持和药物后,部分患儿可幸存到青少年时期或者更长[3]。产前的迹象包括胎动减少,羊水过多,易发生出生窒息。受影响的婴儿通常是巨大儿,身长在第 90 百分位以上,头围较大。通常存在隐睾[1]。此两例患儿临床表现典型,基因检测结果也符合 X- 连锁 CNM 基因突变类型。

研究发现,X- 连锁 CNM 的患儿,有超过 90% 其致病基因位于肌管蛋白(MTM1)的 xq28 突变。研究证实,男性患儿肌无力在新生儿时期发作,临床医生足以提出 X- 连锁 CNM 的假设,并应行 MTM1 基因分析[4]。MTMI 基因位于 Xq28 近端,长度约 100kb,包括 15 个外显子,范围在 44~207bp,突变分布于整个编码序列,但最常见于 12、4、11、8、9 这几个外显子[5]。女性携带者中 MTMI 基因突变约占 85%,因此,致病基因要多于严重 X 连锁疾病中统计的数据,且女性携带者可出现较轻的临床症状[6],对于临床症状轻微或无临床症状但有家族史的女性,应行 MTM1 基因筛查,对未来的产前诊断及基因咨询有重大意义[1]。

多数报道均提示由肌肉活检提供病理学依据,此病病理特点为细胞核位于肌细胞中央,呈多核或双核。因中央核自身并无特殊性,可见于多种病理过程,如失神经支配、肌营养不良、代谢性肌病、中毒性肌病等,因此本病的诊断需结合遗传学特征、临床表现综合判断。文中两例患儿均未行肌肉组织病理学检查。

X- 连锁 CNM 发病时间早,症状严重,预后差,死亡率高。临床医生应向此类患儿的家属提供遗传咨询,进行产前诊断,避免同样疾病的再次发生。

天津市中心妇产科医院　郑珊　刘雪静　田秀英

【参考文献】

[1] JUNGBLUTH H, WAI1GREN-PETTERSSON C, LAPORTEJ.Centronuclear（myotubuIar）myopathyt[J].Orphanet Journal of Rare Diseases,2008,3（1）:26-28.

[2] ROMERO N B. Centronuclear myopathies : a widening concept[J].Neuromuscul Disord, 2010,20（4）:223-228.

[3] 陈婷,蒲传强. 中央核肌病的研究进展 [J]. 中华神经科杂志,2012,9（45）:681-684.

[4] SAVARESE M1, MUSUMECI O, GIMGLIANO T, et al.Novel findings associated with MTM1 sμggest a higher number of female symptomatic carriers.Neuromuscul Disord, 2016,26（4-5）:292–299.

[5] MCENTAGART M, PARSONS G, BUJ-BELLO A, et al.Genotype phenotype correlations in X-linked myotubular myopathy.Neuromuscul Disord,2002,12:939-946.

[6] 张晓辉,宋佳,张杰文,等.1 例进行性四肢无力的中央核肌病患者病理及影像学特征 [J]. 中华实用诊断与治疗杂志,2018,3（32）:291-292.

[7] 郑珊, 刘雪静, 田秀英. MTM1 基因突变致新生儿中央核性肌病 2 例 [J]. 医学信息, 2021, 34（6）:2.

病例 69　分娩性臂丛神经损伤康复治疗一例

【背景知识】

分娩性臂丛神经损伤（obstetrical brachial plexus palsy，OBPP）又称产瘫,是指胎儿在分娩过程中因受到头肩分离暴力作用而导致的一侧或双侧臂丛神经牵拉性损伤,少数由急产、子宫强烈收缩、先天性臂丛神经发育不全等因素引起。OBPP 是多因素共同作用的结果,胎儿超重、胎位异常、助产方式不当、第二产程延长等均可与其发病有关。

臂丛神经是上肢神经的总源,由 C5-T1 神经根组成 [1]。臂丛在尚未形成神经干之前,神经根的分支有肩胛背神经（支配菱形肌）、胸长神经（支配前锯肌）以及膈神经（支配膈肌）,后于锁骨水平形成 3 个神经干,其中 C5 与 C6 组成上干,C7 组成中干,C8-T1 组成下干。三干均分为前后支,按照与腋动脉的关系,锁骨下部由三个后支合成后束,上、中干的前支合成外侧束,下干的前支为内侧束,终末分支为腋神经、肌皮神经、尺神经、桡神经和正中神经。

OBPP 多为不完全性损伤,主要表现为患侧上肢肌力及肌张力减低,同时也可伴感觉障碍。上肢功能障碍在不同程度上限制儿童日常生活能力及社交能力发展。目前临床上可采用保守治疗或手术治疗以提高患肢肌力,保证关节活动度。无论是否行手术治疗,患儿均需康复干预以最大程度恢复神经功能,预防肌肉萎缩及关节挛缩。

【病例简述】

患儿女,26 天,主因"自生后右上肢无力"入院。患儿系 G_1P_1,孕 40^{+6} 周顺产,肩难产,出生体重 4.35 kg,否认宫内窘迫及生后窒息史,Apgar 评分 1 min 8 分,5 min 及 10 min 均 10 分。患儿生后即被发现右上肢松软,无主动活动,行右上肢 X 线检查未见异常,至入院时患儿右上肢未见包括肩外展、肩前屈、屈肘、伸肘、前臂旋前、前臂旋后、腕背屈等在内的任何主动活动。

入院查体:体温 36.6 ℃,脉搏 122 次 /min,呼吸 30 次 /min,血压 75/45mmHg;身长 53 cm,头围 35.5 cm,体重 6.0 kg。神清,可追视 60° 以上水平,呼吸平,无发绀。全身皮肤、黏膜无黄染,未见牛奶咖啡斑及色素脱失斑。前囟平软,约 2.5 cm×2.0 cm,双侧面纹对称,双侧瞳孔等大等圆,对光反射灵敏。心肺腹查体未见异常。左上肢及双下肢肌力、肌张力正常。右上肢肌张力低下,右侧肱二头肌反射及桡骨膜反射均未引出。右上肢肌力:肩关节外展 0-I 级,肩关节前屈 I 级,肘关节屈曲 I 级,腕关节背屈 I 级,伸指 I~II 级。右上肢皮温正常,无水肿及青紫。左上肢腱反射(+),双侧膝腱反射(++),双侧跖反射对称伸性。

辅助检查:右上肢 X 线平片示右侧肩关节间隙略增宽,右上肢诸骨骨质未见异常。右侧臂丛神经磁共振平扫示 T2WI 序列见右侧臂丛神经局部增粗、信号增高,颈段脊髓内未见异常信号影,提示右侧臂丛神经损伤(图 3-7-3)。神经电生理检测示右上肢正中神经、尺神经、桡神经传导阻滞,运动神经传导速度(motor nerve conduction velocity,MCV)减慢,右上肢正中神经、桡神经、肌皮神经、腋神经末端潜伏期延长,复合肌肉动作电位(compound muscle action potential,CMAP)波幅下降约 65%~100%。右上肢正中神经、尺神经、桡神经感觉神经传导速度(sensory nerve conduction velocity,SCV)缺失,F 波消失。肌肉运动单位电位(motor unit potential,MUP)时限增宽、波幅增高,募集反应减少,部分肌肉可见自发电位。

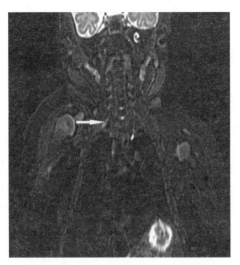

图 3-7-3　右侧臂丛神经磁共振平扫

(箭头:右侧臂丛神经局部增粗、T2WI 序列信号增高)

诊断:患儿系巨大儿,有肩难产史,存在 OBPP 发病的危险因素,生后即出现右上肢活动障碍,查体见下运动神经元受损表现,结合磁共振及神经电生理检查,支持诊断右侧臂丛神经损伤,损伤累及上、中、下三干,以上干及中干为重,结合 Horner 征阴性,Tassin 分型为Ⅲ型。

功能评估:对患儿右上肢及整体运动功能进行评估。目前对于婴幼儿 OBPP 的临床评估主要集中在关节活动度和肌力评估方面。主动运动量表(active movement scale, AMS)用于评估肱二头肌运动功能;改良 Mallet 量表可量化评估肩、肘关节运动功能;Gilbert-Raimondi 肘部恢复量表和 Raimondi 手功能量表也可应用 [2]。患儿屈肘无力,肱二头肌可扪及收缩, AMS 量表评 1 分;肩外展小于 30°,不能完成肩前屈及手触口动作,改良 Mallet 量表评 1 分;手主动屈指受限,伸腕伸指不能,偶可见拇指对指动作,Raimondi 量表评 1 分。

治疗:①运动疗法(physical therapy, PT):增加患肢肌力,保证关节活动度,加强并促进感官意识,预防肌肉萎缩及关节挛缩。诱导右上肢肌肉主动收缩,以及相当于 2 级肌力下的被动水平面运动,包括前臂中立位及旋后位下的肩关节前屈、肩关节外展、肘关节屈伸、前臂旋前和旋后、腕关节屈伸、握拳、掌指关节及指间关节伸展、拇指对指对掌及外展。②物理因子治疗:予半导体激光照射臂丛区域以减轻神经水肿,每日 1 次,每次 15 min。予中频电疗加速神经再生和传导功能恢复,同时肌肉收缩的泵效应可改善局部血液循环,减轻组织水肿。电极贴片分别置于三角肌、肱三头肌、前臂肌群,每次 15 min,每日 2 次。并予神经肌肉电刺激,电极置于前臂伸侧和三角肌处,以能引起手部肌肉收缩的强度为输出强度,频率2 Hz,治疗时间约 30 min。③高压氧治疗:高压氧治疗以提高血管周围组织氧弥散距离,减轻组织水肿,加快代谢产物清除,从而促进神经损伤修复 [3,4]。采用婴儿纯氧舱,治疗压力为0.15 MPa,每天 1 次,治疗 10 次为 1 个疗程,共治疗 2 个疗程,其间间隔 14 天。在治疗前评估眼底发育及鼓室图。④重复性磁刺激:重复性磁刺激可兴奋刺激部位神经元,促进周围神经再生 [5]。采用"8"字形线圈置于上臂与侧胸壁之间,刺激强度为最大输出场强的 40%,频率 20 Hz,每串 10 个脉冲,串间间隔 8 s,共 1400 个脉冲,总时间约 20 min,每天 1 次。

随访:其后患儿于我科治疗并定期随访,评估其右上肢运动功能,修订进一步康复治疗方案。4 月龄时行 Gesell 儿童发育量表,粗大运动轻度发育迟缓,适应性、精细运动、语言、社交等能区均为边缘状态。至 6 月龄时患儿右上肢主动活动显著增多,肩前屈、肩外展、屈肘、腕背屈、伸指等动作均可达≥ 1/2 最大活动范围,AMS 量表 3 分,改良 Mallet 量表 4 分,Raimondi 量表 3 分。患儿俯卧位头控有力,自主翻身灵活,整体运动功能亦显著提高。复查神经电生理示右上肢正中神经、桡神经 MCV 减慢,正中神经、桡神经、肌皮神经、腋神经末端潜伏期延长, CMAP 波幅下降约 30%~90%。尺神经 SCV 可引出,传导速度减慢,末端潜伏期延长,波幅降低约 80%,肌电图检测未见自发电位,较前次明显好转。

【病例分析和思考】

本例患儿 OBPP 累及臂丛上、中、下三干,以上干及中干受损为重,系 TassinⅢ型重症患者,经早期及时、合理的康复治疗,患儿预后良好,右上肢运动功能显著恢复。从本病例可得到以下几方面经验。

1. 早期康复治疗的必要性 OBPP 可致患肢下运动神经元瘫,上肢外展、外旋、屈肘、伸肘等无力,并可有不同程度的感觉异常。若不及时给予适当干预,其受损神经相关肌肉如肱二头肌、肱三头肌等可出现继发性挛缩等而致持续性肌力失平衡,长此以往会使肩、肘、腕关节出现固定畸形,严重影响患儿神经心理发育,给社会及家庭带来沉重负担。本例患儿在生后发现右上肢无力后即对患儿采取右侧肩关节制动及体位管理,于生后 26 天即予以系统康复治疗,早期合理的综合治疗有助于促进神经修复,减少肌肉的萎缩和挛缩,最大程度上改善运动功能,减少合并症。

2. 明确定位、分型,精准治疗 结合临床表现及神经电生理检测,本患儿定位为颈 5-8 和胸 1 神经根损伤,结合 Horner 综合征阴性,诊断 Tassin III 型,属于重症类型。该型受损范围广泛,涉及腋神经、肌皮神经、桡神经、正中神经、尺神经,相关肌肉涉及三角肌、肱二头肌、肱三头肌等上肢广泛肌肉。精确定位受损的神经和肌肉,制定相应的个性化 PT 和物理因子治疗方案,最终获得满意的功能恢复。

3. 重复性磁刺激的作用 经颅磁刺激(transcranial magnetic stimulation, TMS)是利用时变磁场作用于神经系统可产生感应电流,引起神经细胞去极化,进而改变神经细胞的动作电位,并影响神经组织的电生理活动[6]。重复经颅磁刺激(repetitive TMS, rTMS)对于神经系统功能有无创调控作用,外周局部重复磁刺激的方式可用于治疗周围神经损伤,其具体机制至今未明,可能主要通过调控突触可塑性起作用,增强神经元自身重塑和恢复功能连接的能力。也可能与影响神经递质的变化、基因转录和翻译,影响神经膜去极化,诱导钙离子内流,影响神经生长相关因子的转录调控及受体构型改变等机制相关。

4. 长期随访,定期功能评估,适时修订治疗方案 小婴儿可予水疗,利用水的浮力及涡流的冲击作用提高神经兴奋性。当出现关节挛缩迹象时,可加用局部蜡疗改善软组织延展性,预防关节挛缩。随着患肢运动功能的逐渐恢复,可予作业治疗以提升患儿对日常生活、社会交往的参与能力,达到防止残疾加重和功能丧失的目的[7]。遵循儿童运动发育规律,开展治疗 - 游戏 - 教育相结合的治疗措施,制定患儿能够完成 80% 以上的作业活动,并随患儿能力的提高逐渐增加强度。如伴随感觉障碍,可通过生物反馈、综合训练,加强大脑对感觉的再学习、再认识,从而恢复感觉功能。

天津市儿童医院 / 天津大学儿童医院 宋佳丽 赵澎

【参考文献】

[1] SUGARMAN RA. Structure and function of the neurologic system. In: MCCANCE KL, HUETHER SE. Pathophysiology: The Biologic Basis for Disease in Adults and Children. 6th ed[M]. Missouri: Mosby Elsevier, 2010, P442–480.

[2] 周俊明,徐晓君,张沈煜,等. 臂丛神经损伤规范化康复治疗的临床研究 [J]. 中国康复医学杂志,2011,26(2):124-127,142..

[3] ESPENEL S, RAFFOUX C, VALLARD A. Hyperbaric oxygen and radiotherapy: From myth to reality[M]. Cancer Radiother, 2016, 20(5): 416-421.

[4] JAROSTAW P, PAWET S, JACEK P. Markers of oxidant-antioxidant equilibriumin patients

with sudden sensorineural hearing loss treated with hyperbaric oxygen therapy[J]. Oxid Med Cell Longev, 2019, 8472346.

[5] YIP CW, CHEONG PW, GREEN A. A prospective pilot study of repetitive transcranial magnetic stimulation for gait dysfunction in vascular parkinsonism[J]. Clin Neurol Neurosury, 2013, 115（7）: 887-891.

[6] 李雪怡. 重复磁刺激治疗婴幼儿分娩性臂丛神经损伤 [D]. 重庆医科大学, 2016.

[7] 李逸清, 李凤岩, 李贺, 等. 作业疗法对分娩性臂丛神经损伤患儿上肢功能的改善作用观察 [J]. 山东医药, 2021, 61（3）: 72-74. DOI: 10.3969/j.issn.1002-266X.2021.03.018.

第八节 内分泌疾病

病例 70 新生儿期先天性高胰岛素血症一例

【背景知识】

先天性高胰岛素血症（congenital hyperinsulinism, CHI）是婴幼儿顽固性低血糖的最常见病因, 临床特点为难治性低 血糖及与血糖水平不相称的相对高胰岛素血症, 总人群中的发病率为 1/30000~1/50000, 在近亲婚配的群体中高达 1/2500[1]。新生儿大脑更容易遭受低血糖性脑损伤, 持续性严重的低血糖若未得到及时诊治, CHI 患儿发生永久性脑损伤的风险高达 25%~50%[2]。因此对新生儿 CHI 及时诊断和处理十分重要, 本文就 2018 年我院收治的 1 例新生儿 CHI 病例进行报道。

【病例简述】

患儿系第 2 胎第 2 产, 39 周剖宫产娩出, 出生体重 4.8 kg, 无宫内窘迫及窒息史, 母亲孕期合并妊娠期糖尿病, 父母亲无糖尿病家族史, 非近亲结婚, 哥哥体健, 出生评分 9-10-10。主诉: 肤色发绀伴呻吟、吐沫 30 分钟, 发现低血糖 10 分钟入院。入院查体: T: 36.0 ℃, HR: 140 次/min, R: 60 次/min, Bp: 64/44mmHg。反应欠佳, 口周、手足发绀, 呻吟、吐沫、鼻扇、三凹征弱阳性, 双肺可闻及粗湿罗音。前囟平软, 张力不高, 心音可, 律齐, 腹软, 不胀, 肝肋下 0.5 cm, 质软, 边锐, 肠鸣音存, 四肢肌张力可, 双下肢不肿。原始反射正常引出。入院后主要检查: 血气分析电解质: pH: 7.15, PCO_2: 70mmHg, PO_2: 57mmHg, Na^+: 133mmol/L, K^+: 3.9mmol/L, Ca^{2+}: 1.26mmol/L, Lac: 1.1mmol/L, BE（B）: -6.4mmol/L, SO_2: 95%, 肝肾功能、心肌酶正常; PCT 正常, 尿常规正常。血常规: WBC16.63 × 10^9/L, RBC5.52 × 10^{12}/L, Hb 190 g/L, PLT 192 × 10^9/L, N% 60.2%, L% 24.1%, CRP<0.499 mg/L。入院诊断: 新生儿湿肺, 新生儿低血糖症, 巨大儿, 妊娠糖尿病母亲婴儿综合征。

入院后的主要治疗: 10% 葡萄糖 2mL/kg 静脉推注, 后给予静脉葡萄糖持续输注维持血糖 [糖速 8~12.5mg/（kg·min）], 并予配方奶喂养, 仍反复有低血糖发作, 血糖波动在 1.2~5.7mmol。

查胰岛功能: INS: 39.50U/L, GLU: 2.2mmol/L, 胰岛素/血糖 >0.3, C 肽: 4.66ng/mL。

INS：126U/L，GLU：3.2mmol/L，C 肽：16.25ng/mL。垂体功能：FSH：1.69IU/L，LH：0.37IU/L，PRL：68.08ng/mL，ACTH：<5pg/mL，GH：0.91ng/mL，TSH：1.082uIU/mL；肾上腺功能：Cor：3.87μg/dL，ACTH：9.48pg/mL；甲状腺功能：FT3：3.59pmol/L，FT4：12.50pmol/L，TSH：1.082uIU/mL；腹部 CT 平扫：未见异常；头颅核磁共振（MRI）：未见异常。血尿片有机酸检查结果显示：尿有机酸结果无显著异常；氨基酸及酰基肉碱无显著异常。遗传病医学外显子基因组测序：显示 ABCC8 11p15 纯合变异，碱基改变为 P.(Val176-Leu183del)，先天性高胰岛素血症诊断明确。生后 20 天起给予二氮嗪、氢氯噻嗪口服，仍需 12.5 mg/(kg·min) 糖速维持，仍有低血糖出现，生后 30 天停用二氮嗪，给予奥曲肽皮下注射，并辅予静脉葡萄糖输注，血糖逐渐平稳，后逐渐停用静脉葡萄糖。

目前 3 岁 10 个月，生长发育良好，神经系统无异常，仍奥曲肽皮下注射治疗，6 小时 1 次，剂量为 16μg/(kg·d)，血糖平稳于正常范围。

【病例分析和思考】

CHI 是一种遗传异质性疾病，其基因型和表现型复杂多样。目前已发现 15 种 CHI 相关基因，构成 14 种遗传学类型。与离子通道病相关的 ABCC8、KCNJ11 基因突变最为常见，占 40%~50% [3]。多引起严重的新生儿 CHI，并且对二氮嗪治疗无反应。CHI 分为 3 种病理学类型：弥漫性、局灶性及非典型性 [4]。弥漫性可由纯合子或复合杂合子隐性突变的 ABCC8 和（或）KCNJ11 基因所致。CHI 患儿临床表现多样，程度轻重不一 [5]。

目前 CHI 尚无统一诊断标准，当临床符合以下情况时可以诊断此症：当血糖小于 2.8 moL/L 时伴随不适当的胰岛素分泌（大于 1~2μU/mL），或仍可检测到 C 肽、低水平 β-羟基丁酸、低游离脂肪酸；胰高血糖素刺激试验阳性 [6]。当有以下任一情况时需警惕新生儿 CHI：①静脉输注葡萄糖时需要高糖速 [>8 mg/(kg·min)] 才能维持血糖正常；②任意时间或餐后 2 h 内发作的低血糖，新生儿甚至在餐后 1 h 内发作；③胰高血糖素治疗后，血糖浓度增加 1.7~2.0 mmol/L [16-17]。对高度怀疑此病患儿在血糖 <3 mmol/L 时完善 C 肽、血氨、乳酸、β-羟丁酸、游离脂肪酸、尿酸、胰岛素样生长因子结合蛋白 1、皮质醇、生长激素、血游离肉碱及酰基肉碱等检查。一旦临床考虑新生儿 CHI，应尽快行基因检查，确诊 CHI，并了解病因及病理学类型，判断行 18 F-DOPA PET/CT 检查的必要性、预估对二氮嗪的治疗反应 [7]。

新生儿 CHI 在早期治疗重在维持血糖，单纯肠内营养不能维持血糖，需要静脉输注葡萄糖 [8,9,10]；糖速应 ≥ 8 mg/(kg·min)，最高可达 15 ~25 mg/(kg·min)。当需要的糖速 >10 mg/(kg·min)时，可开始进行药物治疗。新生儿 CHI 常用的药物治疗有胰高血糖素、二氮嗪、奥曲肽等。胰高血糖素可以在数分钟内迅速升高血糖，但可通过负反馈作用而促进胰岛素分泌，故需配合静脉输注葡萄糖使用，仅在严重低血糖发作时使用。二氮嗪是治疗 CHI 的一线药物。根据对二氮嗪的治疗反应，可将 CHI 分为有反应和无反应 2 种情况。使用二氮嗪治疗时联合氢氯噻嗪 5~10 mg/(kg·d)×2 次 /d，不仅能预防水钠潴留，二者联合治疗还对抑制胰岛素分泌具有协同效应 [8]。对于二氮嗪治疗无反应时 CHI 患儿尽早给予奥曲肽治疗，推荐剂量为 5~35 μg/(kg·d)，可短疗程使用，也可长疗程皮下注射 [11]。文献报道，使用奥曲肽可能增加新生儿坏死性小肠结肠炎的发生风险 [12]。奥曲肽可导致药物性肝炎，应定期监测肝功能。另外需每 6 个月复查一次腹部彩色多普勒超声检查已监测患儿是否出现胆结石 [13]。硝苯地平、醋酸奥曲肽微球和注射用醋酸兰瑞肽、西罗莫司等药物亦可用于 CHI 新生儿，但需更多临床研究确定其有效性及安全性。

^{18}F-L-DOPA-PET/CT 扫描可识别局灶型 CHI 及弥漫型 CHI，局灶型 CHI 手术切除病灶后可治愈。对弥漫性病变采取药物治疗。手术治疗仅适用于多种药物联合治疗失败，且严重反复发作或持续性的新生儿 CHI，患儿术后多并发持续性低血糖、胰岛外分泌腺分泌不足、糖尿病等，但低血糖的严重程度多减轻，通过药物治疗能控制 [14]。本例患儿为 ABCC8 基因突变，经 ^{18}F-L-DOPA-PET/CT 扫描为弥漫性病变，二氮嗪治疗无效，后改为奥曲肽治疗，单纯肠内喂养可以维持血糖。

新生儿 CHI 临床表现不典型，可导致脑损伤程度重，因此早期识别、诊断及合理管理新生儿 CHI 十分重要，但难度大，要求新生儿医生对此病有充足的认识，避免 CHI 新生儿出现永久性脑损伤。

天津医科大学总医院　申明琪　毕道濯

【参考文献】

[1]　李伟,肖新华. 先天性高胰岛素血症 [J]. 医学研究杂志,2016,45（1）:12-16.

[2]　STANLEY CA.Perspective on the genetics and diagnosis of congenital hyperinsulinism disorders[J].The Joumal of Clinical Endocrinology and Metabo1ism,2016,101（3）:815-826.

[3]　GALCHEVA S，DEMIRBILEK H，AI-KHAWAGA S，et al .The genetic and molecular mechanisms of congenital hyperinsulinism[J].Front Endocrinol （Lausanne），2019，10:111.DOI:10.3389/fendo.2019.00111.

[4]　BARTHLEN W.Surgery in congenital hyperinsulinism-tips and Tricks not only for surgeons. A practical guide [J].Semin Pediatr Surg,2011，20（1）:56-59.

[5]　DEMIRBILEK H，HUSSAIN K. Congenital hyperinsulinism:diagnosis and treatment update [J].J CLin Res Pediatr Endocrinol,2017,9 Suppl 2:S69-S87.DOI:10.4274/ jcrpe.2017. S007.

[6]　FARRARA C,PATEL P,BECKER S,et al.Biomarkers of insulin for the diagnosis of hyperinsulinemic hypoglycemia in infants and children[J].J Pediatr ，2016，168:212-219.DOI:10.1016/j.jpeds.2015.09.045.

[7]　GOPAL-KOTHANDAPANI JS，HUSSAIN K. Congenital hyperinsulinism:role of florine-18 L-3，4 hydroxyphenylalanine positron emission tomography scanning [J].World J Radiol,2014,6（6）:252-260.

[8]　ROŽENKOVÁK，GÜEMES M，SHAH P，et al .The diagnosis and management of hyperinsulinaemic hypoglycaemia[J].J Clin Res Pediatr Endocrinol,2015,7（2）:86-97.

[9]　ARNOUX JB，DE LONLAY P，RIBEIRO MJ，et al .Congenital hyperinsulinism[J].Early Hum Dev,2010,86（5）:287-294.

[10]　EDWARDS TM，SPATZ DL.Congenital hyperinsulinism:exclusive human milk and breast-

feeding[J].Adv Neonatal Care,2014,14（4）:262-266.

[11] YORIFUJI T, KAWAKITA R, HOSOKAWA Y, et al .Efficacy and safety of long-term, continuous subcutaneous octreotide infusion for patients with different subtypes of KATP-channel hyperinsulinism[J].Clin Endocrinol（Oxf）,2013,78（6）:891-897.

[12] LAJE P, HALABY L, ADZICK NS, et al .Necrotizing enterocolitis in neonates receiving octreotide for the management of congenital hyperinsulinism[J].Pediatr Diabetes，2010，11（2）:142-147.

[13] PALLADINO AA, STANLEY CA.A specialized team approach to diagnosis and medical versus surgical treatment of infants with congenital hyperinsulinism [J].Semin Pediatr Surg,2011,20（1）:32-37.

[14] DILLON PA.Congenital hyperinsulinism[J].Curr Opin Pediatr, 2013,25（3）:357-361.

第九节　遗传代谢性疾病

病例 71　丙酸血症

【背景知识】

丙酸血症（propionic acidemia）又称丙酸尿症,是一种罕见的常染色体隐性遗传代谢病,是由于支链氨基酸和奇数链脂肪酸代谢障碍导致的有机酸血症。发病率为1∶100000~1∶50000,不同国家和地区存在差异。徐州市新生儿疾病筛查中心本研究共筛查活产新生儿 297610 名,确诊丙酸血症患儿 8 例,患病率约 1∶37201[1],目前我国尚无全国的发病率报道。丙酸血症临床表现多样,缺乏特异性,病死率和致残率较高,新生儿早期识别、早期诊断及及时治疗是改善预后的关键。

【病例简述】

患儿女,7 日,主因"拒乳 1 天,4 小时内抽搐 6 次"入院。家族史:患儿母亲孕期患甲状腺功能低下,予优甲乐治疗,监测甲功正常。孕母第一胎孕 50 天不明原因自然流产,孕母第二胎孕 60 余天宫外孕自然流产,孕母第三胎宫外孕行输卵管切除。父亲体健,家族中无特殊疾病。患儿系试管婴儿,孕 4 产 1,双胎之大,孕 38 周因双胎、臀位择期行剖宫产出生,否认宫内窘迫及生后窒息史,生后即哭,哭声响亮,Apgar 评分家属不详,否认羊水、脐带、胎盘情况异常,出生体重 2160 g,生后 12 小时首排胎便,持续 3 天转黄,生后 2 小时开始喂养,生后 2 天开始母乳喂养。生后 5 天出现皮肤黄染,持续至入院。入院前 1 天（生后 6 天）患儿出现拒乳,表现为吸吮无力,每次吃奶量减少,吃奶时间延长,至入院时逐渐加重,伴嗜睡、少哭、少动。入院前 4 小时家属发现患儿睡眠中出现抽搐,表现为四肢及躯干节律性抖动,伴尖叫,无青紫、吐沫,至入院共间断抽搐 6 次,抽搐每次持续 10~20 分钟,间隔数分钟发作一次,抽搐间期嗜睡,无发热、体温不升,无鼻塞、咳嗽、呕吐、腹胀、腹泻等。

入室查体:体温 36.2 ℃,呼吸 40 次 /min,心率 135 次 /min,血压 8.26/5.2 kPa

（62/39mmHg）；嗜睡状态，呼吸平，三凹征(-)，无发绀，经皮血氧饱和度98%，前囟平，张力稍高，双瞳孔等大等圆，直径3 mm，对光反射迟钝，双肺呼吸音粗，可闻及痰鸣音，心音有力，律齐，腹软，不胀，未见肠型，肠鸣音减弱，肝脾不大，四肢活动少，间断四肢抖动，四肢肌张力减低，拥抱反射不完全，握持反射、觅食反射、吸吮反射均未引出，末梢温暖，脉搏有力，前臂内侧毛细血管再充盈时间2秒。

辅助检查：①血常规示：白细胞2.46×10⁹/L，中性粒细胞21.9%，淋巴细胞72.9%，血红蛋白172 g/L，血小板213×10⁹/L，血CRP<2.5 mg/L。电解质正常。血气分析示：pH7.28，$PCO_2$19mmHg，$PO_2$92mmHg，BEb-15.4mmol/L。血氨470 μg/dL。甲状腺功能正常。TORCH阴性。②遗传代谢病尿筛查：发现3-羟基丙酸和甲基枸橼酸升高，同时发现乳酸、酮体、丙酰甘氨酸和戊二酸也略有增高，高度提示丙酸血症。血代谢病筛查：精氨酸、苯丙氨酸、丙酰肉碱、羟基十六烯酰肉碱、丙酰肉碱/游离肉碱、丙酰肉碱/乙酰肉碱、丙酰肉碱/十六酰肉碱均增高，游离肉碱、游离肉碱/十六酰肉碱降低。结合尿代谢病筛查结果，高度提示患儿存在丙酸血症继发肉碱缺乏的可疑。③基因检测：PCCA 13q32 Exon22 c.2002G>A p.(Gly668Arg)纯合变异，父亲、母亲杂合携带。

系病例1的双胞胎弟弟，患儿男，7日。主因精神弱伴喉中痰鸣2天入院。家族史和生产史同例1患儿。入院前2天患儿出现精神弱，睡眠时间每天22~23小时，伴喉中痰鸣，伴呕吐1次，无呼吸困难、青紫、抽搐、尖叫、凝视等，无腹胀、腹泻等，发病以来，精神反应弱，吃奶可，不呛，尿便正常。

入室查体：体温36.3 ℃，呼吸35次/min，心率134次/min，血压9.07/4.53 kPa（68/34mmHg），神清，精神反应弱，易激惹，呼吸平，三凹征(-)，无发绀，经皮血氧饱和度98%，前囟平，张力不高，双瞳孔等大等圆，直径3 mm，对光反射存在，双肺呼吸音粗，可闻及散在痰鸣音，心音有力，律齐，腹软，不胀，未见肠型，肠鸣音存在，肝右肋下1.0 cm，质软，边锐，脾不大，四肢活动自如，肌张力正常，握持反射、拥抱反射、觅食反射、吸吮反射均(＋)，末梢温暖，脉搏有力，前臂内侧毛细血管再充盈时间2秒。

辅助检查：①生化：血钠140.6mmol/L，血钾5.26mmol/L，血氯99.5mmol/L，阴离子间隙28.9mmol/L，血钙2.07mmol/L，血糖5.83mmol/L，肌酐68μmol/L，尿素7.7mmol/L，无机磷2.64mmol/L，血镁0.99mmol/L，β2-微球蛋白2.93 mg/L。肝功能、心肌酶、感染指标未见明显异常。TORCH阴性。血气分析示：pH7.43，$PCO_2$27mmHg，$PO_2$108mmHg，BEb-4.9mmol/L。血氨386 μg/dL。住院12小时复查血氨大于500 μg/dL。②遗传代谢病尿筛查示：除了发现3羟基丙酸和甲基枸橼酸的尿中排泄增高之外，同时发现丙酰甘氨酸、戊二酸和苹果酸略有增高，未发现其他异常，高度提示丙酸血症。血代谢病筛查示：甘氨酸/丙氨酸、亮氨酸/丙氨酸、丙酰肉碱、羟基十六烯酰肉碱、丙酰肉碱/游离肉碱、丙酰肉碱/乙酰肉碱、丙酰肉碱/十六酰肉碱均增高，天冬氨酸、游离肉碱降低。结合尿代谢病筛查结果，高度提示患儿存在丙酸血症继发肉碱缺乏的可疑。基因检测：PCCA 13q32 Exon22 c.2002G>A p.(Gly668Arg)纯合变异，父亲、母亲杂合携带。

本两例患儿住院后给予对症治疗，初步确诊为丙酸血症后，虽经积极降低血氨治疗效果不理想,但家属拒绝透析治疗,自动出院。病例 1 出院后 7 天死亡。病例 2 出院 1 月余死亡。

【病例分析和思考】

丙酸血症是罕见的先天性遗传代谢病,由于丙酰辅酶 A 羧化酶活性缺陷所致,可造成以神经系统损害为主的多脏器损伤,多数在婴儿早期起病,发病越早,预后越差。1961 年由 Childs 等首次报道。

丙酸血症临床表现多种多样,缺乏特异性,可累及神经、心脏、肾脏及免疫等多个脏器和系统。常被误诊、漏诊。临床上将 PA 分为新生儿型 PA 和迟发型 PA。新生儿型 PA 多为重症,起病早、症状重、死亡率高。新生儿发病者出生时常正常,生后数小时到一周即出现喂养困难、吸吮无力、呕吐、腹胀、脱水、低体温、嗜睡、肌张力减低、惊厥、意识障碍、昏迷、呼吸困难,如治疗不当,则进行性加重,出现酮症、代谢性酸中毒、高氨血症、死亡率极高。丙酸等有机酸蓄积常可造成骨髓抑制,引起贫血、粒细胞减少、血小板减少,有易感染和出血倾向。

生化检测:存在代谢性酸中毒、乳酸升高、高血氨升高、血常规三系下降。血甘氨酸的水平及血气指标(如血丙酰肉碱的水平、血甘氨酸的水平)均存在异常。串联质谱、色谱:发病时血串联质谱分析较为特征性指标均为丙酰肉碱与乙酰肉碱(C3/C2)比值和 C3 增高。尿有机酸指标特异性较高:尿 3- 羟基丙酸及甲基枸橼酸增高。丙酸血症的头颅影像学特点为对称性基底节损害,以苍白球损害为主 [2],后期表现为脑室扩大、髓鞘化延迟、胼胝体发育不良及幕上脑白质水肿。长期的异常影像学改变提示神经系统呈不可逆的损害,并且氢质子磁共振波谱成像技术能够提供更多相关的病理生理学信息,能有助于了解脑损害的程度 [3]。丙酸血症是由编码线粒体丙酰辅酶 A 羧化酶(PCC)亚单位基因 PCC-A 或 PCC-B 突变所致 [4]。基因分析采用 Sanger 测序、靶向捕获二代测序和全外显子测序等技术,检测到 PCCA 或 PCCB 基因的双等位基因致病性突变,可明确基因诊断,有助于患者家庭遗传咨询和下一胎产前诊断。而对于基因检测结果可疑的患者,可联合酶活性分析进行病因诊断 [5]。

丙酸血症等先天性代谢性疾病如能早期识别对改善预后很有意义。如果不及时治疗,患儿出现昏迷、进行性脑水肿、呼吸窘迫、低体温,可在几天内死亡或出现永久性脑损伤。一些患者隐匿起病,表现为畏食、呕吐、智力运动落后、肌张力异常、运动障碍、癫痫、精神行为异常等。因此对此类早患儿均应及时进行血气分析、血氨测定,有条件者应尽快行血尿代谢筛查及基因检测,以做出早期诊断。

这两例患儿起病急,进展快,早期识别很重要,虽然临床医师第一时间做出诊断,但是因患儿家属因素最终放弃治疗。近年来,随着新生儿筛查及诊治技术的提高,丙酸血症的预后得到了明显改善。一些早期诊断和长期治疗的患者健康发育至成年,且能就业、学习,一些患儿结婚生育。

天津市儿童医院 / 天津大学儿童医院　石武娟

【参考文献】

[1] 王秀利,彭磊,刘继杰,等. 徐州市新生儿丙酸血症筛查与基因突变分析 [J]. 中华新生儿科杂志(中英文),2019,34(2):87-92.

[2] 吴美仙,覃文华,程广. 新生儿丙酸血症颅脑磁共振成像一例 [J]. 中华新生儿科杂志（中英文）,2017,32（3）:228.

[3] 程爱兰,韩连书,严永清,等. 丙酸血症的脑 MRI 表现及 1H-MRS 价值分析 [J]. 影像诊断与介入放射学,2015,24（4）:313-316.

[4] 余紫楠,张玉,黄新文. 欧洲甲基丙二酸血症与丙酸血症诊治指南 [J]. 中华急诊医学杂志,2019,28（5）:560-562.

[5] 刘怡,杨艳玲. 丙酸血症的筛查、诊断与治疗 [J]. 中华实用儿科临床杂志, 2019, 34（20）:1531-1534.

[6] 刘薇,李定国. 儿童罕见病诊疗与管理 [M]. 北京:人民卫生出版社,2021.11.

病例 72　甲基丙二酸血症

【背景知识】

甲基丙二酸血症（MMA）被 Rosenberg 等学者首次报道；2000 年我国学者对 MMA 进行了报导[1]。欧美国家发病率为 1/29 000~1/61 000[1],我国尚无大样本的调查,但有报道上海发病率为 1：28000[2],浙江省为 1：64708 [3]。MMA 由于临床表现不具有特异性,故常导致临床误诊、漏诊,致使患者不能得到及时合理的治疗,从而使病情进一步加重、恶化,最终造成死亡等不良结局[4]。

MMA 是由甲基丙二酰 CoA 变位酶（MCM）缺陷或者辅酶钴胺素（Cbl）代谢发生障碍而导致有机酸代谢障碍的一类遗传代谢病,通常为常染色体隐性遗传,偶见于伴 X 染色体隐性遗传[5]。奇数链脂肪酸、胆固醇,以及异亮氨酸、缬氨酸、甲硫氨酸、苏氨酸等部分氨基酸分解代谢中生成甲基丙二酸,甲基丙二酸进一步在 MCM 和 Cbl 作用下参与三羧酸循环。当 MCM 自身缺陷或者 Cbl（VitB12）代谢发生障碍时,体内甲基丙二酸无法正常代谢并过度蓄积,同时 3- 羟基丙酸及甲基枸橼酸等中间产物亦大量蓄积,导致甲钴胺合成障碍,引发蛋氨酸合成酶缺乏,致使同型半胱氨酸无法正常合成蛋氨酸,血中同型半胱氨酸水平增高,引起合并型 MMA。

MMA 因其具有不同基因类型,发病时间先后有别,病情严重程度也存在差异,临床表现多种多样,缺乏特异性及典型性[6]。早发型发病年龄多为婴幼儿期,合并喂养困难、视网膜色素病变等表现,病情累及到血液系统、肾脏等多系统,多有发育迟缓、癫痫等神经系统症状,病情程度较重、预后不理想;晚发型较少见,多见于 4 岁后、以神经系统症状及精神症状为主要表现,常被误诊,治疗后远期疗效较好[7]。在国内各地区先天遗传代谢病高危筛查资料显示,MMA 是现阶段有机酸血症中最常见的类型[8-9]。特别是在新生儿期发病的 MMA,临床缺乏特异性,病情重,容易误诊漏诊。尤其是以血细胞减少为主要表现的病例[10],临床医生易按重症感染累积血液系统疾病的思路去分析判断,而导致延误诊断治疗。

【病例简述】

患儿为一男性早产儿,其母 G5P0,孕 36+5 周,自觉胎动频繁 2 天就诊,超声提示胎儿大于孕周,胎儿右心大,右室壁运动减弱,卵圆孔冗长,瘤样膨出向左房,三尖瓣返流,流速 244 cm/

s，PDA2.85 mm，考虑胎儿动脉导管提前收缩紧，急剖宫产分娩。羊水、脐带、胎盘未见异常，Apgar 评分 9 分 -10 分 -10 分。生后 45 分钟因"早产儿、新生儿心力衰竭（右心）"收入新生儿科。体重 3320 g，身长 51 cm，头围 35 cm，身长 / 头围 =1.45，心音低钝，P2 增强，CRT<2 s。肝肋下 1 cm。胸部、腹部、神经系统查体未见异常。阴囊透光试验阳性。简易胎龄评估符合实际孕周。心电图：窦性心率，电轴右偏，T 波低，HR 136 次 /min。生后 1 小时血糖 1.4mmol/L，血气、血常规、CRP、PCT 未见异常。心脏超声：PFO 3.5 mm，PDA 2.0 mm，三尖瓣轻中度返流，肺动脉瓣轻度返流，肺动脉压 43mmHg，右心增大，右室壁 3.4 mm。头颅超声：左侧脑室增宽4.6 mm。因存在低血糖症，予葡萄糖静脉输注，糖速 5 mg/（kg·min），并分别于之后 1H、2H、3H、6H、12H、24H 监测血糖均正常范围。查 cTNT 0.301ng/mL，考虑心肌损害，应用磷酸肌酸钠营养心肌。生后 1 天尿量 2.25mL/（kg·h），尿比重 1.006，pH7.0。随后患儿自行吃奶好，按生理需求喂养，生后 3 天，胆红素 15.8 mg/dL，无母婴血型不合，予蓝光辅助治疗。生后 4 天该儿体重下降 10%，予上调入量至 160mL/（kg·d）。生后 7 天该儿反应差、肤色苍黄，复查血常规：WBC 3.42×10⁹/L，PLT 75×10⁹/L，CRP 0.76 mg/L，PCT 0.0398ng/mL，血气分析：pH7.299，BE-2.9mmol/L，Lac 1.38mmol/L，Glu 3.2mmol/L，予禁食补液、头孢哌酮舒巴坦钠抗感染治疗。生后 11 天儿反应好转，但自行吃奶差，体重下降 16.5%。复查血常规：WBC 7.45×10⁹/L，PLT 100×10⁹/L，CRP 0.77 mg/L，PCT 0.0418ng/mL。查血气分析：pH 7.34，BE -6.6mmol/L，Lac 1.0mmol/L，Glu 4.4mmol/L，予肠外全营养及部分管饲喂养。生后 12~16 天该儿频繁出现代谢性酸中毒，体重下降 20% 至 2650 g，其体重变化见表 3-9-1，体重与入量、营养供给变化趋势见图 3-9-1。血气提示 BE（B）-10.6mmol/L，其当日尿量达 5.4mL/（kg·h），尿常规示比密 1.012，pH5.5，予禁食、停用氨基酸及脂肪乳，纠正酸中毒，送检血串联质谱及尿气相色谱质谱检测分析。生后 20 天检测回报甲基丙二酸血症（MMA），调整该儿治疗方案：左卡尼丁及大剂量维生素 B12 口服，改用去除蛋氨酸、缬氨酸、苏氨酸的特殊配方乳粉喂养，随后其症状好转，体重于 1 月后恢复出生体重。至生后 1 年生长发育及外观与正常儿童无区别。

表 3-9-1　患儿体重、总入量随日龄变化

日龄	1	2	3	4	5	6	7	8
体重 /g	3330	3110	3010	2970	2980	2990	2990	3000
体重变化 /%	0.30	-6.33	-9.34	-10.54	-10.24	-9.94	-9.94	-9.64
入量 /mL/kg	110	110	130	140	160	160	160	150
日龄	9	10	11	12	13	14	15	16
体重 /g	2990	2970	2770	2760	2770	2760	2710	2650
体重变化 /%	-9.94	-10.54	-16.57	-16.87	-16.57	-16.87	-18.37	-20.18
入量 /mL/kg	150	140	170	150	160	160	160	150

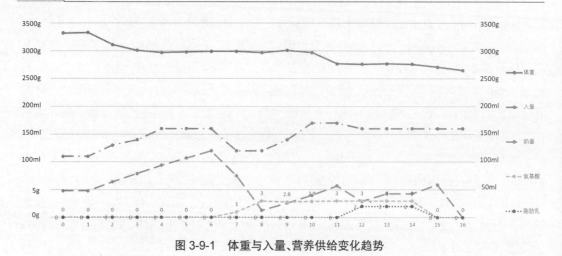

图 3-9-1　体重与入量、营养供给变化趋势

【病例分析和思考】

本病例患儿为甲基丙二酸血症患者。MMA 的临床表现缺乏典型性和特异性,临床发病形式多样,早发型患儿多于 1 岁以内起病,大多表现为代谢性酸中毒、喂养困难、呕吐、嗜睡、惊厥、低血糖、呼吸困难、肌张力低下等。部分首发表现为血液系统受累,表现出贫血、血小板减少、粒细胞减少等。

回顾本病例,其母曾有 4 次不良妊娠史,宫内 PDA 早闭、发生右心衰,虽 MMA 临床表现缺乏典型性,且无大样本调查、但尚未有报道存在宫内表现,但不能除外该表现与 MMA 有相关性,需要关注。

生后初期表现为低血糖、黄疸重、cTnT 升高、体重下降,随后出现反应差、白细胞计数及血小板减少。因其表现与新生儿感染表现高度相似,予积极抗感染治疗及禁食补液后好转。但其始终 CRP、PCT 无增高,考虑该病例符合 MMA 血细胞减少为表现的特点,即:血细胞呈进行下降,两系及以上受累、通常伴随血小板减少[10]。血液系统损伤机制尚不未完全清楚,某些仅依靠体外实验推测而来,损伤机制考虑有以下可能:①在 MMA 的代谢过程中,甲基丙二酰 CoA 向琥珀酰 CoA 转换受阻,血液中甲基丙二酸及其相关有机酸含量增高,导致甲基丙二酸、甲基丙二酰 CoA、甲基丙二酰肉碱、丙酸、甲基枸橼酸、β- 羟丁酸等在体内重度蓄积,抑制骨髓造血干细胞的成熟,引起红细胞、白细胞、血小板三系生成障碍[8];②含巯基氨基酸(同型半胱氨酸),作为胱硫醚、蛋氨酸转硫化和甲基化代谢旁路中形成的中间体,其蓄积可导致血管内皮损伤和血液系统异常,如血栓性血小板减少、溶血尿毒综合征、骨髓抑制[11]等,从而引发不同程度的血细胞减少;③ MMA 血细胞受累中大细胞性、正细胞性、小细胞性贫血均可发生,并以贫血为最多见。本病历患儿存在白细胞及血小板异常减低,但其未发生贫血情况,考虑为前两种因素所致。而后两种因素影响则主要发生在慢性病程中,有文献报道营养性贫血普遍存在于喂养困难的 MMA 患儿[12]。本患儿为表现出贫血,考虑与其 MMA 确诊及时、未因长时间喂养困难导致营养性贫血出现有关。另一方面, CRP 及 PCT 在本病例中体现出了感染指标的特异性,特别是当患儿有感染的相关临床表现、伴随血细胞、血小板计数异常,而 CRP、PCT 均无升高表现情况下(表 3-9-2),应警惕惯性思维使用抗生素,要警惕代谢性疾病,进行相关排查,从而减少新生儿不必要的抗生素暴露。

表 3-9-2　患儿血常规、CRP、PCT 随日龄变化

日龄	1	3	7	8	9	11	13
WBC/10⁹/L	8.45	10.30	3.42	3.55	6.74	7.45	18.96
PLT/10⁹/L	155	165	75	70	98	100	161
Hb/g/L	185	228	189	179	224	189	191
CRP/mg/L	<0.20	5.17	0.76	1.61	0.72	0.37	<0.20
PCT/ng/mL	0.0247	—	0.0398	—	0.0372	—	—

本患儿后期随恢复进食及肠外全营养治疗,该儿反复出现非乳酸增高的代谢性酸中毒,伴随尿量增加、体重下降,并难以通过静脉补液纠正。考虑其机制如上文所述。本病例因关注到其尿量增加至 5.4mL/(kg·h)的情况下,尿常规中比重反而较前升高且 pH 提示酸性(表 3-9-3),从而引起重视,考虑其血浆中某种酸性物质累积,导致非乳酸升高的代谢性酸中毒,且这种酸性物质与氨基酸、脂肪乳摄入有关,可能通过尿液排出导致渗透性利尿,从而考虑到代谢性疾病可能性,完善相关检查后确诊。而在工作中,临床医生往往更多关注血常规结果,并定期进行检查,对尿常规结果往往关注度不高,特别是复查不及时,且缺乏与当日尿量联合分析,本病例恰通过联合分析尿常规及当日尿量结果变化,综合其他临床表现发现本病,考虑其可能为该病相对特异性表现,提示对尿常规及尿量分析应引起关注。

表 3-9-3　患儿尿常规结果及当日尿量

日龄	1	14
尿比重	1.006	1.012
pH	7.0	5.5
尿酮体	—	—
尿蛋白	—	—
尿糖	—	—
当日尿量 /mL/kg/h	2.25	5.40

综上所述,MMA 新生儿期即可发病,临床表现缺乏典型特征,常见喂养困难或嗜睡、生长发育不良、反复呕吐、脱水。通常伴有低血糖症及代谢性酸中毒、酮血症或酮尿症,部分病例有白细胞减少、血小板减少和贫血,易与感染性疾病相混淆导致误诊,新生儿早期容易被忽视及漏诊。借于本病例出现宫内心功能受损、生后低血糖、黄疸重、白细胞减少、血小板减少、代谢性酸中毒、体重下降及排尿特点,临床医生应结合化验综合判断,遇到类似表现病例时,应重视 CRP、PCT 阴性结果,并关注尿常规定期复查,并与尿量的联合分析判断,在条件允许下尽早完善质谱分析,有助于早期的识别诊断及干预治疗。而在发现宫内心脏宫内受损时可考虑通过羊水生化或基因分析可进行胎儿诊断,更加有助于产前指导及尽快确诊[13-15]。

天津市中心妇产科医院　李昕　田秀英

【参考文献】

[1] WJ TU. Methylmalonic acidemia in mainland China[J]. Ann NutrMetab, 2011,58(4):281.

[2] 黄卓,韩连书,叶军,等. 甲基丙二酸血症患者 143 例资料分析 [J]. 中华内分泌代谢杂志,2014,30(6):490-494.

[3] TU WJ, CHEN H, HE J. Methylmalonic aciduria: newborn screening in mainland China? [J]. J Pediatr Endocrinol Metab, 2013, 26(3-4):399-400.

[4] 黄倬,韩连书,叶军,等. 甲基丙二酸血症患者 143 例资料分析 [J]. 中华内分泌代谢杂志,2014,30(6):490-494.

[5] 韩连书. 甲基丙二酸尿症生化基因诊断及产前诊断 [J]. 中国实用儿科杂志, 2018, 33(7):498-501.

[6] 赵蓓蓓,佘旭辉,陈秀如,等. 甲基丙二酸血症合并同型半胱氨 酸血症 1 例病例报道 [J]. 中华临床实验室管理电子杂志, 2018,6(3):187-189.

[7] 周芳伊,张文龙,吴积宝,等. 迟发型甲基丙二酸血症 6 例报道并文献复习 [J]. 卒中与神经疾病,2018,25(4):471-472.

[8] YANG Y, SUN F, SONG J, et al. Clinical and biochemical studies on Chinese patients with methylmalomc aciduria[J]. J Child Neurol, 2006, 21(12):1020-1024.

[9] 罗小平,王慕逖,魏虹,等. 尿滤纸片法气相色谱 - 质谱分析技术在遗传性代谢病高危筛查诊断中的应用 [J]. 中华儿科杂志,2003,41(4):245-248.

[10] 李颖,张迪,王碧玉,等. 以血细胞减少发病的新生儿甲基丙二酸血症临床分析 [J]. 中国医刊,2019,54(9):989-992.

[11] WATKINS D, ROSENBLATT DS. Inborn errors of cobalamin absorption and metabolism[J]. Am J Med Genet C, 2011, 157 C(1):33-44.

[12] 毛凤星,潘长鹭,唐彩云,等.15 例甲基丙二酸血症患儿营养状况评价及相关分析 [J]. 中国医刊,2016,51(2):78-80.

[13] 韩凤,韩连书,王瑜,等. 质谱技术检测羊水中代谢物产前诊断甲基丙二酸血症 [J]. 中华围产医学杂志,2015,18(3):82-187.

[14] LIU Y, WANG Q, LI X, Et al. First Chinese case of successful pregnancy with combined methylmalonic aciduria and homocystinuria, cblC type[J]. Brain Dev, 2015, 37(3): 286-291.

[15] 刘怡,刘玉鹏,张尧,等. 中国 1003 例甲基丙二酸血症的复杂临床表型、基因型及防治情况分析 [J]. 中华儿科杂志,2018,56(6):414-420.

病例73　一例AMT基因突变致经典型非酮性高甘氨酸血症的临床表型和遗传学分析

【背景知识】

非酮性高甘氨酸血症（nonketotic hyperglycinemia，NKH；OMIM 605899）为常染色体隐性遗传病，是一种罕见的先天性遗传代谢性疾病，发病率约为1/76 000[1]，中国大陆地区迄今仅有十余例报道，发病率不详 。本病是由甘氨酸裂解系统（glycine cleavage system，GCS）活性缺乏所致的甘氨酸代谢障碍，导致甘氨酸在体内异常堆积，造成神经系统功能受损。GCS是4个组分构成的多酶复合物：P-蛋白（吡哆醛磷酸依赖性甘氨酸脱羧酶），H-蛋白（硫辛酸蛋白），T-蛋白（四氢叶酸依赖氨基甲基转移酶）和L-蛋白（脂酰胺脱氢酶），分别由GLDC、AMT、GCSH和GCSL等基因编码。非酮性高甘氨酸血症又称甘氨酸脑病，其临床表现多样，可分为经典型和非经典型。经典型即新生儿型，常于生后数小时至数天内呈进行性加重的脑病表现：如反应差、嗜睡、肌张力低、肌阵挛性癫痫、呃逆或呼吸暂停甚至昏迷，多数病例需要呼吸机支持，脑脊液与血清甘氨酸比值>0.08[2]，约1/3在新生儿期死亡，多数在1岁以内死亡，幸存者常存在严重脑发育障碍和难治性癫痫 。非经典型包括6月左右发病的婴儿型和成年期发病的晚发型；发病晚，症状较轻，临床表型也多样，可表现间歇发作、语言表情缺陷、智力、运动、行为异常、癫痫或舞蹈手足徐动症等。

【病例简述】

患儿，男，2 d，第3胎第2产，足月剖宫产出生，出生体重3785 g，生时无窒息。Apgar评分1 min 9分、5 min 10分，因反应差、吃奶差20小时住院。患儿父母及姐姐均体健、有一胎胚胎停育史，非近亲结婚，母系有母亲同代早期婴儿不明原因死亡史，家族中未述确切遗传及代谢病史。查体：反应差，刺激后不哭，前囟平软，张力不高，双肺偶闻及粗中湿鸣，心、腹部查体无异常，原始反射未引出，肌张力减低，双手通贯掌。 实验室检查：血C反应蛋白10.32 mg/L高于正常；降钙素原0.46 ng/mL正常，白细胞计数15.07×10⁹/L，中性粒细胞百分比70%，血小板、红细胞计数及血红蛋白水平正常；肝、肾功能，血糖、血氨、血酮体、尿酮体均未见异常；胸片示两肺纹理增多，模糊，左肺上野可疑斑片影，诊断新生儿肺炎、新生儿败血症，予头孢噻肟钠抗感染等治疗，住院后病情迅速恶化，出现嗜睡、呃逆、呼吸暂停，考虑不除外遗传代谢病，于入院第2日留血尿，送检血片行串联质谱技术新生儿遗传代谢病筛查及尿气相色谱质谱。后病情进一步加重，出现呼吸衰竭予呼吸机辅助通气，惊厥发作，昏迷。血串联质谱分析：血Cit/Arg，Gly/Ala，Met/Leu增高；Asp，C0/C16降低，血甘氨酸稍高506.792（参考值：51~504μmol/L）；尿气相色谱质谱检测示尿中甘氨酸增高；同时送血行全外显子组基因测序及染色体CNV检测；头颅MRI示：双侧内囊后支于DWI呈稍高信号，脑干于DWI似见稍高信号；脑电图示：爆发-抑制（图3-9-2）。入院第9 d查脑脊液常规生化未见异常，留脑脊液及血清串联质谱技术分析氨基酸水平，结果为血清甘氨酸浓度为1470 μmol/L（参考值：131~368 μmol/L），脑脊液甘氨酸为215 μmol/L（参考值：3~10 μmol/L），脑脊液/血清甘氨酸之比为0.146（参考值：≤0.02），诊断NHK，住院期间曾予苯甲酸钠及叶酸等治疗,效果不佳,家属考虑该病缺乏有效治疗方案,预后差放弃治疗,于20日龄死亡。高通量全外显子组测序结果检出 AMT：c.664 C>T（p.Arg222Cys）变异,依据 ACMG 指南该变异被判断为致病变异；AMT：c.793 C>T（p.Arg265Cys）变异,依据 ACMG 指南被判断为疑似致病变异。一代测序 sanger 验证家系共分离情况,先证者 AMT 基因上的 2 个变异位点分别遗传自父母,符合常染色体隐性遗传复合杂合致病（彩图 25）。

【病例分析和思考】

本例患儿于生后 20 小时发病,表现反应差、吃奶差、肌张力低下,以可疑败血症收入院,后病情恶化,出现呼吸暂停、昏迷等,血尿遗传代谢病筛查,提示甘氨酸水平均增高,脑脊液/血清甘氨酸比值 >0.08,脑电图示：爆发 - 抑制,临床表现属于经典型重症 NKH。

在已报道的 NKH 家系中,遗传分析确定基因突变中有 70%~80% 由 GLDC 基因突变引起, 15%~20% 由 AMT 突变所致 [3, 4]。其最常见的致病类型是错义突变。目前中国大陆地区所报道的 NKH 病例均为 GLDC 基因突变所致。本例为 AMT 基因缺陷所致 NKH 病例,父母均为错义突变,符合常染色体隐性遗传复合杂合致病。

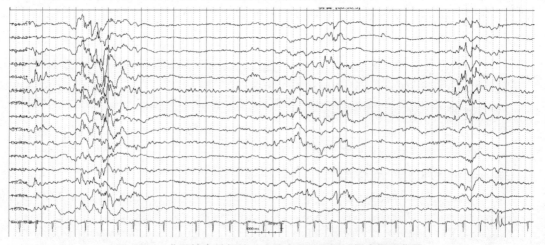

图 3-9-2　非酮性高甘氨酸血症脑电图结果显示爆发抑制背景

中国大陆地区人口众多,但本病的诊断率却较低,迄今仅有数例报道,一些国家、地区如中东、北非、印度等 [5-7] 也存在诊断率低的情况。考虑可能与如下因素有关；首先 NKH 患者如不伴有呼吸暂停的病例在临床上容易被忽视；病情严重但无酸中毒、酮症、低血糖、高血氨等；无肝、肾、心、血液系统异常临床上易被误诊为新生儿败血症导致延误诊疗；其次 NKH 患者血、尿甘氨酸水平可以正常,而升高也并不是本病所特有的,由于一些地区脑脊液氨基酸不能检测,故影响本病的诊断率；再次以癫痫起病的患儿如查新生儿/婴儿癫痫的多基因面板通常不包括 GLDC 和 AMT 基因,如不做全外显基因检测有可能漏诊。因此,在临床上如新生儿早期出现严重脑病,无血糖、酮体、血气、血氨、肝、肾功能等常规生化检测异常；应尽早行串联质谱血、脑脊液氨基酸检测及基因检测以明确诊断。

NKH 目前无有效治疗方案,甘氨酸为非必需氨基酸,通过限制甘氨酸摄入并不能改善症状和预后。现治疗方案采用苯甲酸钠降低脑内甘氨酸浓度,以及受体拮抗剂右美沙芬 [8] 阻断 NMDA 受体等治疗。多项研究认为 [9, 10] 生酮饮食结合标准疗法可能对控制疾病发作有一定效果。

注:本病例内容已被《中华神经科杂志》收录。王静,马云霞,辛玥等.AMT 基因突变致非酮性高甘氨酸血症家系的临床表型和遗传学分析一例 [J]. 中华神经科杂志，2021，54（12）:1299-1302.

天津医科大学总医院　王静　马云霞　程俊丽

【参考文献】

[1] COMGHLIN CR , TSENG LA, ABDENUR JE，et al. The genetic basis of classic nonketotic hyperglycinemia due to mutations in GLDC and AMT[J]，Genet Med，2017，19(1）:104-111

[2] SUZUKI Y, KURE S, OOTA M，et al. Nonketotic hyperglycinemia: proposal of a diagnostic and treatment strategy. Pediatr Neurol 2010;43（03）:221-224

[3] Coughlin CR, Swanson MA, Kronquist K，et al.The genetic basis of classic nonketotic hyperglycinemia due to mutations in GLDC and AMT. Genet Med. 2018 ;20（9）:1098.

[4] CURTIS R, COMGHLIN II, MS，et al, The genetic basis of classic nonketotic hyperglycinemia due to mutations in GLDC and AMT .Genet Med. 2017,19(1）:104-111

[5] ROLLA M. Shbarou, Rose Mary Boustany，et al. Outcome of Nonketotic Hyperglycinemia in Lebanon: 14-Year Retrospective Review [J]Neuropediatr 2019; 50（04）: 235-243）

[6] AKELLA RADHA RAMA DEVI, LOKESH L，SHAIK M N，et al. Identification of Two Novel Mutations in Aminomethyltransferase Gene in Cases of Glycine Encephalopathy [J] Pediatr Genet 2018;7:97-102.

[7] TAHA B A，JAWAD A, FARHEEN M.et al. Neonatal Nonketotic Hyperglycinemia: A Rare Case from Pakistan [J] Cureus. 2020 ,10;12（3）:e7235

[8] ALEMZADEH R, GAMMELTOFT K，MATTESON K. Efficacy of low-dose dextromethorphan in the treatment of nonketotic hyperglycinemia. Pediatrics. 1996 Jun; 97（6 Pt 1）:924-6.

[9] ATSURO DAIDA, SHIN-ICHIRO HAMANO , SATORU IKEMOTO，et al. Use of Perampanel and a Ketogenic Diet in Nonketotic Hyperglycinemia: A Case Report [J]Neuropedia,2020 ;51（6）:417-420.

[10] KAVA MP, ROBERTSON A, GREED L，et al. Ketogenic diet, a potentially valuable therapeutic option for the management of refractory epilepsy in classical neonatal nonketotic hyperglycinemia: a case report.Eur J Clin Nutr. 2019 ,73（6）:961-965.

病例 74　庞贝病

【背景知识】

庞贝病(Pompe disease，PD)，又称糖原累积病Ⅱ型(glycogen storage disease typeⅡ，GSDⅡ)，是一种罕见的常染色体隐性遗传病,发病率约为 1/40000~1/50000[1],是目前唯一

的属于溶酶体贮积症的糖原累积病[2]。病因是编码酸性 α- 葡糖苷酶（acid α-glucosidase，GAA）的基因变异，导致 GAA 酶活性缺乏或显著降低，糖原分解障碍，在骨骼肌、心肌和平滑肌等细胞的溶酶体内贮积，导致溶酶体肿胀、细胞破坏及脏器功能损伤，并引起一系列临床表现。庞贝病的临床表现存在很高的异质性[3]，根据发病年龄、受累器官和疾病进展速度，分为婴儿型庞贝病（infantile-onset Pompe disease，IOPD）和晚发型庞贝病（late-onset Pompe disease，LOPD），其中 IOPD 在 1 岁内起病，主要累及心肌和骨骼肌，以进行性心肌肥厚和肌力或肌张力减退为突出表现[4]，病情进展迅速，若无有效治疗常于 1 岁左右死于心力衰竭及呼吸衰竭。GAA 酶活性测定和 GAA 基因变异分析是本病的特异性检查方法，早期诊断和早期治疗是取得最佳疗效的关键[5]，重组人类酸性 α- 葡糖苷酶（rhGAA）治疗使得本病成为少数可治性罕见遗传病。

【病例简述】

患儿 25 日龄，女，主因皮肤黄染 21 天入院。系第 4 胎第 2 产，孕 40+6 周，顺产出生，出生体重 3.45 kg，否认围产期窒息抢救史，否认羊水、脐带及胎盘异常。生后排胎便正常，母乳喂养。生后 4 天出现颜面及躯干皮肤黄染，监测经皮胆红素 9~11 mg/dL，外院予间断蓝光及停母乳治疗，皮肤黄染反复出现，无其他伴随症状，精神及吃奶可，大便黄色糊状、2~3 次/日，尿色黄清。家族史：父亲 43 岁、母亲 32 岁，均体健，非近亲婚配。母亲既往自愿人工流产 2 次，G1P1 为 14 岁男孩，体健。否认母亲妊娠期糖尿病等病史。否认家族遗传病史及肝炎等传染病接触史。入院查体：体重 4.09kg，身长 51 cm，头围 35 cm，血压 65/35mmHg。生长发育正常，无特殊面容，神志清，精神反应正常，呼吸 32 次/min、节律规整，无发绀，哭声响亮，皮肤黄染、目测胆红素 10~15 mg/dL，无皮疹，前囟 1.5 cm×1.5 cm、平软，心肺腹查体无阳性体征，四肢活动自如、肌张力正常，原始反射均可引出，末梢循环正常。

辅助检查：血气分析、血电解质及血糖正常。血生化：直接胆红素 12.2μmol/L，间接胆红素 128.2μmol/L，总胆汁酸 17μmol/L（0~10μmol/L），乳酸 2.08mmol/l（0.5~2.27mmol/L），肌酸激酶↑ 833U/L（40~200U/L），肌酸激酶同工酶 19U/L（0~24U/L），肌钙蛋白 T 0.03ng/mL（0~0.107），丙氨酸氨基转移酶↑ 112U/L（7~40U/L），天门冬氨酸氨基转移酶↑ 153U/L（13~35U/L），乳酸脱氢酶 673U/L↑（120~300U/L），r- 谷氨酰转肽酶 21U/L（7~45U/L），肌酐 25μmol/L（27~77μmol/L），尿素 1.6mmol/L（1.43~6.77mmol/L）。C 反应蛋白 0.1 mg/L（0~5 mg/L），降钙素原 0.09ng/mL（0~0.05ng/mL），白介素 -6<1.5pg/mL（0~75pg/mL）。血、尿、便常规未见异常，TORCH（-）。甲状腺功能未见异常。血尿代谢病筛查未见异常。心电图示左、右心室肥厚。超声心动示左右心室肥厚（左室后壁 8~12 mm，右室前壁 6~7 mm，室间隔 12~15 mm）。肌电图：所检肌 MUP 时限、振幅及募集反应正常，未见自发电位。外周血白细胞：α- 葡糖苷酶 0.7nmol/h/mgPr（62.3~301.37nmol/h/mgPr）。基因组测序结果：检测到受检者携带 GAA 基因两个杂合变异。

诊断及依据：庞贝病（婴儿型）：根据病史新生儿期起病，心电图及超声心动提示心肌肥厚，生化示血清肌酸激酶明显升高，结合酶学（GAA 酶活性明显降低）及基因组测序结果（患儿携带 GAA 基因两个杂合变异），庞贝病诊断明确。

治疗及随访：患儿生后 4 个月开始给予重组人类酸性 α- 葡糖苷酶替代治疗（Myozyme

20 mg/kg 静脉滴注,每 2 周一次),随访至生后 12 月,患儿黄疸很快消退,四肢活动正常,能扶站,无呼吸困难,监测超声心动示心室壁肥厚减轻(左室后壁 4.7 mm,右室前壁 3.5 mm,室间隔 6 mm)。

【病例分析和思考】

进行性心肌肥厚和心功能不全是 IOPD 的突出表现之一,需与以下疾病鉴别 [2, 6]:①遗传性心肌肥厚:包括肥厚型心肌病、心内膜弹力纤维增生症、Danon 病、GSD Ⅲ 及 Ⅳ 型、原发性肉碱缺乏症、心肌淀粉样变性等。②获得性心肌肥厚:新生儿期主要见于母亲妊娠期糖代谢异常,其他如先天性心脏病、高血压、感染性心肌病、先天性甲状腺功能减低等继发性心肌肥厚。本例患儿为女婴,新生儿期即出现心肌肥厚,母亲孕期身体健康,查体血压正常,常规血生化检查无低血糖等表现,超声心动无心脏结构异常,甲状腺功能、血尿代谢病筛查均未见异常,结合酶学及基因测序结果,不支持以上疾病。

血清肌酸激酶升高,按病因分为肌病性和非肌病性,应考虑以下疾病可能 [7]:①肌病性包括:代谢性肌病如糖原累积病、原发性肉碱缺乏症,线粒体肌病等;先天性肌病;肌营养不良,儿童期起病以假肥大型进行性肌营养不良和先天性肌营养不良常见;炎症性肌病如皮肌炎等自身免疫性肌病和感染性肌炎;内分泌性肌病如甲亢性肌病、甲低性肌病、皮质类固醇肌病等,儿童少见。②非肌病性高肌酸激酶血症,见于肌肉直接缺血损伤如恶性高热、剧烈运动、创伤、有机磷中毒以及应用某些药物如他汀类降脂药物等;运动神经元病和周围神经病,血清肌酸激酶多为轻度升高。本例患儿血清肌酸激酶升高,同时伴有心肌肥厚,无发热、毒物及特殊药物接触史,常规血生化检查无低血糖、高乳酸等表现,甲状腺功能、血尿代谢病筛查及肌电图检查未见异常,结合 GAA 酶活性检测及基因组测序结果,诊断 PD。由于婴儿型庞贝病的麻醉风险较高,不建议肌肉活检。

此外,进行性肌无力和肌张力减退也是 IOPD 的突出表现之一,应注意与其他婴儿期起病的严重肌张力减退相鉴别,如 Prader-Willi 综合征、脊髓性肌萎缩 Ⅰ 型、先天性肌营养不良、先天性肌无力综合征、先天性肌病、过氧化物酶病或线粒体疾病等 [8]。若肌无力同时存在心肌病或心脏肥大,应高度怀疑 PD 的可能。

PD 是一种进展的、常致死性的溶酶体贮积症,早期诊断,尤其是症状前诊断,给予有效的治疗是改善预后的关键。如何早期诊断本病,除了了解本病的临床特点外,还应注意在常规、非特异性实验室检查中寻找蛛丝马迹。如血清肌酸激酶升高是 PD 的敏感指标,婴儿型庞贝病中肌酸激酶常升高 4~10 倍,较转氨酶升高明显, CK/ 转氨酶的比率通常为 2-5[9]。胸部 X 线及心电图可作为初步筛查,胸部 X 线提示心脏扩大,心电图提示 PR 间期缩短,QRS 波群增高。针极肌电图常呈肌源性损害,但针极肌电图正常不能排除本病。

GAA 酶活性检测及基因突变分析可用于确诊庞贝病。其中,干血滤纸片法进行 GAA 活性测定,具有快捷、精准的优点,对无症状高肌酸激酶患者有较高敏感性,是可疑 PD 患者的首选筛查方法 [10]。GAA 基因检测找到双等位基因致病变异有确诊意义,并可用于排除假性缺陷等位基因所致的 GAA 活性检测值偏低。因此,干血滤纸片法法和基因学诊断联合应用,可更有效、及时的确诊 PD。

　　PD 的治疗与预防：以 rhGAA 治疗为核心的酶替代治疗是目前各型 PD 最有效的治疗方法[11, 12]，早期进行酶替代治疗，可改善患儿的运动发育和心脏功能，显著延长生存期。由于 PD 存在多系统受累，因此需要心血管、呼吸、消化、神经康复等多学科的综合治疗和定期的系统评估。新的治疗策略还包括针对骨骼肌具有更好靶向性的第二代酶替代治疗药物 NeoGAA、基因治疗[13]等，为 PD 的治疗提供新的方向。本病为常染色体隐性遗传病，先证者父母再次生育再发风险为 25%，因此，应对所有先证者及其家庭成员提供遗传咨询，对高风险胎儿进行产前诊断。

天津市儿童医院 / 天津大学儿童医院　张莹　刘洋

【参考文献】

[1] DASOUKI M, JAWDAT O, ALMADHOUN O, et al. Pompe disease：literature review and case series[J]. Neurol Clin, 2014, 32（3）：751-776.

[2] 中华医学会儿科学分会内分泌遗传代谢学组. 儿童糖原累积病Ⅱ型诊断及治疗中国专家共识 [J]. 中华儿科杂志, 2021, 59（6）：439-445.

[3] 张寒冰, 张为民, 仇佳晶, 等. 糖原累积病Ⅱ型（Pompe 病）17 例临床特点和转归 [J]. 中华儿科杂志, 2012, 50（6）：415-419.

[4] 傅立军, 陈树宝, 邱文娟, 等. 婴儿型糖原贮积病Ⅱ型的临床特点及其转归 [J]. 中华医学症状, 2013, 93（20）：1567-1570.

[5] VAN DER PLOEG AT, REUSER AJ. Pompe's disease[J]. Lancet, 2008, 372：1342-1353.

[6] 刘倩君, 胡原, 孟慧娴, 等. 儿童心肌肥厚的超声诊断与病因探讨 [J]. 中国医师杂志, 2020, 22（7）：1040-1043.

[7] 熊晖. 儿童血清肌酸激酶升高的鉴别诊断 [J]. 实用儿科临床杂志, 2012, 27（8）：557-559.

[8] KOHLER L, PUERTOLLANO R, RABEN N. Pompe Disease：From Basic Science to Therapy[J]. Neurotherapeutics（2018）15：928-942.

[9] PASCUAL SI. Phenotype variations in early onset Pompe disease：diagnosis and treatment results with Myozyme[J]. Adv Exp Med Biol, 2009, 652：39-46.

[10] GUTIERREZ-RIVAS E, BAUTISTA J, VILCHEZ JJ, et al. Targeted screening for the detection of Pompe disease in patients with unclassified limb-girdLe muscular dystrophy or asymptomatic hyperCKemia using dried blood：A Spanish cohort[J]. Neuromuscul Disord, 2015, 25（7）：548-553.

[11] BELLOTTI AS, ANDREOLI L, RONCHI D, et al. Molecular approaches for the treatment of Pompe disease[J]. Mol Neurobiol, 2020, 57（2）：1259-1280.

[12] HAHN A, HENNERMANN JB, HUEMER M, et al. Diagnosis and care of infants and children with Pompe disease[J]. Klin Padiatr, 2020, 232（2）：55-61.

[13] SALABARRIA SM, NAIR J, CLEMENT N, et al. Advancements in AAVmediated gene therapy for Pompe disease[J]. J Neuromuscul Dis, 2020, 7（1）：1531.

[14] Zhang Y，Zhang C，Shu JB，et al.Atypical infantile-onset Pompe disease with good prognosis from mainland China：a case report[J]. World J Clin Cases，2022，Apr6；10（10）：3278-3283.

病例75　新生儿猫叫综合征

【背景知识】

猫叫综合征（Cri-du-chat综合征，CDCS，MIM#123450），是一种由5号染色体短臂缺失引起的基因疾病[1]，因此又称5P-综合征，它的临床和细胞学方面于1963年由Lejeune等首先报道[2]，新生儿发病率约为1/15000-1/50000[3]。该综合征最重要的特征包括单调、类似猫叫般的哭声（综合征由此得名），独特的面部特征，智力障碍和发育迟缓等临床表型。其中约90%的患儿为新发变异。

【病例简述】

患儿女，45分钟，主因生后不哭伴反应差45分钟入院。G2P1，胎龄37周，胎儿宫内窘迫、母亲超重体型行剖宫产娩出，出生体重为2750g，患儿娩出后无哭声，反应差，立即摆正体位、良性刺激、清理呼吸道、正压通气及胸外按压，复苏后逐渐出现呼吸促，吐沫，无呻吟，无憋气，无呼吸暂停，无尖叫及抽搐，转入新生儿科进一步诊治。入院查体：身长46cm，头围31.5cm，精神弱，反应差，呼吸促，面色发绀，眼间距稍宽，眼裂小，前囟平软，张力正常，双肺呼吸音粗，可闻及散在痰鸣音及密集小水泡音，心音低钝，律齐，未闻及杂音，腹软，右手通贯掌，四肢肌张力低，拥抱反射引出欠完全，握持反射引出减弱，觅食反射未引出，吸吮反射未引出。

辅助检查。胸腹片回报：①右肺斑片状影；②心膈未见异常；③腹部肠管积气，心脏彩超：左心功能减低，卵圆孔未闭（0.37cm），动脉导管未闭（0.43cm）；凝血全项：APTT87.8sec PT13.8sec、ATⅢ57%、TT18.2sec、Fbg1.813g/L；头颅核磁示缺氧缺血性脑病。染色体核型分析示：46，XX，del（5）（p14）。

入院后给予纠正低血糖、呼吸支持、抗感染、营养支持、维持内环境稳定等对症及支持治疗。患儿生后第5天因其哭声柔弱、略尖，结合患儿眼间距稍宽，眼裂小，右手通贯掌，予查染色体核型分析示：46，XX，del（5）（p14），见图3-9-3，符合猫叫综合征核型，诊断新生儿猫叫综合征。患儿住院治疗8天好转出院。

【病例分析和思考】

猫叫综合征最重要的特征包括单调、类似猫叫般的哭声（综合征由此得名），独特的面部特征，智力障碍和发育迟缓等临床表型。其中约90%的患儿为新发变异。即在某种环境因素的作用下，配子出现5号染色体短臂部分缺失，与正常的配子结合所致；或一条5号染色体在合子开始卵裂的G1期之前，在短臂发生断裂后未能重接。此种情况再发风险较低1%。有10%~15%的患者源自平衡重排的亲本，多数来源自父亲，再发风险较高。

猫叫综合征以猫叫样哭声、典型面容、智力发育迟缓、语言、认知及运动功能异常为特点的综合征。表现为：①猫叫样哭声 婴儿出生微弱、哀鸣，似猫叫的哭声[4]，吸气时不明显，呼气时明显发生。其机理目前认为可能由于咽喉部发育松弛畸形,神经及运动系统功能性病变引起呼气时喉部发音异常所致或控制发音的神经通道畸形引起相关症状。②特殊面容颅面部发育不良,头小,满月脸,尖下颌,眼距宽,内眦赘皮,外眦下斜,斜视,耳位低,唇腭裂,牙错位咬合,高额弓,颈短。③智力发育障碍、构音障碍。④生长发育迟缓,发育不良。

金域
KingMed

染色体核型分析报告　　　　　　　　　　1/1

医院名称:	静海区医院		科室: 新生儿科	医院标识:	
室房/床号:	3床	门诊/住		申请医生:	赵医生
临床诊断:				联系电话:	
患者姓名:	_____之女	社会性别:	女　年龄45 分钟	标本条码:	
项目名称:	外周血染色体核型分析			实验号:	
采样时间:		标本类型:	外周血	标本状态:	无肉眼可见异常
接种时间:	2017.04.06	计数细胞数:	20	分析细胞数:	5
拍摄细胞数:	25	制片人:	马海欢	条带水平:	细胞培养法,400带
初步报告内容(口头或电话):				接收时间:	2017-04-05 16:11:32

原始图像:

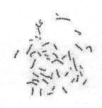

核型分析图像:

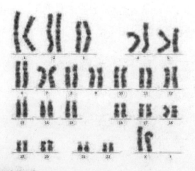

核型分析结果 核型:46,XX,del(5)(p14)

结果解释 此核型符合猫叫综合征核型。

若染色体核型分析检测阴性建议进一步做染色体微阵列(CMA)检测,该技术具有更高的检出率(核型分析检出率约3-5%;CMA检出率约25-30%),国际上公认作为遗传病诊断的一线技术,例:不明原因智力低下,发育 缓,先天畸形,孤独症等,以及其他适应症,例:习惯性自然流产和原发不孕不育等。参考文献:

Miller DT, Adam NP, Aradhya S, et al. Consensus statement: chromosomal microarray is a first-tier clinical diagnostic test for individuals with developmental disabilities or congenital anomalies. Am J Hum Genet. 2010 May 14; 86(5):749-64. 详细信息请联系客服:4001-111-120

建议其他检测 建议遗传咨询。

| 主检人员 周洁 | 审核人员 张俏窈 | 批准美燕金 | 报告日期 2017-04-17 16:51:34 |

检验实验室:天津金域医学检验所,

GZ17866108253059

图 3-9-3　患儿染色体核型分析报告

猫叫综合征临床诊断标准主要是 Lejeune 症状即猫叫样哭声、生长发育障碍,典型的特殊面容及智力低下。但不是所有 5P 缺失的病例都具有 Lejeune 症状,这主要与基因缺失部位不同有关。在实验室遗传学检查上,5P- 染色体缺失可分为以下类型:单纯的末端缺失;中间缺失;易位型缺失以及其他类型的缺失。5p15.3 的缺失导致患儿喉肌发育不全,所以患儿在哭叫时表现出高音调的类似猫叫样哭声特征,并伴发音功能缺陷[5]。5p15.2 关键区域的缺失导致在临床上表现为小头、圆脸、眼距宽、小下颌、低耳位等面容异常及智力发育迟缓特征[6]。5p15.32 基因的缺失可导致患儿在临床上出现语言发育迟缓的特征[7]。其中单纯的 5 号染色体短臂缺失是最常见的类型。由于发育受到影响,特别是患儿喉肌发育不良,易误诊为先天喉喘鸣。另外在先天性喉畸形儿喉软骨软化患儿中,存在一定数量的猫叫综合征患儿。由于未能进行染色体分析,随着喉肌的进一步发育,猫叫样哭声消失,易造成漏诊或误诊。故临床可疑病例需进行相关遗传学检查,以便进行鉴别诊断。

本病目前尚无治疗方法。猫叫综合征属于少见病、罕见病,由于本病的发病率低,目前未列入常规孕期检查,但患儿 50% 有心脏病,有严重的体格及智力发育障碍,生活不能自理,给家庭及社会均带来极大的负担,故应积极加强优生优育咨询,进行早期预防和早期诊断。主要措施:① 孕早期妇女尽量避免感染、药物、辐射等诱因。② 已育有 5p 缺失综合征患儿后,父母需做染色体核型分析。③ 若父母之一是平衡易位携带者或者是嵌合体,母亲再次怀孕时,建议进行产前诊断,降低患病儿的发生,以减少出生缺陷,提高人口素质。

天津市静海区医院 薛文静 吴玉霞

【参考文献】

[1] PITUCH K A, GREEN V A, DIDDEN R, et al. Educational Priorities for Children with Cri-Du-Chat Syndrome[J]. Dev Phys Disabil, 2010, 22(1):65-81.

[2] HIGURASHI M, ODA M, IIJIMA K, et al .Livebirth prevalence and fol-low-up of malformation syndromes in 27, 4.

[3] HIGURASHI M ,ODA M ,IIJIMA K ,et al .Livebirth prevalence and fol-low — up of malformation syndromes in 27,4.

[4] HIGURASHI M, ODA M, IIJIMA K, et al. Livebirth prevalence and fol-low-up of malformation syndromes in 27,.

[5] CORNISH K M, CRoSS G, GREEN A, et a1. A neuropsy-chological · genetic profile of atypical cri·du-chat syndrome:im·plications for prognosisr[J]. Med Genet,1999,36(7): 567-570.

[6] GERSH M, GRADY D, ROJAS K, et a1.Development of diagnos-tic tools for the analysis of 5p deletions using interphase FISH[J]. Cytogcnet Cell Genet. 1997,77(3-4):246-251.

[7] CHURH D M, BENGTSSON U, NIELSEN K V, et a1.Molecular definition of deletions of different segments of distal 5p that result in distinct phenotypic features[J].Am J Hum Genet, 1 995,65(5):1162-1172.

病例76 Simpson–Golabi–Behmel 综合征一例

【背景知识】

Simpson-Golabi-Behmel 综合征（Simpson-Golabi-Behmel syndrome，SGBS）于 1975 年被首次报道，1988 年被命名[1]，是 X 连锁隐性遗传病（0MIM：#312870），以过度生长并有多发畸形为主要临床表现，目前全球不足 1000 例。GPC3 和 CXORF5 基因突变是 SGBS 的致病原因，GPC3 基因突变症状较轻，通常可以活到成年，称为 SGBS 1 型患者。CXORF5 基因（Xp22）突变症状很重，婴儿期易患癌症（以肾癌和神经母细胞瘤多见），通常不能活过婴儿期，称为 SGBS 2 型患者。SGBS 患者通常会患有严重的脏器疾病和骨骼疾病，其消化道功能、泌尿系统发育、生殖器发育等也都异于常人，其面部特征可表现为眼距宽、巨口、巨舌、宽鼻等。胸腹部特征表现为多生乳头、肚脐外翻、腹裂、内脏异位等。

【病例简述】

患者男，26 小时，主因"生后皮肤发红 26 小时"入院。患儿系 G_2P_1，胎龄 38^{+5} 周，因孕母慢性高血压合并子痫前期剖宫产娩出。羊水、胎盘无异常，脐绕颈 2 周。Apgar 评分 1 分钟、5 分钟均 10 分。出生体重 3780 g。患儿自出生即发现全身皮肤发红，活动、哭闹后更明显。生后 26 小时症状无缓解。生后精神弱，吸奶差，二便正常排出。为进一步诊治收入院。母亲孕产史：孕期营养状况良好，体重增长 11 kg，规律产检，无并发症；无感染；无致畸物暴露史；孕 11 周确诊妊高症合并子痫前期，未治疗，血压 120~130/70~80mmHg；2018 年生化妊娠 1 次。本次怀孕，孕 22 周排畸 B 超：胎儿侧脑室增宽 0.87 cm，羊水多，双侧肾稍大，实质回声增强，考虑胎儿右肾副肾动脉。此后多次复查 B 超：胎儿侧脑室增宽，羊水过多（羊水垂直深度 21 周 9.5 cm，28 周 16 cm），双肾稍大，实质回声增强。孕 37 周胎儿 B 超：胎儿透明膈腔增宽，第三脑室增宽 1.1 cm，双肾实质回声增强，右肾伴副肾动脉。家族史：母亲患牛皮癣病史 8 年，甲状腺功能减退症病史 2 年，口服优甲乐甲功正常。家族其他人身体健康。否认近亲结婚。父母身材高大。

入院时查体：体重 3780 g，身长 53 cm，头围 35 cm。发育过快，营养中等。精神反应欠佳，皮肤松弛，弹性可，无花纹，无水肿及硬肿，无出血点。全身皮肤发红，颜面、躯干皮肤轻度黄染，多生乳头，毛发匀密。头颅外形正常，头围大，骨缝开裂，前囟 2 cm×2 cm，平坦，张力不高。面容粗糙，眼距宽，鼻子宽阔，鼻短，巨口，巨舌。心肺复查体无特殊。阴囊内未触及睾丸，手指粗壮。四肢肌张力正常，拥抱、踏步、吸吮等原始反射正常引出。辅助检查：颅脑磁共振未见异常；脑电图未见异常；胸片示双肺纹理增粗、模糊；心脏彩超示卵圆孔未闭；颅脑超声未见异常；肝胆胰脾超声未见异常；肾上腺超声未见异常；肠管超声未见异常；肾超声示未见异常：右肾测值 6.3 cm×2.3 cm，左肾 6.2 cm×2.5 cm，左肾窦部呈轻度液性分离 0.4 cm，双肾皮质回声稍增强，皮髓质分界稍欠清晰。血常规提示血红蛋白最高 236 g/L，红细胞压积 0.68。积极光疗下，生后 7 天血总胆红素最高 424.4μmol/L，血钾 6.28mmol/L。血型：A，Rh（+）。库姆试验阴性。血红蛋白电泳正常。红细胞形态正常。血串联质谱分析、尿有机酸分析未见异常。血皮质醇、促肾上腺皮质激素、甲功五项、染色体核型分析、17-

OHP、TORCH 均阴性。听力筛查:未通过。

入院后根据患儿症状、体征以及上述辅助检查,诊断:①红细胞增多症—高黏滞度综合征;②新生儿高胆红素血症;③代谢性酸中毒;④新生儿肺炎;⑤呼吸暂停;⑥高钾血症;⑦卵圆孔未闭;⑧隐睾;⑨副乳。给予配方奶喂养,积极蓝光照射退黄,合理喂养、补液、利尿,NCPAP 辅助通气 9 天,头孢曲松钠抗感染 7 天等治疗。经治疗,患儿生命体征平稳,黄疸消退慢,生后 1 个月黄疸仍未消退;患儿喂养困难,吸奶慢,需胃管辅助,生后 1 个月才可脱离胃管。结合患儿特殊外貌特征,不除外先天遗传性疾病。给予肝酶诱导剂口服,同时完善基因检测。基因检测结果显示:GPC3 基因变异,母亲在该位点为杂合缺失。

磷脂酰肌醇蛋白聚糖 3(Glypican 3,GPC3),是蛋白聚糖家族成员,编码 580 个氨基酸,核心蛋白相对分子质量约为 70 kD,由核心蛋白、位于 C 端的两条 HS 链以及与细胞膜连接的磷脂酰肌醇锚(glycosylphos-phatidylinositol,GPI)锚组成,位于 Xq26.2,包括 8 个外显子和 7 个内含子[2]。GPC3 在调控细胞的生长、增殖和分化方面起重要作用[3]。GPC3 发生突变,对胚体中胚层组织生长失控而发病,导致过度生长和多发畸形,表现为肝脏和其他器官过度生长,并增加患某些肿瘤的概率,如 HCC、Wilms 瘤等[4]。该患儿出生时身长、体重及头围超过同胎龄新生儿,有多生乳头、面容粗糙、眼距宽、鼻子宽阔、鼻短、巨口、巨舌、手指粗壮、隐睾等特殊外貌特征。生后黄疸消退延迟,喂养困难。综合分析,结合多家国内知名儿科专家会诊,诊断 Simpson-Golabi-Behmel 综合征。需定期监测多脏器功能、甲胎蛋白,警惕多脏器、骨骼疾病及癌症发生。

患儿于生后 1 个月全经口吸奶,生后 3 个月黄疸消退,生后 4 个月监测甲胎蛋白>1200ng/mL。7 个月 20 天查体体重 10 kg,身长 78 cm,头围 46 cm,均超过同月龄婴儿,复查 78.87ng/mL,轻度升高。现生后 1 岁 4 个月,表情略显呆板,视听觉反应可,大运动和精细运动发育基本正常,语言发育正常,隐睾、脐疝仍存。

【病例分析和思考】

本案我们可以得到如下启示。①综合分析,层层剖析临床特点,细致掌握病患全貌。本例患儿为足月新生儿,生后黄疸重,消退延迟,喂养困难,结合生长发育过快、身长、体重及头围超出同胎龄儿。皮肤松弛、多生乳头、面容粗糙、眼距宽、鼻子宽阔、鼻短、巨口、巨舌、隐睾、手指粗壮等特殊外观特征,高度怀疑先天遗传性疾病。基因检测结果是 GPC3 基因变异,明确提供了重要的临床资料,为患儿的诊治和未来疾病的预防指明了方向。②遗传病总体可以分为四大类:单基因遗传病、多基因遗传病、染色体病、体细胞遗传病。病因学诊断是对症治疗的前提,因此精准诊断非常重要。对于新生婴儿难治性疾病,当临床怀疑是单基因遗传病的情况,是一定要进行基因检测来确诊的。对于有明确家族史的患者而言,必须要进行基因检测。对于没有明确家族史,只要是排除了非遗传因素致病的可能性,凡是诊断不清,无论是否有家族史,均需进行基因检测来确诊。

天津市第五中心医院 姚玲 楚冬梅

【参考文献】

[1] NERI,G,MARINI,R,CAPPA M,et al. Simpson-Golabi-Behmel syndrome:An

X-linked encephalo-tropho-schisis syndrome[J]. American Journal of Medical Genetics, 1988, 30（1-2）: 287-299.DOI: 10.1002/ajmg.a.36317.

[2] HARUYAMA Y, KATAOKA H.Glypican-3 is a prognostic factor and an immunotherapeutic target in hepatocellular carcinoma[J].World J, Gastroenterol, 2016, 22（1）: 275-283.DOI: 10.3748/wjg.v22.i1.275.

[3] SCHAEFER KN, PEIFER M. Wnt/Beta-catenin signaling regulation and a role for biomolecular condensates[J]. Dev Cell, 2019, 48（4）: 429-444.DOI: 10.1016/j.devcel.2019.01.025.

[4] LAPUNZINA P. Risk of tumorigenesis in overgrowth syndromes: a comprehensive review[J]. Am J Med Genet C Semin Med Genet 2005; 137 C: 53-71.DOI: 10.1002/ajmg.c.30064.

病例 77　新生儿 Schinzel–Giedion 综合征一例

【背景知识】

Schinzel-Giedion 综合征（Schinzel-Giedion syndrome, SGS）是一种罕见的常染色体显性遗传病。主要以独特的面部外形、心脏、骨骼和泌尿生殖系统/肾系统发育畸形，以及神经系统发育落后为特征。国内目前未曾报道。本文介绍 1 例新生儿期 SGS 患儿临床特征及 SETBP1 基因突变特点，以加强临床医生对该病的认识。

【病例简述】

患儿女，第 2 胎第 1 产，试管婴儿，生后 11 分钟因"呼吸困难"入院。胎龄 34 周剖宫产出生，羊水少，脐带、胎盘均未见异常，无窒息史，出生体重 1370 g。父母体健，非近亲婚配，无特殊疾病家族史，母亲孕期规律产检，无创基因检测低风险，未行羊水穿刺，孕期四维超声未见异常。孕期确诊妊娠期糖尿病，饮食控制血糖满意。入院查体：前额高，颅缝宽大，前后囟门相通，前囟 3.0 cm×3.0 cm，眼球突出，上腭弓高，爪型手，胸骨凹陷，心前区可闻及 II/6 级收缩期杂音，双足内翻，大阴唇不可见。胸部 X 线示新生儿呼吸窘迫综合征。头颅超声提示脑室旁白质回声轻度增强。心脏超声提示卵圆孔未闭，肺动脉瓣狭窄，动脉导管未闭，三尖瓣轻度反流。肝胆胰脾双肾超声均未见异常。腹部超声示子宫位置示前位，形态正常，宫内膜居中，肌壁回声均匀，血流分布不丰富。双附件区未见明显包块。生后 12 天查头部 MRI 示：①双侧大脑半球白质水肿。②透明隔间腔存在。外周血染色体：46, XX（G 带染色体 320 条带水平未见异常）。遗传病全外显子组家系检测，结果回报：父母基因检测均无异常，患儿为 SETBP1 基因缺陷，NM-015559.2: c.467G>C 错义变异，导致第 156 号氨基酸由精氨酸变为苏氨酸，并关联常染色体显性遗传性智力低下 29 型。该变异在 1000Genomes、ExAC 和 gnomAD 外显子数据库中均未见收录，提示为新发突变，诊断 Schinzel-Giedion 综合征。入院后给予外源性肺表面活性物质及呼吸机辅助通气、抗感染、纠正贫血等治疗，患儿早期喂养困难，出院前时部分管饲喂养，生后 45 天家属放弃治疗出院。出院后于家中护理，定期随访，生后 2 个半月门诊复查体重低于第 3 百分位，复查头颅超声示脑室旁白质回声轻度增强,仍有双侧手指内收、胸骨凹陷。

【病例分析和思考】

Schinzel-Giedion 综合征在 1978 年由 Schinzel 和 Giedion 首次报道,描述一对兄妹表现为罕见的畸形综合征,包括严重的面中部发育不全、先天性心脏病、肾积水、马蹄内翻、多毛症、真皮嵴发育不全以及颅骨、手和脚骨骼异常。男性患儿出生后不久死亡,女性患儿存活16 个月,表现出严重的发育障碍、癫痫、生长迟缓以及重度运动和智力障碍[1]。此病已证实 SETBP1 基因突变引起的罕见的常染色体显性遗传疾病。SETBP1 基因位于染色体区域18q21.1,编码一种癌基因结合蛋白,该蛋白与组蛋白尾部赖氨酸残基甲基化相关的 SET 结构域结合,受累个体的基因突变通常发生在基因的 4 号外显子区域,所有突变均导致氨基酸发生改变,导致 SETBP1 蛋白的活性增加,可能会改变其他基因的表达,从而导致Schinzel-Giedion 综合征的许多不同表型特征。然而,目前尚不明确 SETBP1 突变导致Schinzel-Giedion 综合征的具体机制[2]。此患儿 SETBP1 基因突变与大部分病例不同,患儿基因突变发生在 2 号外显子区域,导致第 156 号氨基酸由精氨酸变为苏氨酸,为新发突变。Lehman 等回顾 46 例 Schinzel-Giedion 综合征提出了该综合征的诊断标准。其中面部表型,包括前额突出(93%)、面中部回缩(100%)、短而上翘的鼻子(87%),其他两个主要特征之一:典型的骨骼异常或肾积水(91%),其他高度支持诊断的特征包括神经上皮肿瘤(17%),多毛症和大脑异常[3]。本例患儿系小于胎龄儿,宫内发育迟缓,生后即发现前额突出、前囟大,前后囟门相通,颅缝宽大,双手指严重内收,胸骨凹陷等面部及骨骼发育异常,心脏超声示先天性心脏病,与 SGS 相符。几乎所有 SGS 患者都会有神经系统的受累,如胼胝体发育不良,皮质萎缩,脉络丛囊肿等,严重的神经系统发育迟缓是 SGS 的特征,新生儿窒息、喂养困难和反复发作的呼吸暂停是新生儿出生后常见的症状[4],一部分患者出现癫痫发作,如强直,强直 - 阵挛,肌阵挛,或部分运动性发作和婴儿痉挛,脑电图表现包括多灶性棘波、爆发抑制等[5]。本患儿查头部 MRI 未提示颅脑结构发育异常,现生后 3 月,暂未出现癫痫样发作,生后监测脑电图脑电活动成熟度与胎龄相符,但矫正胎龄 38 周时脑电图提示脑电活动成熟的轻度延迟,大约相当于 36 周,考虑与神经系统发育迟缓有关,仍需继续随访。目前此病诊断基于基因检测,尚缺乏有效的治疗方法,预后较差。如临床发现新生儿特殊面容伴发育迟缓、多系统畸形及骨骼异常的患者要考虑到此病,尽早行遗传学全外显子检测以明确诊断。

天津市中心妇产科医院　梁艳苹　李昕　高琦　田秀英

【参考文献】

[1]　SCHINZEL A, GIEDION A. A syndrome of severe midface retraction, multiple skull anomalies, clubfeet, and cardiac and renal malformations in sibs. Am J Med Genet. 1978; 1 (4):361-375. DOI:10.1002/ajmg.1320010402.

[2]　LEONE MP, PALUMBO P, PALUMBO O, et al. The recurrent SETBP1 c.2608G>A, p.(Gly870Ser) variant in a patient with Schinzel-Giedion syndrome: an illustrative case of the utility of whole exome sequencing in a critically ill neonate. Ital J Pediatr. 2020; 46(1): 74. Published 2020 May 27. DOI:10.1186/s13052-020-00839-y.

[3] LEHMAN AM, MCFADDEN D, PMGASH D, et al. Schinzel-Giedion syndrome: report of splenopancreatic fusion and proposed diagnostic criteria. Am J Med Genet A. 2008; 146 A(10): 1299-1306. DOI: 10.1002/ajmg.a.32277.

[4] CARVALHO E, HONJO R, MAGALHÃES M, et al. Schinzel-Giedion syndrome in two Brazilian patients: Report of a novel mutation in SETBP1 and literature review of the clinical features. Am J Med Genet A. 2015; 167 A(5): 1039-1046.DOI: 10.1002/ajmg.a.36789.

[5] KO JM, LIM BC, KIM KJ, et al. Distinct neurological features in a patient with Schinzel-Giedion syndrome caused by a recurrent SETBP1 mutation. Childs Nerv Syst. 2013; 29(4): 525-529. DOI: 10.1007/s00381-013-2047-2.

病例78　新生儿 Cohen 综合征一例回顾性研究

【背景知识】

Cohen 综合征是一种在临床上极为罕见的常染色体隐性遗传病,国内报道较少,尚未见新生儿确诊的病例报告。本文对一例经基因诊断确诊的 Cohen 综合征病例进行回顾性分析,并复习相关文献进行分析探讨,以期在临床上早期发现并确诊本症,给予早期干预。

【病例简述】

患儿女, 28 日,主因"咳嗽 1 周,加重伴喉中痰鸣 2 天"入院。系 G_2P_2,孕 36^{+1} 周,顺产,出生体重 2.76kg。母孕期可疑宫内窘迫,曾自觉胎动减少,多次行胎心监护检查未见异常。否认生后窒息病史。母乳喂养,吸吮力弱,吃奶慢,至入院时体重 3.0kg。于入院前一周出现咳嗽,入院前 2 天咳嗽加重并伴有喉中痰鸣,吃奶量减少,病程中伴有呕吐 2 次,为白色黏液。体温正常,精神反应稍弱。家族史:父母非近亲结婚,患儿有一胞兄, 16 岁,体健。其母孕期有妊高症病史,未予治疗。

体格检查:肛温 36.2 ℃,呼吸 54 次 /min,脉搏 145 次 /min,血压 68/35mmHg,神清,精神反应稍弱,营养一般,呼吸浅促,节律欠规整,三凹征(+),头罩吸氧下(FiO_2=0.29)无发绀,前囟平软,张力不高,双肺可闻及痰鸣音,心音有力,律齐,心前区未闻及明显杂音,腹软不胀,肝脏肋下 1 cm,质软边锐,脾肋下未及,双手掌略窄显细长。四肢肌力正常,双下肢肌张力偏低,原始反射均可引出,脉搏有力,前臂内侧毛细血管再充盈时间 2 秒。

实验室检查:入院时血常规:白细胞 17.52×10^9/L,中性 31%,淋巴 57%, M 11%, E 1 %,血红蛋白 117 g/L,血小板 216×10^9/L,后多次行血常规检查白细胞在(13.53~7.99)$\times 10^9$/L,中性粒细胞百分比 3%~32.8%,血红蛋白 106~137 g/L,血小板(216~470)$\times 10^9$/L,中性粒细胞最低值 0.34×10^9/L。肝肾功能、电解质正常。心肌酶正常。甲状腺功能正常。血气提示呼吸性酸中毒。呼吸道病原学八联检(-)。体液免疫:IgG16.61 g/L,IgA0.26 g/L,IgM3.83 g/L,IgE0.23IU/mL,流式细胞: CD3+71.82, CD3+CD8+32.84, CD3+CD4+38.35, CD16+CD56+14.46,CD19+13.27,CD4+/CD8+ 1.17。胸片提示新生儿肺炎。

患儿入院后给予雾化吸痰及抗感染治疗一周后肺炎好转。因体格检查时发现患儿双下肢的肌张力持续偏低,行头 MR 检查提示双侧额颞顶区白质片状长 T1T2 信号影,双侧脑室颞角稍增宽,脑外间隙增宽。BAEP 及肌电图检测未见异常。住院期间多次血常规提示中性粒细胞减少,结合其病史考虑与肺炎病情不符,行基因检测。

患儿及其父母行全外显子高通量基因测序发现 VPS13B 基因 c.4213delG(pE1405kfs*4)杂合,患儿之母该位点杂合变异,患儿之父该位点无变异; c.10244 C>T(Pt3415I)杂合,患儿之父该位点杂合变异,患儿之母该位点无变异,诊断 Cohen 综合征。基因图分别见彩图 26 和彩图 27。

患儿出院后行眼底检查未见异常,复查血常规白细胞 7.05×10^9/L,中性 15.1%,血红蛋白 113 g/L,血小板 187×10^9/L,仍然提示中性粒细胞减少。患儿目前 2 月,康复科干预治疗中。

【病例分析和思考】

Cohen 综合征是 1973 年由加拿大 Cohen 教授首次报道,在全世界都有报道,国内的报道很少,尚未见到在新生儿期的报道。

Cohen 综合征是一种常染色体隐性遗传病[1],系 VPS13B 基因突变所致,该基因在 1994 年首先将其定位于 8q22.2(也称 COH1)。VPS13B 是一种跨膜蛋白,在细胞蛋白的囊泡介导转运和分类中起到重要作用,并在眼睛、血液系统及中枢神经系统的发育和功能中起到重要作用[2]。现在也有研究证实 VPS13B 基因与维持高尔基体的蛋白质糖基化有关,而 Cohen 综合征患者体内存在糖基化异常,当高尔基体 VPS13B 蛋白功能受损时会造成神经突生长抑制,而导致脑组织体积减小[3],可以引起脑发育延迟,其语言发育和运动发育也会明显落后,往往会伴有一定程度的智力缺陷,有一部分患者也会符合自闭症谱系的诊断标准[4]。本例患儿 VPS13B 基因存在杂合突变,c.4213delG(pE1405kfs × 4)杂合,来自患儿之母;c.10244 C>T(Pt3415I)杂合,来自患儿之父,此变异可使编码的蛋白发生紊乱从而丧失功能,确诊为 Cohen 综合征。

Cohen 综合征的临床表现是多样并且复杂的,累及多个系统,随着年龄的增长临床表现逐渐增多,症状也逐渐进展,早期的诊断极为困难,目前 VPS13B 基因检测有助于早期明确诊断[5]。临床上目前无统一的诊断标准,由 Kolchmainen[6] 在 2004 年提出的临床诊断标准被大家广泛认可和接受,其中提出在 8 项临床指标中具备 6 项就可以诊断为 Cohen 综合征,但如果不能满足 6 项,只具备 5 项或者更少可以诊断为"Cohen 样综合征"。指标包括:①发育迟缓;②小头畸形;③ Cohen 综合征的典型面部特征(格式塔)[7] 这种特征包括头发浓密,高鼻梁,眼裂下斜,短人中,小下颌等;④四肢纤细,躯干肥胖;⑤过度的社交行为或者过度开朗的性格;⑥关节过度活动(伸展);⑦高度近视和 / 或视网膜营养不良;⑧中性粒细胞减少。对于新生儿和小婴儿来讲,此 8 项临床表现将随着年龄的增加而逐渐表现。发育迟缓多数在婴儿期出现[8],往往在 6 月龄后才被发现,而典型的面部特征也需要到 2~6 岁才可以表现出来[9]。在新生儿期多数的临床表现尚未表现,但有报道说此类患儿在胎儿期有多达 50% 以上的胎儿存在活动减少[8],虽然大多数孩子是足月出生的,但出生时的体重和身长也会在第 10~25 百分位之间[10],而出生以后的肌张力减低则是其在新生儿期的一个明显特征,也可同时出现明显的呼吸和喂养困难[8, 11],这种肌张力的减低在 1 岁时可能会更加明显。此类患者的手脚都比较纤细,同时也会有其他的骨骼畸形[5]。

本例患儿系早产儿,自出生以后即出现吃奶慢,每次吃奶时间较长,喂养较为困难,体重增加也缓慢,至生后 28 天体重较出生时仅增加 240 g。有报道,喂养困难在本症的发生率可达 75%[8]。本患儿因肺炎入院查体发现肌张力偏低,双手掌略窄,无论从病史到临床表现均无明显特异性,其母曾有自觉胎动减少而胎心监护正常的病史,故新生儿期依据临床表现诊断的可能性很小,基因诊断尤为重要。

本例患儿在临床治疗过程中发现其中性粒细胞减少,中性粒细胞减少往往是 Cohen 综合征的一个常见特征 [12],这种中性粒细胞的减少从出生后即可出现,程度可呈轻度或者中度下降,并且是非周期性和非致命性的 [8, 13],当存在细菌感染的时候,中性粒细胞数值会出现增高,但是可能会出现反复感染。对于严重患者使用粒细胞集落刺激因子可改善粒细胞减少的情况。本例患儿以肺炎入院,在治疗过程中发现中性粒细胞较低,其绝对值在 (0.34~1.87) × 10^9/L 之间,故在新生儿期大多数临床症状尚未出现的情况下,粒细胞减少可能是早期的一种表现。对于在新生儿期出现的喂养困难,体重不增或增加缓慢、肌张力减低以及中性粒细胞减少等应尽早行基因检测明确诊断。

Cohen 综合征的患者在视力方面也存在严重的问题,视力会在其一生中不断恶化,早期可出现进行性加重的高度近视,虽然全盲的发生率很低,但也会存在明显的视力障碍,其表现可类似于视网膜色素变性 [14],早期矫正其视力缺陷对其发育有积极作用,通常在 2 岁左右就需要镜片矫正。本患儿年龄较小,虽于出院后进行眼底检查未见异常,但也应密切关注其视力发育情况。Cohen 综合征的患者出生时可能是低出生体重,但至其青少年时期会出现躯干肥胖的特征,且在其 2~5 岁之间,具有独立行走的运动里程碑会出现显著延迟,同时也会出现语言发育迟缓,会使其在独立方面有很大的困难,因此,早期干预是必要的。

对于 Cohen 综合征的治疗,目前无有效手段,主要是对症治疗。有报道康复训练有助于改善运动发育迟缓和肌张力减低的问题 [15],需启动早期干预项目,同时要在早期给予语言治疗,训练交流能力。在新生儿期的确诊病例需长期随访,早期康复介入。

天津市儿童医院 / 天津大学儿童医院　王琳　郝丽红

【参考文献】

[1]　COHEN MM JR, HALL BD, SMITH DW, et al. A new syndrome with hypotonia, obesity, mental deficiency, and facial, oral, ocular, and limb anomalies[J]. J Pediatr, 1973, 83: 280-284.

[2]　KOLEHMAINEN J, BLACK GC, SAARINEN A, et al. Cohen syndrome is caused by mutations in a novel gene, COH1, encoding a transmembrane protein with a presumed role in vesicle-mediated sorting and intracellular protein transport[J]. Am J Hum Genet, 2003, 72(6): 1359-1369.

[3]　SEIFERT W, KÜHNISCH J, MARITZEN T, et al. Cohen syndrome eassociated protein COH1 physically and functionally interacts with the small GTPase RAB6 at the Golgi complex and directs neurite outgrowth[J]. J Biol Chem, 2015, 290(6): 3349-3358

[4]　HOWLIN P, KARPF J Using the social communication questionnaire to identify 'autistic

spectrum' disorders associated with other genetic conditions：findings from a study of individuals with Cohen syndrome. Autism. 2004，8：175-182.

[5] RODRIGUES JM，FERNANDES HD，CARUTHERS C，et al. Cohen Syndrome：Review of the Literature [J]. Cureus，2018，10（9）：e3330

[6] KOLEHMAINEN J，WILKINSON R，LEHESJOKI AE，et al. Delineation of Cohen syndrome following a large-scale genotype-phenotype screen[J]. Am J Hum Genet，2004，75（1）：122-127.

[7] CHANDLER KE，KIDD A，AL-GAZALI L，et al. Diagnostic criteria, clinical characteristics，and natural history of Cohen syndrome[J]. J Med Genet，2003，40（4）：233-241.

[8] KIVITIE-KALLIO S，NORIO R. Cohen syndrome：essential features，natural history, and heterogeneity[J]. Am J Med Genet，2001，102（2）：125-135.

[9] BUDISTEANU M，BARCA D，CHIRIEAC SM，et a1.Cohen syndrome-a rare genetic cause of hypotonia in children[J].Maedica，2010,5（1）：56-61.

[10] FALK MJ，FEILER HS，NEILSON DE，et al.：Cohen syndrome in the Ohio Amish . Am J Med Genet A. 2004，128 A：23-28.

[11] JONES KL，JONES MC，DEL CAMPO MG. Cohen syndrome. Smith's Recognizable Patterns of Human Malformation，7th Ed. Hummel T，Davis KJ（ed）：Elsevier Saunders，Philadelphia；2013. 280-81.

[12] NORIO R，RAITTA C，LINDAHL E. Further delineation of the Cohen syndrome；report on chorioretinal dystrophy，leukopenia and consanguinity. Clin Genet. 1984，25：1-14.

[13] 周峻荔,黄宏琳,文凤云,等. 严重先天性中性粒细胞减少症 2 例报告及文献复习 [J]. 临床儿科杂志,2020,38（1）:61-64

[14] SUMMANEN P，KIVITIE-KALLIO S，NORIO R，et al.：Mechanisms of myopia in Cohen syndrome mapped to chromosome 8q22. Invest Ophthalmol Vis Sci. 2002，43：1686-93.

[15] 尹连海、程芒芒、王苑晓、等. Cohen 综合征 1 例报告并文献复习 [J]. 中华实用儿科临床杂志, 2016, 31（19）: 1498-1499.

病例 79　CPSI 基因突变致氨甲酰磷酸合成酶 1 缺乏症一家系报道

【背景知识】

氨甲酰磷酸合成酶Ⅰ缺乏症（carbamoyl phosphate synthetase I deficiency，CPSID），又称"高氨血症Ⅰ型"是尿酸循环障碍中的一种类型，是较为罕见的常染色体隐性遗传病，世界范围内的发病率为 1：62000~800000[1,2]。患者可于任何年龄发病，临床表现极为多变，主要表现为高氨血症相关症状，发病年龄与 CPS1 缺陷的程度有关，新生儿期发病极为凶险。本病国内外报道较少，本文就 1 例 CPSID 患者临床资料及家系基因分析进行报道。

【病例简述】

先证者，男，4 天，因"反应弱、拒乳 2 天"就诊于天津医科大学第二医院新生儿科，

G1P1,孕 36 周 +1,其母胎盘早剥,剖宫产娩出,无窒息史。出生体重 2500 g,生后家长自行看护,奶粉喂养,就诊于当地医院,血培养疑似细菌生长,生后 4 天因"拒乳"转入我院新生儿科。母孕年龄 22 岁,其母产前有发热病史,体温最高 39 ℃。否认妊娠期高血压疾病、糖尿病史,否认妊娠期病毒感染史、有害物质及放射线接触史。患儿父亲 26 岁,既往体健。否认近亲婚配,无家族遗传病史。患儿体格检查: T 36.5 ℃ P 138 次 /min R 44 次 /min 血压 72/32mmHg 体重 2.38kg,反应差,针刺不哭,皮肤稍干燥,颜色较红润,双侧瞳孔对光发射灵敏,心肺腹未见异常,四肢肌张力极低。

实验室一般检查示血糖: 6.0mmol/L。血常规: WBC 7.88G/L,L 41.2, N43.2,Hb155 g/L,超敏 C 反应蛋白 1.9 mg/L(<5 mg/L),PCT0.17ng/mL(0~0.25ng/mL),血气: pH 7.41,PO_2 69mmHg, PCO_2 45.2mmHg,BE3.4mmol/L,乳酸 1.3mmol/L,血生化: Na^+123.9mmol/L, ALT 17.9U/L,总蛋白 37.3 g/L,白蛋白 25.5 g/L,总胆红素 126.4µmol/L, CK-MB 36U/L,血同型半胱氨酸: 11.6µmol/L(4.0~15.4),血氨: 336µmol/L(9~30µmol/L)。患儿血氨明显增高,高度怀疑为氨基酸代谢异常,进一步行血串联质谱分析技术检测血中瓜氨酸第 1 次为 4.28、第 2 次为 3.01(5.00~30.00),尿气相色谱质谱分析技术检测尿乳清酸 -3 为 0.00(0.0~2.0),考虑尿素循环障碍,经患儿家长签署知情同意书后,进一步对先证者和父母进行全外显子基因测序。抽取先证者及其父母外周血各 3 mL, EDTA 抗凝,委托北京迈基诺医学检验所应用 panelV4-NGS 技术分析进行全外显子测序。基因测序结果显示先证者 CPSI 基因存在来自母亲的第 2876 位的碱基腺嘌呤错义突变为鸟嘌呤,导致相对应的酪氨酸改变为半胱氨酸,该突变位点的染色体位置在 chr2-211503920,为已经报道过的染色体位置 [3],该变异初步判定为疑似致病性变异;同时,存在来自父亲的第 2429 位的碱基腺嘌呤错义突变为胞嘧啶,导致相对应的谷氨酰胺改变为脯氨酸,该突变位点的染色体位置在 chr2-211476878,该变异初步判定为临床意义未明确,两点均为杂合变异。先证者父母表型均正常。先证者及父母基因突变图见彩图 28 和彩图 29。

【病例分析和思考】

CPS1 是因编码氨甲酰磷酸合成酶基因发生突变导致 CPS1 酶活性降低或丧失,致使尿素循环发生障碍,人体内的 NH3 的主要代谢途径受阻,出现高氨血症。患者可于任何年龄发病,临床表现极为多变,主要表现为高氨血症相关症状 [4]。发病年龄与 CPS1 缺陷的程度有关,新生儿期发病极为凶险。CPS1D 主要的病理生理为尿素循环障碍,导致血氨升高,从而引起一系列高氨血症的临床表现,新生儿病情急骤进展,可数天或数小时内出现厌食、呕吐,低体温,肌张力异常,烦躁、嗜睡直至昏迷,病死率较高,当血氨 >200µmol/L 时,可出现意识障碍、惊厥等脑水肿的临床表现,当血氨 >400µmol/L,会出现昏迷、呼吸衰竭甚至猝死等不可逆的脑损伤,病死率极高。CPS1 为致病基因,CPS1 目前国际报道有 200 余种突变类型,具有高度遗传异质性 [5]。截至目前,国内报道共 4 例, 1 例为 2016 年四川华西报道的,基因检测发现致病基因 CPSI 存在第 20 号外显子 c. 2407 C> G(p. 803, R > G)及第 4 号外显子 C. 323 G>A(p. 108, G>E)两处杂合突变 [6]。另 1 例为 2018 年报道,测序结果显示患儿携带来自父亲的 CPS1 基因 c.1631 C> T(p.T544M),为已报道突变,与来自母亲的

c.1981G>T(p.G661C)新突变[7],2例发现在为期八年的浙江省新生儿氨基酸代谢病普筛中[8]。先证者全外显子基因测序提示存在CPSI基因杂合突变,分别来自母亲的C.2876A>G(p.Y959C)及父亲C.2429A>C(p.Q810P)的错义突变,此突变位点国内外均未见报道,考虑可能为新发现的突变。

Ali等[9]研究6例马来西亚CPS1D患者,均在新生儿期发病,出现高氨血症前均被考虑诊断为感染性疾病,与本例患儿情况相近,他们具有典型的高氨血症及低瓜氨酸水平,尿乳清酸水平减低,与本例报道患儿化验指标相似,其中5例新生儿低蛋白、限产氨饮食得以长期存活,但均存在不同程度的神经系统发育落后,发现八个基因突变点,其中五个为未报道的缺失突变,另外三个推测为密码子提前终止. silico分析显示这些突变影响了CPS1酶的生成并干扰其生物活性。其中新发现p.Ile1254Phe突变发生在3个非近亲家庭。有报道[10]指出,接受高剂量化疗药物及自体造血干细胞移植的患儿可能会出现高氨血症(最大475μmol/L),即便给予精细治疗,患者多死于脑水肿,证实化疗药物通过一种基因多态性(第36号外显子: c.4217C>A,p.T1406N)影响CPS1蛋白的表达。Dariusz等[11]研究12例CPSID患者发现,较其他尿素循环障碍疾病(如鸟氨酸氨基酰转移酶缺乏症),尿中更多出现3-甲基戊二酸。提示可能导致继发线粒体障碍。研究[12]发现CPS1D在高氨血症或高鸟氨酸血症患者中存在编录线粒体鸟氨酸载体ORC1的SLC25A15基因突变,从而允许线粒体瓜氨酸与细胞质内的鸟氨酸互换。

本病诊断主要临床特征为:新生儿期起病快,主要表现为早期喂养困难、呕吐、嗜睡、烦躁和呼吸急促、肌张力增高或降低。可迅速发展为昏迷、痉挛、呼吸衰竭甚至死亡。血氨水平急性期浓度大于150μmol/L。血尿氨基酸检测有助于诊断典型的氨基酸代谢异常疾病[13]. 血氨基酸检测,可能出现谷氨酸浓度增高,瓜氨酸和精氨酸浓度降低;尿有机酸检测示尿乳清酸浓度可正常或降低,可能与鸟氨酸氨甲酰转移酶缺乏致尿乳清排出明显增加有关,确诊依赖基因学分析。先证者父母均存在CPS1杂合突变,但表型正常,患儿携带来自父母双方的2个位点的CPS1杂合突变,遗传累积效应致病,符合常染色体隐性遗传,结合血尿串联质谱及气相色谱结果分析,诊断CPS1D明确。

本病治疗以长期饮食控制为主,限制蛋白质摄入,补充瓜氨酸和精氨酸,酶激活剂,以此类药物为引物,建立代谢旁路以排出过多的氨,包括L-瓜氨酸治疗,有研究[14]调查发现其可有效降低尿素循环障碍患者的氨水平,增加蛋白质摄入量,改善体重增加。治疗期间应避免应急反应与感染,急性高氨血症昏迷患者或重度高氨血症患者需紧急行血液透析或腹膜透析,以迅速降低血氨浓度。但长期饮食控制可能会导致患儿生长缓慢,重症新生儿期发病患儿因需长期外周静脉输液导致血管破坏、静脉输注困难,替代药物价格昂贵,在国内应用较少,尿素循环的一系列代谢途径主要在肝细胞进行,因此肝移植被认为是CPS1D患者长期生存并能改善长期预后的有效途径,研究[15]认为高氨血症患儿在生后第一年内进行早期肝移植预后较好,文献显示[16],尿素循环障碍导致的高氨血症患儿肝移植术后1年、5年生存率分别为93.8%, 90%,除此之外,当前还有基因治疗[17],但目前此技术尚不成熟,还处于摸索阶段。

先证者在本科住院治疗 20 余天,经综合治疗,血氨可降至 84 μmol/L,但给予少量蛋白摄入,血氨即升高至 100~150 μmol/L,给予口服降血氨药物(苯甲酸钠), 家长自动出院,建议肝移植治疗,追踪患儿病情,因经济条件及医疗条件限制,未行积极治疗,患儿于生后 1 月死亡。鉴于该病为常染色体隐性遗传性疾病,对已生育此类患儿的夫妻,仍有 25% 的概率再次生育此类患儿,建议母亲计划下次妊娠期间行羊水穿刺或胚胎植入前遗传学诊断,做胚胎学基因检测,以有效避免此类缺陷儿的出生。

注:本病例内容已被《临床儿科杂志》收录。杨素艳. CPSI 基因突变致氨甲酰磷酸合成酶 1 缺乏症一家系报道 [J]. 临床儿科杂志,2019,37(12):902-904.

天津医科大学第二医院

杨素艳　孙夫强　段洋　于文红　陈俊华　阙生顺　赵丹　李霄霖　周斌

【参考文献】

[1] MARTINEZ AI, PEREZ-ARELLANO I, PEKKALA S, et al. Genetic, structural and bio-chemical basis of carbamoyl phosphate synthetase 1 defificiency. Mol Genet Metab[J]. 2010,101(4):311–323.

[2] CHOI R, PARK HD, YANG M, et al.Novel pathogenic variant (c.580 C[T) in the CPS1 gene in a newborn with carbamoyl phosphate synthetase 1 defificiency identified by whole exome sequencing. [J].Ann Lab Med 2017,37(1):58–62.

[3] HÄBERLE J, SHCHELOCHKOV OA, WANG J. Molecular defects in human carbamoy phosphate synthetase I: mutational spectrum, diagnostic and protein structure consider-ations.[J].Hum Mutat. 2011 Jun;32(6):579-89.

[4] HÄBERLE J, BODDAERT N, BURLINA A, et al. Sµggested guidelines for the diagnosis and management of urea cycle disorders [J]. Orphanet J Rare Dis, 2012, 7: 32.

[5] HÄBERLE J, SHCHELOCHKOV OA, WANG J, et al. Molecular defects in human carba-moy phosphate synthetase I: mutational spectrum, diagnostic and protein structure consid-erations [J]. Hum Mutat, 2011, 32(6): 579-589.

[6] 雷海虹,杨晓燕,石晶. 新生儿型氨甲酰磷酸合成酶Ⅰ缺乏症 1 例报告及文献回顾 [J] 临床儿科杂志,第 34 卷第 12 期 2016 年 12 月 903-906.

[7] 张海燕,郎玉洁,张开慧,等. 新生儿型氨甲酰磷酸合成酶缺乏症的诊断 [J] 中华医学遗传学杂志 2018 年 12 月第 35 卷第 6 期 848-851.

[8] 黄新文,张玉,洪芳. 浙江省新生儿氨基酸代谢疾病筛查及随访分析 [J]. 浙江大学学报(医学版)2017-6 月,233-239.

[9] ALI EZ, KHALID MK, YUNUS ZM. Carbamoylphosphate synthetase 1 (CPS1)deficien-cy: clinical, biochemical, and molecular characterization in Malaysian patients. Eur [J]Pe-diatr. 2016 Mar;175(3):339-46.

[10] Fatal hyperammonemia and carbamoyl phosphate synthetase 1 (CPS1)deficiency following high-dose chemotherapy and autologous hematopoietic stem cell transplantation   Alexan-

der LaemmLe，Dagmar Hahn，Liyan Hu　Molecular Genetics and Metabolism 114
（2015）438–444

[11] DARIUSZ ROKICKIA，MAGDALENA PAJDOWSKAB. Joanna Trubicka 3-Methylglu-
taconic aciduria，a frequent but underrecognized finding in carbamoyl phosphate synthetase
I deficiency [J]Clinica Chimica Acta 471（2017）95–100

[12] D. MARTINELLI，D. DIODATO，E. PONZI，et al.，The hyperornithinemia-hyperammone
mia-homocitrullinuria syndrome Orphanet [J]Rare Dis. 10（2015）29.

[13] J. HABERLE，N. BODDAERT，A. BURLINA，et al.，Sμggested guidelines for the diag-
nosis and management of urea cycle disorders，Orphanet[J] Rare Dis. 7（2012）32.

[14] TANAKA K，NAKAMURA K. Matsumoto S Citrulline for urea cycle disorders in Japan.
[J]Pediatr Int. 2017 Apr；59（4）：422-426

[15] CAMPEAU PM，PIVALIZZA PJ，MILLER G. Early orthotopic liver transplantation in
urea cycle defects：follow up of a developmental outcome study.[J]Mol Genet Metab. 2010；
100 Suppl 1：S84-7

[16] KASAHARA M，SAKAMOTO S，et al.Living-donor liver transplantation for carbam-
oyl phosphate synthetase 1 deficiency.[J]Pediatr Transplant. 2010 Dec；14（8）：1036-40

[17] DIEZ-FERNANDEZ C，HABERLE. Targeting CPS1 in the treatment of Carbamoyl phos-
phate synthetase 1（CPS1）defificiency，a urea cycle disorder.[J]Expert Opin Ther Targets
2017，21（4）：391–399

病例 80　Crigler–Najjar 综合征 Ⅱ 型 1 例

【背景知识】

Crigler-Najjar 综合征（Crigler-Najjar syndrome，CNS），即先天性葡萄糖醛酸转移酶缺乏
症，亦称先天性非梗阻性非溶血性黄疸，是一种罕见的非结合性高胆红素血症。根据葡萄糖
醛酸转移酶缺乏的严重程度，分为 Ⅰ 型和 Ⅱ 型。Crigler-Najjar 综合征 Ⅰ 型在出生后迅速出
现严重的黄疸，且常在生后 2 周内出现惊厥、强直等胆红素脑病的表现，可遗留永久性神经
系统损害，甚至死亡。Crigler-Najjar 综合征 Ⅱ 型血清胆红素浓度较 Ⅰ 型低，常可存活到成
年，且无神经系统症状，智力发育正常，但少数可发展为肝硬化。

【病例简述】

患儿，女，20 分钟，主因"高危新生儿"入院。患儿系第 5 胎第 3 产，母孕 39^{+2} 周，因其
母"瘢痕子宫"行剖宫产娩出，羊水清，量 400mL，脐带、胎盘均正常。其母孕期规律产检，孕
早期妊娠四毒、甲功均正常，孕 13 周 NT 检查正常范围，孕 16 周因阴道出血、先兆流产行保
胎治疗。无创 DNA 正常范围，孕 23 周四维超声提示胎儿脊柱之一椎体（约胸 11 水平）部
分切面内强回声带，排列欠规则，孕期血糖大致正常，孕期血压无升高及水肿。母亲 34 岁，
AB 型 RhD（+），既往于 2006 年孕足月自然分娩一女婴，生后 2 个月因"发热、黄疸、抽搐、
白陶土便"（具体不详）夭折。于 2008 年孕足月因"脐带绕颈、死胎"行引产术，引产一死

胎,胎儿外观正常,未行遗传学检查。于 2010 年孕早期因 "社会因素" 行人工流产术。于 2013 年孕足月剖宫产分娩一女婴,生后 2 天开始出现黄疸,感染后加重;7 日龄时因 "皮肤黄染" 住院治疗,诊断:"高胆红素血症、新生儿肺炎" 等;13 日龄时因 "发热" 住院治疗,诊断 "泌尿系感染、新生儿肺炎、病理性黄疸" 等;1 月龄时因 "发热伴皮肤黄染" 住院治疗,诊断 "Gilbert 综合征、泌尿系感染" 等;10 月龄时因 "皮肤黄染、精神运动发育倒退" 住院治疗,诊断 "颅内感染、支气管肺炎、呼吸衰竭" 等,后放弃治疗死亡。父亲 34 岁,血型不详,自诉患 "脂肪肝" 1 年余,发现 "肝酶升高" 5 月余,未予进一步诊治。父母均为中国北方人,否认其他家族成员患肝脏相关疾病,否认近亲结婚。

入院时查体:体重 3.1 kg,身长 47 cm。精神反应可,外观发育未见明显畸形,口周、手足发绀,皮肤无黄染,无呻吟、吐沫,头颅无水肿,前囟平软,无鼻扇,三凹征阴性,双肺呼吸音粗,心音有力,HR124 次 /min,心前区未及明显杂音,腹软不胀,肠鸣音可,四肢肌张力正常,女婴外阴,大阴唇覆盖小阴唇,握持、拥抱反射正常引出,吸吮、觅食反射正常引出。生后 1~4 天排胎便,每日 1~3 次;生后 5~10 天排过渡便,1~2 次;后排浅灰绿软便(彩图 30),每日 1~3 次。 生后予配方乳喂养,开奶顺利,住院期间观察患儿精神反应可,腹部体征正常。生后约 48 h 出现皮肤黄染,测血清胆红素 119.0μmol/L(其中结合胆红素为 0),后动态监测胆红素水平,于生后第 4 天至生后第 16 天予蓝光光疗治疗,胆红素可下降,但停止光疗后很快复升,血清总胆红素水平波动在 108.3~165.6umol/ 之间(其中结合胆红素为 0)。血型血清学检查:患儿血型 AB 型 RhD(+),其母血型 AB 型 RhD(+),抗体筛选阴性,库姆试验阴性,释放试验阴性,游离试验阴性。乙丙肝均正常,病毒四项:巨细胞病毒 IgG、风疹病毒 IgG 阳性、余均阴性。监测肝功能白蛋白最低 29 g/L,余项(包括 ALT、AST、γ-GGT、LDH 等)均正常。总胆汁酸 4.4μmol/L,血脂(包括总胆固醇、甘油三酯、HDL、LDL)均正常。监测血常规患儿于生后第 10 天出现贫血,血红蛋白最低降至 107 g/L,平均红细胞体积 103.4fl,平均红细胞血红蛋白含量 36.6pg,平均红细胞血红蛋白浓度 354 g/L,网织红细胞百分计数波动在 1.51%~1.80%。腹部 B 超:肝胆胰脾及双肾未见明显异常。肾功能、心肌酶、血糖、电解质、乳酸均正常,无酸碱平衡紊乱。尿便常规均正常。监测 WBC 数、中性粒细胞比例、PCT、CRP 均正常。床旁胸部 X 线示胸 11 椎体不连续(图 3-9-4);胸椎 MR:考虑胸 11 蝴蝶椎。头颅 B 超、颅脑 MR 均未见异常。生后第 9 天超声心动图:卵圆孔未闭,宽约 1.6 mm,未见血管及心脏发育畸形。外周染色体核型分析:46,XY。血氨基酸肉碱检测未见异常;尿代谢物检测:己二酸、辛二酸、葵二酸升高。血氨波动在 25~61μmol/L。

经医院医学伦理委员会批准,获得家长知情同意后,抽取患儿及其父母静脉血各 2 mL,行全外显子组测序检查,结果示患儿 UGT1A1 基因上存在两个致病异常,一是第 2 号外显子至第 4 号外显子缺失(EX2-EX4 Del),二是 cDNA 第 1156 个核苷酸出现了错义突变,G 突变为 T,因其父为 EX2-EX4 Del 杂合突变,其母为 c.1156G>T 杂合突变,结果患儿此处错义突变为纯合突变,实际为半合子,导致第 386 位氨基酸由缬氨酸突变为苯丙氨酸(c.1156G>T p.Val386Phe)。结合患儿临床初步诊断 CNS-Ⅱ型。患儿病情好转后转至上海,最终行肝移植手术治疗,目前预后良好。

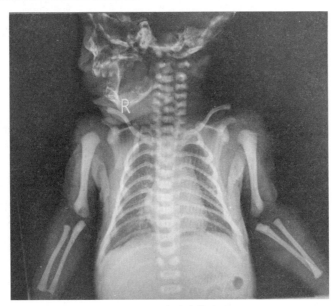

图 3-9-4　患儿胸片表现

【病例分析和思考】

高胆红素血症是指血清总胆红素高于正常,胆红素分为结合型和非结合型,血清胆红素升高以非结合胆红素(unconjµgated bilirubin, UBC)升高为主的遗传性高胆红素血症主要包括 Gilbert 综合征、Crigler-Najjar 综合征 Ⅰ型(CNS-Ⅰ)、和 CNS-Ⅱ。尿苷二磷酸葡萄糖醛酸基转移酶(uridine-diphosphate glucuronosyltransferase, UGT)基因家族中重要的一员,主要存在于肝脏,其 UGT1 A1 基因位于染色体 2q37 上,包括 1 个启动子和 5 个外显子,目前已知的 UGT1 A1 基因突变位点已有 160 多个 [1]。UGT1 A1 基因所编码的产物即尿苷二磷酸葡萄糖醛酸转移酶,能使非结合胆红素转变成结合胆红素,UGT1 A1 基因突变使非结合胆红素转化障碍而不能排出体外,最终导致体内非结合胆红素升高。Gilbert 综合征是由于 UGT1 A1 基因的启动子区域突变、外显子 1 区域突变所致 [2],研究认为 Gilbert 综合征是一种常染色体显性遗传病,同时有不完全外显率 [3],临床表现以间歇性轻中度黄疸为主,肝脏常无器质性改变,UGT 活性下降约 70%[4],一般预后良好,不需要特殊治疗。Crigler-Najjar 综合征是由于 UGT1 A1 基因的编码区序列突变,导致肝脏 UGT 活性完全丧失或活性非常低,突变位点常在外显子 2-5 区域,系常染色体隐性 / 显性遗传病。CNS-Ⅰ的 UGT 酶活性几乎完全缺乏,血清总胆红素(total bilirubin, TBIL)水平在 342~684µmol/L[5],常常在婴儿期甚至新生儿期死亡于核黄疸 [6]。而 CNS-Ⅱ与 CNS-Ⅰ的区别主要有以下几个方面:① CNS-Ⅱ的血清总胆红素水平较 CNS-Ⅰ低,TBIL 值在 103~684µmol/L,常无神经系统症状;② CNS-Ⅱ基因缺陷通常为点突变,致单个氨基酸替换,或者复合杂合突变,降低但不会消除酶活性,而 CNS-Ⅰ可由多种基因突变,导致酶活性几乎丧失;③多数 CNS-Ⅱ应用苯巴比妥可降低血清胆红素浓度,但该药对 CNS-Ⅰ无效 [7];④Ⅰ型与Ⅱ型疾病的另一不同之处在于胆汁中有无葡糖醛酸胆红素。CNS-Ⅰ由于酶活性极低或无活性,胆汁中不存在或仅有微量结合胆红素,而 CNS-Ⅱ残留少量 UGT 活性,胆汁中可检测到大量结合胆红素。

本例患儿临床特点为:黄疸出现时间稍早、消退延迟,暂停光疗后患儿黄疸复现快,血清总胆红素(均为非结合胆红素)水平波动在 108.3~165.6umol/L 无胆红素脑病表现,其母有多次不良孕产史。实验室检查不支持溶血,肝功能正常,无胆汁淤积,基因检测示 UGT1A1 基因上存在来自父亲的外显子 2 至外显子 4 缺失,和来自母亲的错义突变 c.1156G>T p.Val386Phe。其中,已有报道 EX2-EX4 Del 该变异的致病性[8]:在来自两个无关家庭的两名中国女婴中均发现了 UGT1A1 外显子 2-4 的缺失,分别诊断为 CNS-Ⅰ 和 CNS-Ⅱ;CNS-Ⅰ 患儿的 TBIL 为 26.1 mg / dL,对苯巴比妥无反应,同时存在 c.392 T> C 杂合的致病性突变。CNS-II 患儿的 TBIL 波动于 10.2~17.4 mg / dL,同时存在 c.1456 T>G 杂合的致病性突变。本例患儿来自母亲的位于外显子 4 上的错义突变 c.1156G>T 亦有报道[9],一个 3.5 个月大的中国女婴,TBIL 为 34.5 mg / dL,予光疗、输注白蛋白、换血等治疗,TBIL 最低降至 15.7 mg/dL,很快复升,对苯巴比妥无反应,UGT1A1 基因的突变为 c.239_245delCTGTGCC 和 c.1156G> T,诊断为 CNS-Ⅰ。Yan Li 等对 c.1156G> T 的致病性进行预测,认为错义突变 p.Val386Phe 可能影响 UGT 酶活性,且 Petit, F.M 等在 2004 年诊断了一名存在 UGT1A1 基因 c.1156G> T 纯合突变的 CNS-Ⅰ 患者,同时认为 p.Val386Phe 具有破坏性[10],此外,梁晨等[1] 研究认为 UGT1A1 基因 1100~1200bp(exon 4)区域突变对 UGT 酶活性影响较大,综上考虑患儿临床分型为 CNS-Ⅱ。CNS-Ⅱ 患者通常采用保守治疗:光疗或苯巴比妥,可有效降低血清胆红素水平。本例患儿予光疗治疗可有效降低 TBIL 水平,最低降至 95.5μmol/L,但结合患儿其母有多次不良孕产史,还需动态监测胆红素水平,警惕胆红素脑病。此外,患儿还存在胸 11 蝴蝶椎,在 Crigler-Najjar 综合征的病例中尚未有报道类似脊柱畸形。脊柱畸形常合并其他系统畸形,如特殊面容、泌尿生殖器异常、心血管发育异常、神经管畸形、眼部畸形等,患儿目前心脏超声提示卵圆孔未闭,未见重大心血管畸形,听力及视力筛查尚未完善,故还需对患儿长期随访。

高胆红素血症是新生儿科最常见的疾病之一,单纯非结合胆红素升高的原因既可能是胆红素生成过多但无肝脏病变的原因如溶血,也可能是影响胆红素摄取或非结合胆红素转化的遗传性或获得性疾病。对于在出生后几日内发生的以非结合胆红素升高所致的非溶血性持续性黄疸的婴儿,应警惕 Crigler-Najjar 综合征,尽早完善基因分析,进一步明确诊断,亦能为患儿家庭提供遗传咨询。

天津医科大学总医院 张颖 王茜 毕道濯

【参考文献】

[1] 梁晨. Gilbert 综合征和 Crigler-Najjar 综合征相关尿苷二磷酸葡糖醛酸转移酶 A1 基因突变位点特征分析 [J]. 中华肝脏病杂志, 2020. 28(05): 第 428-433 页.

[2] MEI, S., et al. The polymorphism of UGT1A1 gene in patients with Gilbert's syndrome. Chinese Hepatology, 2017.

[3] BIONDI, M.L., et al., Contribution of the TATA-Box Genotype (Gilbert Syndrome) to Serum Bilirubin Concentrations in the Italian Population[J]. Clinical Chemistry, 1999. 45 (6): p. 897-898.

[4] HA, V.H., J. Jupp and R.Y. Tsang, Oncology Drμg Dosing in Gilbert Syndrome Associated with UGT1 A1: A Summary of the Literature[J]. Pharmacotherapy the Journal of Human Pharmacology & Drμg Therapy, 2017. 37(8).

[5] CANU, G., et al., Gilbert and Crigler Najjar syndromes: an update of the UDP-glucurono-syltransferase 1 A1(UGT1 A1)gene mutation database[J]. Blood cells, molecules & diseases, 2013. 50(4): p. 273-280.

[6] ELFAR, W., et al., A Novel Pathogenic UGT1 A1 Variant in a Sudanese Child with Type 1 Crigler-Najjar Syndrome[J]. Drμg Metabolism and Disposition, 2018. 47.

[7] GAILITE, L., et al., Case report: multiple UGT1 A1 gene variants in a patient with Crigler-Najjar syndrome[J]. BMC pediatrics, 2018. 18(1): p. 317-5.

[8] LI, W., et al., A novel deletion with two pathogenic variants of UGT1 A1 causing Crigler-Najjar syndrome in two unrelated Chinese[J]. Clinical Biochemistry, 2019. 71.

[9] YAN, L.I., et al., Two unrelated patients with rare Crigler-Najjar syndrome type I: two novel mutations and a patient with loss of heterozygosity of UGT1 A1 gene[J]. Journal of Zhejiang Universityence B, 2014. 15(5): p. 474-481.

[10] PETIT, F.M., et al., Allelic heterogeneity of Crigler-Najjar type I syndrome: a study of 24 cases[J]. Clinical genetics, 2004. 66(6): p. 571-572.

第十节　皮肤疾病

病例 81　营养不良型大疱性表皮松解症

【背景知识】

营养不良型大疱性表皮松解症(dystrophic epidermolysis bullosa, DEB)是一种罕见的遗传性皮肤病,国外报道称其发病率为百万分之 8~10[1]。DEB 的主要临床特征是出现浆液性或出血性的水疱并发展成瘢痕,伴有疼痛,并发症可能危及生命。DEB 与 COL7 A1 基因的变异有关,该基因负责编码 VII 型胶原蛋白[2]。根据遗传方式的不同, DEB 可分为显性 DDEB 和隐性 RDEB 两类,根据临床表现进一步细分为 14 个亚型[1]。目前尚无特效治疗方法。皮肤护理是治疗重点。

【病例简述】

患儿女,生后 2 h,主因"发现皮肤剥脱 2 小时",于 2018 年 3 月 6 日入我院。患儿系 G2 P2,孕 38 周因臀围行剖宫产娩出,无宫内窘迫及生后窒息史。Apgar 评分 1 分钟及 5 分钟均为 10 分,脐带绕左足 1 周,否认羊水及胎盘异常。否认传染病、皮肤病、遗传性等疾病家族史。父母及同母异父姐姐均身体健康,父母非近亲婚配。体格检查:体质量 2980 g,身长 50 cm,头围 34 cm,发育正常,神志清楚,精神反应可,呼吸平稳,无三凹征,前囟门张力不高,无颈亢,双下肢皮肤大面积剥脱,右手中指及左手无名指远端皮肤剥脱,双手手指甲床淤青,上唇可见疱疹伴破溃,口腔黏膜充血,无明显破溃,双肺呼吸音粗,未闻及啰音,心音有力,心律齐,未闻及病理性杂音,腹软不胀,未及包块,未见肠型,肝脾未及肿大,四肢活动自如,肌张力略高,原始反射均存在,手足皮肤温暖,脉搏有力,前臂内侧毛细血管再充盈时间2秒(彩图31 A)。

辅助检查:血气分析、电解质未见异常。肝肾功能、心肌酶未见异常。血尿便常规未见异常。血培养及疱液培养均阴性。肝炎病毒全项、梅毒、艾滋病抗体均阴性。巨细胞、弓形虫、风疹病毒、单纯疱疹病毒检测均阴性。免疫球蛋白检测未见异常。基因诊断:对患儿及父母基因组 DNA 应用全外显子组捕获和测序,其所携 *COL7A1* 基因 c.7831G > A(p.Gly2611Arg)突变,染色体位置 chr3:48605567,该突变为杂合突变,并对候选变异位点在家系样本 DNA 中进行 Sanger 测序验证(彩图 32)。该变异为新发变异,可导致营养不良型大疱性表皮松解症,目前尚无文献及人群数据库报道,患儿父母未发现携带该突变。

患者住院期间给予皮肤护理,创面生理盐水清创,外用贝复济、百多邦及胶原蛋白,无菌纱布覆盖创面,操作时动作轻柔,减少摩擦,给予拉氧头孢钠 60 mg/(kg·d)联合青霉素 G 钠 20 万 u/(kg·d)静脉滴注抗感染,维持内环境稳定等对症支持治疗。住院 2 至 4 天,皮肤间断有新出水泡,双下肢皮肤大面积剥脱处渗血明显(彩图 31B、彩图 31 C),继续加强皮肤护理,给予白蛋白、人免疫球蛋白等治疗,并喂养母乳。住院 6 天,皮肤剥脱处渗血减少,可见血痂,左手无名指指甲脱落及食指水泡塌陷,右手中指破溃结痂(彩图 31D、彩图 31E)。共住院 11 天,体温及生命体征稳定,精神反应及吃奶好,监测血常规白细胞及炎性指标正常,自动出院(彩图 31 F),对家属进行宣教,指导换药。

出院后继续随访。生后 2~4 个月水泡仍反复出现,伴破溃(彩图 31G、彩图 31H)。生后 6 个月至 12 个月,间断有新出水泡,破溃后结痂,局部皮肤可见瘢痕(彩图 31I、彩图 31 J)。至生后 12 个月至 20 个月,水泡出现时间逐渐延长,最长时间 3 个月未见新的水泡,生长发育及肢体活动正常,双下肢皮肤可见大片瘢痕,双足趾瘢痕粘连融合(彩图 31K、彩图 31 L)。下一步治疗拟于患儿 3~4 岁后行分趾手术。

【病例分析和思考】

1.综合分析临床特点,合理选择相关检查　DEB 的临床特征是皮肤脆弱、起水疱、有明显疼痛和瘙痒。患者会反复出现伤口,这些伤口会愈合并重新长出水疱,慢性开放性伤口通常会持续多年[3]。频繁的伤口感染以及限制性瘢痕,导致假并指/趾[4-5]。诊断包括透视电镜、免疫荧光、免疫组化定位标记等。近年来基因检测在临床工作中得到普及,因其方便、高效、简洁的特点,更有利于遗传咨询、产前诊断和指导治疗。

2.积极寻找病因,指导治疗及预后　DEB 目前尚无治疗方法,创伤预防和支持性护理是治疗的主要内容。本例患儿虽然经过精心护理,但是足趾已经出现瘢痕融合,后续需要行足趾分离手术。DEB 患者容易合并鳞状细胞癌,其可增加转移风险且预后不良[6],也是 DEB 最常见的死亡原因。因此需对患者进行定期随访,发现和预防并发症。

3.追根溯源,不断探索　DEB 可以通过基因检查早期发现,提前进行遗传咨询,生育时可以进行产前诊断。虽然目前还没有根治 DEB 的方法,但出现了基因疗法、干细胞疗法、骨髓移植等创新治疗方式,不但可以帮助患者改善临床症状,而且有望使患者终身受益。随着科技的不断深入研究,今后对其发病机制及治疗进展将会有更深入的探索。

天津市儿童医院 / 天津大学儿童医院　宋立

【参考文献】

[1] YADAV RS, JAYSWAL A, SHRESTHA S, et al. Dystrophic Epidermolysis Bullosa[J]. JNMA J Nepal Med Assoc, 2018, 56(213): 879-882.

[2] KIM M, LI M, INTONG-WHEELER LRA, et al. Epidemiology and outcome of squamous cell carcinoma in epidermolysis bullosa in Australia and New Zealand[J]. Acta Derm Venereol, 2018, 98(1): 70-76.

[3] SOLIS D, NAZAROFF J, DUTT-SINGKH Y, et al. 572 defining chronic wound types in recessive dystrophic epidermolysis bullosa patients for clinical outcome assessment[J]. J Invest Dermatol, 2018, 138(5): S97.

[4] GORELL ES, NGUYEN N, SIPRASHVILI Z, et al. Characterization of patients with dystrophic epidermolysis bullosa for collagen VII therapy[J]. Br J Dermatol, 2015, 173(3): 821–823.

[5] DANIAL C, ADEDUNTAN R, GORELL ES, et al. Prevalence and characterization of pruritus in epidermolysis bullosa[J]. Pediatr Dermatol, 2015, 32(1): 53–59.

[6] ARSLAN E, ÇERMIK TF, KOKU AKSU AE, et al. Detection of squamous cell carcinoma foci in a patient with dystrophic epidermolysis bullosa in 18 F-FDG PET/CT[J]. Mol Imaging Radionucl Ther, 2019, 28(2): 79-82.

[7] 宋立,张艳,刘洋,等. 随访 2 年观察 1 例新发突变的营养不良型大疱性表皮松解症[J]. 山东大学学报(医学版),2020,58(8):120-122.

病例 82　色素失禁症

【背景知识】

色素失禁症(IP)又称 Bloch-Sulzberger 综合征,是一种罕见的 X 连锁显性遗传病,新生儿发病率 1/50000。95% 以上的病例多为女性,若为男性病例,一般因病情严重而胎死宫内,病变多累及皮肤、牙齿、中枢神经系统、眼睛和骨骼等多系统,皮疹特点顺着 Blaschko 线的方向发生。不需要特殊治疗,采用对症处理,但要注意和感染性疾病鉴别,避免滥用抗生素。血常规示嗜酸性粒细胞增高,本例患儿女婴,娩出后即发现患儿全身散在较多疱疹,生后 20 天出现抽搐,基因检测:IKBKG 基因检测阳性,遗传自母亲。

【病例简述】

患儿女,生后 10 分钟,生后即发现皮疹 10 分钟于 2020-8-5 19:05 入院。系第 6 胎第 2 产,孕 39^{+6} 周顺产娩出,出生体重 2850 g,无宫内窘迫及生后窒息史,生后自然啼哭,哭声响亮,Apgar 评分,1 分钟、5 分钟、10 分钟均 10 分,羊水清亮、量正常,无脐带绕颈,胎盘正常,娩出后即发现患儿全身散在较多疱疹,无呻吟吐沫,无青紫及苍白,无发热,生后即转入新生儿科。母孕史:孕早期无先兆流产,无感冒及风疹病史,孕期否认毒物接触触,孕期无高血压、糖尿病、甲减、贫血及腓肠肌痉挛史。否认发热、咳嗽、腹泻等感染病史。第1胎8岁男孩体健。人工流产4次,第2、3次孕40余天人工流产,第4、5次孕3月因为胎停,人工流产。

入院查体:查体:T36.5⁰C P126次/min R40次/min W2850 g,足月儿貌,神志清楚,反应好,呼吸平稳,周身分布红斑及较多脓疱,四肢多,颜面、躯干及手足心少,部分融合成片,有的已破溃,有的有黄痂,尼氏征(-)前囟平坦,张力不高,口周无发绀,双肺呼吸音粗糙,未闻及干湿啰音,心音有力,律齐,心率126次/min,各瓣膜听诊区未闻及病理性杂音,腹软不胀,肝脾肋缘下未触及肿大,肠鸣音正常,四肢肌张力正常,新生儿反射:吸吮反射存在,觅食反射存在,握持反射存在,拥抱反射引出完全。入院照片见彩图33。

辅助检查:血常规及血糖结果见表3-10-1,肝肾功能、心肌酶及电解质结果大致正常,梅毒、艾滋、甲肝、乙肝、丙肝、戊肝结果均阴性,脓疱液培养:需氧培养48小时无菌落发育,血培养:需氧培养5天无细菌生长,心脏彩超示:卵圆孔未闭(2.5 mm),腹部超声示:肝、胆、胰、脾、双肾未见异常,头颅超声示:颅内未见异常。

表3-10-1 患儿血常规及血糖结果

2020-08-05(19:40)	2020-08-06(09:05)	2020-08-09(11:57)
白细胞数:23.82	白细胞数:24.66	白细胞数:9.24
中性粒细胞百分比:44.4	中性粒细胞百分比:50.7	中性粒细胞百分比:28.7
淋巴细胞百分比:27.2	淋巴细胞百分比:22.9	淋巴细胞百分比:35.4
嗜酸粒细胞百分比:22.9(参考区间0.4-8)	嗜酸粒细胞百分比:18.2	嗜酸粒细胞百分比:22.4
血红蛋白:232	血红蛋白:198	血红蛋白:196
血小板:372	血小板:324	血小板:282
CRP:1.0	CRP:0.8	CRP:0.5
PCT:0.08	PCT:1.64	PCT:0.16
葡萄糖		
2020-08-05		2.09mmol/L
2020-08-06		2.71mmol/L
2020-08-09		3.54mmol/L

入院诊断。新生儿皮疹原因待查:①大疱性表皮松解症?②葡萄球菌烫伤样综合征?③色素失禁症?2.特发于围生期的感染?③新生儿低血糖;④新生儿红细胞增多症。

治疗经过:生后给予暖箱保暖,血氧饱和度监测,微量血糖监测及心电监护监测生命体征;静推10%葡萄糖注射液2mL/kg,纠正低血糖;部分水解蛋白奶30mL/次,每3h1次;维生素K₁1 mg防自然出血症;静点含糖液[糖速4 mg/(kg·min)];静点头孢他啶0.14 g,每12h1次,青霉素14万单位,每12h1次,联合抗感染治疗5天。皮肤护理:每天洗澡2次,全身皮肤外用莫匹罗星软膏(百多邦)1天,发现全身皮肤潮红,后改用炉甘石洗剂分批涂抹皮肤应用3天,皮疹见好转,共住院6天,好转出院。患儿住院期间照片见彩图34。

出院诊断:①色素失禁症;②卵圆孔未闭;③新生儿低血糖症;④新生儿红细胞增多症。

住院第2天,追问病史,发现患儿母亲生后也有类似皮疹,1995年被养父母捡到抱回家后每天用高锰酸钾水洗澡,然后给滑石粉,皮疹反复出现,到7~8岁上小学时,彻底消失。未遗留任何痕迹。患儿出院后5天家属因皮疹未消退,且皮肤黄疸,就诊于在天津儿童医院,住院治疗12天,住院期间(生后20天)出现了抽搐,给予苯巴比妥钠镇静止惊,核磁提示:于DWI序列双侧大脑半球、双侧基底节丘脑区、胼胝体、右侧桥臂及双侧小脑半球弥漫多发斑片状高信号病变,部分于SWI序列呈低信号,请结合临床;双侧额、颞、顶叶白质区片状稍长T1、稍长T2信号影;双侧上颌窦、筛窦黏膜增厚;右侧内眦区小片长T2信号影。动态脑电图结果回报:异常新生儿脑电图:额区为主多灶的中 - 高波幅尖波、棘波、尖慢波、棘慢波、尖形慢波发放。生后25天基因检测回报:色素失禁症IKBKG基因检测阳性,检查到一个杂合的致病性变异(图3-10-1)。结合先证者及其父母检测结果,推测先证者所携带的IKBKG基因上的4-10号外显子缺失很可能遗传自母亲,建议结合母亲临床表型进行判断。

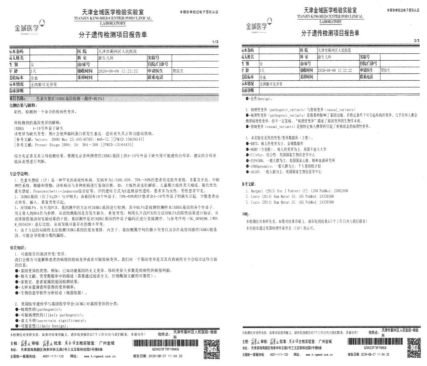

图 3-10-1　基因检测报告

出院后随访:患儿生长发育好,无水泡等新鲜皮疹,顺着Blaschko线的方向形成了大理石色色素沉着的斑纹。出院后随访照片见彩图35。家属拒绝服用抗惊厥药物,到目前未发生严重的惊厥。

【病例分析和思考】

色素失禁症（incontinentia pigmenti，IP），又名 Bloch-Sulzberger 综合征，是一种罕见的 X 连锁显性遗传性疾病，发病率约为 1∶50000，95% 以上的病例为女性，若为男性病例，一般因病情严重而胎死宫内，女孩与男孩发病比为 20∶1[1-2]。IP 是外胚层来源的一种多系统疾病，病变累及皮肤，牙齿，眼和中枢神经系统[3]，有的患者主要表现在皮肤（先水泡再皮损再斑纹，但也有出生直接斑纹的，出生几个月、几年或十几年后皮肤会自然痊愈），也有的患者会失明、癫痫、痉挛性瘫痪、畸形、智力低下等。结合患儿皮疹特点、家族史、基因检测、头颅磁共振成像（MRI）及眼底检查可进行诊断。本病无特异性治疗，皮肤改变有逐渐减轻趋势，有的病儿可恢复，但伴随的秃发及牙、眼和中枢神经系统的病变常不随之好转[1]。

IP 由位于 Xq28 上的 IKBKG 基因突变引起的 X 连锁显性遗传病。IKBKG 基因（位于 Xq28）；该基因有 10 个外显子，80% 的 IP 患者由 4-10 号外显子的缺失引起，少数患者由点突变、插入、重复突变引起[4]。此外，IP 病例中还存在不常见突变以及找不到患病的遗传学原因。NEMO 蛋白是 IκB 激酶复合物的基本调节亚单位[5]、NF-κB 的信号转导通路里面的关键蛋白，其对于转录因子 NF-κB 的活化是至关重要的。NF-κB 信号通路与各种关键的细胞生物过程有关，包括细胞增殖，细胞存活，细胞应激反应，先天免疫和炎症[6]。NEMO 基因突变导致 NF-κB 激活物发生改变，并使得细胞凋亡易感[7]。在 IP 细胞中，NF-κB 的活化是有缺陷的。NEMO 基因突变导致细胞因子改变，在出生后的第一年表现明显，这可以解释皮肤形态学中的炎症表现[6]。

本病的皮肤特征：顺着皮肤 Blaschko 线的方向发生皮损和/或斑纹，见彩图 36。IP 皮肤表现临床分为四期：第一期为囊泡期，囊泡内多含嗜酸性粒细胞，亦称炎症反应期，约 90% 患者发病；第二期为疣状皮疹期，有红斑及水疱，排列成行，出生时即有或出生后 2 周内显著，常波及四肢和躯干，不侵犯面部，约 70% 患者发病，是继水疱后在相同部位出现的损害，这些损害通常 1 岁时消失，也可持续多年；第三期为色素沉着期，表现为奇特的网状色素沉着，约 98% 患者出现此期皮肤损害；第四期为萎缩期，此期表现为皮肤苍白，斑状萎缩，色素减少，以躯干部损害最显著，至成年期通常不易觉察，萎缩部位皮肤无毛发[8-9]。除了皮肤损害外，IP 患者还有神经系统的表现，包括癫痫、小儿脑病、急性播散性脑脊髓炎、缺血性中风等。IP 患者中有神经系统表现的占 IP 患者总数的 30%[10]。大多神经症状表现在新生儿期，极少患者表现在青春期和成人期。MRI 检查结果包括脑室周围和白质疾病、出血性疾病、胼胝体发育不全、脑萎缩和小脑发育不全[11]。牙齿异常常表现为牙齿的畸形、发育异常和出牙延迟。常见的口腔异常表现为唇腭裂和高颚弓[12]。眼部异常病例占 25%~35%，其中严重受累约 19%[13]。眼部的表现包括：斜视、视网膜血管的变化、视神经萎缩、小眼畸形和白内障等。IP 患儿出生后眼底存在与早产儿视网膜病变、糖尿病、镰状细胞贫血等疾病相似的眼底斑点状血管缺血性改变，视网膜血管异常：动静脉吻合，周边区域低灌注，继发性新生血管形成，视网膜前纤维组织形成，晶状体后团块形成[14]。其他系统损害还包括骨骼发育异常，如小头畸形、侏儒症、畸形足等[2]。

目前 IP 的诊断依然依据 1993 年 Landy 和 Donnai 提出的国际公认的诊断标准[15]，其主要内容如下:有阳性家族史,主要标准如下:a 典型皮疹史;b 色素沉着;c 皮肤毛发损害;d 秃顶;e 牙齿异常;f 视网膜病变;g 多次妊娠男胎流产证据。无阳性家族史,主要指标:a 典型新生儿期的红斑、水疱,水疱内含嗜酸性粒细胞;b 典型躯干部线状色素沉着;c 皮肤线状萎缩或秃发。次要指标:a 牙齿异常;b 秃发;c 指甲异常;d 视网膜病变。临床诊断标准如下:无阳性家族史至少需要 1 条主要指标及 1 条次要指标支持诊断;有阳性家族史有 1 条临床标准即可诊断。2013 年 Minić 等 [16] 建议将 IP 诊断标准进行调整。建议如下:主要标准在原有主要标准基础上增加 IP 患者皮损四个阶段中的任意一个,将多次妊娠男胎流产证据改为次要标准;次要标准在原有次要标准基础上增加了乳房及乳头异常、IP 病理学诊断。嗜酸性粒细胞增多及不平衡 X- 染色体失活研究也可考虑作为 IP 诊断条件。除了 IP 诊断的主要及次要标准外,IP 典型 IKBKG 突变及家庭中相关成员 IP 诊断,都可考虑 IP 诊断;如果缺乏一级女性亲属 IP 诊断及 IKBKG 突变数据,至少有两个或两个以上主要标准及一个或一个以上次要标准来确诊散发 IP 病例;如果缺乏一级女性亲属 IP 诊断但却有 IKBKG 典型突变,任何一个主要或次要标准都可诊断 IP;如果有一级女性亲属 IP 诊断证据,任何一个主要或至少两个次要标准都可诊断 IP[16]。

治疗:IP 为外胚叶异常的遗传性疾病,目前尚无有效的治疗方法,在皮肤损害期注意防止继发感染,如出现神经系统及眼部、骨骼并发症则需对症处理。护理上加强病情观察,做好皮肤护理及保护性隔离,针对疾病特点加强健康宣教,在 IP 患儿新生儿时期达到早发现、早干预、早诊断的目的,从而提高疾病治愈率,减少神经系统后遗症的发生,促进患儿康复 [17]。

鉴别诊断:本病根据病史及特征性皮肤表现诊断较容易,在疣状皮疹期应与下列疾病进行鉴别:①大疱性表皮松解症:是一组少见的多基因遗传性水泡样皮肤疾病,以轻微摩擦导致水疱形成为特征,尼科利斯征阳性。多为常染色体显性遗传.临床表现与分型有关,单纯型、营养不良型、交界型,其中交界型最严重的,出生时即发病,表现为泛发性水疱,伴严重的口腔肉芽组织形成,可累积多器官系统,死亡率高。单纯型和营养不良型用大剂量维生素 E 可减轻症状,交界型可短期应用肾上腺皮质激素 [18]。②新生儿脓疱疮:好发于新生儿,起病急。基本损害为广泛分布的多发性大脓疱,尼氏征阳性,脓疱周围有红晕。疱壁薄,易破溃,破溃后成红色糜烂面。可伴有高热、畏寒等全身中毒症状,严重者可危及生命。脓液细菌培养可见金黄色葡萄球菌或溶血性链球菌生长。IP 患儿一般无全身症状 [2]。③葡萄球菌烫伤样皮肤综合征:主要有凝固酶阳性的金黄色葡萄球菌感染所致,传染性强,病死率高。全身泛发性暗红色红斑,其上表皮起皱,表现为松弛性大疱及大片表皮剥脱,剥脱后露出鲜红色水肿糜烂面,呈烫伤样,黏膜不受累,口周呈特征性放射状皲裂,手足皮肤科呈手套或袜套样脱皮,常伴有发热等全身症状。尼科利斯征阳性。抗感染、局部皮肤护理,严重者给予支持治疗 [18]。④幼年大疱性类天疱疮　发病年龄大多小于 5 岁,可以在出生后数周内出现,男孩多见。对称分布于颈部、胸腹部和四肢屈侧,亦可累及掌跖,黏膜损害比成人多见。反复发作 3~4 年可以自愈。组织病理检查可与色素失禁症鉴别 [2]。

天津市蓟州区人民医院　李雅娟　贾丽影

【参考文献】

[1] POZIOMCZYK CS，RECUERO JK，BRINGHENTI L，et al. Incontinentia pigmenti[J]. Anais Brasileiros de Dermatologia. 2014. 2014；89（1）：26-36.

[2] 张艳飞，赵丽阳，徐林，等. 色素失禁症研究进展 [J]. 中国医学创新，2014（9）：151-154.

[3] 刘辅仁. 实用皮肤科学 [M]. 3 版. 北京：人民卫生出版社，2005：897-898.

[4] ARADHYA S，WOFFENDIN H，JAKINS T，et al.A recurrent deletion in the ubiquitously expressed NEMO（IKK-γ）gene accounts for the vast majority of incontinentia pigmenti mutations[J].Hum Mol Genet,2001.10（19）:2171-2179.

[5] CARRASCOSA R M C，RUIZ C R，MEDINA M C，et al.Neonatal convulsions caused by incontinentia pigmenti with left opercular dysgenesia[J].Rev Neurol,2002,36（1）:36-39.

[6] YOSHIDA M，OISO N，KIMURA M，et al.Skin ulcer mimicking pyoderma gangrenosum in a patient with incontinentia pigmenti[J].The Journal of Dermatology，2011，38（10）：1019-1021.

[7] YAMAOKA S，COURTOIS G，BESSIA C，et al.Complementation cloning of NEMO，a component of the IκB kinase complex essential for NF-κB activation[J].Cell,1998,93（7）:1231-1240.

[8] SMAHI A，COURTOIS G，VABRES P，et al.Genomic rearrangement in NEMO impairs NF-κB activation and is a cause of incontinentia pigmenti[J].Nature,2000,405（6785）:466-472

[9] BERLIN A L，PALLER A S，CHAN L S.Incontinentia pigmenti：a review and update on the molecular basis of pathophysiology[J].J Am Acad Dermatol,2002,47（2）:169-190.

[10] CARNEY JR R G.Incontinentia pigmenti：a world statistical analysis[J].Arch Dermatol,1976,112（4）:535.

[11] MEUWISSEN M E C，MANCINI G.Neurological findings in incontinentia pigmenti；a review[J].European Journal of Medical Genetics,2012,55（5）:323-331.

[12] CAPPELLINI M D，FIORELLI G.Glucose-6-phosphate dehydrogenase deficiency[J].The lancet,2008,371（9606）:64-74

[13] 李莉，宋国维，徐放生，等. 色素失禁症 15 例临床研究 [J]. 中国实用儿科杂志，2005，20（8）：472-474.

[14] GOLDBERG M F.Macular vasculopathy and its evolution in incontinentia pigmenti[J].Ophthalmic Genet,1998,19（3）:141-148.

[15] HADJ-RABIA S，FROIDEVAUX D，BODAK N，et al.Clinical study of 40 cases of incontinentia pigmenti[J].Arch Demato,2003,139（9）:1163-1170.

[16] MINIĆ S，TRPINAC D，OBRADOVIĆ M.Incontinentia pigmenti diagnostic criteria update[J].Clin Genet,2013,44（6）:1-3.

[17] 罗益芬，程晓英. 新生儿色素失禁症护理的研究进展 [J]. 护理与康复. 2016,15（06）.

[18] 陈超. 实用新生儿学第 5 版.

病例 83　先天性色痣

【背景知识】

先天性色痣又称先天性痣性黑色素细胞痣,是一种先天疾病,不遗传,全身各处均可发生,大小差异显著。本病例报道为出生即发现先天性色痣的病例。

【病例简述】

患儿女，2 天,出生后即发现皮肤有黑色素沉着 2 天。孕周 39,出生体重 3505 克,母孕早期患泌尿系感染,静脉输入抗生素 5 天(药名不详)。父母非近亲婚配,无家族史。体格检查:足月儿外貌,精神反应可,呼吸平稳,前囟平软,颈软无抵抗,心肺查体无异常,腹软,触诊无异常,四肢活动自如,肌张力正常,新生儿反射引出完全,头面部、腹部、背部、臀部、会阴部、双侧大腿皮肤有成片黑色素沉着,边界清楚,皮肤表面粗糙,有毛发,无破溃及脓血。患儿皮损照片见彩图 37。

临床经过:嘱注意皮肤护理及保湿,注意皮疹变化。因患儿太小,家长拒绝皮肤病理学、头颅核磁等检查。最后诊断:先天性色痣。

【病例分析和思考】

色素痣由痣细胞组成,是来源于神经嵴的一种细胞,具有与正常皮肤黑素细胞同样产生黑色素的能力,可以是一出生便存在的,也有出生后一年以至十几年长出的。刚一出生便存在的色痣称为先天性色痣。先天性色痣又称先天性痣性黑色素细胞痣,是一种先天疾病,不遗传,全身各处均可发生,大小差异显著。

先天性色痣是常呈深褐色或黑色的斑块,界限清楚,稍隆起于表皮面,表面有皱纹,皮肤粗厚,用手抚摸感觉粗糙不平,有毛,无特定好发部位。根据皮损大小分型,直径在 1.5 cm 内为小型,直径 1.5~19.9 cm 为中型,≥ 20 cm 为巨型,而新生儿头皮皮损 >9 cm 或躯干皮损大于 6 cm 均称为巨痣。巨痣常可波及整个背部、头皮、颈部或整个肢体,外围可有卫星状损害,就像人被披上一张"兽皮",称之为"兽皮痣"。先天性色痣与周围皮肤的界限非常清楚,早期就有又粗又黑又硬的毛穿出皮肤,外形奇特。随着婴儿逐渐长大,皮损可缓慢增大、增厚,表面呈皱折,形成疣状,且更加粗糙色黑,也有更多的黑毛从里面穿出。如果位于脊柱部位,可合并有脊柱裂;位于肢体时,其深部组织可增生或萎缩,位于头皮、颈部及背部的巨大色素痣可伴发脑膜受累。还有的患儿合并血管痣、脂肪瘤或神经纤维瘤。先天性色痣的侵犯面积较广泛,且侵犯部位也深,可累及有的甚至穿透表皮和真皮,其特征为扩大到皮下组织,可围绕附属器、血管、神经的梭形或纺锤型细胞,少数可转变为黑色素瘤,恶变概率为10%。小的先天性细胞痣常较后天性痣大,直径常大于 1.5 cm,表面常有毛。先天性色素痣需与丛状神经纤维瘤、蒙古斑、牛奶咖啡斑、太田痣及伊藤痣相鉴别。

目前对先天性色痣尚无有效治疗方法,应定期随访、观察及拍照,如痣体出现大小、性状、颜色、炎症改变、出血及结痂等,应立刻反应及处理。常规进行随机痣体活检并无益处,如有新发生的扩大结节则为活检指征。一部分患者采取手术切除,并植以正常皮肤来帮助恢复,但是需要进行多次损毁性手术,治疗起来较为困难,如伴有神经系统黑变病,手术切除皮肤痣体亦无用。

天津市静海区医院　王俊娟　刘玉兰

第十一节　眼科疾病

病例 84　肾性眼缺损综合征一例

【背景知识】

患儿胎儿时期即显示双肾小于实际孕周,其母孕 16 周始超声提示羊水过少,至孕 30 周羊水恢复正常,患儿生后肾脏超声提示双肾囊肿,肾功能异常,全外显子基因检测提示患儿 PAX2 基因 c.76dupG 位点杂合突变,后眼睛检查提示双眼视神经萎缩,双眼震颤及高度近视,诊断为肾性眼缺损综合征。

【病例简述】

赵某某之子, G1P1,胎龄 39 周 +6 天,剖宫产出生,出生体重 3200 g,出生时羊水清,量中,脐带胎盘未见异常,生后 Apgar 评分一评 10 分,其母平素月经规律,孕早期无发热、感冒及服药史,有阴道流血保胎史,孕早期超声与孕周相符,孕期致畸四毒阴性,唐氏筛查低风险,羊水穿刺提示巨细胞病毒 DNA 阴性,胎儿染色体拷贝数变异检测显示 46, XN, del(8)(p11.22)(39220000-39380000)(0.16Mb)(1.12),孕期血压血糖正常,孕 16 周始我院超声提示羊水过少,至孕 30 周,羊水恢复正常,孕 21 周始我院超声显示胎儿双肾明显小于实际孕周,后于我院进行胎儿核磁示胎儿双肾体积明显小于正常孕周,膀胱体积较小。

患儿出生后于新生儿期进行肾脏超声检查提示双侧多囊肾,监测肾功能提示尿素及肌酐均高于正常。结合孕期胎儿肾脏发育情况考虑不除外先天发育异常,行全外显子基因检测。检测结果提示患儿 PAX2 基因有一个杂合突变,为 c.76dupG 杂合突变,可导致氨基酸发生移码突变(p.V26fs*28),考虑为肾性眼缺损综合征。

生后 3 个月及 4 个月均因泌尿系统感染住院治疗,肾脏超声提示双肾囊肿,监测肾功能各项指标均高于正常,提示肾小球及肾小管均有损伤。

生后 9 个月于眼科医院进行眼底检查显示右眼:角膜小,眼底:视盘色淡,视杯大, C/D=0.9~1.0,围后级多发脉络膜脱色素斑点,视盘外颞上方网膜上方血斑一处,黄斑区色素不均,周边部血管未见明显异常(彩图 38)。左眼:角膜可,无混浊。眼底:视盘略大,色淡, C/D=1.0,视网膜豹纹状,周边部可见视网膜"非压迫向"样病灶,网膜在位(彩图 39)。排除青光眼后诊断为双眼视神经萎缩,右眼小角膜,右眼先天性脉络膜缺损。结合肾脏情况及基因监测支持肾性眼缺损综合征的诊断。

生后 10 个月家属再次要求进行全外显子基因检查并行家系全外显子基因检测,检测结果同前次基因检测结果,为 PAX2 基因的 c.76dupG 杂合突变,对其家系基因分析结果显示患儿父母无异常(图 3-11-1)。

于 1 岁 11 个月,患儿因视力欠佳再次就诊眼科医院诊断为双眼视神经萎缩,双眼震颤及高度近视。

随访至目前患儿 2+ 岁,体格发育,大运动,精细运动,语言发育均正常。监测肾功能无明显下降,视力未见明显下降。

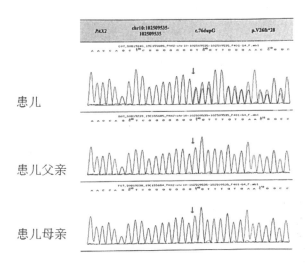

图 3-11-1　患儿及其父母全外显子基因测序(箭头所示为突变位点,提示患儿存在 PAX2 基因 c.76dupG 杂合突变)

【病例分析和思考】

肾性眼缺损综合征(Renal coloboma syndrome,RCS),又名肾 - 视神经乳头缺损综合征(papillorenal syndrome),是一种罕见的遗传病,是一种常染色体显性遗传病,其特征是肾脏发育不良和视觉神经发育不良。1988 年由 weaver 等人首次报道 [1],1995 年 Sanyanusin P 等人描述了此病是有由 PAX2 突变导致的 [2],但不是所有的患者都有此位点的突变,仅有一半的患者可检测到存在 PAX2 基因突变 [3]。肾性眼缺损综合征的表现极为多变,肾脏异常通常由发育不全引起的,如马蹄肾,肾旋转不良,膀胱输尿管反流,多囊肾,肾囊肿,肾单位稀少巨大症,最终进展为终末期肾衰竭,肾衰竭可以在疾病的任何阶段发生。眼部异常表现为视盘增大,视网膜中央血管缺失或未发育,视盘边缘存在许多睫状视网膜血管,视盘可深度凹陷和发育不良,从视盘中央出现灰色胶质组织,黄斑变性,晶状体脱位,黄斑色素沉着,视网膜脱离,还有牵牛花异常,视力常为正常到显著的视力损伤甚至失明 [4]。Sels L 等人对一例肾性眼缺损综合征患者长期随访提示随着时间的推移,患者在眼睛方面可以出现近视,晶状体混浊和角膜束带病,而后段异常,视力及视野相对稳定,长期的眼科随诊是必要的,以预防视网膜脱落相关的并发症及治疗近视,斜视,白内障和角膜束带病 [5]。

PAX 基因在细胞模式的调控中起着至关重要的作用,它的名字来源于配对框基因,位于蛋白质的氨基酸末端的部分,由 128 个氨基酸组成,PAX2 基因是 9 个 PAX 配对框基因之一,编码在生命早期眼睛、中枢神经系统、耳朵和泌尿生殖道胚胎发育中的 DNA 结合蛋白,它对应染色体 10q23.3 ~10q25 区域的 12 个外显子和 4 个结构域 [4]。PAX2 基因突变可至肾性眼缺损综合征,局灶性节段性肾小球硬化症 7 型以及先天性肾和尿路异常。表型变异大使得与基因型相关的表型谱很难确定,一项近期中国的研究总结了中国数据库中 PAX2 突变基因的病例及回顾了目前国际上报道的 234 个具有 PAX2 基因突变的病例以探讨 PAX2 相关疾病的基因型和表型谱,文章得出结论 RCS 与杂合性 PAX2 功能缺失变异有明确的相关性,此外,还发现了 DNA 结合域中 PAX2 错义变异的一个子集,预测其会影响与 RCS 表型相关的蛋白结构或蛋白 -DNA 相互作用。结合 PAX2 相关疾病的表型谱和基因型,可以预测与肾脏和眼科发展相关的致病变异,文章强调了基于结构的分析方法可以应用于诊断策略,有助于诊断的准确和及时[6]。

PAX2 基因突变需结合临床表型共同诊断肾性眼缺损综合征,肾性眼损伤综合征个体之间表型差异极大,目前基因型与表型之间难以建立明确的联系,即使是同卵双胎患者,表型也不相同[7]。确诊病例也不断发现 PAX2 基因新的突变位点[4, 8, 9],多数患儿因为眼睛的异常或者肾脏的异常就诊,从而进一步确诊此病。产前发现肾性眼缺损综合征的病例极少,如果有阳性家族史的孕妇在孕期要注意排除此病,需要进行基因检测,超声检查胎儿肾脏及评估羊水量。国际上目前也仅有 6 例个案报道和一个大型的系列报道涉及 13 例患儿于产前发现肾性眼缺损综合征的报道,同时 Nguyen A 等人也报道了一个家系母女二人均于产前检查发现此病,母亲为一位 27 岁初产妇,她在胎儿时期即有羊水减少,后羊水量自行恢复正常,生后发现左肾发育不良,右肾输尿管肾盂连接部的梗阻和进行性节段性硬化,在 20 岁的时候肾衰竭并进行了肾移植,这位母亲怀孕时在孕 18^{+5} 周发现羊水少, 21 周监测胎儿肾脏偏小,结合其家族史检测基因提示存在 PAX2 基因 c.76dup: p 突变,于孕 36 周羊水恢复正常,与此同时,母亲的眼睛出现了问题,眼底检查提示存在右眼的玻璃体脱水和血管扩张,生产后对其女儿进行检查提示肾脏功能轻度异常,超声提示肾脏形态正常但肾脏大小的测量处在其年龄阶段的下限,基因检测的突变位点同母亲。此病例报告提示自愈性羊水过少是 RCS 患者肾脏功能异常的早期迹象,同时说明遗传诊断如何影响对患者的管理[10]。

本例患儿也存在母亲怀孕期间孕早期羊水少,同时胎儿双肾体积小,并由此引起关注,孕 30 周羊水少自愈,本例患儿突变位点同 Nguyen A 等人报道的病例,可能提示 PAX2 此位点的突变具有相同的临床表现,孕早期羊水减少后羊水量自愈可能是此位点突变的肾性眼缺损综合征的早期临床表现。虽然本例患儿没有阳性家族史,但给我们的启示是自愈性羊水减少伴胎儿肾脏发育不良一定要注意是否存在肾性眼缺损综合征,可以进一步进行基因检测,从而实现产前诊断,尽早诊断有利于早期干预,延缓疾病进程,减轻症状,减少不良预后,从而提高生活质量。

天津市中心妇产科医院　高琦　丁方睿　田秀英　郑军

【参考文献】

[1] WEAVER RG, CASHWELL LF, LORENTZ W, et al. Optic nerve coloboma associated with renal disease[J]. Am J Med Genet, 1988, 29（3）: 597–605. DOI: 10.1002/ajmg.1320290318.

[2] SANYANUSIN P, MCNOE LA, SULLIVAN MJ, et al.Mutation of PAX2 in two siblings with renal-coloboma syndrome[J]. Hum Mol Genet, 1995, 4（11）: 2183–2184.DOI:

10.1093/hmg/4.11.2183.

[3] SCHIMMENTI LA.Renal coloboma syndrome[J].Eur J Hum Genet, 2011, 19（12）: 1207–1212.DOI: 10.1038/ejhg.2011.102.

[4] RACHWANI ANIL R, ROCHA-DE-LOSSADA C, AYALA CH, et al.A new mutation in the PAX2 gene in a Papillorenal Syndrome patient[J].Am J Ophthalmol Case Rep, 2019, 16.DOI: 10.1016/j.ajoc.2019.100563.

[5] SELS L, DIRVEN W, DEVRIENDT K, et al.SEVERE CASE OF RENAL COLOBOMA SYNDROME IN LONG-TERM FOLLOW-UP[J]. Retin Cases Brief Rep, 2020, 14（1）. DOI: 10.1097/ICB.0000000000000625.

[6] YANG X, LI Y, FANG, Y, et al.Phenotypic spectrum and genetics of PAX2-related disorder in the Chinese cohort[J].BMC Med Genomics, 2021, 14（1）. DOI: 10.1186/s12920-021-01102-x.

[7] IATROPOULOSP, DAINAE, MELEC, et al.Discordant phenotype in monozygotic twins with renal coloboma syndrome and a PAX2 mutation[J].Pediatr Nephrol, 2012, 27（10）: 1989-1993.DOI: 10.1007/s00467-012-2205-x.

[8] ROSSANTI R, MORISADA N, NOZU K, et al.Clinical and genetic variability of PAX2-related disorder in the Japanese population[J]. J Hum Genet, 2020, 65（6）.DOI: 10.1038/s10038-020-0741-y.

[9] YAMAMURA Y, FURUICHI K, MURAKAWA Y, et al.Identification of candidate PAX2-regulated genes implicated in human kidney development[J].Sci Rep, 2021, 11（1）. DOI: 10.1038/s41598-021-88743-1.

[10] NGUYEN A, CAMPAGNOLO C, HARDY G, Et al.Resolving severe oligohydramnios as an early prenatal presentation of renal coloboma syndrome-A report of two generations[J]. Clin Case Rep, 2021, 9（9）. DOI: 10.1002/ccr3.4758

病例 85　超低出生体重儿右眼 A–ROP 一例

【背景知识】

早产儿视网膜眼病（retinopathy of prematurity, ROP）是早产儿和（或）低出生体重儿视网膜毛细血管发育异常的双侧性眼病。在全球范围内至少有 5 万名儿童因早产视网膜病变而失明[1]。急进型早产儿视网膜眼病（aggressive retinopathy of prematurity, A-ROP）是一种少见的、病情严重且进展迅速的 ROP 病变。早期筛查发现和及时处理 A-ROP 极为重要。

【病例简述】

患儿女，胎龄 32 周，出生体重 980g，生后 41 天（PMA 37⁺⁶ 周）发现右眼急进型早产儿视网膜眼病（A-ROP）。该儿母亲因"胎儿宫内窘迫、宫内生长受限"行剖宫产，该儿生后 Apgar 评分 1 分钟 8 分，5 分钟 10 分，生后予立即予 T 组合正压通气支持（FiO_2 25%, PIP 20 cmH_2O, PEEP 6 cmH_2O）下转入新生儿科，生后约 50 分钟予 N-CPAP（FiO_2 21%, PEEP 6 cm-

H_2O）呼吸支持至生后 80 小时，生后一过性中性粒细胞比例稍高，应用拉氧头孢钠治疗 5 天，后住院期间感染指标无明显异常，静脉营养支持 2 周。住院期间筛查头颅超声 5 次均无特殊。生后 3 天心脏超声示卵圆孔未闭（3.1 mm）。生后 43 天（PMA 38^{+1} 周）头颅 MRI 提示左侧侧脑室旁片状异常信号，可疑脑损伤。生后 41 天，矫正胎龄 37^{+6} 周（PMA 37^{+6} 周）眼底检查示：右眼视网膜血管极细，仅见于后极部（1 区），血管迂曲，可见出血。生后 43 天行右眼玻璃体腔注射抗血管内皮生长因子（VEGF）药物治疗，生后 48 天（PMA 38^{+6} 周）复查眼底右侧眼底出血好转，吃奶及一般情况可，自动出院，出院时体重 1620 g，嘱眼科随诊。抗 VEGF 治疗前后眼底检查照片见彩图 40。生后 123 天，出院 80 天（PMA 49^{+4} 周）随访体重 4000 g，眼科随诊未予干预，眼底视网膜血管发育未再发现异常，需定期随访。截至本文投稿时，患儿生后半年（PMA 58 周）再次随访，体重 4750 g，一般发育情况可，患儿从我科出院后眼科共随访 2 次，第 2 次随访患儿需再次给予眼底治疗。

【病例分析和思考】

早产儿视网膜眼病（retinopathy of prematurity，ROP）是早产儿和（或）低出生体重儿视网膜毛细血管发育异常的双侧性眼病。在全球范围内至少有 5 万名儿童因早产视网膜病变而失明[1]。随着早产儿救治水平的提高，我国 ROP 的患儿也逐渐增多，2019 年 CHNN 数据显示我国出生胎龄 23^{+0} 周至 27^{+6} 周早产儿 ROP 的发生率为 61.8%，且 ROP 的发生率呈上升趋势，由 2010 年的 44.2% 上升至 2019 年的 65.1%，接受完整治疗住院患儿严重 ROP 的发生率为 4.3%。目前防治该病的根本方法是通过对高危早产儿进行常规筛查，并对发现的早期病变及时进行治疗。

根据疾病的发展过程，ROP 一般可分为 5 期，即 1 期（分界线期）：发生在矫正胎龄 34 周（30~37 周），在眼底视网膜颞侧周边有血管区与无血管区之间出现分界线。2 期（嵴形成期）：平均发生在平均 35 周（32~40 周），眼底分界线隆起呈嵴样改变。3 期（增殖期）：发生在平均 36 周（32~43 周），眼底分界线的嵴上发生视网膜血管扩张增殖，伴纤维组织增殖；阈值前病变发生在平均 36 周（31~43 周），阈值病变发生在平均 37 周（32~44 周）。4 期（次全视网膜脱离期）：由于纤维血管增殖发生牵引性视网膜脱离，先起于周边，逐渐向后极部发展，此期根据黄斑有无脱离又分为 A 型和 B 型；A 型无黄斑脱离；B 型有黄斑脱离。5 期（视网膜全脱离期）：发生视网膜全脱离，大约发生在生后 10 周[2]。急进型早产儿视网膜眼病（aggressive retinopathy of prematurity，A-ROP）是一种少见的、病情严重且进展迅速的 ROP 病变，其病程不同于经典 ROP 分期即；多见于后极部 1 区，少见于后极部 2 区，表现为视网膜血管区和无血管区出血较大血管袢、血管扩张迂曲严重、"四叶图"表现、视网膜前出血、玻璃体浑浊、少见玻璃体出血；1~3 期分期界限常不明显，病情进展迅猛，很快发展为 5 期导致失明[2-3]；其关键特征为异常新生血管出现和疾病进展迅速，为强调这一特点 2021 年 IC-ROP 第 3 版中修正提出 A-ROP 这一概念[4]。早期筛查发现和及时处理 A-ROP 极为重要，与彩色眼底成像相比，眼底荧光素血管造影对于及时发现 A-ROP 有显著优势[5-6]。

A-ROP 主要见于极早产、体重较低的极不成熟儿[3,7-8]，其独立危险因素包括：极端早产（胎龄 <28 周和 / 或出生体重 ≤ 1000 g），氧饱和度失调节，宫内生长迟缓，多重感染，败血

症,血小板减少,母绒毛膜羊膜炎[3, 9-12]。较大胎龄或体重的早产儿(出生体重 >1000 g 或 1500 g 和 / 或出生胎龄 >28 周)也可发生 A-ROP,高氧可能是其发生重要原因[13-14]。 A-ROP 的病理生理学尚不清楚[10, 15]。目前认为血管内皮生长因子(VEGF)和胰岛素样生长(IGF)因子在疾病发生发展中起到关键作用[15]。对于 A-ROP 首选抗 VEGF 药物治疗[16-17],伴有明显进展的增生膜、眼底出血时可考虑行玻璃体视网膜手术[18-19],治疗的主要目的是防止发生视网膜脱离。

　　本例患儿超低出生体重小于胎龄儿,生后氧暴露时间短,右侧单眼病变,发病时间为 PMA 37^{+6} 周(生后 41 天),病变部位为 1 区,出血明显,及时给予抗 VEGF 治疗后,短期有好转,生后半年病情又再次反复需治疗。A-ROP 病程不符合经典的 ROP 病程变化,进展迅速,及时的筛查和治疗,规范的随访对于防止 ROP 盲的发生至关重要。

天津市中心妇产科医院　吴盼盼

【参考文献】

[1]　GILBERT C. Retinopathy of prematurity: a global perspective of the epidemics, population of babies at risk and implications for control[J]. Early Hum Dev, 2008, 84(2): 77-82.

[2]　中国医师协会新生儿科医师分会. 早产儿治疗用氧和视网膜病变防治指南(修订版)[J]. 中华实用儿科临床杂志,2013, 28(23): 1835-1836.

[3]　International Committee for the Classification of Retinopathy of Prematurity. The International Classification of Retinopathy of Prematurity revisited[J]. Arch Ophthalmol, 2005, 123(7): 991-999.

[4]　CHIANG MF, QUINN GE, FIELDER AR, et al. International Classification of Retinopathy of Prematurity, Third Edition[J]. Ophthalmology, 2021, 128(10): e51-e68.

[5]　LORENZ B, STIEGER K, JÄGER M, et al. Retinal vascular development with 0.312 MG intravitreal bevacizumab to treat severe posterior retinopathy of prematurity: a Longitudinal Fluorescein Angiographic Study[J]. Retina, 2017, 37: 97–111.

[6]　YOKOI T, HIRAOKA M, MIYAMOTO M, et al. Vascular abnormalities in aggressive posterior retinopathy of prematurity detected by fluorescein angiography[J]. Ophthalmology, 2009, 116:1377–1382.

[7]　NISSENKORN I, KREMER I, GILAD E, et al. 'Rush' type retinopathy of prematurity: report of three cases[J]. Br J Ophthalmol. 1987, 71(7): 559-562.

[8]　BUKSH MJ, DAI S, KUSCHEL CA. AP-ROP in an infant with minimal oxygen exposure[J]. J Paediatr Child Health, 2008, 44(4): 228-230.

[9]　AHN YJ, HONG KE, YUM HR, et al. Characteristic clinical features associated with aggressive posterior retinopathy of prematurity[J]. Eye, 2017, 31:924–930.

[10]　FLYNN JT, CHAN-LING T. Retinopathy of prematurity: two distinct mechanisms that underlie zone 1 and zone 2 disease[J]. Am J Ophthalmol, 2006, 142:46–59.

[11]　LUNDGREN P, LUNDBERG L, HELLGREN G, et al. Aggressive posterior retinopathy

of prematurity is associated with multiple infectious episodes and thrombocytopenia. Neonatology, 2016, 111:79–85.

[12] VINEKAR A, HEGDE K, GILBERT C, et al. Do platelets have a role in the pathogenesis of aggressive posterior retinopathy of prematurity? Retina, 2010, 30: S20–S23.

[13] SHAH PK, NARENDRAN V, KALPANA N. Aggressive posterior retinopathy of prematurity in large preterm babies in South India. Arch Dis Child Fetal Neonatal Ed, 2012, 97 (5): F371-375.

[14] SANGHI G, DOGRA MR, KATOCH D, et al. Aggressive posterior retinopathy of prematurity in infants ≥ 1500 g birth weight. Indian J Ophthalmol, 2014, 62:254–257.

[15] HARTNETT ME. Advances in understanding and management of retinopathy of prematurity. Surv Ophthalmol, 2017, 62:257–276

[16] VANDERVEEN DK, MELIA M, YANG MB, et al. Anti-vascular endothelial growth factor therapy for primary treatment of type 1 retinopathy of prematurity: a report by The American Academy of Ophthalmology[J]. Ophthalmology, 2017, 124 (5): 619-633.

[17] ÇÖMEZ A, KARAKÜÇÜK Y, ÖZMEN MC, et al. The results of intravitreal bevacizumab monotherapy for treating aggressive posterior retinopathy of prematurity and type 1 retinopathy of prematurity[J]. Eye(Lond), 2021, 35(12): 3302-3310.

[18] 李孝纯, 曹晓光, 黎晓新, 等. 晚期早产儿视网膜病变巩膜外加压手术及玻璃体切割手术疗效观察 [J]. 中华眼底病杂志, 2016, 32(5): 505-509.

[19] SEN P, BHENDE P, RISHI E, et al. Anatomical and visual outcomes in stage 5 retinopathy of prematurity with microincision vitrectomy surgery[J]. Retina, 2021, 41(2): 331-337.

附录 彩图

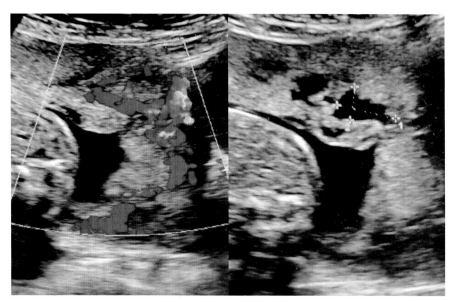

彩图 1 孕 35^{+6} 周超声检查

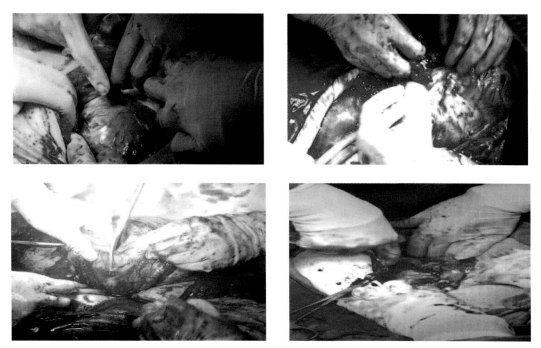

彩图 2 术中照片

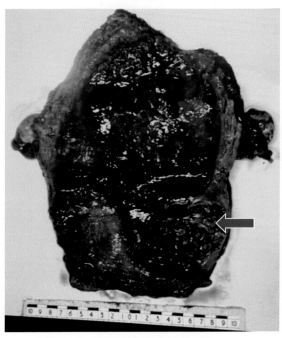

彩图 3　切除子宫及双侧附件大体观。箭头处为破裂后的病灶

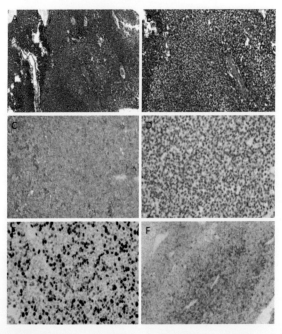

彩图 4　图 A 和图 B 为宫颈肿瘤组织 HE 染色结果,可见典型的小圆细胞。图 C 至图 F 分别为 CD99,FLI-1,Ki-67,p16 免疫组化结果。图 A 至图 F 放大倍数分别为 100x,200x,400x,200x,200x

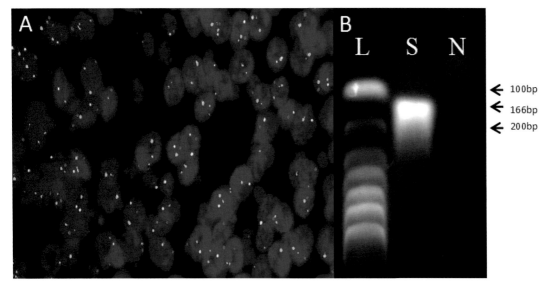

彩图 5　图 A 为 FISH 结果证实超过 35% 的细胞阳性,提示 EWS-FLI1 基因重组。图 B 为患者肿瘤组织 EWS-FLI1 融合基因检测结果。L:100bp DNA 条带;S:肿瘤样本;N:正常宫颈组织

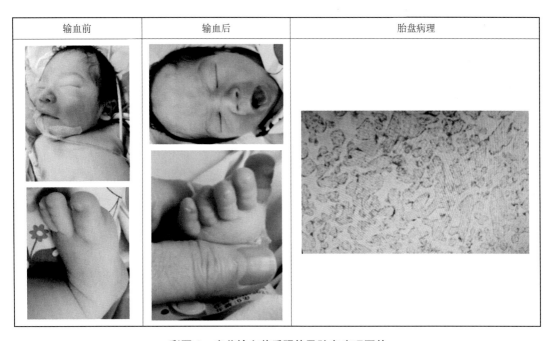

输血前	输血后	胎盘病理

彩图 6　患儿输血前后照片及胎盘病理图片

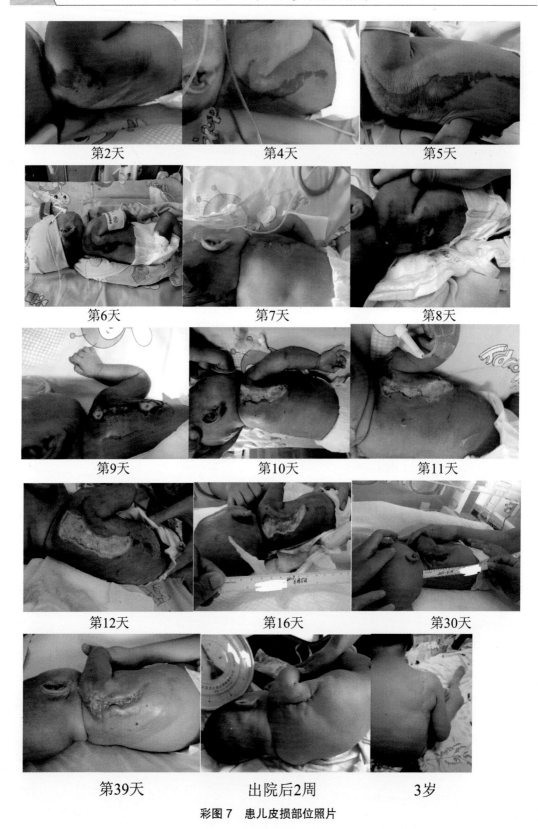

第2天　　　　　　第4天　　　　　　第5天

第6天　　　　　　第7天　　　　　　第8天

第9天　　　　　　第10天　　　　　　第11天

第12天　　　　　　第16天　　　　　　第30天

第39天　　　　　　出院后2周　　　　　　3岁

彩图7　患儿皮损部位照片

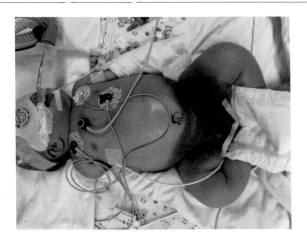

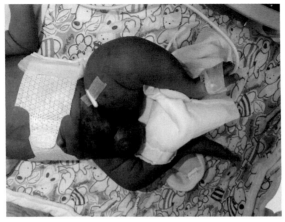

彩图 8　患儿换血治疗前后照片

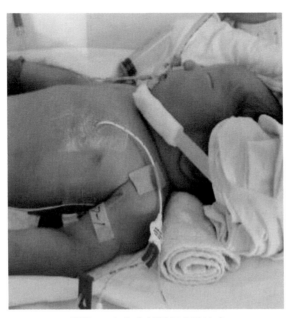

彩图 9　心包穿刺及闭式引流术

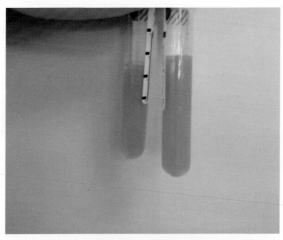

彩图 10　乳糜液外观

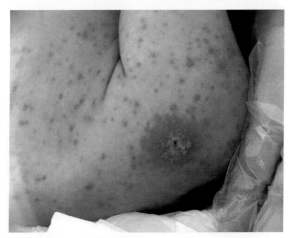

彩图 11　患儿皮损照片,可见部分水疱破溃

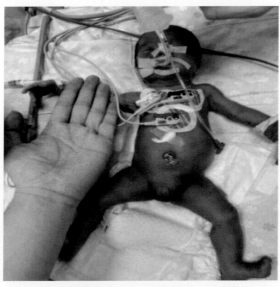

彩图 12　患儿发病时照片

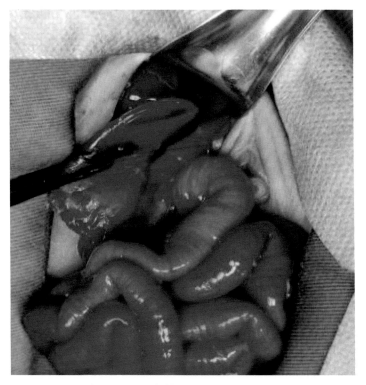

彩图 13 胃壁缺损面积约 5 cm×4 cm

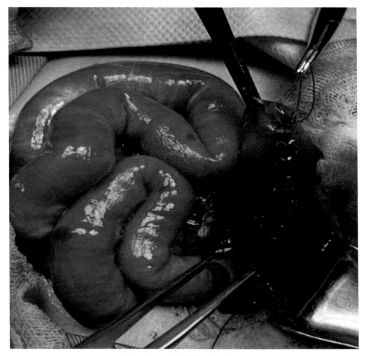

彩图 14 残胃约 10~15mL

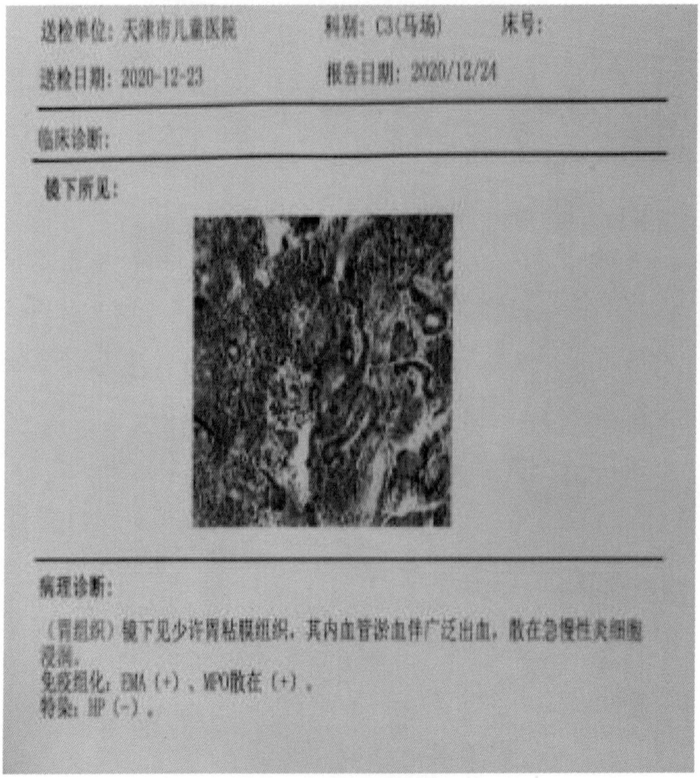

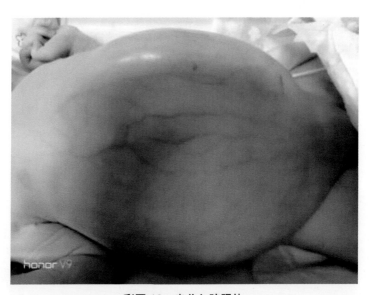

送检单位：天津市儿童医院　　　科别：C3(马场)　　床号：

送检日期：2020-12-23　　　　　报告日期：2020/12/24

临床诊断：

镜下所见：

病理诊断：

（胃组织）镜下见少许胃黏膜组织，其内血管淤血伴广泛出血，散在急慢性炎细胞浸润。

免疫组化：EMA（+）、MPO散在（+）。

特染：HP（-）。

彩图 15　患儿病理报告

彩图 16　患儿入院照片

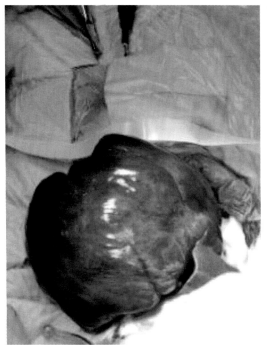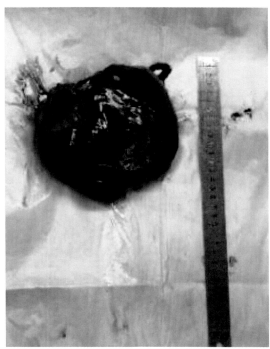

彩图 17　术中所见

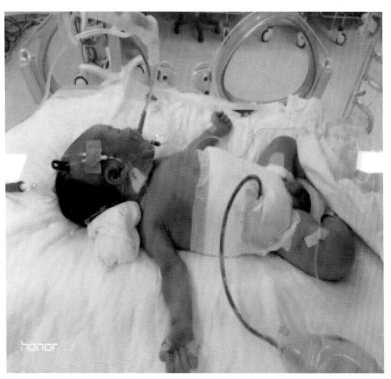

彩图 18　术后患儿照片

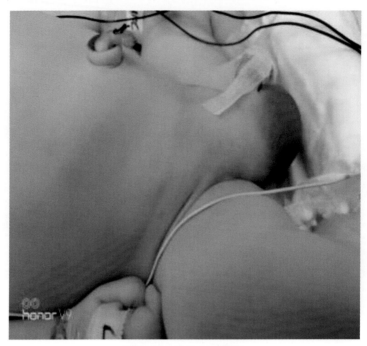

彩图 19　患儿入院照片

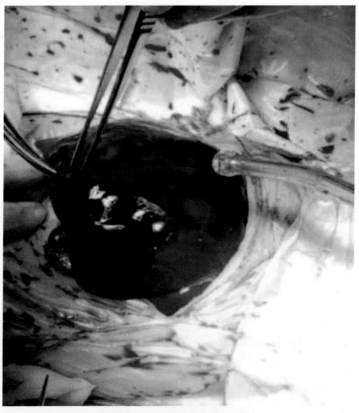

彩图 20　剖腹探查术中所见

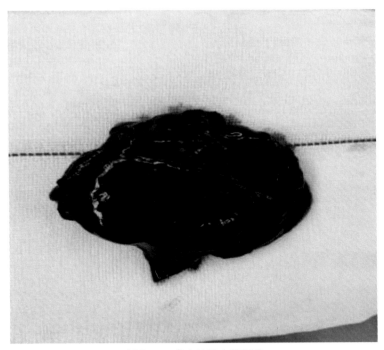

彩图 21 术中清除血块照片

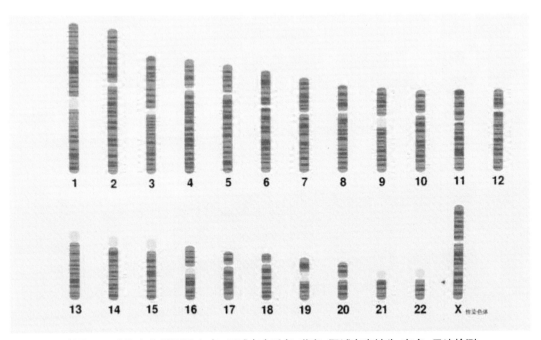

彩图 22 全染色体模拟图 红色:区域存在重复,蓝色:区域存在缺失,灰色:无法检测

TGG AACTCTGAGTGAATTACT

患儿

TGG AACTCTGGGTGAATTACT

父亲

TGG AACTCTGA GTG AAT TACT

母亲

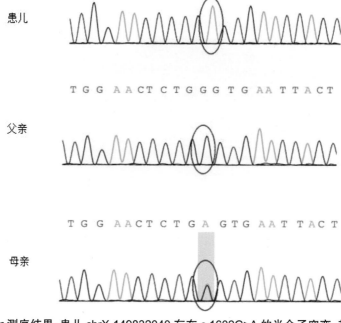

彩图 23　Sanger 测序结果:患儿 chrX-149832040 存在 c.1602G>A 的半合子突变,其父无突变,其母存在杂合突变

患儿

母亲

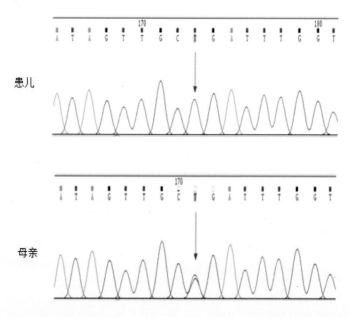

彩图 24　Sanger 测序结果:患儿 MTM1_ex13 c.1420 C>T 半合子突变,其母存在杂合突变

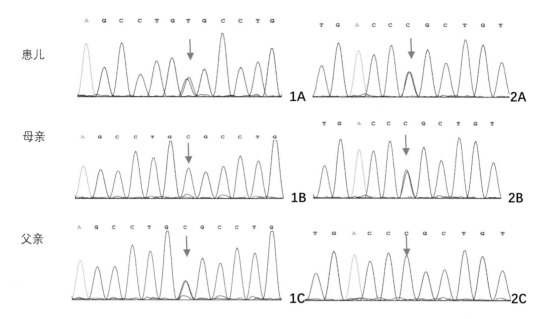

彩图 25　AMT 基因突变致非酮性高甘氨酸血症患儿及其父母 AMT 基因 Sanger 测序结果（箭头示突变位点）。A：患儿存在 AMT 基因 c.793 C>T 杂合变异；C：患儿母亲正常；E：患儿父亲存在 AMT 基因 c.793 C>T 杂合变异；B：患儿存在 AMT 基因 c.664 C>T 杂合变异；D：患儿母亲存在 AMT 基因 c.664 C>T 杂合变异；F：患儿父亲正常

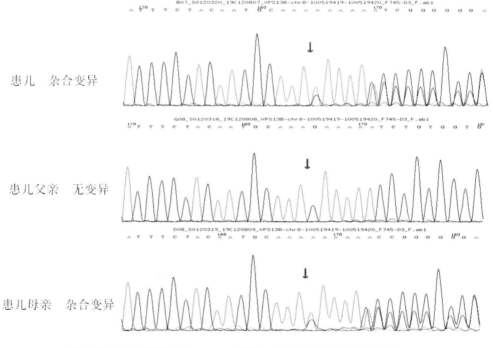

彩图 26　患儿基因结果：*VPS13B* 基因 c.4213delG(pE1405kfs*4)

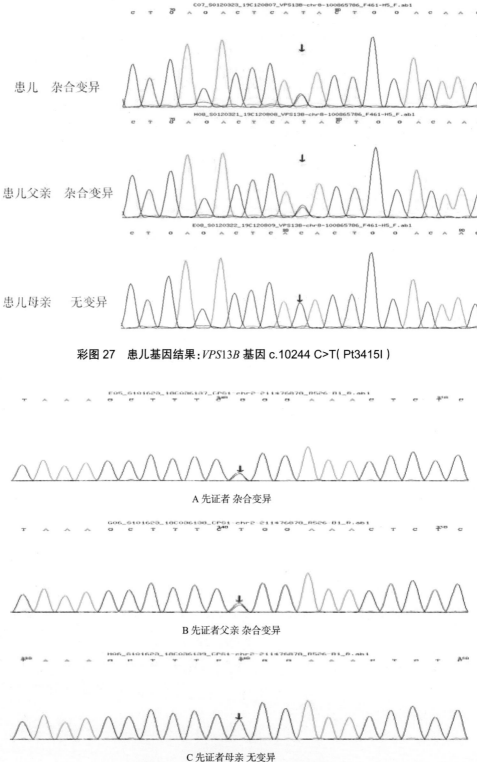

彩图 27　患儿基因结果: *VPS*13*B* 基因 c.10244 C>T(Pt3415I)

A 先证者 杂合变异

B 先证者父亲 杂合变异

C 先证者母亲 无变异

彩图 28　基因结果:突变图 c.2429 A>C

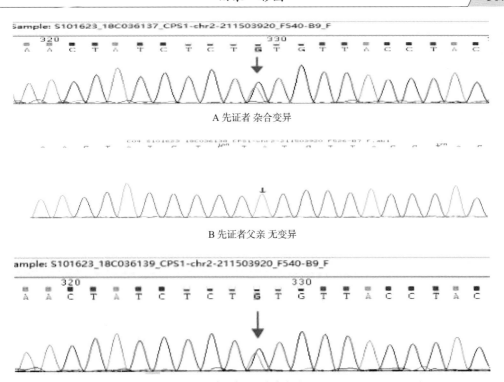

彩图 29 基因结果:c.2876 A>G

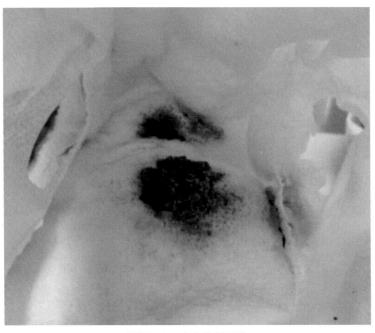

彩图 30 患儿排便照片

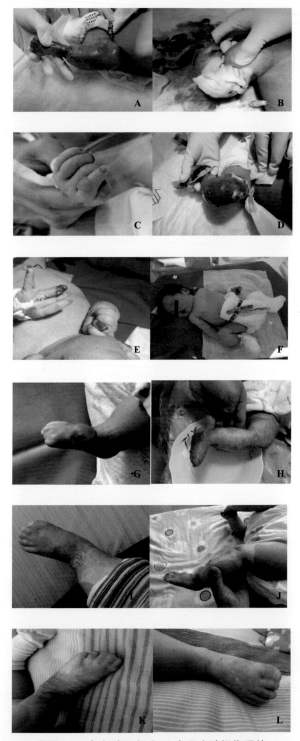

彩图 31　出生时至生后 20 个月皮肤损伤照片

A:生后 2 h 左下肢及左足水泡,伴皮肤破损和糜烂;B:生后 2 d 左足皮肤剥脱渗血;C:生后 4 d 左手拇指及食指新出水泡;D:生后 6 d 皮肤剥脱处渗血减轻,可见血痂;E:生后 6 d 左手无名指指甲脱落及食指水泡塌陷,右手中指破溃结痂;F:生后 11 d 出院;G:生后 2 个月右足新出水泡;H:生后 4 个月左足底水泡破溃;I:生后 11 个月左足水泡结痂;J:生后 11 个月左下肢皮肤瘢痕;K:生后 20 个月左足趾瘢痕粘连融合;L:生后 20 个月右足趾瘢痕粘连融合

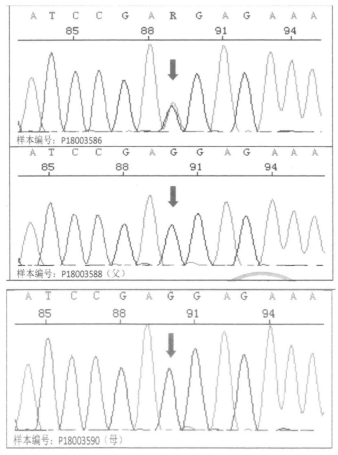

彩图 32 Sanger 检测结果：患儿携带 *COL7A1* 基因 c.7831G>A（p.Gly2611Arg），染色体位置 chr3：48605567，父母未发现该变异

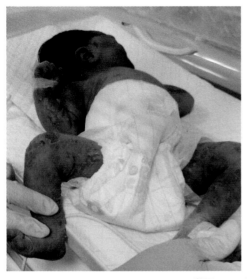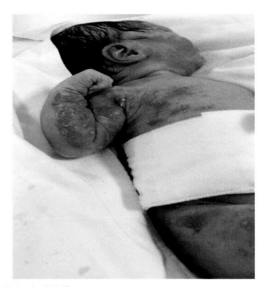

彩图 33 患儿入院时照片

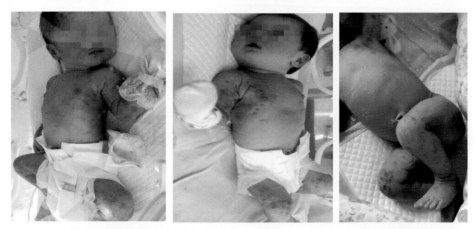

彩图 34　患儿住院期间照片,依次为生后第 3 天、第 6 天和出院当天照片

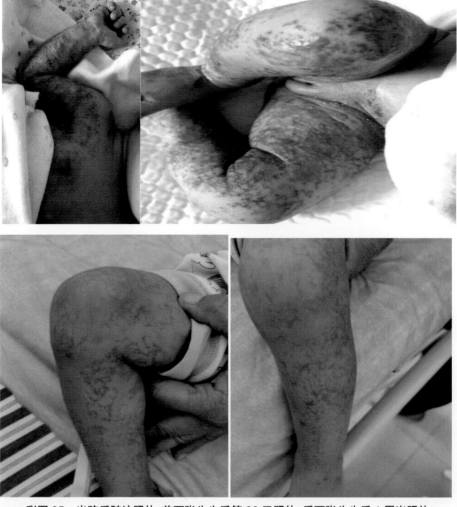

彩图 35　出院后随访照片,前两张为生后第 26 天照片,后两张为生后 1 周岁照片

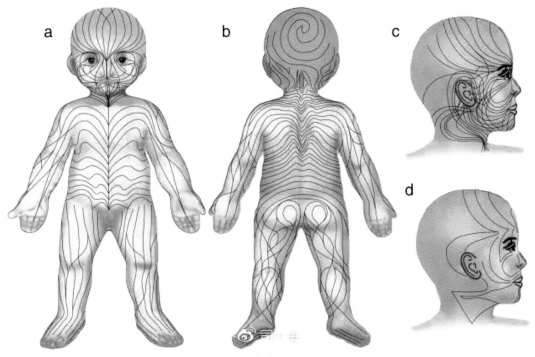

彩图 36　皮肤 Blaschko 线

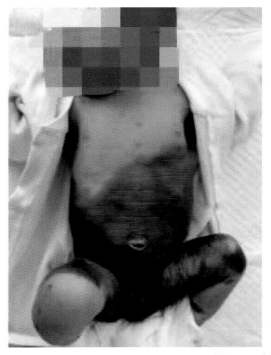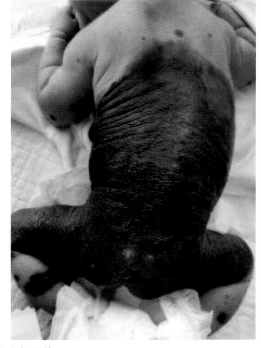

彩图 37　患儿皮损照片

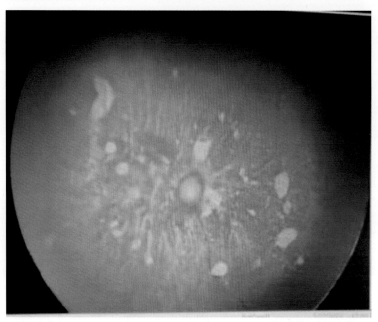

彩图 38　患儿右眼眼底镜检查图像（提示患儿右眼视盘色淡，视杯大，围后级多发脉络膜脱色素斑点，视盘外颞上方网膜上方血斑一处，黄斑区色素不均，周边部血管未见明显异常）

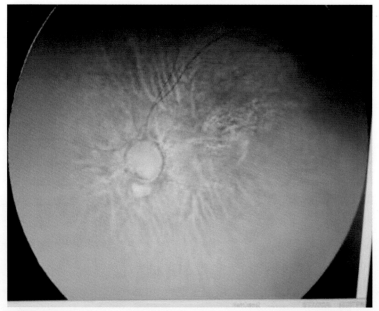

彩图 39　患儿左眼眼底镜检查图像（提示患儿左眼视盘略大，色淡，左眼视网膜豹纹，周边部可见视网膜"非压迫向"样病灶，网膜在位）

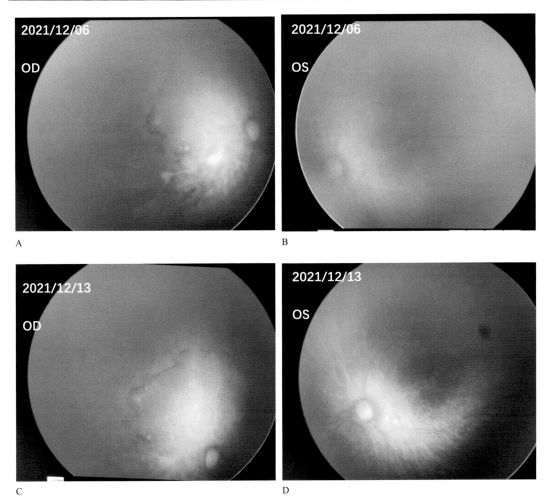

彩图 40　RetCam3 眼底照相机拍摄的抗 VEGF 治疗前后照片。OD:右眼;OS:左眼。A 和 B 示抗 VEGF 治疗前,C 和 D 示抗 VEGF 治疗后